精神科医×薬剤師
クロストークから読み解く
精神科薬物療法

多職種連携から生まれる新しいコミュニケーションの提案

編集

鈴木利人 順天堂大学越谷病院メンタルクリニック教授
渡邊衡一郎 杏林大学医学部精神神経科学教室教授
松田公子 浅井病院薬剤部長
林　昌洋 虎の門病院薬剤部長

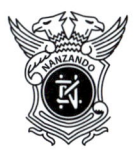

南山堂

執筆者一覧

編　集

鈴木利人	順天堂大学医学部附属順天堂越谷病院メンタルクリニック教授	松田公子	医療法人静和会浅井病院薬剤部薬剤部長
渡邊衡一郎	杏林大学医学部精神神経科学教室教授	林　昌洋	国家公務員共済組合連合会虎の門病院薬剤部 薬剤部長

執筆者（五十音順）

浅井禎之	医療法人静和会浅井病院 副院長	岡　敬	特定医療法人 十全会 十全病院 理事長
安宅勇人	順天堂大学医学部附属順天堂越谷病院メンタルクリニック 助教	岡田　俊	名古屋大学医学部附属病院親と子どもの心療科 准教授
阿部裕子	医療法人健生会明生病院薬局 薬局長	加瀬浩二	医療法人静和会浅井病院薬剤部 課長
池田　学	熊本大学大学院生命科学研究部神経精神医学分野 教授	河合伸念	水海道厚生病院 副院長
石動郁子	医療法人社団大蔵会札幌佐藤病院 薬局長	菊地俊暁	杏林大学医学部精神神経科学教室 講師
磯上一成	慶應義塾大学病院薬剤部 副主任	木藤弘子	医療法人恵愛会福間病院 薬剤科 科長
伊藤教道	名古屋大学医学部附属病院 薬剤部	木村宏之	名古屋大学医学部附属病院 精神科
稲田　健	東京女子医科大学医学部精神医学 講師	清宮啓介	慶應義塾大学病院薬剤部
稲田俊也	公益財団法人神経研究所 副所長	黒沢雅広	医療法人青仁会青南病院診療グループ薬局
岩本邦弘	名古屋大学大学院医学系研究科発達・老年精神医学分野 講師	桑原秀徳	医療法人せのがわ瀬野川病院 薬剤課
宇野準二	医療法人静心会桶狭間病院藤田こころケアセンター薬剤部 薬剤部長	佐藤康一	社会福祉法人桜ヶ丘社会事業協会桜ヶ丘記念病院薬剤部 科長
梅田賢太	一般財団法人創精会松山記念病院診療部薬剤課 課長	椎　崇	学校法人北里研究所北里大学病院薬剤部
大塚桂子	順天堂大学医学部附属順天堂越谷病院薬剤科 課長補佐	塩田義彰	医療法人社団良俊会新井クリニック 院長

秀野武彦	医療法人静和会浅井病院 院長	西嶋康一	自治医科大学附属病院精神科 非常勤講師
新開隆弘	産業医科大学医学部 精神医教室 准教授	西山浩介	特定医療法人佐藤会弓削病院 副院長
鈴木利人	順天堂大学医学部附属順天堂越谷病院 メンタルクリニック教授	野田隆政	独立行政法人国立精神・神経医療 研究センター病院精神科 医長
園田美樹	医療法人社団翠会八幡厚生病院 薬剤課 課長	野田幸裕	名城大学大学院薬学研究科 病態解析学Ⅰ 教授
園部漢太郎	一般財団法人創精会松山記念病院 診療部長	馬場寛子	医療法人社団明照会常盤病院 薬局 主任
高柴哲次郎	医療法人恵愛会福間病院 副院長	林　昌洋	国家公務員共済組合連合会 虎の門病院薬剤部 薬剤部長
髙橋結花	東京女子医科大学病院薬剤部 副師長	原　恵子	独立行政法人国立精神・神経医療 研究センター病院薬剤部
田ヶ谷浩邦	北里大学医療衛生学部健康科学科 精神保健学教室 教授	肥田裕丈	名城大学大学院薬学研究科 病態解析学Ⅰ
竹内啓善	トロント大学精神科	平野仁一	慶應義塾大学精神・神経科学教室 助教
巽　新吾	公益財団法人西熊谷病院 副院長	福尾ゆかり	医療法人静和会浅井病院薬剤部 臨床担当主任
田名部　茂	医療法人青仁会青南病院 診療グループ医局	福島泰輔	公益財団法人西熊谷病院薬剤部 課長
谷藤弘淳	医療法人緑陽会笠松病院 薬剤科 科長	堀　孝文	筑波大学医学医療系精神医学 准教授
玉地亜衣	特定医療法人社団聖泉会聖十字病院 薬局 副主任	松田公子	医療法人静和会浅井病院薬剤部 薬剤部長
趙　岳人	医療法人静心会桶狭間病院藤田こころ ケアセンター 医師	三輪高市	鈴鹿医療科学大学薬学部 臨床薬学センター 教授
天正雅美	社会医療法人北斗会さわ病院薬剤部 薬剤部長	吉野達規	上毛病院薬剤部
中川将人	医療法人社団長久会加賀こころの病院 薬剤部 薬剤部長	渡邊衡一郎	杏林大学医学部精神神経科学教室 教授

序

　平成24年度の診療報酬改定（病棟薬剤業務実施加算）により，薬剤師業務に関して病棟に薬剤師を配置する診療体制が導入されるようになりました．これにより薬剤師が入院患者を身近な立場から患者の診療に臨むことができるようになっただけではなく，医師や看護師とより一層緊密に情報交換する機会がもてるようになりました．本書の目的は，こうした背景を踏まえ，精神科医と薬剤師が患者の薬物療法に関して双方向的に情報を交換し検討する状況を読者に具体的に理解して頂くことにあります．

　最近の精神科薬物療法の話題の一つとしてクロザピンという新薬の使用が挙げられます．効能はもちろんのことですが，注目すべきはその安全かつ適正な実施にあたり院内に精神科医，薬剤師，看護師などからなる多職種連携チームを作り，定期的な話し合いを持つことが義務付けられていることです．クロザピンというある意味特殊な薬剤に対する特別な対応ではありますが，これまでの向精神薬の使用に対してこのような体制作りは，わが国の精神医療では皆無に等しかったという点で画期的といえます．また患者の社会復帰などに関して，しばしば精神科医や看護師，精神保健福祉士などの多種職間で検討会が実施されている一方で，これまで薬剤師との連携が乏しかった現実も改めて浮き彫りになったようにも思います．本書は近い将来，このような状況を少しでも変えていくことに寄与できればとの編者の想いが込められています．

　さて，読者の皆さんは本書のスタイルが従来の参考書とは明らかに異なっていることにお気づきのことと思います．本書では個々の症例に医療上の"ある問題"を想定させるなど臨床場面をより具体化させた上で，それに対する対処法を精神科医と薬剤師で議論する方式を採っています．また患者を現病歴という疾患の経時的変化を丁寧に提示させ，疾患の臨床像を読者にわかりやすく伝えられるようにしています．精神科医と薬剤師のクロストークは可能な限りバランスのとれた会話内容にしており，その内容は明日変わるかもわからない最先端的内容ではなく，薬物療法の基本的事項を重視し作られています．

　実際に病院間で精神科医と薬剤師とのクロストークの充実度には格差があるだろうことは想像に難くありません．読者の中には，「このようなクロストークは自分の病院では現実的ではない」と考える方もいるでしょう．また「薬物療法は医師の専権事項だ」と考える医師もいるでしょう．しかし，将来的に医療の質をさらに充実させるための方策の一つとして，薬剤師が今まで以上に多種職連携を通して治療に参加できる体制を院内に作る取り組みが必要なことは，クロザピンの

例をみても明らかであると思います．当然，これにより薬剤師は十分なクロストークに必要な技量を求められることでしょう．とりわけ精神疾患自体に対して今まで以上の理解が求められる可能性があります．本書では総論も設け，簡単ですが精神疾患の特徴を紹介しています．また何よりもクロストークの中で，精神科医による疾患の説明にも注目して本書を熟読して頂きたいと思います．

クロストークは薬剤師だけではなく精神科医にとっても有益で，薬物治療上の知識の補完により医療事故を未然に防止できることにも繋がります．また精神科医は自身の薬物療法の内容を他の医療者に公表することにより，一層適切で合理的な薬物療法を心がけるようになり，その結果，安易な多剤大量療法の予防にもつながると考えています．このように精神科医と薬剤師がこれまで以上に緊密な連携を取り，薬物療法で問題を抱える患者を中心にクロストークすることで，医療内容の充実と医療安全の向上に繋がることと確信しています．

本書の編集にあたり精神科医の側から杏林大学医学部精神神経科学教室の渡邊衡一郎先生に，薬剤師の側から日本病院薬剤師会副会長の松田公子先生，虎の門病院薬剤部長の林昌洋先生に大変貴重なご意見を伺い，多大なご尽力に改めて深謝申し上げる次第です．またクロストークに参加頂いた諸先生方におかれましても，新しいスタイルの執筆にご苦労されたことと思いますが，先生方の熱い思いが症例を通して読者の皆さんに伝わることと信じております．本書が精神科医と薬剤師の先生方の，双方向的な精神科薬物療法に関する意識改革の契機となりますことを編者一同心より切望しております．

最後に，本書の出版にあたりご尽力頂いた株式会社南山堂の関係者の皆様に深謝いたします．

2014年3月

編者代表　鈴木利人

CONTENTS

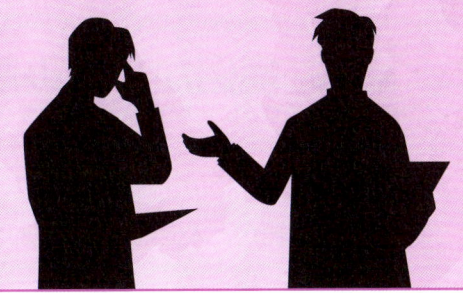

第1章 精神疾患と治療薬の基礎知識 …… 1

1 疾患
- 01 統合失調症 …… 2
- 02 気分障害 …… 11
- 03 不安障害 …… 19
- 04 認知症 …… 28

2 治療薬
- 01 抗精神病薬 …… 37
- 02 抗うつ薬 …… 41
- 03 抗不安薬 …… 47
- 04 睡眠薬 …… 50
- 05 気分安定薬 …… 55
- 06 認知症治療薬 …… 58

第2章 症例から読み解く精神科薬物療法 ……… 61

1 統合失調症

症例 01 再燃と入退院を繰り返した統合失調症の患者 ……… 62

症例 02 抗精神病薬投与による高プロラクチン血症と乳汁漏出に悩んだ患者 ……… 69

症例 03 第一世代抗精神病薬投与中に症状が再燃し、入院後MARTAが奏功したが体重増加，脂質異常症を呈した患者 ……… 79

症例 04 初発で急性期に幻覚妄想と著しい興奮状態を呈した患者 ……… 85

症例 05 入退院を繰り返すなかで第一/第二世代抗精神病薬を含む多剤大量処方となった入院患者 ……… 94

症例 06 長期隔離の解消と社会復帰のためにデポ剤を導入した患者 ……… 106

症例 07 薬物療法や修正型電気けいれん療法に治療抵抗性を示し、クロザピン導入を検討した患者 ……… 118

2 うつ病

症例 08 初発うつ病で入院となった患者 ……… 125

症例 09 初発のうつ病で、外来での抗うつ薬治療が奏功せず、入院となった患者 ……… 131

症例 10 入院患者で抗うつ薬が奏功せず、不安・焦燥・希死念慮を認めたため、m-ECTを検討した患者 ……… 136

症例 11 抗うつの副作用のため、減薬・処方変更を検討した患者 ……… 145

症例 12 精神病性うつ病で入院となった患者 ……… 151

症例 13 うつが遷延し多剤を投与されていて、入院後に処方を検討した患者 ……… 158

3 双極性障害

症例 14 躁状態で入院となった患者 ……… 166

症例 15 うつで入院となったが，病識のない双極Ⅱ型障害が疑われる患者 ……… 174

症例 16 入院となったが，気分安定薬・非定型抗精神病薬の副作用やモニタリングについて理解が不十分な患者 ……… 183

症例 17 1年の間に躁うつを5回も繰り返す急速交代型の患者 ……… 193

4 不安障害

症例 18 パニック障害でパニック発作が改善せず，入院となった患者 ……… 203

症例 19 不安により抗不安薬の頓服に頼り過ぎるため，過量服用となり入院となった患者 ……… 210

症例 20 全般性不安障害で入院となったが，多剤併用によりBZD受容体作動薬が漫然と長期投与されていた患者 ……… 218

5 睡眠障害

症例 21 中年患者でベンゾジアゼピン系睡眠薬への依存傾向が強く，多剤併用している患者 ……… 229

症例 22 高齢かつ治療に前向きであるが，多剤併用による副作用の発現がみられる患者 ……… 241

症例 23 閉塞性睡眠時無呼吸症候群やレストレスレッグス症候群など身体疾患が隠れている不眠症患者 ……… 252

6 リエゾン・自殺関連

症例 24 処方薬を使って過量服薬に至った双極性障害患者 ……… 260

症例 25 入院中に自殺を企図しそうな患者 ……… 266

7 認知症

症例 26 物忘れを主訴として，その後アルツハイマー型認知症と診断され，薬物療法を開始された患者 ——— 275

症例 27 幻覚妄想を呈し，レビー小体型認知症が疑われた患者 ——— 280

症例 28 当初うつ病（血管性うつ病）を発症し，その後血管性認知症が顕在化した患者 ——— 288

8 妊娠関連

症例 29 統合失調症治療中に妊娠した患者 ——— 297

症例 30 うつ病治療中に妊娠し，その後出産し産褥期を迎えた患者 ——— 308

索引 ——— 320

第 1 章

精神疾患と治療薬の基礎知識

1 疾患

01 統合失調症

1 概念と疫学

　統合失調症は思春期から中年期にかけて好発し，急性期には幻覚や妄想，興奮などが出現し，その後再燃を繰り返し慢性的に経過する精神疾患である．精神疾患は従来，内因性，心因性，器質性に分類されているが，統合失調症は内因性精神疾患を代表する疾患である．内因性とは，何らかの発症しやすい素因，いわゆる脆弱性を基盤として発症する疾患をいう．慢性経過を辿る結果，やがて残遺状態あるいは欠陥状態と呼ばれる病的な状態で固定するようになる．かつては重度の残遺状態を呈する患者が多くみられたが，近年は早期に発見し介入する結果，早期治療を受ける機会が多くなり，軽度の残遺状態に留まる患者も少なくない．

　統合失調症という概念は，19世紀後半にフランスのモレルやドイツのクレペリンにより確立され，当時は早発性痴呆と命名されていた．その後ドイツのブロイラーが疾患の現症状の特徴に注目し，Schizophrenieと呼称された．国内では当時schizo（分裂を意味する）とphrenie（精神やこころを意味する）ということから「精神分裂病」と呼ぶようになった．その後2002年より「精神分裂病」を改め統合失調症と改名するに至った．

　一般集団における生涯発症危険率はおよそ1%であり，100人に1人の発症のリスクがある．この危険率は近親者に罹患者が存在することにより上昇するため，何らかの遺伝素因を有していると考えられているが，遺伝子情報は一致する一卵性双生児では，一方が発症した場合の他方の発症危険率はおよそ50%にとどまるため，脆弱性を作り出す遺伝的要因が存在する一方で，さらに社会的ストレスが加わることで発症すると考えられている（図1）．

　統合失調症には親和性の高い性格が病前性格（発症する以前のその人本来の性格）として知られている．分裂気質といわれ，非社交的，物静か，真面目，ユーモアを解さない，従順などの特徴が挙げられる．

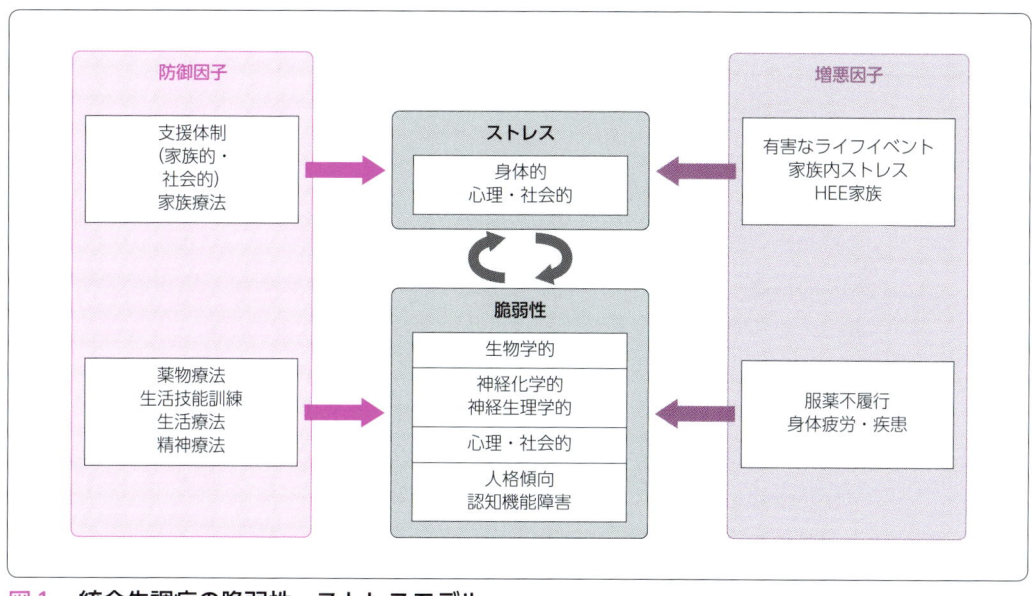

図1 統合失調症の脆弱性・ストレスモデル

2 臨床経過

統合失調症の経過は，前駆期，急性期，慢性期に分けられる．

1. 前駆期

統合失調症に非特異的な症状がみられる．集中困難（抑うつ気分や物事に集中して取り組めない），易疲労感（疲れやすさ），離人感（自分が自分でない感覚），強迫症状（何度も同じ事を確認しないと気がすまない）などである．このような前駆症状を経てやがて急性期の症状が出現する．

2. 急性期

幻覚や妄想，精神運動興奮などが出現し，患者は極度の不安や緊張状態となり不穏状態に陥る．薬物療法や精神療法により急性期を脱した患者は軽快に向かう．ここでは症状は消失しているが疾患自体は存在していることから，治癒とは異なり「寛解」と呼ばれる．完全寛解と何らかの精神症状を残し軽快する部分寛解がある．また寛解に加え心理社会的機能の改善もみられた際には回復と呼ばれる．

3. 慢性期

寛解後，治療を自らの判断で中断する，あるいは極度の心理的・身体的ストレスを受けることにより再び幻覚・妄想状態となることを「再燃」という．やがてこのような再燃と寛解を繰り返し症状は慢性化する．

3 臨床症状

統合失調症の精神症状は多彩であり，知覚，思考，意欲，自我の順で説明する．

1. 知覚

統合失調症の代表的症状の一つに幻覚がある．幻覚とは，存在しない対象を知覚することであり，統合失調症ではとくに幻聴が多い．幻聴には単純な音だけが聞こえる要素性幻聴や音楽が聞こえる音楽性幻聴，人の話が聞こえる言語性幻聴などがあるが，統合失調症では人の声が聞こえることが多く幻声とも呼ばれている．幻聴は専ら患者自身の考えや行動を非難したり，患者に命令し干渉する内容が多い．患者に語りかけてくるものだけではなく，第三者同士が患者の噂話をしている様式もある．

幻聴のある患者は概してその内容を信じて疑わず，聞こえてくるとイライラしたり，不安になり落ち着きを欠き，時に幻聴に左右された行動をとることもある．空笑や独語が観察されるときには幻聴が存在していることが多い．しかしなかには幻聴体験に対して，比較的冷静な構えをとる患者もいる．

幻覚症状には幻聴のほかに，体感幻覚や幻視がある．体感幻覚とは「背骨の中を虫が這い回っている」などと，ややグロテスクな表現をとることが多く比較的頻度は高い．一方，幻視は統合失調症には頻度が少なく，若年の患者の急性期などで夢幻様状態となった際にみられることがある．

2. 思考

統合失調症の妄想は被害妄想，関係妄想，被毒妄想，注察妄想，追跡妄想，嫉妬妄想，恋愛妄想，血統妄想など多彩であるが，なかでも被害妄想や関係妄想は多くみられる．妄想型（後述）の一部の患者では，著しい妄想の世界が構築され，まるで妄想による一つの世界ができあがっていることもある．患者は妄想に左右されて，引きこもりや攻撃的態度，空笑，独語などさまざまな行動の異常をとる．しかし妄想が存在し続ける一方で，現実世界でも普段どおりの生活をして，妄想の世界と現実の世界のバランスがとれている患者もいる．これは，患者に二重見当識が存在することによる．

妄想には一次（真性）妄想と二次妄想がある．一次妄想には妄想着想，妄想気分，妄想知覚がある．妄想着想は，周囲の刺激とは無関係に突然思いたつ妄想で，「自分はこの世界を変えるために生まれたキリストの再来だ」などとの妄想を抱くようになる．妄想気分は，何かが起こりそうで不気味な気分を自覚し，ただならないことが起こりそうな気分で強い不安に襲われる．妄想知覚は，診断上統合失調症を最も強く示唆する症状の一つで，現実世界で知覚したことに対して妄想的な意味づけがされる．例えば，「（駅のプラットホームの時計の針が午後3時を指していたのをみて，）また自分を脅かそうとしている」と確信する．

思考の内容だけではなく，思考過程にも障害がでてくる．連合弛緩や支離滅裂，「言葉のサラダ」と表現される思考のまとまりの悪さが観察される．前者は軽度であり後者ほど重度である．さらに思考途絶という特有な状態もみられる．これは思考が突然途切れるために，外見上それまで続いていた会話を急に止めてしまう状態となり，奇異な印象を与える．

3. 自我

自分の思考や行動が自分以外のものから影響されていると感じることを作為（させられ）体験と呼ぶ．例えば，「自分の体が他の誰かによってロボットみたいに操られる」と感じることが多い．これには思考伝播（考えが周りの人に伝わってしまう），思考奪取（自分の考えが抜き取られる），思考吹入（誰かの考えが自分の思考に入ってくる）などのさまざまな症状があるが，これらに共通していることは自分自身と他者を区別する境界が曖昧となっていることや相手に操作されている気持ちが存在していることである．これらの症状は統合失調症に特有な症状である．

4. 感情・情動および意欲

一点を凝視して体を緊張させたままほとんど動かなくなることを昏迷という．一見意識障害のように見えるが意識は清明であり，脳波異常もない．他人がある姿勢をとらせるとその姿勢のままでいることを強硬症（カタレプシー）という．さらに両価性という健常者には了解不可能な症状も存在する．つまり相反する感情や気持ちが同時に生じるものである．例えば「父親が憎い」と感じる一方で，「すぐに面会に来てほしい」という感情が生じる．

慢性期になると，情動的にはむしろ生き生きとした感情が失われ鈍麻する．これを感情鈍麻や感情の平板化などという．この時期には意欲や自発性が失われ，終日無為に過ごすようになる．また自閉的となり，対人交流も乏しく家族のみとなりがちとなる．

5. 認知機能障害

認知機能は，神経心理学的に記憶（視覚性，言語性など），ワーキングメモリー，学習，注意機能，遂行機能などに分けられる．その障害は患者の社会的生活に大きな影響を与え，社会統合失調症の中核的症状である．統合失調症では社会生活上の問題点として，要領の悪さや習得の遅さ，作業能率の低さが指摘されているが，その背景に認知機能の障害があるといわれている．

6. 陽性症状と陰性症状

陽性症状とは，おもに急性期にみられる症状群で，幻覚や妄想，思考障害，作為体験，精神運動興奮などが含まれる．陰性症状は感情鈍麻や自発性低下，無為，

思考の貧困化，自閉などの慢性経過を辿る際にみられる症状をいう．

クロウ（Crow TJ）は，この陽性，陰性症状にほかの臨床的諸特徴を加えて統合失調症をⅠ型，Ⅱ型に分けた．Ⅰ型は陽性症状が主体で，薬物療法が比較的効果がある．治療により病前の状態に軽快することも多い．一方，Ⅱ型は陰性症状が主体で薬物療法の効果に乏しく，ときに脳の萎縮などの非可逆的構造的変化を伴う．このような二分化した捉え方は，統合失調症のさまざまな諸症状を理解する上で役立つ．

7. その他の精神症状

疎通性とは，ラポールやコンタクト（接触性）などとも呼ばれる．通常，治療者と患者との間には言語的な交流があるが，それ以外にも意志や感情が通じあう非言語的なコミュニケーションがある．これを疎通性といい，健常者の間ではお互いの関心や興味に共通性を見いだし共感する現象が生まれ，これを「疎通性が保たれる」という．しかし増悪期の統合失調症患者では治療者に拒絶的で無関心，表面的な態度を示すことが多く，患者がどのような意志や感情を抱いているか推測できず共感が得られない．これを「疎通性不良，疎通性が悪い」と表現する．

病識欠如とは，「自らが自身の異常を認識できないこと」をさす．この現象は患者の治療を始める際に，重大な支障をきたすことになる．病気の意識がないために治療の導入の動機が生じない．その結果，急性期の多くの患者は向精神薬を有害と考え治療に抵抗する．外来治療では，服薬を患者に任せずしっかりと薬を管理し規則的に内服させること，あるいは患者に病気の特徴と治療の必要性に関する心理的教育を行い服薬アドヒアランスを高めることが重要である．病識の回復は，その後の規則正しい適切な服薬の実現や，再燃・再入院の問題にも大きく関与してくる．

4 臨床分類

統合失調症は，発症のあり方，発症年齢，症状の特徴，経過，予後により類型化され，破瓜（はか）型，妄想型，緊張（病）型，単純型，分類不能型が知られている．

1. 破瓜型

十代から二十代前半に発症のピークがあり，幻聴や妄想などの異常体験が緩徐な経過で目立ち始める．また感情鈍麻や自閉などの陰性症状も早期からみられる．発症が中学や高校時期に重なり，発症初期には易疲労感や無気力感が前景となり不登校となることが多い．単に「無気力状態」とか「学校嫌い」，「学校でのいじめ」と判断されて，専門医への受診が遅れることもある．薬物療法などの治療も奏功しがたく，入院治療しても陰性症状の目立つ慢性経過をたどることが多い．

2. 妄想型

　二十代から三十代にかけて多彩な妄想が前景化するタイプである．しばしば周囲の事柄を妄想に取り入れ妄想が発展する．これを妄想体系という．妄想には血統妄想や嫉妬妄想などもみられ，これらの妄想は破瓜型よりも妄想型で出現することが多い．破瓜型と比べて症状の経過は早く，薬物療法は効果があることが多い．治療により陰性症状の残存も破瓜型に比して少ないが，怠薬などにより再燃と寛解を繰り返すと次第に陰性症状が残存することもある．

3. 緊張型

　最も急激に発症し，極度の興奮や昏迷を示すタイプである．興奮状態ではほとんど会話は成立しないこともある．興奮が著しくないときでも，立ち振る舞いに奇妙なわざとらしさ（衒奇症）がある．一方，昏迷では前述したような強硬症がみられる．

4. 単純型

　感情鈍麻や自発性低下，自閉などの陰性症状が目立つ一方，明らかな幻覚や妄想はみられない．薬物治療は効果が乏しく，人格の崩れは徐々に進んでいく．異常体験のない破瓜型と考えられている．横断面だけの観察では診断は困難で，長期にわたり観察する必要がある．このほかに境界例と呼ばれる神経症に類似した臨床像が前景化する統合失調症があり，偽神経症性統合失調症あるいは統合失調型障害などと呼ばれている．

5 診断

　典型的な破瓜型や妄想型の統合失調症の診断は比較的容易であるが，単純型や偽神経症性統合失調症などの診断は時に困難なことがある．統合失調症の診断は診断の決め手となる客観的な生物学的指標はないことから，臨床症状とその経過の特徴に注目し行なわれる．したがって診断が困難な患者では時間をかけて臨床症状の推移を観察し，ロールシャハ検査などの心理検査の所見や薬物治療への反応性，社会的適応能力などを総合的に検討し診断を下すことになる．

　本章では統合失調症でみられるさまざまな精神症状を述べてきたが，統合失調症を強く疑ういわば中核的な精神症状とは何かを考えることも重要である．本疾患の概念の確立に寄与したブロイラーは統合失調症の診断に関して，重要な4つの症状（連合弛緩，感情鈍麻，両価性，自閉）を基本症状と呼んだ（**表1**）．その後シュナイダーは重要な症状を一級症状と呼び，作為体験や妄想知覚などを挙げている（**表2**）．多くの統合失調症患者では幻聴や被害妄想が出現し，これらが統合失調症にきわめて重要な症状であると考えがちだが，これらの症状はその

表1 ブロイラーの基本症状（4つのA）

項目	内容
① 連合弛緩（Associationslockerung）	思考のまとまりのなさ
② 感情障害（Affect disturbance）	感情の鈍麻，異常な敏感さなど
③ 両価性（Ambivalence）	同一の対象に相反する意思・感情を同時に抱く
④ 自閉性（Autism）	外界との接触を避け，自分の殻に閉じこもる傾向

表2 シュナイダーの一級症状

項目	内容
① 考想化声	考えていることが口に出る
② 話しかけと応答の形の幻聴	―
③ 自己の行為に随伴して口出しする形の幻聴	―
④ 身体への影響体験	―
⑤ 思考奪取やその他思考領域での影響体験	自分の考えが人に抜き取られるように感じる
⑥ 考想伝播	自分の考えが周囲の人々に知れわたってしまうと感じる
⑦ 妄想知覚	常に知覚されたものが誤って意味づけされる
⑧ 感情や欲動や意志の領域に現れるその他のさせられ体験	―

表3 簡易精神症状評価尺度（BPRS；Brief Psychiatry Rating Scale）

1. 心気症	7. 衒奇症と不自然な姿勢	13. 運動減退
2. 不安	8. 誇大性	14. 非協調性
3. 情動的引きこもり	9. 抑うつ気分	15. 不自然な思考内容
4. 概念の統合障害	10. 敵意	16. 情動の平板化
5. 罪責感	11. 猜疑心	17. 興奮
6. 緊張	12. 幻覚による行動	18. 失見当識

上記18項目の症状において、その重症度を1（症状なし）〜4（中等度）〜7（最重度）で評価
（American Psychiatric Association：Handbook of Psychiatric Measures, P490, American Psychiatric Association, 2000）

表4 陽性・陰性症状評価尺度（PANSS；Positive and Negative Syndrome Scale）

陽性症状尺度	陰性症状尺度	総合精神病理尺度	
1. 妄想	1. 情動の平板化	1. 心気症	9. 不自然な思考内容
2. 概念の統合障害	2. 情動的引きこもり	2. 不安	10. 失見当識
3. 幻覚による行動	3. 疎通性の障害	3. 罪責感	11. 注意の障害
4. 興奮	4. 受動性／意欲低下による社会的引きこもり	4. 緊張	12. 判断力と病識の欠如
5. 誇大性	5. 抽象的思考の困難	5. 衒奇症と不自然な姿勢	13. 意志の障害
6. 猜疑心	6. 会話の自発性と流暢さの欠如	6. 抑うつ	14. 衝動性の調節障害
7. 敵意	7. 常同的思考	7. 運動減退	15. 没入性
		8. 非協調性	16. 自主的な社会回避

30項目の症状において、その重症度を1（症状なし）〜4（中等度）〜7（最重度）で評価
（Kay SRほか：陽性・陰性症状評価尺度（PANSS）マニュアル, p21-46, 星和書店, 1991）

ほかの精神疾患でも出現することから統合失調症に特異的な症状とは言い難い．むしろ特異的な症状として作為体験や妄想知覚，感情鈍麻などが挙げられ，診断の決め手となる重要な症状と考えられる．

なお，症状の重症度についてはBPRS（**表3**）やPANSS（**表4**）を用いて評価する．

6 経過

　前駆期，急性期と経過した統合失調症は，その後慢性期へ移行する．統合失調症の経過を語るうえで寛解と再燃という概念がある．病気には完全に良くなり消失することを治癒あるいは完治というが，統合失調症では病気が良くなることを寛解という．これは病気の根本原因が治療されていないことによる．したがって治療・完治といった言葉は用いない．寛解期にある患者が再び病気が悪化することがあり，これを再燃という．統合失調症の中心的な治療である薬物療法を中断すると，数ヵ月から1年以内に再燃する可能性が高いが，これは薬物療法などがあくまで対症療法的治療であり，病気が寛解状態にあることによる．再燃を予防するうえで最も重要なことの一つに服薬アドヒアランス（またはコンプライアンス）を遵守することが挙げられる．再燃を繰り返すたびに陰性症状や認知機能障害が進行し，幻覚妄想状態も治療抵抗性にあることが懸念される．適切な心理教育と服薬アドヒアランスの維持に心がけて外来治療することが重要である．

7 治療

　治療を始めるにあたり，病気の告知と説明を行う必要がある．急性期で治療に拒否的であり，説明の内容を適切に理解することが困難なときには家族に十分な説明を行ったうえで治療を始める．患者には症状の軽快後に改めて説明することも必要である．急性期では陽性症状の改善と静穏化を目的として薬物療法を中心とした治療を行い，慢性期では社会復帰を目指し，デイケアを含めた包括的な治療が行われる．

1. 急性期

　精神科で用いられる薬は向精神薬と総称されるが，これらは抗精神病薬，抗うつ薬，抗不安薬，睡眠薬などに分類され，最近では気分安定薬と呼ばれる薬剤も適応外使用だが錐体外路症状や自律神経症状などの副作用が出現しやすい患者では用いられることが多い．精神運動興奮の著しい患者は，隔離室での薬物治療が行われる．ときに身体拘束が必要なこともある．身体拘束では，深部静脈血栓症や肺塞栓の防止にDダイマーの測定，弾性ストッキングや間歇的空気圧迫装置の使用のほか脱水予防策などが対策として挙げられる．内服に拒絶的な患者では，ハロペリドールの点滴治療が行われることもある．経口投与では，錠剤以外の剤型も検討され内用液（リスペリドン，アリピプラゾール）や口腔内崩壊錠（オランザピン）も登場している．なお薬物療法の詳細については他項を参照されたい．

　電気けいれん療法は，1930年代に開発された治療法である．電気的刺激により神経細胞を脱分極させ全般性けいれんを惹起させる．臨床的に抗うつ効果や抗精神病効果，抗パーキンソン効果があり，薬物治療に抵抗性の患者では適応とな

る．また急性期の自殺や持続する昏迷による栄養不良などでは生命の危険性があり，迅速な治療効果が必要な場面では適応となる．近年では麻酔科医による全身麻酔による管理下で筋弛緩薬によりけいれんを防止し，さらに「パルス波」による電気刺激を用いる，いわゆる修正型電気けいれん療法が一般的である．これにより全身けいれん時の骨折や脱臼を予防し，健忘を最小限とすることができる．

2. 慢性期

　慢性期の薬物療法は原則として多剤大量投与に注意した維持療法に心がける．しかし慢性期になっても治療抵抗性の幻覚や妄想が持続し，時折衝動的，拒絶的，易怒的となる患者では，急性期治療に準ずる薬物療法が主体となるが，抗精神病薬の高用量化を防ぐために気分安定薬を併用することもある．服薬アドヒアランスが不良な患者では，デポ剤の使用も考慮する．陰性症状や認知機能障害が主体で陽性症状は目立たない患者では，過度の沈静化に注意して第二世代抗精神病薬を主体とする薬物療法が選択される．

　以上のような薬物療法とともに，作業療法やデイケアにより対人交流の乏しさや自発性の低下に対してその改善を図る．さらに社会技能訓練（SST）という，個々の患者に適した生活技能における目標を作り，対人接触の技能や社会的技能を学習するプログラムを導入することもある．これらの社会機能の回復を目指した治療プログラムに統合失調症に関する心理・社会教育プログラムを導入し，患者や家族に対して疾患教育や治療の必要性，これからの社会復帰などに関する将来的目標について検討する試みもある．さらに訪問看護を導入し，患者の家庭内における日常生活を援助し，服薬アドヒアランスを管理する試みもある．慢性期では，寛解の維持，そして社会機能の改善を意味する回復を目指し，精神科医のみならず看護師，薬剤師，精神保健福祉士，臨床心理士，作業療法士などが参加した包括的治療が望まれている．

文献

1) 大熊輝雄：現代臨床精神医学　改訂第11版．金原出版，2010.
2) 野村総一郎，樋口輝彦，尾崎紀夫，朝田隆 編集：標準精神医学　第5版．医学書院，2012.
3) 井上令一，四宮滋子 監訳：カプラン臨床精神医学テキスト　DSM-IV-TR診断基準の臨床への展開　第2版．メディカル・サイエンス・インターナショナル，2010.
4) 精神医学講座担当者会議 監修，佐藤光源，丹羽真一，井上新平 編集：統合失調症治療ガイドライン．医学書院，2008.

〔鈴木利人（医師）〕

1 疾患

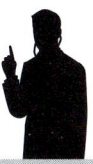

02 気分障害

1 概念と疫学

　気分障害は，感情と意欲の障害を主徴とする精神疾患であり，うつ病や躁うつ病を含む診断カテゴリーである．古代ギリシャ時代から近代まで，うつ病と躁うつ病は一つの病気と考えられていた．その後，両者は単極性うつ病，双極性障害と分けられ，遺伝的にも異なる疾患とされた．しかし近年，「双極スペクトラム」という概念が提唱され，ふたたび両者の隔たりがなくなってきた．これは，躁病相とうつ病相を呈する双極Ⅰ型から，軽躁病相とうつ病相を呈する双極Ⅱ型を経て単極性のうつ病へ至る，一つの連続したスペクトラムとして気分障害をとらえる試みである[1]．

　アメリカ精神医学会の診断基準（DSM-Ⅳ-TR）では，うつ病は大うつ病性障害，躁うつ病は双極性障害と呼ばれる[2]．従来の診断でうつ病は，素質的な要因による内因性の精神疾患と想定されていたが，DSMでは病因を考慮せず症状や持続期間から診断する．このため，大うつ病性障害はストレスなど心理社会的要因によって生じる反応性のうつ病も含む広い概念となり，近年のうつ病患者の増大の一因にもなっている．

　厚生労働省による患者調査では，わが国の気分障害の総患者数の推計は2011年に95万8千人であり，1999年の44万1千人から2.2倍に増加している[3]．その理由は明らかではないが，上記の診断の問題のほか，社会的・経済的な影響も考えられている．

　①**大うつ病性障害**：わが国における大うつ病性障害の生涯有病率は6.7％と報告され[4]，15人に1人が罹患する頻度の高い疾患である．米国の成書では約15％で，男性が5〜12％，女性が10〜25％である[5]．有病率には地域差が指摘されているが，女性が男性の約2倍という性差は共通している．

　②**双極性障害**：双極性障害の生涯有病率はわが国では0.7％[4]，米国では約1％で，大うつ病性障害の1/5〜1/10の比較的稀な疾患である[5]．双極性障害では明らかな男女差はない．

2 病因と病態

　気分障害では，家族内集積が報告されている．また，大うつ病性障害で一卵性双生児の一致率が40～50％，双極性障害では45～70％であり，遺伝的因子の関与が示唆される[1,5]．しかし，現在までに気分障害の原因となる遺伝子は明らかではない．

　抗うつ薬の作用機序や，薬剤誘発性のうつ病の機序から，うつ状態ではセロトニンやノルアドレナリン，ドパミンなどのモノアミン神経伝達が低下し，躁状態では亢進するという「モノアミン仮説」が提唱されている．しかし，抗うつ薬がシナプス間隙のモノアミンを数時間で増加させるのに，臨床的な効果発現までには数週間かかる．このタイムラグは，抗うつ薬の作用機序として近年注目されている神経栄養因子（brain-derived neurotrophic factor；BDNF）の増加や，神経新生の促進などによるものと考えられている[1]．うつ病の治療として有効性が確立している電気けいれん療法にも同様の機序が報告されている．このことは，うつ病患者でコルチゾールの血中濃度が高値であることとも関連する．ストレス状況下では生体の防御反応としてコルチゾールが分泌されるが，視床下部−下垂体−副腎（HPA）系の異常などでこれが過剰に続くと，コルチゾールの細胞傷害性により海馬が委縮する[5]．この病態に神経新生作用をもつ抗うつ薬や電気けいれん療法が有効と考えられている．

　炭酸リチウムなどの気分安定薬は，細胞内のイノシトールを枯渇させることから，気分障害では細胞内情報伝達系の異常も想定されている．これらの薬剤もまた神経保護作用があり，ミトコンドリアの機能や小胞体ストレス系など神経細胞の異常が気分障害に関わると考えられている[1]．

　このような生物学的要因のほかに，性格やストレスなど心理社会的要因も重要である．几帳面，勤勉，責任感が強く，秩序への志向性と他者への配慮性が高いメランコリー親和型性格はうつ病の病前性格と考えられている．また，同様に几帳面で責任感が強いが，より熱中性が強い執着気質や，社交的，善良で同調性が高い循環気質は，躁うつ病に親和性があるとされている．さらに，ライフイベントやストレスなど外的な状況によってもうつ病や躁うつ病が誘発され，「引っ越しうつ病」，「荷下ろしうつ病」，「葬式躁病」などと呼ばれる．

3 臨床症状

1. 大うつ病性障害

　抑うつ気分，不安，焦燥，興味・喜びの喪失（アンヘドニア）が認められる．また，億劫感，意欲の低下があり，行動が緩慢で，発語が減少する．思考の速度が低下し，頭の回転が遅くなったように感じる思考制止が特徴的で，集中力や判

断力が低下し，物忘れを訴える患者もいる．高齢者では仮性認知症を呈し，認知症との鑑別が問題となる．また，思考内容は悲観的，自責的で自信を喪失し，無価値観が強まる．このような否定的な思考が罪業妄想や貧困妄想，心気妄想に発展すると「妄想性うつ病」となる．重症例では昏迷となり，動きが乏しくほとんど話をせず，周囲からの刺激に反応しなくなる．最も注意すべき症状は希死念慮と自殺企図である．うつ病患者の3分の2は自殺を考え，約10％は自殺をするとも言われている[5]．妄想性うつ病や，不安・焦燥感が強く歩き回ったり，頭をかきむしったりするような苦悶様の行動がみられる「激越うつ病」では特に自殺の危険が高いため，入院が必要となる．

睡眠障害が約80％の患者にみられ，早朝覚醒や途中覚醒が多い[5]．食欲の低下や体重減少も頻度が高い．しかし，非定型うつ病では過眠や過食が認められ，これらは冬季うつ病のような季節性感情障害にしばしばみられる．その他，医学的な所見に乏しい身体の訴え（易疲労，倦怠感，頭痛，めまい，動悸，息苦しさ，悪心，発汗）が多く，内科など他科を最初に受診することが少なくない．身体愁訴が目立ち，気分の障害が不明確な場合，「仮面うつ病」といわれる．

内因性うつ病で障害されているのは，身体的，生命的な深い部分であり，漠とした身体の不調や重苦しさとして表現される（生気的悲哀感）であり，それゆえ気分の非反応性が特徴で，状況によって状態がそれほど変化しない[1]．ただし，午前中に調子が悪く夕方から楽になるという日内変動はみられる．メランコリーとは，重度のアンヘドニアと朝に悪い日内変動，早朝覚醒，体重減少，強い精神運動制止，罪責感などを特徴とし，内因性うつ病の典型と考えられている[1,5]．楽しい出来事に反応して気分が明るくなるのは非定型うつ病の特徴である．非定型うつ病では午後に抑うつ気分が強いとされる．

2. 双極性障害

双極性障害のうつ病相では大うつ病性障害の症状を呈する．躁病相では気分は高揚し爽快で，開放的であるが感情の不安定さもみられる．躁状態は陽気なイメージを持たれるが，これは躁状態の初期か軽躁状態によくみられ，多くは易刺激的で易怒的になる．爽快気分ではなく，不快気分がみられるものを不快躁病 dysphoric maniaと呼ぶ[1]．大声で多弁，早口になり，駄洒落や語呂合わせが目立つ．思考の進みが速く，話がそれる観念奔逸もみられる．注意散漫で，外的な刺激によって次々と注意が移っていく転導性の亢進が特徴である．抑制がきかず，誇大的な思考で，妄想を持つことも多い．服装は派手になり，買い物が増え，過活動で衝動的である．睡眠欲求の減少がみられ，短時間しか眠らなくても元気で活動的である．食欲，性欲が亢進し，アルコール摂取も増えることが多い．

特殊な病態ではあるが，まれならずみられるものに「混合状態」がある．これは，躁とうつが混ざって同時に存在するもので，苦悶様の表情で悲観的なことを訴えつつ，一方で歩き回ったり横になったりして多動で，易怒的にもなる．この

状態は自殺の危険が高く注意が必要である．炭酸リチウムが反応しづらく，バルプロ酸ナトリウムなどの抗てんかんや電気けいれん療法が必要となる．

躁状態では家族や周囲の人と衝突することが多く，著しく人間関係を損なう．双極性障害では離婚率が高いことも報告されている．また病識を欠き，精神科の受診が困難である．しかし興奮が激しい場合，入院して隔離や鎮静剤の投与が必要となる．

3. 気分変調性障害と気分循環性障害

気分変調性障害（dysthymic disorder；DD）は，ほぼ一日中持続する抑うつ気分が2年以上の長期間続く慢性疾患である．客観的なものより主観的な徴候が目立ち，症状は変動することが多い[5]．有病率は3～4％で，女性が男性の2倍罹患しやすい[1]．大うつ病性障害とDDが合併するとdouble depressionと呼ばれる．

気分循環性障害（cyclothymic disorder；CD）は双極Ⅱ型障害の軽症例で，軽躁病相と軽度のうつ病相が交代する，慢性の動揺性の障害である[5]．したがってCDは，陽気，社交的，同調性を基本とする躁うつ病の病前性格であるKretschmerのZyklothymie（循環気質）とは異なり，軽度の躁うつ病であるKraepelinのZyklothymie（気分循環症）に近い．有病率は0.4～0.8％で性差はない[1]．CDの3分の1は双極性障害へ移行する．

4 診断

1. 大うつ病性障害

DSM-Ⅳ-TRによる診断基準では，①抑うつ気分，②興味・喜びの喪失のいずれかと，③食欲の低下，④睡眠障害，⑤精神運動制止または焦燥，⑥気力の減退，⑦無価値観，⑧思考力の低下，⑨死についての反復思考のうち4つ以上の症状がほとんど毎日2週間続くことが必須の条件である[2]．これらの症状のために学業や仕事，家事など本来の活動ができなくなる．また，薬物や身体疾患によっても同様の症状が惹起されるため，これらを除外する．また，愛する者を失った後の死別反応ではないことも確認が必要である．

2. 双極性障害

DSM-Ⅳ-TRによる診断基準では，①自尊心の肥大，②睡眠欲求の減少，③多弁，④観念奔逸，⑤注意散漫，⑥目標志向活動の増加，⑦快楽的活動に熱中のうち3つ以上が，少なくとも1週間持続することが必須である[2]．薬物や身体疾患によっても同様の症状が惹起されるため，これらを除外する．

双極Ⅰ型障害は躁病相が中等度以上であり，双極Ⅱ型障害は軽躁にとどまるも

のである．DSMではその違いを，入院を要するほど重篤であるか否かと，エピソードの持続期間が1週間以上（Ⅰ型）か4日以上（Ⅱ型）かとしている[2]．Ⅱ型では本来のその人の元気さであるのか，軽躁状態であるのか区別が難しい．また，Ⅰ型は1回の躁病エピソードのみで診断されうるが，Ⅱ型は軽躁病エピソードを伴う反復性大うつ病エピソードである．

5 経過

1. 大うつ病性障害

平均発症年齢は約40歳で，20～50歳の間に50%が発症する[5]．うつ病相は治療しても約3ヵ月，未治療の場合は約10ヵ月持続する．少なくとも75%が再発し，20年間で平均5～6回の病相がみられる[5]．うつ病は頻度の高いありふれた病気という意味で「心の風邪」と喩えられるが，慢性疾患であり極めて再発しやすいことに留意する．最初の診断が大うつ病性障害であっても，約10%の患者はその後躁病を呈し，双極性障害に診断が変更される．

2. 双極性障害

平均発症年齢は30歳で，大うつ病性障害より早い[5]．双極Ⅰ型障害の70%はうつ病で始まり，ほとんどの患者はうつ病相と躁病相を経験する．全患者の約40%は10回以上の病相を経験する．まれに，躁病相のみを呈することがある．双極性障害の10年以上の経過をみた研究では，経過中なんらかの病相にある期間は約50%であり，うつ病相の方が躁病相の期間よりも長い．

Ⅰ型の患者の5～15%は1年間に4回以上の病相を繰り返す急速交代型（ラピッドサイクラー）である．躁状態とうつ状態を24時間ごとに繰り返すものを，ウルトラ・ラピッドサイクラーという．ラピッドサイクラーは女性に多く，Ⅱ型や甲状腺機能障害，抗うつ薬の使用との関連が指摘されている．また，炭酸リチウムの反応性が不良である．

6 治療

①**精神療法**：治療の基本は精神療法と薬物療法である．一般的な精神療法は，支持的，受容的に接することと疾患や治療についての心理教育である．心理教育は，再発の予防と薬物療法を有効かつ継続的に行うために極めて重要である．専門的な精神療法として認知療法，対人関係療法，家族療法などがある．

近年，うつ病に対する認知行動療法（cognitive behavioral therapy；CBT）の有効性が示されている．CBTは，人間の情緒や行動が認知（物事のとらえ方）のあり方によって大きく影響を受けることから，認知のあり方に働きか

けて苦痛な情緒状態や非適応的な行動パターンを変化させる構造化された精神療法である[1]．うつ病に対してはCBT単独のみならず，薬物療法との併用の有効性が報告されている．

②**薬物療法**：うつ病の治療は急性期，継続期，維持期の3段階がある[6]（図1）．急性期は6～12週程度で寛解を目指し，継続期は通常4～6ヵ月で再燃の予防と回復が目的である．回復とは寛解が6～12ヵ月間持続して得られた場合をいう．持続期は再発を予防するための長期の治療で，5年以上を推奨する報告もある．双極性障害においても同様の段階で治療するが，治療期間は長期にわたる．

薬物療法では服薬のアドヒアランスを良好に保つことが必要である．患者は薬物の依存性や副作用について不安を抱くことが多い．治療開始時のみならず，経過中も服薬継続の重要性を繰り返し説明し，励ます必要がある．

1. 大うつ病性障害

急性期は軽症・中等症では，第一選択として選択的セロトニン再取り込み阻害薬（SSRI）やセロトニン・ノルアドレナリン再取り込み阻害薬（SNRI），noradrenargic and specific serotonergic antidepressant（NaSSA）などの新規抗うつ薬が選択される[7]．投与の基本は単剤で少量から開始し漸増する．睡眠障害や不安・焦燥感が目立つ症例ではベンゾジアゼピン系の睡眠薬や抗不安薬が併用される．しかし，ベンゾジアゼピン系は依存の問題もあるため，抗うつ薬の効果が現れてきたら漸減し，漫然と使用しない[7]．

重症例では，三環系抗うつ薬（tricyclic antidepressant；TCA）を用いることもある．特に精神病像を伴う場合，抗精神病作用を有するTCAのアモキサピンを用いるか，抗うつ薬と非定型抗精神病薬を併用する．摂食不良で全身状態

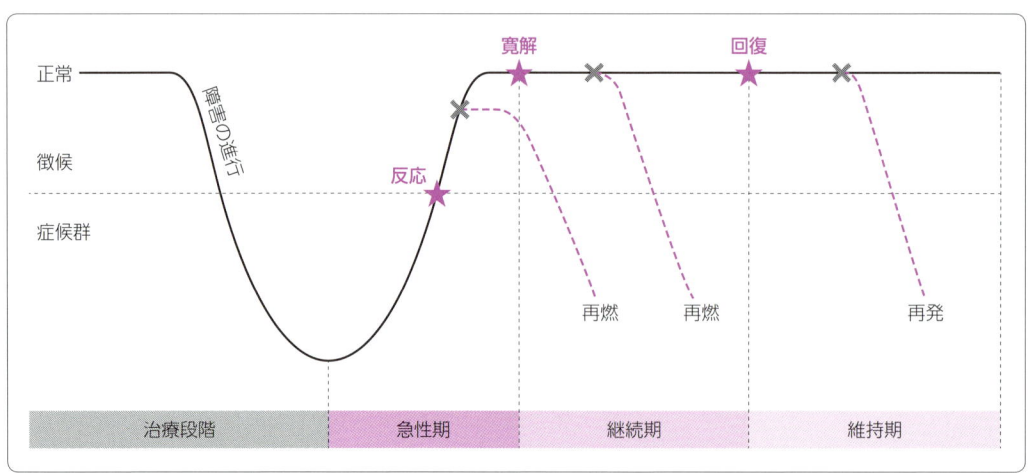

図1　うつ病の治療経過
急性期は6～12週で，寛解を目指して治療を行う．継続期は4～6ヵ月で，回復を目指す．持続期は再発を予防するために長期間内服を継続する．

（文献6）より引用改変）

が悪化している場合や，希死念慮が強い場合は電気けいれん療法（ECT）の適応であり，奏功することが多い[7]．

難治性うつ病とは，作用機序の異なる2種類の抗うつ薬をそれぞれ十分量，十分な期間用いても反応を認めないうつ病をいう．難治性とする前に，診断の妥当性やアドヒアランスの状態を再検討する必要がある．そのうえで薬剤の変更や併用，増強療法，ECTを選択する．増強療法は，抗うつ薬に炭酸リチウムを併用することが一般的である．その他に甲状腺ホルモン薬やアリピプラゾールなどの非定型抗精神病薬，ドパミン作動薬（プラミペキソール）も併用される．

急性期治療の後，再発予防のために最低6ヵ月は抗うつ薬を急性期の用量で維持することが推奨されている[1, 7]．維持期においても減量しない方が再発の予防には有効である．しかし，急性期には訴えられなかった副作用（性機能障害など）が顕在化した場合は，慎重に減量や処方の変更を検討する．

再発のリスクとして，3回以上の大うつ病エピソードの既往，重症や慢性のエピソード，不安障害などの併存障害，気分障害の家族歴，若年発症，女性，高齢者などがある．再発時にはまず抗うつ薬の増量を行う．既に最大用量を使用されている場合は，増強療法や抗うつ薬の変更を行う[7]．

2. 双極性障害

双極性うつ病に対しての抗うつ薬単独療法は，躁転のリスクが高く推奨されない[8]．急性期の軽症例では炭酸リチウムを十分量投与する．中等症以上では，気分安定薬のみでは改善しないことが多いが，抗うつ薬併用の有効性については証明されていない[1]．躁転に十分に注意して慎重にSSRIやSNRIを併用することもある．TCAは躁転のリスクが高く，急速交代化も惹起しやすいため使用しない方が安全である．また，非定型抗精神病薬のオランザピンが双極性障害のうつ症状にも適応となり，少量〜中等量を用いる．クエチアピンはわが国では適応外であるが，双極性うつ病の急性期の有効性が報告されている．抗てんかん薬のラモトリギンはうつ病相の予防にエビデンスがあるが，急性期にも有効なことがある．

継続・維持期も急性期治療において有効であった気分安定薬を使用する[8]．炭酸リチウムが中心であるが，ラモトリギン単独，炭酸リチウムとラモトリギンの併用も有効である．

急性期の躁病相では，軽症の場合は炭酸リチウム単剤で治療する．中等症以上や易怒性，精神運動興奮が認められる場合，バルプロ酸ナトリウムも選択される．また，炭酸リチウムは即効性が期待できないため，非定型抗精神病薬が併用されることが多い．オランザピンとアリピプラゾールは躁病に適応となっているが，その他の非定型抗精神病薬も用いられることがある．継続・維持期では炭酸リチウムを中心に気分安定薬が長期に用いられる．

文献

1) 上島国利,樋口輝彦,野村総一郎ほか:気分障害,医学書院,2008.
2) American Psychiatric Association:DSM-Ⅳ-TR 精神疾患の診断・統計マニュアル新訂版,医学書院,2004.
3) 厚生労働省:患者調査(http://www.mhlw.go.jp/toukei/saikin/hw/kanja/11/index.html)
4) Kawakami N, Takeshima T, Ono Y et al:Twelve-month prevalence, severity, and treatment of common mental disorders in communities in Japan:preliminary finding from the World Mental Health Japan Survey 2002-2003. Psychiatry Clin Neurosci. 59:441-452, 2005.
5) Sadock BJ, Sadock VA:カプラン臨床精神医学テキストDSM-Ⅳ-TR診断基準の臨床への展開,メディカルサイエンスインターナショナル,2004.
6) Kupfer DJ:Long-term treatment of depression. J Clin Psychiatry. 52(Suppl)28-34, 1991.
7) 日本うつ病学会 気分障害の治療ガイドライン作成委員会:日本うつ病学会治療ガイドラインⅡ.大うつ病性障害2012 Ver.1.
(http://www.secretariat.ne.jp/jsmd/mood_disorder/img/120726.pdf)
8) 日本うつ病学会 気分障害の治療ガイドライン作成委員会:日本うつ病学会治療ガイドラインⅠ.双極性障害2012.
(http://www.secretariat.ne.jp/jsmd/mood_disorder/img/120331.pdf)

〔堀　孝文(医師)〕

1 疾患

03 不安障害

1 概念と疫学

19世紀末，Freudが不安神経症と命名したさまざまな不安症状からなる症候群が，現在の不安障害のもととなっている．これらは，心因性の精神疾患としてその病態が心理学的に説明されてきた．しかし今日，生物学的な研究も進み，新たに解釈し直されてきている．不安は本来，危険を察知する正常なこころの働きである．しかし，それが病的に現れ，機能障害を生じるとき，不安障害と診断される．

1. パニック障害（panic disorder；PD）

パニック障害は，予期できない突然のパニック発作が繰り返し起こるものである．何かを考えてではなく，何もないのに急に不安が生じ，動悸や呼吸困難などの身体症状を伴い急速に強まっていくことが特徴である．

従来の不安神経症から発作性の病態を独立させたものがPDであるが，神経症という心理学的に解釈されうる疾患から，生物学的に説明されうるものを独立させたともいえる．それは，薬物療法の有効性やパニック誘発物質による発作の再現性を根拠としている[1]．

PDの生涯有病率は1〜2％である[2]．女性が男性の2〜3倍高く，発症は20歳代が多いが，あらゆる年代で発症しうる[3]．

2. 全般性不安障害（generalized anxiety disorder；GAD）

全般性不安障害は，さまざまなことに対して過剰な不安と心配を抱き，筋緊張などの身体症状を伴う慢性的な障害である．この心配は予期憂慮といわれ，不安に満ちた予測である[2]．ある一つのことが心に浮かぶと，それについて何か悪いことが起こりそうだと予測して不安になり，連鎖的に新たな心配が生じる．

生涯有病率は2〜5％で，男女比は1対2と女性に多い[1]．発症年齢は20〜30歳代に比較的多い．

3. 特定の恐怖症（specific phobia；SP）

　恐怖症とは，通常はそれほど危険でも脅威でもないはずの特定の物や環境，状況に対する過度の恐怖で，その対象を回避するものである．その反応が過剰であることを，ほとんどの患者は自覚している．多くの人にはたいてい苦手なものがあるが，普通に暮らせている．しかし恐怖や回避が著しく，日常生活に支障が出る場合に特定の恐怖症（SP）と診断される．

　DSM-IV-TRでは①動物型（動物や虫など），②自然環境型（雷，水など）③血液・注射・外傷型，④状況型（乗り物や閉所など），⑤その他の型（窒息，嘔吐，大きい音など）に分類されている[3,4]．他者がいる社会的状況での恐怖は社会恐怖ないし社交不安障害といい，次項で述べる．

　SPの生涯有病率は意外と高く約11％で，男女比は1対2である[3]．発症年齢は5～9歳といわれるが，病型により異なり，状況型では20歳代半ばが多い．

4. 社交不安障害（social anxiety disorder；SAD）

　社交不安障害は，他人の注目を浴びるかもしれない社会的状況または行為をする状況に対して強い不安と恐怖を抱き，恥ずかしい思いをすることを極度に恐れるもので，社会恐怖とも呼ばれていた．そのために，人前で話をする，字を書く，公共の場で飲食するなどの場面を避け，日常生活や社会的活動に支障が生じる．

　わが国の対人恐怖は，「他人と同席する場面で，不当に強い不安と精神的緊張が生じ，そのために他人に軽蔑されるのではないか，嫌がられるのではないかと案じ，対人関係から身を退こうとする神経症の一型」と定義される[5]．対人恐怖では，顔見知りの中で強く感じる状況依存性があり，自分の臭いや視線，容姿などの自身の欠陥が他人に不快感を与え，そのために避けられると考える忌避妄想などの特徴はSADとは異なっている．

　SADの生涯有病率は3～13％と報告されている[3]．発症年齢は10歳代半ばが多いが30歳代までは発症しうる．男女比はほぼ同数と考えられる．

5. 強迫性障害（obsessive compulsive disorder；OCD）

　強迫性障害は，無意味で不合理な思考や衝動，イメージが繰り返し意志に逆らって侵入し（強迫観念；obsession），その不安を緩和するための行動や心の中の行為を反復し（強迫行為；compulsion），日常生活や社会的機能に支障をきたすものである．

　生涯有病率は約2％で，有病率に男女差は認められないが，児童・青年期発症例は男性が多く，成人発症例は女性に多い[3]．平均発症年齢は20歳前後であるが，男性では若干早く発症する．

6. 外傷後ストレス障害（posttraumatic stress disorder：PTSD）

外傷後ストレス障害とは，心的外傷体験（トラウマ）によって生じるストレス症候群で，その出来事が何度もよみがえり，思い出すことを避け，過敏になり，日常生活や社会生活が障害されるものである．

DSM-IVにおけるトラウマとは，自分が危うく死にそうになったり大けがをしたりする体験のみならず，他人のそのような状況を目撃したり，家族や親しい仲間の死や大けがを知る体験も含まれ[4]る．これは，誰にとってもトラウマとなる普遍性，客観性が要求されるICD-10よりも広い[2]．

米国でのPTSDの生涯有病率は7.8％（男性5.0％，女性10.4％）で女性に多い[1]．わが国で全国調査はないが，生涯有病率は1.1％（男性0.4％，女性1.6％）と報告され，米国に比してかなり低い[6]．

2 病因と病態

1. パニック障害

PD患者の親族ではこの障害の発症率が高く，遺伝的因子が関与するが特定されておらず，環境因子の関与も大きい．両親との離別や死別，虐待やトラウマ，発症1ヵ月前のライフイベントなどが関係するといわれるが，不明なものも多い．

交感神経系の緊張亢進，刺激に対しての過剰反応や順応の遅さなどから，自律神経系の異常が想定されている．これには，扁桃体，海馬，視床，脳幹核群の過敏状態が関与し，セロトニン系，ノルアドレナリン系，GABA系の異常が想定されている[3]．脳機能画像検査からも扁桃体の活動性亢進が報告されている[1]．

2. 全般性不安障害

病因や病態生理は不明で，薬物の治療反応性からGABA系やセロトニン系の異常が想定されている．脳機能画像検査では，大脳基底核のグルコース代謝の低下が報告されている[3]．

3. 特定の恐怖症

SPは家族内集積の傾向があり，遺伝的要因が考えられるが，統合失調症や双極性障害に比べて遺伝率は低く，環境要因も大きい[1]．親が見せる恐怖や回避が子どもに影響するなど，代理学習として恐怖の獲得がある[1]．また，外傷体験やある環境での予期しないパニック体験なども恐怖条件づけとなる．しかし，多くの患者ではそのような体験を特定できない．このため危険を回避するという本能的な，進化論的メカニズムと警報システムの過剰反応も考えられている[1]．

脳機能画像検査では扁桃体や島皮質の過活動があり，扁桃体を介して条件づけ

られた恐怖に対する前頭葉皮質の抑制機能不全が考えられている[1].

4. 社交不安障害

　心理社会的要因として，家庭環境におけるモデリングがあげられる[1]．社会的状況における不安の抱き方や他者の評価を気にする程度などを，子どもは親の行動をモデルとして学ぶ．例えば，他人の評価に大きな価値をおく親のもとで育つと，理想は高くなり，それに届かないと他人は自分の事を否定的に評価すると考えがちになる．

　また，幼少時の行動抑制（見慣れぬ人や場所，物などに対して不安を抱き，警戒し，回避する行動パターン）はSADとの関連が指摘されている．内向的傾向や恥ずかしがり屋などの性格傾向とモノアミンに関連した遺伝的多型性も報告されている[1]．脳機能画像検査では，扁桃体の過活動が報告され，大脳辺縁系の機能異常が想定される[1]．

5. 強迫性障害

　OCDは，かつては代表的な心因性疾患であった．例えばJanetは，心的エネルギーの病的減退による心的緊張の低下によって，より低次の原始的な心的機能が統制から逃れて現れたものが強迫であるとした[7]．また，Freudは精神力動論から，強迫神経症は肛門期への退行とこれに対する防衛であるとした[7]．

　ところが生物学的な研究が進み，OCDは脳の機能障害と考えられるようになってきている．セロトニン神経系の調節障害や，眼窩前頭皮質や尾状核の代謝亢進などが関わっているとされる[3]．

6. 外傷後ストレス障害

　PTSDの危険因子として，ストレッサーの強度，女性，遺伝的素因，精神疾患の既往，過去のトラウマ体験，劣悪な養育環境，トラウマ体験時の解離反応などがあげられる．

　恐怖条件づけをつかさどる扁桃体の異常活性化や，恐怖の消去に関わる内側前頭前野の機能低下が脳機能画像検査で示されており，PTSDはトラウマにより形成された恐怖条件づけとその消去の不全ととらえることができる[1]．

　神経内分泌学的異常として，PTSDでは通常のストレス反応やうつ病で活性化される視床下部－下垂体－副腎（HPA）系が抑制されている[1]．また，ノルアドレナリン系や内因性オピオイド系の亢進が報告されている．

　感情処理理論によれば，PTSDは病的な恐怖構造によって生ずる[1]．恐怖構造は，トラウマ記憶，感情，その意味づけからなる．通常，恐怖などの感情と記憶の連合は，その後現実に曝されていくと修正される．ところが，恐怖のために回避され続けると，安全な現実を経験できずに修正のプロセスが阻害され，PTSDとなる．したがって，PTSDから回復するためには，回避という対処を中止し，恐怖

構造を現実的な構造に修正する必要がある．これが後に述べるトラウマ焦点化心理療法の基礎理論である．

3 臨床症状・診断

1. パニック障害

　主要な症状は，パニック発作，予期不安，広場恐怖である．パニック発作は，突然動悸や窒息感，息苦しさを感じ，発汗や震えを伴う．胸痛や吐き気，めまいを感じることも多い．「死んでしまうのではないか」という切迫した恐怖感や，「気が狂うのではないか」という破局的な恐怖を感じる一方で，非現実感や離人感を伴うこともある．発作中に実際に失神する例もあり，身体疾患との鑑別が問題となる．

　一度このような発作を経験すると，発作のない時期に「またあの発作が起こるのではないか」と再発を恐れる予期不安が生ずる．

　広場恐怖とは，必ずしも広い場所を恐れているわけではなく，パニック発作を起こす可能性のある状況や，起こった時に助けが得られない状況を恐れて回避するものをいう．したがって，バスや電車，渋滞した高速道路の車中，美容院や歯科治療，列に並んでいる時，授業や会議でよくみられる．このため，重症例では自宅から同伴者なく出られなくなる．自宅でも一人でいるときや入浴中にみられる．

　パニック発作は睡眠中に起こることもあり，患者は発作とともに覚醒する．また，パニック発作は夏場に多く，湿度や気温の上昇との関連が示唆される[1]．カフェインやアルコール，ニコチンの摂取は発作を誘発しうる[7]．

　DSM-IV-TRまでは，パニック発作が広場恐怖に先行し，広場恐怖の大部分は発作後に進展すると北米では考えられていた[4]．しかし必ずしもそうでないことから，DSM-5では広場恐怖は独立したカテゴリーとなった[8]．

　パニック発作は，社交不安障害や外傷後ストレス障害など他の精神疾患でも起こり得る．したがって，PDの診断はそれらを除外し，予期不安や発作と関連した行動の変化からなされる．同時に心疾患や甲状腺機能亢進症，呼吸器疾患，薬物などの鑑別診断を行う．また，うつ病や他の不安障害を併発することも多い．

2. 全般性不安障害

　主な症状は，不安と予期憂慮に加え，筋緊張，自律神経系の過活動，過覚醒である．筋緊張は振戦，肩こり，筋緊張性頭痛などを生ずる．自律神経系の過活動は，呼吸促迫や動悸，発汗，口渇などで，過覚醒は，睡眠障害や易刺激性，驚きやすさが認められる．

　GADは他の不安障害や気分障害などの併存が多く，このカテゴリーの独立性

についてはなお議論もある.

3. 特定の恐怖症

　　ある特定の対象や状況に対する著しい恐怖で，その恐怖刺激に曝されるとすぐに不安反応が惹起され，その不合理性が認識されており，恐怖刺激を回避し，あるいは耐え忍び，そのために日常生活が障害される場合に診断される．パニック障害や強迫性障害などの不安障害，心気症などを鑑別する．

4. 社交不安障害

　　他人の注目を浴びる状況や，人前で話すなどの行為をする状況に対する恐怖があり，またそのような状況で赤面や震えなどの不安症状が惹起され，それをまた恐れる．すなわち，他者に注目されることのみならず，恥ずかしいふるまいをすることを恐れる．そのような状況を回避し，耐え忍ぶ．これらのために日常生活や社会的活動が障害される．

　　鑑別すべきはPDと広場恐怖である．いずれも似たような状況で同様の症状を呈するが，PDは他人の自分に対する評価を気にするのではなく，あくまで予期しないパニック発作が出現し，それを恐れ，そこから逃れられないことを恐れる．SADのように，社会的状況に限定していない．

5. 強迫性障害

　　OCDは通常，強迫観念と強迫行為の両方を認めるが，どちらか一方のみでも診断される．強迫観念は，汚れの心配や危害を加えたなどの攻撃性，物事の正確性や対称性についてが多い．強迫行為は，手洗いなどの洗浄や戸締りなどの確認，繰り返しの儀式行為などが多い．症状の型として①汚染，②病的疑念，③侵入的観念，④対称があり，この順に多い[3]．

　　①**汚染**：尿や便，唾液，細菌，汚れなどを心配し嫌悪する．そのために強迫行為として手洗いや強迫的回避が現われる．患者はわずかに接触するだけでも汚染がうつって広がると考える．

　　②**病的疑念**：火の元や戸締りなどを心配し，確認行為がみられる．家族に対しても確認や保証を繰り返し求め，強要する．わが国ではこれを「巻き込み型」という．

　　③**侵入的観念**：性的あるは攻撃的行為についての反復的な思考で，通常強迫行為を伴わない．

　　④**対称**：対称性と正確さを追求する欲求で，強迫行為の遂行に長時間を要する．何らかの行為において「ぴったり感（just right feeling）」にこだわって繰り返し，やり直す．そこから動けずに「強迫性緩慢」に陥ることがある[1]．

　　また，「溜め込み（hoarding）」とは，一般に価値がないとされるものを収集保存し，捨てることができない症状である．しかし，hoardingは強迫行為のよ

うに苦痛を避ける行為ではないことや，獲得や所有により情緒的愛着が生じていること，この症状を主症状とする一群があることなどから，DSM-5ではHoarding Disorderとして独立した[8]．わが国でもhoardingは「ごみ屋敷」として報道されているが，背景に脳器質性疾患や統合失調症などが考えられ，この病態は症候群とも考えられる[9]．

強迫症状は，統合失調症など他の精神疾患でも出現する．OCDでは，症状の不合理性を自覚していることが他の疾患と鑑別するうえで重要とされてきた．しかし，近年，必ずしもその自覚が明確でないことが報告され，DSM-5では診断基準からこの項目が削除され，この洞察の程度を特定することになった[8]．洞察が良好でないと予後不良とされる．

6. 外傷後ストレス障害

中核的な症状は①再体験，②回避／反応性の麻痺，③過覚醒である．

①再体験：トラウマに関する不快で苦痛な記憶が突然よみがえり（フラッシュバック），悪夢として反復される侵入的な体験である．その際に感情の動揺や身体的反応を伴う．

②回避／反応性の麻痺：トラウマに関連した場所や事柄を避ける．また，興味や関心が乏しくなり，自然な感情が麻痺したように感じられる．

③過覚醒：睡眠障害やいらいら感，集中困難，過剰な警戒心，過剰な驚愕反応などである．

これらの症状が1ヵ月以上持続している場合にPTSDの診断がなされる．トラウマから6ヵ月以上経過してからの発症もまれにあり，発症遅延という．また，トラウマから1ヵ月以内では急性ストレス障害と診断する．急性期に離人体験や体外離脱体験，もうろう状態など解離症状（トラウマ周辺期の解離）があるとPTSDへ移行するリスクが高い[2]．

4 治療

1. パニック障害

薬物療法は，SSRIが第一選択となる．PDに対してわが国で適応となっているのはパロキセチンとセルトラリンであるが，SSRIは全て有効である．また，三環系抗うつ薬（TCA）のイミプラミンやクロミプラミンも有効であるが，抗コリン作用などの副作用が強く，第一選択としては推奨されない．抗うつ薬は効果が現われるのに数週間かかるため，ベンゾジアゼピン（BZD）系抗不安薬を併用，ないし発作時の頓用にすることが多い．PDに対するアルプラゾラムやクロナゼパム，ロラゼパムの有効性が示されているが[3]，長期使用により依存や認知障害，乱用が起きる可能性もあり，安定したら漸減し，なるべく中止するよう

心がける.

　薬物療法が奏功した場合でも，通常，約1年は継続すべきといわれる[3]．治療を中止すると再発することも多いため，治療薬の減量，中止は時間をかけて慎重に行う．

　認知療法は，認知のゆがみを修正するものである．PDの患者は，無害な心臓の鼓動を心臓発作と思い込むなど，破局的な誤認をする傾向が強い．その結果，不安や恐怖が生じ，これが自律神経系を亢進させてさまざまな身体感覚を惹起させるという悪循環が生じる．認知療法ではこの誤認のプロセスの修正と，身体内感覚や外部環境を正確に評価することを目指す．これに，恐怖や不安を惹起する刺激に曝露してその反応を低減させる行動療法を組み合わせるのが認知行動療法（cognitive behavioral therapy；CBT）である[7]．

2. 全般性不安障害

　薬物療法は，BZD系抗不安薬の有効性は確立しているが，GADは慢性で長期間治療を要するため，依存などが問題となる．第一選択としてはSSRIやSNRIなどの抗うつ薬が適している．5-HT_{1A}受容体の部分アゴニストであるアザピロン系抗不安薬（タンドスピロン）も有効とされるが，効果発現が遅い[1]．

　CBTは，GADにも有効で，薬物療法との併用が推奨される．

3. 特定の恐怖症

　恐怖刺激に段階的に直面しながら脱感作を進める，曝露療法を含むCBTが中心となる．曝露は想像（系統的脱感作）や現実の対象（*in vivo*曝露），息苦しさやめまいのどの身体的な感覚（内部感覚曝露）などにより行う．これに不合理で誤った信念を修正する認知療法やリラクセーション（筋弛緩法）などを組み合わせる[1]．

　薬物療法は，有効性が十分立証されていないため，第一選択ではないが，臨床的にはSSRIやBZD系抗不安薬が用いられている．

4. 社交不安障害

　SSRIを中心とした薬物療法と，CBTが有効である．BZD系抗不安薬も有効ではあるが，初期に限定的に用いるか，頓用薬として用いる．

　CBTでは社会的状況における患者の否定的な認知を吟味し，合理的な考えを導き出す．不安階層表をもとに徐々に社会的状況への曝露を行う[1]．また，不安を排除せずあるがままに受容し，症状にとらわれず自分を受け入れていく森田療法も有効と考えられる．

5. 強迫性障害

　薬物療法では，SSRIとTCAのクロミプラミンの有効性が示されている．わが国でOCDの適応があるSSRIはフルボキサミンとパロキセチンである．いずれも少量から開始するが，最大用量を必要とすることが多い．治療抵抗性の場合，適応外であるが非定型抗精神病薬を付加する増強療法も有効とされる．

　精神療法として基本的な支持的療法や心理教育に加え，CBTとして曝露反応妨害法が有効である．これは強迫症状の引き金となる刺激に，不安や不快が低下するまで長時間曝し，かつ不安や不快を軽減するための強迫行為をその衝動が低下するまで持続的にやめさせる（妨害）ものである[1]．

6. 外傷後ストレス障害

　薬物療法ではSSRIが第一選択である．その他ミルタザピンやTCAも選択される．BZDはPTSDの中核症状に無効とされる．

　精神療法では，先述のトラウマ焦点化心理療法で，持続エクスポージャー法（prolonged exposure；PE）の有効性が高い．PEは，トラウマ体験を想起させ，一時的に恐怖構造を活性化して，過去と現在の弁別，危険と安全の弁別，世界はすべて危険で自己は全く無力であるなどの否定的認知の修正を行う[1]．その他，EMDR（eye movement desensitization and reprocessing）は，トラウマ記憶に患者の意識をむけさせたまま，治療者が左右水平にリズミカルに指を動かし，それを患者に追視させる眼球運動を反復することで脱感作する技法である[1]．PEもEMDRも専門的な治療であり，現在わが国では限られた医療機関でしか実施できないことが問題である．

文献

1) 塩入俊樹，松永寿人（編集）：不安障害診療のすべて．医学書院，2013．
2) 上島国利（監修）：精神科臨床ニューアプローチ3　神経症性障害とストレス関連障害，メジカルビュー社，2005．
3) Sadock BJ, Sadock VA：カプラン臨床精神医学テキストDSM-Ⅳ-TR診断基準の臨床への展開．メディカルサイエンスインターナショナル，2004．
4) American Psychiatric Association：DSM-Ⅳ-TR 精神疾患の診断・統計マニュアル新訂版．医学書院，2004．
5) 笠原　嘉：対人恐怖．新版精神医学事典（加藤正明，保崎秀夫ほか編），弘文堂，東京，p.515，1993．
6) 飛鳥井望：PTSDの臨床．臨床精神医学．34：893-898，2005．
7) 田代信維（編集）：臨床精神医学講座5　神経症性障害・ストレス関連障害．中山書店，1997．
8) American Psychiatric Association：Diagnostic and Statistical Manual of Mental Disorders：DSM-5, American Psychiatric Publication, 2013．
9) 中尾智博：強迫性障害とhoarding（溜め込み）．臨床精神医学．41：53-59，2012．

〔堀　孝文（医師）〕

1 疾患

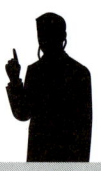

04 認知症

1 概念

　認知症とは，いったん正常に発達した高次の知的機能が脳疾患により生理的な老化の範囲を超えて病的な老化を示す症候群である．アメリカ精神医学会によるDSM-IVにおける認知症の診断基準では，「記憶障害（新しい情報を覚える能力の障害，あるいはかつて覚えた情報を思い出すことの障害）のほかに，失語・失行・失認・実行機能（計画する，系統立てて考える，推論する，抽象的な思考をする）の障害が1つ以上加わる．その結果，家庭生活あるいは社会生活に明らかな支障をきたし，かつての能力レベルが明確に低下する」として定義しており，認知症に罹患すれば，記憶・思考・見当識・理解・計算・学習能力・言語・判断を含む多数の認知機能障害を示す．

　これらの原因となる代表的な疾患にはアルツハイマー病型認知症，脳血管性認知症，レビー小体型認知症，前頭側頭葉変性症などがある．この疾患群は進行性の経過をとり非可逆性である．反面，正常圧水頭症・頭部外傷・甲状腺機能低下症などの内分泌系疾患・感染性疾患などは原疾患の治療により認知症症状が可逆性の経過をとるものもある．これらは治療可能な認知症（treatable dementia）と呼ばれている．

1. アルツハイマー型認知症

　認知症の中で最も頻度の高い疾患である．脳の広範囲にわたる神経細胞の脱落に加え，老人斑や神経原線維変化が多数出現する神経変性疾患である．女性に多く，ほとんどが遺伝的要素のない散発例である．常染色体優性遺伝を示す家族性アルツハイマー病の頻度は低いが問題となる遺伝子座が第1・14・21染色体に同定され，遺伝子も各々presenilin-1, presenilin-2, アミロイド前駆体蛋白遺伝子と判明している．脳萎縮はびまん性に認められ，進行に伴い，記憶に関連する海馬領域の萎縮（側脳室下角の開大）も目立ってくる．SPECTやPETでも病初期に頭頂葉を中心とした血流や代謝の低下を示すのが特異的所見である．多くの場合，認知機能の障害は潜行性にとどまることなく平均10年ほどの経過で末期

状態に至ると考えられているが，末期に近づくまで一次運動感覚野は保たれ，この部位の障害で生じるけいれん発作や片麻痺などが生じにくいのも特徴である．

2. 脳血管性認知症

多発性脳梗塞を中心とした脳血管病変がもたらす，脳実質の機能不全により生じる認知症である．脳血管に生じた何らかの血流変化が支配領域の脳実質の機能不全につながるため，経過はアルツハイマー病と異なり階段状の進行パターンをとる．動脈硬化の4大リスクは高脂血症・高血圧・喫煙・糖尿病とされているが，脳血管性認知症の成因には高血圧の関与が最も大きく，血圧の変動が次ぐ．慢性の高血圧患者では基底核や大脳白質に広範囲かつ，びまん性の虚血性病変を生じ，Binswanger病と分類される．診断はCT，MRI，SPECT，PETといった画像所見が有力な手がかりとなるが，判別困難な場合はハッチンスキーの虚血スコアが診断に利用されることもある．臨床症状においてはできることとできないことの差が明確に生じやすく，まだら状の認知障害（まだら認知症）が特徴的である．その他症状発現は病巣部位と深く関連（大脳巣症状）し，片麻痺（左右一方の上下肢同時に生じる麻痺）などの神経症状を伴うことがある．

3. レビー小体型認知症（dementia with Lewy bodies；DLB）

DLBは1990年代に提唱された比較的新しい疾患概念である．疫学的な報告はまだ十分ではないが，脳血管性認知症に次ぐ頻度といわれる．病理像としては中枢神経系（主に大脳皮質）における多数のレビー小体およびレビー関連神経突起の出現と，これらを基盤に出現する神経細胞脱落によって特徴づけられる．臨床症状として特徴的な点は，初期において認知面の障害が数分から数時間の日内変動として出現し，反復性に出現する明瞭な幻視があげられる．その他特発性のパーキンソン症候群（筋強剛などの錐体外路症状）やレム睡眠行動異常症や抗精神病薬への過敏性を示すのが臨床上の特徴として挙げられる．認知機能障害の進行は早く，DLB発症後の平均生存期間は10年未満といわれている．

4. 前頭側頭葉変性症（frontotemporal lobar degeneration；FTLD）

前頭側頭葉変性症（FTLD）は前頭葉あるいは側頭葉に萎縮の中心を有し，特有の症状を持った変性疾患による臨床症候群である．タウ蛋白蓄積によって神経細胞死がもたらされることが本質的変化であり，このような変化はFTLDに分類されるPick病，皮質基底核変性症（CBD），進行性核上性麻痺（PSP）に共通して認められる．臨床症状はADと異なり障害部位が前側頭葉中心であることから記銘力や日常生活行動への影響は初期では目立たない．その反面病初期から脱抑制的や反社会的行動といった行動面の異常が出現する．外界の環境に影響を受けやすく会話でも質問に対してすぐに「わかりません」と答えるなどの当意即答的な面も目立つ．

2 疫学

　2010年現在，わが国の65歳以上の高齢者は2,950万人であり，人口の23％を占める．高齢者数は今後も増加し続け，2050年には総人口の32％が高齢者の社会となり，75歳以上の後期高齢者数も約20％に達すると予測されている．

　高齢者数の増加に伴い認知症高齢者数も連動して増加し，2013年の厚労省の発表では認知症高齢者数は，約440万人とされている．また，今回の発表では認知症の人数に加え軽度認知障害（MCI）を認知症の予備軍として公表し，その人数は約380万人と推定されるなど，過去の予測を大きく上回る増加をしており，マンパワーの観点からも介護保険のありかたを見直す必要性も指摘されるようになった．

　認知症高齢者の原因疾患について，日本では1980年代前半まではアルツハイマー病よりも脳血管性認知症が多いとされていた．しかし，この比率は1990年代以降逆転しており，欧米と同様にアルツハイマー病の比率が増加している．性別でみると，アルツハイマー病は女性に多く，脳血管性認知症は男性に多い．

3 臨床症状

　認知症の臨床症状は中核症状と，これを基盤に出現するさまざまな精神症状や行動異常などの行動・心理症状（BPSD）とに分類することができる．BPSDの概念ではせん妄が除外規定とされており，本項ではせん妄を独立し3分類とする．

1．認知症の中核症状

　認知症の中核症状としては，記憶障害，見当識障害，知能障害，判断力障害などが挙げられるが，臨床現場では本人ないしは家族より「もの忘れ」として表現されることが多い．記憶は数秒から数分の記憶である即時記憶，数時間から数ヵ月の記憶である短期記憶，そしてもっと長い記憶である長期記憶に分類される．一般的には最近の記憶から忘れやすく，古い記憶は保たれることが多いという特徴がある．ただし，健康老人にも認められる健忘は部分健忘にとどまる反面，認知症の記憶障害では粗大健忘（体験したこと自体を忘れてしまう）が生じ生活や社会的機能にまで影響が及ぶ点で異なる．しかし内容の明らかな区別は難しく，健忘を認めた場合，認知症の準備段階として十分注意する必要がある．

　知能面では，学習能力や問題解決能力，適応能力，判断力，思考能力，批判力，自省力，創造力など大脳の高度な能力が障害される．一般的に認知症の初期では，ひらめきや創造力，問題解決能力が低下し，さらに進行すると計算力や学習能力も低下し，短絡的となり，言動が常同的となっていく．

　人格面への影響も出現し，認知症が軽度である場合には，知能のコントロールが不十分なため，人格傾向が病前に比べ極端に顕著となる人格の尖鋭化が認めら

れる．短気であった人がより易怒的となり，頑固な人がさらに意固地に融通が利かなくなる．さらに尖鋭化が進行すれば，抑制が効かなくなり，衝動的・易怒的な行動も目立つこともある．このような性格変化が理解力や記憶力の障害に先行して，認知症の初発症状として出現する場合もあるため十分な観察が必要である．

2. 認知症の行動・心理症状

中核症状を基盤に出現する随伴症状は，徘徊，攻撃的行動や叫声，性的逸脱行為などの行動異常や，幻覚，妄想，不安，抑うつ，アパシーなどの精神症状を行動・心理症状としてまとめ，1999年に国際老年精神医学会では，これを認知症の行動・心理症状（BPSD；Behavioral and Psychological Symptoms of Dementia）と総称するようになった（図1）．これらの症候群は介護者の負担を増大させ，在宅認知症患者の精神科受診や施設入所の要因となることは容易に想定できる．

①**幻覚・妄想**：幻覚・妄想症状はBPSDの中でも最頻出の症状である．両症状を基盤に暴言・暴力・衝動行為などの問題行動に至る危険性もある．幻覚症状の中では幻聴・幻視の頻度が高い．レビー小体型認知症における明瞭な幻視は有名である．妄想症状は単純な内容のものが多く，またほとんどが被害的な内容である．代表的なものは脳血管性認知症で出現頻度の高い「もの盗られ妄想」があげられる．この妄想は自分が置き忘れたものについて，他人に盗られたと被害的に曲解するものである．その他，親しい人が別の人に入れ替わるという替え玉妄想は「カプグラ（Capgras）妄想」，また特定の人物が次々と姿を変えて現れる

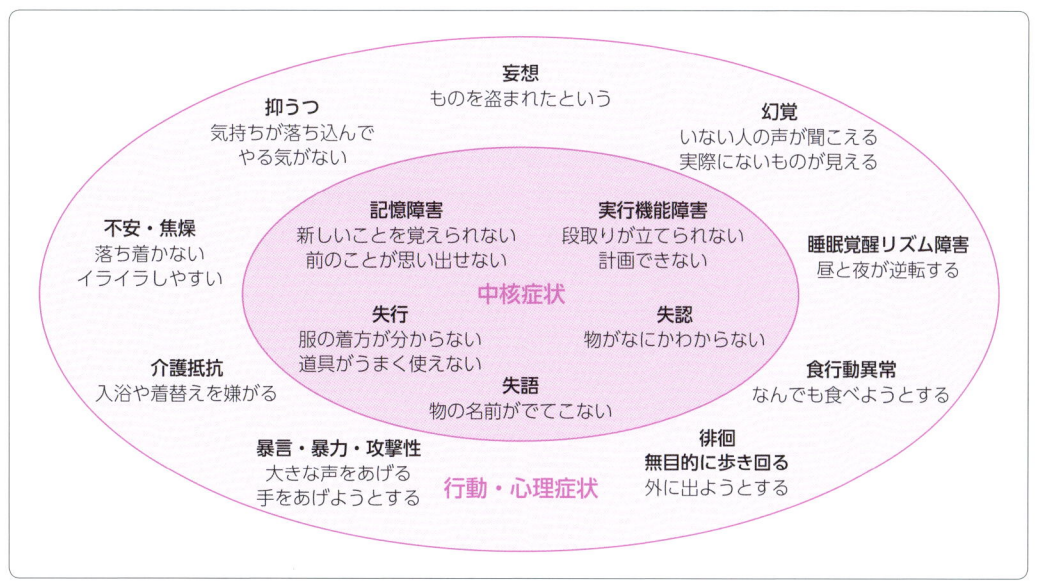

図1 認知症の中核症状と行動・心理症状（BPSD）

（アルツハイマー病研究会（JAAD）スライドキットより引用改変）

という妄想は「フレゴリ（Fregoli）妄想」といわれ，この両者は妄想性誤認症候群に属する．

②**不安**：老年期には退職に伴う経済状態の変化，周囲との死別，自身の身体的な健康の喪失が，心身の状態に影響を及ぼしやすい．これらの喪失体験は老年期特有の心性でもあるが，認知症患者においても不安・困惑・心気として様々な形で出現する．

③**徘徊**：認知症の行動異常としての徘徊の出現頻度は高い．徘徊は転倒・骨折・行方不明といった直接的な危険が及ぶため介護の破たんにつながりやすく，入院や施設入所の要因となる．

④**易怒性・興奮・暴力**：認知症の随伴症状としてのこれらの攻撃的行動のほとんどは人（主に介護者）やものに対して向けられる．性格の尖鋭化によるもの，妄想症状によるもの，環境変化によるものなど，その要因は多彩である．ピック病（Pick's disease）では前頭葉機能の障害による対人機能の障害や易怒性などが出現することが有名である．

3. せん妄

せん妄は，原則として急性・可逆性の脳の機能障害であり，一過性の意識障害の1つの型と考えることができる．せん妄の発症頻度は，身体疾患患者，特に高齢者で高頻度であり，認知症を合併した場合はさらにリスクが高くなる．せん妄は身体安静を困難にしてしまうことから安全な身体疾患の加療を妨げるうえに，症状自体が遷延化した場合は他の身体合併症の原因になることもある．

せん妄は，脳疾患，身体疾患，薬剤の副作用などによって生じるが，治療に伴う概日リズムの乱れ，集中治療室や施設利用といった環境変化などもせん妄の誘発リスクを高める．

せん妄の症状は特に夜間を中心に覚醒障害，注意障害，記憶障害，見当識障害，思路の散乱（考えや話のすじがまとまらないこと）などの意識障害症状に加え，幻覚妄想症状，状況誤認などの夢幻様体験，不安と不穏といった精神症状を伴う．脳波で全般性徐波化が出現する．一般的なせん妄の概念は先述の活動亢進型せん妄を指しているが，近年の診断基準ではこれらに加え，不活発となるのが特徴の「活動低下型せん妄」という分類もある．

4 検査・診断

1. 検査所見

認知症の患者は病歴についての正確な情報を得られない場合も多い．このため，画像検査・神経心理検査について触れる．

2. 画像検査

①**頭部CT**：認知症診断に最も汎用される検査である．認知症のみならず脳腫瘍，慢性硬膜下血腫，正常圧水頭症などの検出も可能となる．脳萎縮の評価はMRIに比べて劣るが，救急対応や中長期的な治療計画を作成する上でも重要な所見が得られる．

②**頭部MRI**：頭部MRIは被曝もなく解像度が高いため，脳萎縮の程度を評価する上では一番有用性が高い画像検査となる．またフレア画像などではラクナ梗塞なども細かく検出することが可能である．

③**機能画像**（SPECT・PET）：認知症疾患の鑑別として血流や代謝能力を可視化することを可能にした機能画像（SPECT・PET）は診断上非常に重要視されている．変性型の認知症の初期では，萎縮に先行して血流や代謝の低下が出現するため，これらは早期発見に非常に有用である．

3. 認知症の評価尺度

①**長谷川式簡易知能評価スケール改訂版（HDS-R）**：1991年に改訂された認知症診断のためのスケールで，現在日本で最も広く使用される簡易スクリーニング検査である．自分の年齢や現在の日付，現在位置や物の名称，簡単な引き算などの9つの設問からなり，最高得点は30点であり20点以下を認知症の疑いありとする．

②**Mini-Mental State Examination（MMSE）**：国際的には最も普及している方法で，日本でもHDS-Rと併用されることが多い．11の設問からなり，満点は30点であるが，近年の傾向では23点以下を認知症とするのが一般的である．HDS-Rと比較して記憶に関する付加が低く，高学歴の被験者の場合，検知性が下がるといわれている．

5 経過・分類

かつては認知症の病期分類（重症度および進行度の判定）については，軽症（初期），中等症（中期），重症（晩期）に分類し，それぞれの時期の特徴について分析されていた．現在は認知症性疾患の各論的な内容が明らかになるにつれ，さまざまな評価尺度で病期を分類する試みがされるようになった．主なものとしてCDRやFAがある．CDRを一例に挙げると，記憶，見当識，判断力，社会適応，生活状況，身辺整理の6項目について評価するものであり，それぞれの項目について，健康（CDR=0），認知症の疑い（CDR=0.5），軽度認知症（CDR=1.0），中程度認知症（CDR=2），高度認知症（CDR=3）の5段階で評価する．これらは病期の分類だけでなく治療計画を構築する上でも重要な指標となる．

6 治療

1. 認知症の中核症状の薬物療法

ADにおいてはアセチルコリン合成系の活性低下が認知・記銘力の低下と関連しているため，アセチルコリン系賦活を目的とした薬物療法が主体である．現在日本では4剤認可されている．

①ドネペジル（アリセプト®）：ドネペジルは，わが国では1999年に発売され，2011年の春までは唯一のAD治療薬であり，世界で最も使用頻度の高い薬剤である．2007年8月に高度ADに適応が認められ，現在，わが国で全重症度（軽度～高度）に適応を有しているのは本剤のみである．特徴は，血中半減期健常人で約90時間と長く，1日1回の服用で安定した作用を発揮する点にあり，消化器系の副作用も少ない．

②ガランタミン（レミニール®）：ガランタミンは，マツユキソウの球茎から分離されたアルカロイドであり，2011年に発売された．適応は軽度および中等度ADである．ガランタミンはアセチルコリンエステラーゼ阻害作用のほかに，ニコチン性アセチルコリン受容体へのAPL（allosteric potentiating ligand）作用を有し，ニコチン性アセチルコリン受容体への刺激作用がある．このニコチン性アセチルコリン受容体を介したalert作用（注意力の向上）があることが特徴である．

③リバスチグミン貼付剤（イクセロン®パッチ，リバスタッチ®パッチ）：リバスチグミンは，もともと経口薬として開発されていたが，嘔気・嘔吐の消化器系の副作用が強く発現したため発売が見合わされた．しかし，これらの事象の発生率を低下させるため貼付剤として開発が再開され，2011年に発売された．適応は軽度および中等度ADである．特徴はアセチルコリンエステラーゼ阻害作用のほかに，進行に伴い増加するブチリルコリンエステラーゼ阻害作用を有する点にある．このため本剤はある程度進行したADにも有効であると考えられている．

④メマンチン（メマリー®）：メマンチンはアダマンタン骨格をもつNMDA受容体に対する非競合的拮抗薬として2011年に発売された．適応は中等度および高度ADである．メマンチンはコリンエステラーゼ阻害薬（上記3剤）とまったく異なる機序で神経保護作用を発揮することから併用投与が可能である．認知機能悪化を抑制する作用以外に，徘徊や常同行為，興奮，攻撃性の予防・改善作用も期待されている．

2. 認知症の行動・心理症状（BPSD）の薬物療法

BPSDの薬物療法は介護負担の軽減も期待できるため広く行われている．しかし，高齢者は薬物の代謝・排泄機能の低下しており副作用も生じやすい．加えて他疾患の合併率が高く，多剤併療法になりやすい．したがって下記に示した薬

物療法はすべて少量より開始し，常に適量化を検討することが治療計画の前提となる．なお，以下の治療法は認知症性疾患の病名では保険適応外であることを本人・家族に十分説明したうえで使用する．

　①**抗うつ薬**：BPSDとしての抑うつは特に脳血管性認知症で生じやすい症状といわれている．第一選択薬は選択的セロトニン再取り込み阻害薬（SSRI）やセロトニン-ノルアドレナリン再取り込み阻害薬（SNRI）である．無効な場合は5-HT$_2$受容体拮抗作用を呈するミアンセリンやトラゾドンが使用される．

　②**抗精神病薬**：介護負担の大きい幻覚妄想症状，介護拒絶や暴力などの緩和の目的で抗精神病薬を用いる場合がある．認知症の病名に対しては適応外であるため，十分なインフォームド・コンセントの上で使用する．リスペリドンやオランザピンなどの非定型抗精神病薬が使用されることが多い．ただし耐糖能異常を生じるリスクには常に配慮する必要がある．

　③**抗不安薬・睡眠薬**：不安・緊張・易刺激性・不眠に対して抗不安薬の大部分を占めるベンゾジアゼピン系の薬物が使用される．ただし認知症患者に対する使用はなるべく回避すべきある．要因としては薬理特性でもある筋弛緩作用によって転倒・骨折のリスクが高まり，その他脱抑制やせん妄の合併リスクを上昇させる点にある．非定型抗精神病薬を少量使用する方が安全な症例もある．

　④**その他**：BPSDに対するその他の薬物療法では，漢方薬の使用も行われている．抑肝散は易刺激性・易怒性や幻視に有効との報告がある．その他脳血管性認知症に対する脳代謝改善薬は脳内血流保持以外にも，抗うつ作用や抗不安作用も有するとの報告がある．その他中核症状治療薬もBPSDへの有効性が指摘されており，ドネペジルの強迫症状に対する有効性，ガランタミンのアパシーに対する有効性，メマンチンの興奮・攻撃性に対する有効性についての報告がある．

3. せん妄の薬物療法

　せん妄の治療は，直接原因と誘発因子を考えて行われる．せん妄の直接原因となった疾患の診断・治療が最も重要であるが，直接原因が判明しても症状に対応を要することも多い．このような場合に向精神薬による鎮静が必要となる．最も多用される薬剤は非定型抗精神病薬のリスペリドンやクエチアピンやオランザピンなどである．剤型も工夫し，OD錠，ザイディス錠，液剤なども使用する．経口摂取が困難な場合はハロペリドールの点滴静注を使用する場合もある．抗精神病薬で錐体外路症状などの副作用を生じやすい症例では鎮静的な抗うつ薬であるトラゾドンやミアンセリンなども用いられることがある．

4. リハビリテーションの活用・社会資源によるサポート

　認知症患者自身および介護者の治療環境の質より高いものにするためには，本人へのリハビリテーション的なアプローチと社会資源の導入による介護者の負担軽減が欠かせない．リハビリテーションでは作業療法士・理学療法士・臨床心理

士などのスタッフが関与し，脳を活性化させるコミュニケーション，適度な運動を併用することが認知機能障害の進行を防止していくうえでも重要である．また，BPSDは介護者に向けられるものが多いことから介護保険を利用した居宅サービスや施設サービスを利用する．地域で認知症患者のケアを支援する体制を構築することも重要である．

〔安宅勇人（医師）〕

2 治療薬

01 抗精神病薬

　抗精神病薬は，主に統合失調症の治療に使用される．一部の非定型抗精神病薬は，気分安定化作用や抗うつ作用も併せ持ち，双極性障害やうつ病に対しても使用される．

1 抗精神病薬の種類と作用機序

　抗精神病薬は，定型（第一世代）抗精神病薬，非定型（第二世代）抗精神病薬に大別される．

1. 定型（第一世代）抗精神病薬

　統合失調症の症状，特に幻覚妄想を中心とする陽性症状の発生機序として，ドパミン神経伝達の過剰が想定されている．定型抗精神病薬は，ドパミンD_2受容体を遮断し，過剰なドパミン神経伝達を減少させることにより，幻覚妄想を中心とした統合失調症の諸症状を改善する（図1）．ただし，ドパミンD_2受容体遮断が過剰になると，錐体外路症状などの副作用が引き起こされる．

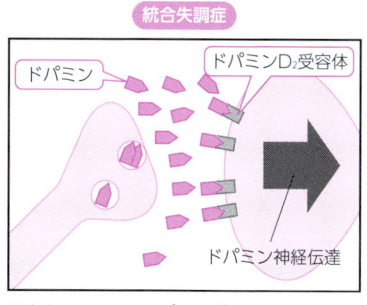

統合失調症では，ドパミンが過剰に合成・放出されており，これがドパミンD_2受容体に結合し，ドパミン神経伝達が過剰になり，幻覚妄想等の陽性症状が引き起こされる．

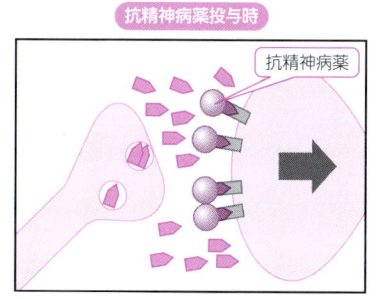

抗精神病薬は，ドパミンD_2受容体に結合・遮断し，過剰なドパミン神経伝達を緩和することで，陽性症状を中心とした諸症状を改善する．

図1　抗精神病薬のドパミンD_2受容体遮断作用

定型抗精神病薬は，高力価と低力価に分けて考えると，定型抗精神病薬の副作用を把握しやすい．力価とは，ある一定の作用（抗精神病薬の場合，抗精神病作用）をもたらすために必要な薬剤の用量のことであり，高力価薬では少ない用量，低力価薬では多い用量，中力価薬ではその中間の用量が必要となる．

2. 非定型（第二世代）抗精神病薬

すべての抗精神病薬はドパミンD_2受容体遮断作用を持ち，非定型抗精神病薬も同様だが，ドパミンD_2受容体遮断が過剰にならないような作用が加わっている．これには，①ドパミンD_2受容体に緩く結合する作用（特に，クエチアピン，クロザピン），②ドパミンD_2受容体を少し刺激する作用（アリピプラゾール），③セロトニン$5-HT_{2A}$受容体を遮断する作用（特に，リスペリドン，オランザピン），④様々な種類の受容体への作用（特に，オランザピン，クエチアピン，クロザピン）などがある．

非定型抗精神病薬は，定型抗精神病薬と比べて錐体外路症状の出現が少ないことが特徴である．しかし，副作用の項目で後述するように，代謝系副作用については，非定型抗精神病薬間で差はあるものの，全般的にハロペリドールなどの高力価定型抗精神病薬に比べてリスクが高い．また，高プロラクチン血症については，非定型抗精神病薬間で差がある．

2 抗精神病薬の投与方法

原則的に，非定型抗精神病薬（クロザピンを除く）を第一選択薬とし，単剤で投与する．わが国では，クロザピンは難治性（治療抵抗性）の統合失調症のみの適応となっている．用量は，最小有効用量から開始し，推奨用量（**表1**）を使用するが，必要に応じて適宜増減する．高齢者や初回エピソード統合失調症では，通常より少ない用量で治療できることが多い．抗精神病薬による症状の改善は，投与後2週以内で認められる場合が多い．急性期の症状が改善した後も，再発予防のために抗精神病薬による維持期治療を続ける必要がある．

3 抗精神病薬の副作用

主要な副作用として，錐体外路症状，高プロラクチン血症，代謝系副作用がある．錐体外路症状と高プロラクチン血症は，抗精神病薬のドパミンD_2受容体の遮断作用に直接関係している．この他，抗コリン症状（口渇，便秘，霧視など），鎮静，起立性低血圧，QTc延長，悪性症候群などがある．また，クロザピンは稀に無顆粒球症，心筋炎・心筋症といった重篤な副作用を引き起こすことがあり，定期的な血液検査によるモニタリングが義務づけられている．代表的な抗精神病薬の副作用を**表2**にまとめる．

1. 錐体外路症状

錐体外路症状とは，仮面様顔貌・手指の振戦・筋固縮を特徴とするパーキンソン症候群，筋緊張の亢進（眼球上転，舌突出，痙性斜頸）・眼球上転発作を特徴とするジストニア，下半身を中心としたムズムズ感と落ち着きのなさを特徴とするアカシジア，口と舌を中心とした不随意運動（口をもぐもぐさせる動き，舌なめずり）を特徴とする遅発性ジスキネジアを指す．これらの錐体外路症状は，非定型抗精神病薬を含め，どの抗精神病薬によっても引き起こされる可能性があるが，特に高力価の定型抗精神病薬で多い．

2. 高プロラクチン血症

高プロラクチン血症とは，主に乳汁分泌に関わるプロラクチンの血中濃度が基準値以上であることを指す．高プロラクチン血症により，乳汁分泌（男性では女

表1　代表的な抗精神病薬の種類と推奨用量*

分類		薬剤名（商品名）	急性期における推奨用量（mg/日）
非定型抗精神病薬		リスペリドン（リスパダール）	4〜6
		オランザピン（ジプレキサ）	10〜20
		クエチアピン（セロクエル）	400〜800
		アリピプラゾール（エビリファイ）	15〜30
		クロザピン（クロザリル）	200〜500
定型抗精神病薬	高力価	ハロペリドール（セレネース）	5〜10
		フルフェナジン（フルデカシン）	5〜15
	中力価	ペルフェナジン（ピーゼットシー）	12〜24
	低力価	スルピリド（アビリット）	300〜600
		クロルプロマジン（ウインタミン，コントミン）	300〜600

*推奨用量については，抗精神病薬の用量に関する国際的コンセンサス研究（Am J Psychiatry. 2010）から引用．

表2　代表的な抗精神病薬の副作用

薬剤名	錐体外路症状	高プロラクチン血症	体重増加	抗コリン作用	鎮静	起立性低血圧
リスペリドン	＋	＋＋＋	＋＋	＋	＋	＋＋
オランザピン	±	＋	＋＋＋	＋	＋＋	＋
クエチアピン	－	－	＋＋	＋	＋＋	＋＋
アリピプラゾール	±	－	±	－	－	－
クロザピン	－	－	＋＋＋	＋＋＋	＋＋＋	＋＋＋
ハロペリドール	＋＋＋	＋＋＋	＋	＋	＋	＋
フルフェナジン	＋＋＋	＋＋＋	＋	＋＋	＋	＋
ペルフェナジン	＋＋＋	＋＋＋	＋	＋	＋	＋
スルピリド	＋	＋＋＋	＋	－	－	－
クロルプロマジン	＋＋	＋＋＋	＋＋	＋＋	＋＋＋	＋＋＋

＋＋＋：高度，＋＋：中程度，＋：低度，－：極めて低度

（モーズレイ処方ガイドライン第11版より引用改変）

性化乳房），月経不順，性機能障害，骨密度低下などが出現する．どの抗精神病薬によっても引き起こされる可能性があるが，特に定型抗精神病薬，リスペリドンで多い．

3. 代謝系副作用

　代謝系副作用とは，体重増加，糖代謝異常・糖尿病，脂質代謝異常・高脂血症を指す．どの抗精神病薬によっても引き起こされる可能性があるが，特にアリピプラゾール以外の非定型抗精神病薬，低力価の定型抗精神病薬で多い．

〔竹内啓善（医師）〕

2 治療薬

02 抗うつ薬

うつ病の発生機序として，モノアミンであるセロトニン，ノルアドレナリン，ドパミンなどの活性が低下しているという『モノアミン仮説』（図1）と，視床下部-下垂体-副腎皮質（HPA）系の障害とする『HPA仮説』の2つの仮説が主流である（図2）．しかし，うつの病態は依然として不明な点が多く，今のところ抗うつ薬はモノアミン仮説にならってモノアミンを活性化させることで効果を発揮するものとして開発されている．抗うつ薬の開発の流れは図3のようになる．

■ 抗うつ薬の種類

抗うつ薬のほとんどの薬物がモノアミンのトランスポーターの再取り込み阻害によって効果が発現するとされている（図4）．

1. 三環系・四環系抗うつ薬

①**三環系抗うつ薬（tricyclic antidepressants；TCA）**：最初に登場したイミプラミンは，ベンゼン環が3つある化学構造から三環系抗うつ薬と呼ばれる．

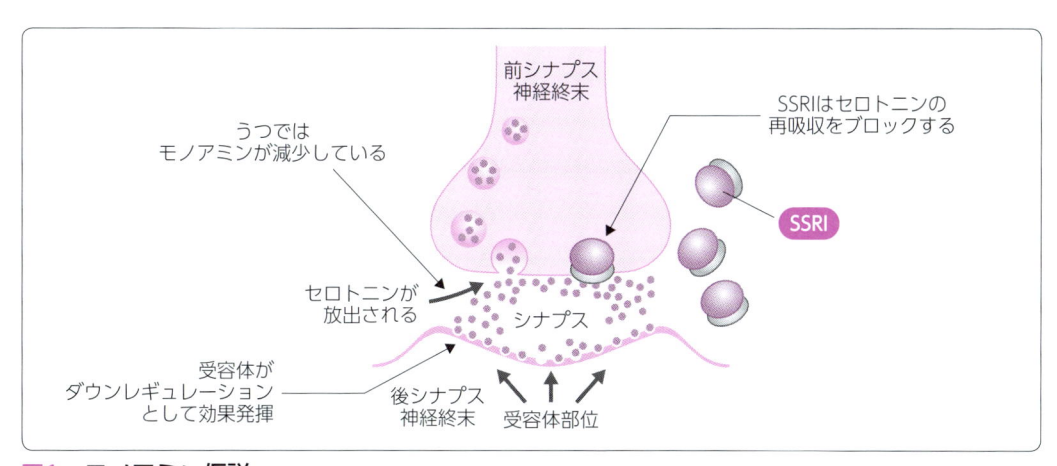

図1　モノアミン仮説

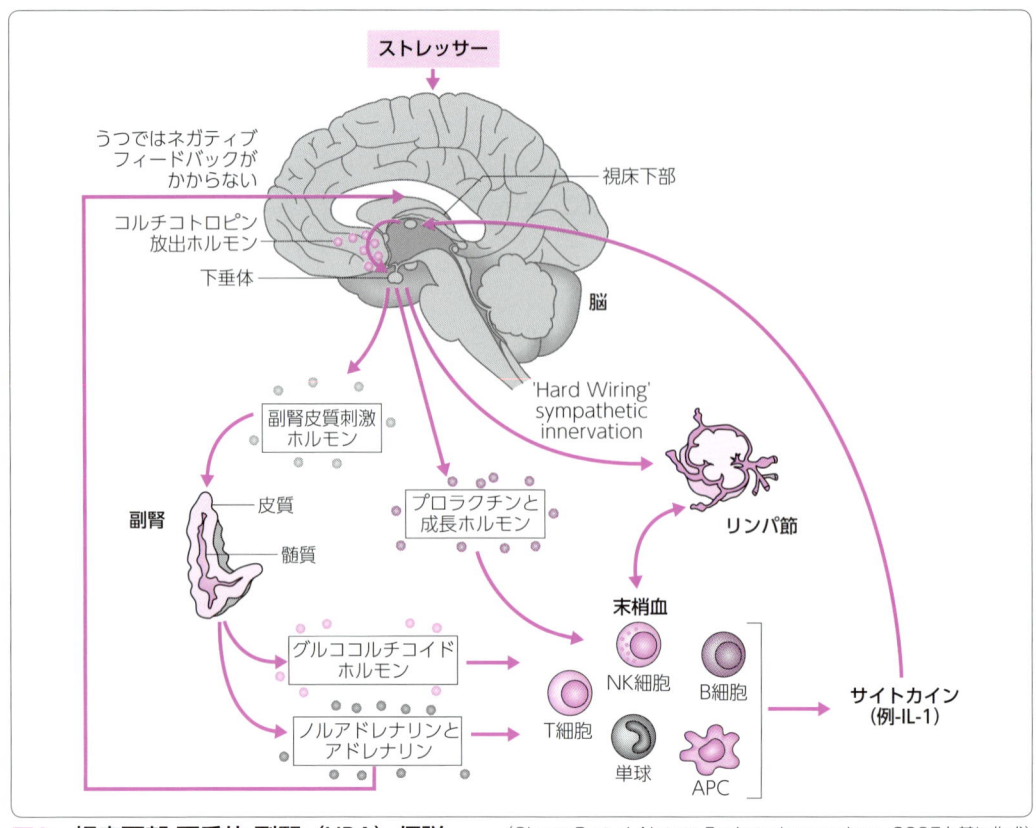

図2　視床下部-下垂体-副腎（HPA）仮説
(Glaser R et al. Nature Reviews Immunology, 2005を基に作成)

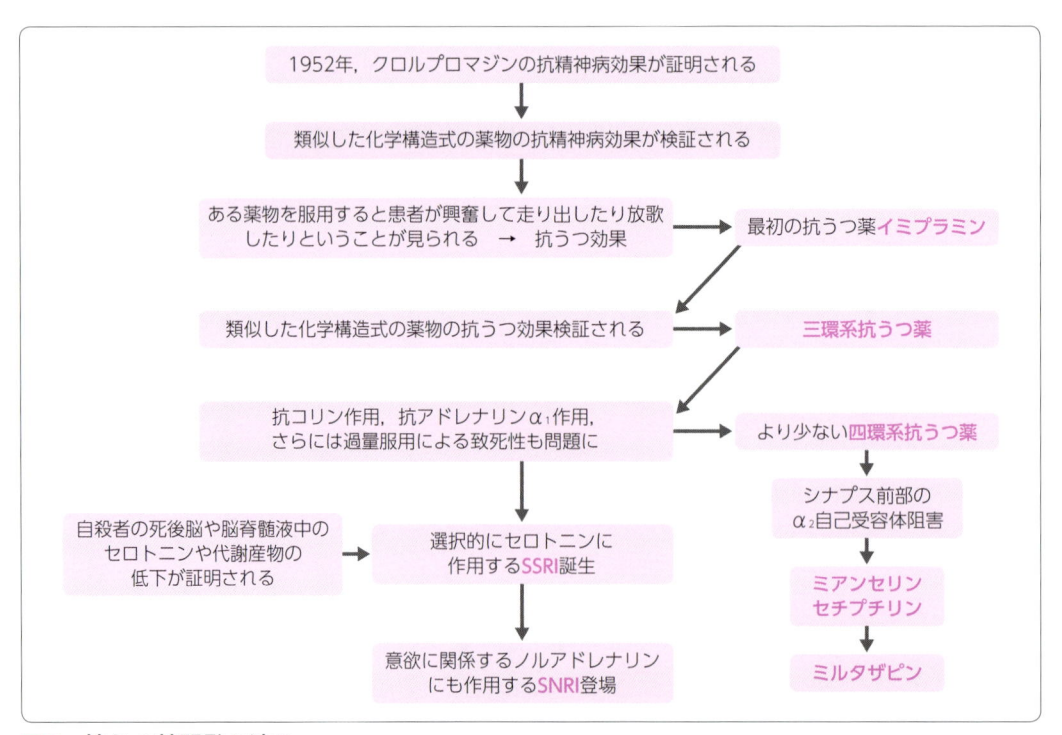

図3　抗うつ薬開発の流れ

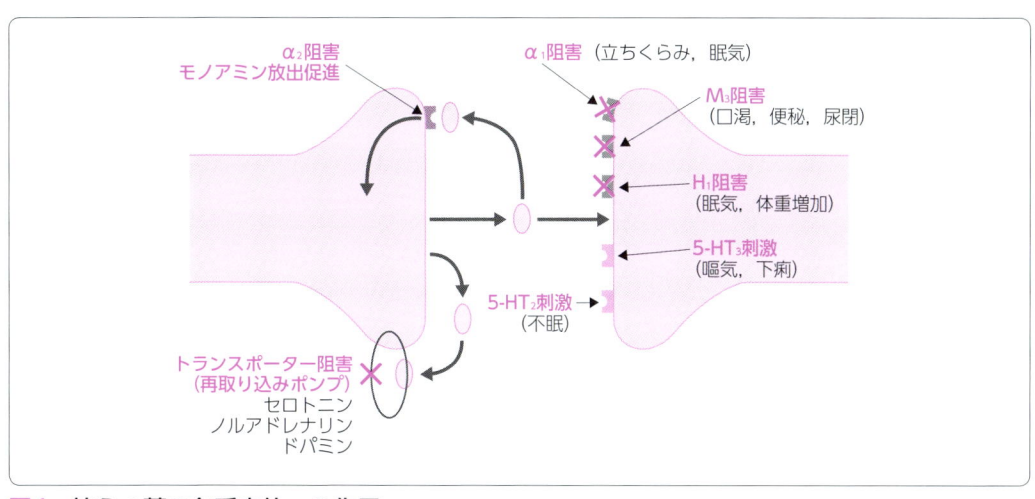

図4 抗うつ薬の各受容体への作用

神経終末から遊離（放出）されるモノアミン（セロトニン，ノルアドレナリン，ドパミンなど）は、次の神経細胞（シナプス後部）のモノアミン受容体に結合したり，元の神経細胞に再度取り込まれるが，このセロトニンとノルアドレナリンの再取り込みを阻害することで遊離しているモノアミンを相対的に増やすことで抗うつ効果を得る．

また，モノアミンの再取り込み阻害のほかに，同じく神経伝達物質であるアセチルコリン（コリン）のムスカリン受容体（M_1受容体）へ作用して結合を阻害する作用（抗コリン作用）によりアセチルコリンにより作動する神経（副交感神経）が低下し，アドレナリンにより作動する神経（交感神経）が亢進し，口渇・便秘・排尿障害などの自律神経障害が現れる．さらに，アドレナリンα_1受容体遮断作用により，血圧低下・めまいなどの起立性低血圧，眼圧上昇，眠気などの中枢神経障害などの症状が現れる．その他にもシナプス後部のヒスタミンH_1受容体，なども遮断するため効果は強いが，副作用が多い．

三環系はいわば古典的な抗うつ薬であり，その抗コリン作用，抗α_1作用，また過量服薬での致死性（不整脈などの心伝導障害など）が問題視されている．

②四環系抗うつ薬：ベンゼン環が4つある化学構造に由来する抗うつ薬．薬理作用はTCAと同様だが，抗コリン作用は比較的少ない．TCAを第一世代と呼び，こちらを第二世代と呼ぶ．

いずれの抗うつ薬も双極性障害に投与すると躁転することがあるため，投与は慎重にする．

2. 選択的セロトニン再取込み阻害薬
(SSRI；selective serotonin reuptake inhibitor)

TCA，四環系のような抗コリン作用などの副作用を軽減するため，抗うつ作用に関連性の高いセロトニンの再取り込み受容体だけに選択的に作用するように

した，四環系につづく第三世代の抗うつ薬である．過量服薬しても比較的安全で，かつ治療領域が広いことから第一選択薬として用いられるが，その効果は三環系抗うつ薬を上回らず，重症例には適さない．鎮静効果がないことから非鎮静系薬と見なされる．セロトニンは不安や緊張，衝動性に関係することから，強迫症状や過食，依存，不安・焦燥などにも働く．

しかし，セロトニン5-HT$_3$受容体を刺激することで消化器系の副作用（悪心・嘔吐・下痢など）が多く，投与初期にこれらの可能性につき説明しておく必要がある．頓用で，モサプリドを処方することもある．なおSSRI（パロキセチン，フルボキサミンに多い）の投与を急にやめると中断症候群（めまい，四肢の異常感覚，不眠ほか）がみられるため，漸減していく．パロキセチン，セルトラリンではセロトニン5-HT$_{2A}$受容体刺激作用や一酸化炭素（NO）阻害，抗コリン作用などがあって性機能障害が生じやすく，患者のQOLに影響しうるため，関係性ができた段階で話題にし，支障をきたしたり患者が希望する場合はミルタザピンなど発現の少ない薬物への変薬も検討する．

TCAなどのように心毒性がなく自殺の目的で過量服用しても致死的とならないが，薬物代謝酵素阻害作用があるため併用の際は注意する．

3. セロトニン・ノルアドレナリン再取込み阻害薬（SNRI；Serotonin Noradrenaline Reuptake Inhibitor）

セロトニンだけでなく同じモノアミンであるノルアドレナリンも増加させようと，ノルアドレナリンの再取り込受容体に作用して阻害する，SSRIに続く第四世代の抗うつ薬．セロトニンとノルアドレナリン双方に作用するため，SSRIの効果に意欲向上が加わり，より広い治療スペクトラムとなりうる．これも非鎮静系薬と考えられる．ノルアドレナリンは意欲や慢性疼痛にも関与することから，SNRIは糖尿病性神経障害，三叉神経痛，線維筋痛症などの慢性疼痛にも応用される．

SNRIではセロトニン5-HT$_3$受容体に作用するためSSRIと同様に消化器症状がみられる．また，ノルアドレナリン受容体を刺激するため，尿閉，頭痛，頻脈，血圧上昇などがみられることがある．

4. ノルアドレナリン作動性・特異的セロトニン作動性抗うつ薬（NaSSA；Noradrenergic and Specific Serotonergic Antidepressant）

旧来の四環系でありながら，シナプス前部の自己受容体であるアドレナリンα_2受容体を阻害してノルアドレナリンの放出を促進し，セロトニン受容体を遮断してセロトニン放出を促進するというユニークなプロフィールに由来するのがNaSSAである．この作用機序により効果発現が速いことが期待される．さらにシナプス後部のセロトニン5-HT$_2$受容体を阻害することで不整脈や性機能障害が，

5-HT3受容体を阻害することで胃腸症状が各々出現しにくい特徴をもつ．しかしながらヒスタミンH_1受容体阻害により眠気や体重増加があることに留意する．

該当する薬剤にミルタザピン，ミアンセリン，セチプチリンがある．鎮静系抗うつ薬とみなされる．

5. その他の抗うつ薬

トラゾドンはセロトニン再取り込み阻害作用とシナプス後部のセロトニン5-HT_2受容体阻害からなる．鎮静系薬であり，抗コリン作用がほとんどなく，不安，焦燥，睡眠障害の強いうつ病，ときにせん妄にも有効とされている．スルピリドはドパミンに作用し，食欲や発動性の低下に対し効果がある．

抗うつ薬の投与方法

抗うつ薬は基本的には単剤で開始するが，効果発現に2週間かかるため不安や焦燥感があれば抗不安薬を，不眠があれば睡眠薬を併用した方が治療の脱落率が少ない．焦燥が強く，希死念慮が認められる場合は抗精神病薬を少量併用することもある．薬剤は少量から漸増し，副作用に気をつけながら原則として症状の改善をみるまでできるだけ増量する．副作用（不安，不眠，胃腸症状）は効果発生より早く投与早期に多くみられるため，十分に説明を行い，ベンゾジアゼピン系抗不安薬やモサプリドを頓用投与することが望ましい．通常6〜8週後には症状

表1 主な抗うつ薬の副作用，相互作用における比較

		抗コリン作用[*1]	胃腸症状[*2]	過鎮静[*3]	不眠・焦燥[*4]	性機能障害[*4]	起立性低血圧[*5]	体重増加[*6]	過量での致死性[*7]	CYP阻害作用	Pgp阻害作用
SSRI	フルボキサミン	+	+++		+	+			低	強(1A2,2C19)	弱
	★パロキセチン	+	++	−	++	++	−	+	低	強(2D6)	強
	★セルトラリン	−	++		++	++	−	−	低	弱〜中(2D6)	強
	★エスシタロプラム		++		++	++	−	−	低	弱	弱
SNRI	★ミルナシプラン		++		++	++		−	低	弱	不詳
	★デュロキセチン		++		++	++	+		低	中(2D6)	弱
NaSSA	○ミルタザピン	−	−	++	−	−	+	++	低	弱	弱
5-HT_{2A}遮断薬	○トラゾドン	−	+	++	−	++	+	+	低	不詳	不詳
四環系抗うつ薬	○ミアンセリン	+	−	++		+	+	+	低	不詳	不詳
	○マプロチリン	++	−	++		+	++	++	高	不詳	不詳
三環系抗うつ薬	○アミトリプチリン	+++	−	+++	−	+	+++	+++	高	強(2C19)	不詳
	★イミプラミン	++		+	++	+	++	++	高	強(2C19)	不詳
	クロミプラミン	+++	+	+	+	++	++	++	中	強(2C19)	不詳
	ノルトリプチリン	+	−	+	+	+	+	+	高	弱	不詳
	★アモキサピン	+++	−	+	++	+	+	+	高	不詳	不詳

*1 M_1・M_3遮断　*2 5-HT_3刺激　*3 $α_1$・H_1・5-HT_2遮断　*4 5-HT_2刺激
*5 $α_1$遮断　*6 H_1・5-HT_{2C}・D_2遮断　*7 M_2・$α_1$遮断・キニジン様作用
注）★：鎮静系薬，○：非鎮静系薬

（WFSBPガイドライン（2007）および吉田，渡邊．ミルタザピンのすべて（2012）を参考に作成）

は軽減するが，寛解をゴールにする．十分に増量し，6～8週投与しても効果がない場合は他薬への切り替えを考慮する．軽減しても最低約8ヵ月はそのまま投与を続ける．症状消失後すぐに中止すると多くは再燃する．メカニズムが違う抗うつ薬同士の併用や増強療法として非定型抗精神病薬やリチウム，甲状腺ホルモン剤（T3）などを併用することもみられるが，相互作用や副作用の増加に注意する．

抗うつ薬の副作用

表1に主要な抗うつ薬の副作用の強弱を示す．また，抗うつ薬に特徴的な副作用について以下に記す．

1. アクチベーション症候群

抗うつ薬の投与早期や増量の際にアクチベーション症候群と呼ばれる不安，焦燥，不眠，易刺激性，衝動性などを呈することがある．セロトニン5-HT_{2C}受容体刺激によると考えられている．このため双極性障害やパーソナリティ障害，脳器質疾患での抑うつ状態の患者に投与する際は注意し，できるだけ控える．また急激な増量はせず，ベンゾジアゼピン系抗不安薬の併用や頓用が望ましい．

2. 心電図上QT間隔延長

三環系抗うつ薬やエスシタロプラムは用量依存的にQT間隔が延長するため，中等量以上の用量の使用時には心電図のチェックが求められる．

3. セロトニン症候群

セロトニン症候群は脳内のセロトニン活性の過剰によると考えられ，不安・焦燥，発熱，ミオクローヌス他が認められる．中止と保存的治療で通常は予後良好である．重症例ではシプロヘプタジンなどのセロトニン拮抗薬やβ遮断薬のプロプラノロールが用いられる．

〔渡邊衡一郎（医師）〕

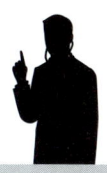

2 治療薬

03 抗不安薬

　不安障害や不安・焦燥を認めるあらゆる病態の治療で主に用いられるのが，抗不安薬である．抗不安薬では中心となっているのがベンゾジアゼピン（BZD）系薬物である．

　BZD受容体は，情動に関係する大脳皮質や小脳・海馬・脳幹部に多く分布し，抑制系の神経伝達物質であるγ-アミノ酪酸（GABA）の受容体と塩素イオンCl^-チャンネルの3つで複合体を形成している．

　GABAはGABA受容体に結合するとCl^-チャンネルが開口し，Cl^-が細胞内に流入すると過分極（細胞内のマイナスが強くなって興奮が伝わらなく）となり，鎮静に働くとされる．

　BZD系薬物がBZD/GABA受容体複合体のBZD結合部位に受容体に結合するとGABA$_A$受容体が活性化され，Cl^-の細胞内流入がさらに促進される（**図1**）．

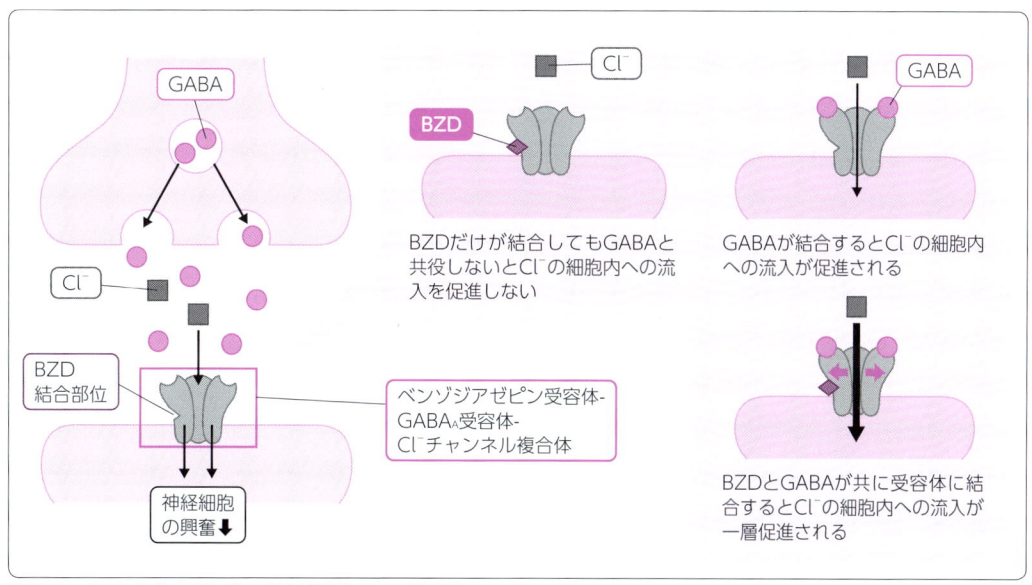

図1　ベンゾジアゼピン系抗不安薬の薬理作用

抗不安薬の種類

1. ベンゾジアゼピン（BZD）系および類似化合物

基本的に不安を伴う全ての病態に適応がある．他にもアルコール離脱症状の予防や緊張性頭痛などにも用いられる．作用の強弱と作用時間の長短に応じた分類は**表1**のようになる．

2. セロトニン5-HT$_{1A}$受容体部分作動薬（アザピロン誘導体）

タンドスピロンはBZD系薬のように全身に作用せず，本来不安，抑うつに関与する大脳辺縁系のセロトニン5-HT$_{1A}$受容体を中心に刺激するため，BZD/GABA受容体複合体に作用しないため，BZD系薬にみられる筋弛緩，依存性，記憶障害などの有害事象が少なく，長期の投与や高齢者に相応しい．しかし効果発現が2週間近くかかり，また作用が弱いことが欠点となっている．

3. 選択的セロトニン再取り込み阻害薬（SSRI）

SSRIは抗不安・パニック効果があること，強迫性障害や社交不安障害など神経症性障害に適応があることなどから使用される．しかし，アクチベーション症候群もあり，また，効果発現に時間がかかるため，頓用使用には相応しくなく，

表1 抗不安薬の消失半減期と作用強度

	薬剤名	作用強度	消失半減期
A. ベンゾジアゼピン系			
短時間型	トフィソパム（グランダキシン）*1	弱	短
	クロチアゼパム（リーゼ）	弱	
	エチゾラム（デパス）	中	
中間型	アルプラゾラム（ソラナックス、コンスタン）	中	
	ロラゼパム（ワイパックス）	強	
	ブロマゼパム（レキソタン、セラニン）	強	
長時間型	オキサゾラム（セレナール）	弱	
	メダゼパム（レスミット）	弱	
	クロルジアゼポキシド（バランス、コントール）	弱	
	フルジアゼパム（エリスパン）	中	
	メキサゾラム（メレックス）	中	
	クロキサゾラム（セパゾン）	強	
	ジアゼパム（セルシン、ホリゾン）	中	
	クロナゼパム（リボトリール、ランドセン）*2	強	
超長時間型	ロフラゼプ酸エチル（メイラックス）	中	
	フルトプラゼパム（レスタス）	強	超長
B. セロトニン作動性			
	クエン酸タンドスピロン（セディール）	弱	短

*1 自律神経調節薬　*2 抗てんかん薬

治療初期にBZD系薬と併用し，落ち着いてからSSRIを中心にという治療がなされている．

抗不安薬の投与方法

BZD系薬は，効果発現の速さにおいて精神科疾患のみならずいろいろな不安・焦燥・緊張を認める状況で使われている．ただ依存性が問題となるため，漫然と使用しないことが望ましく，特に使い初めは頓用使用にすることが勧められる．こうした依存性は半減期の短い薬物でより認められるため，中長期的な使用においては必要性を再検討し，できるだけ長時間のものに置き換えるか，あるいは同様に抗不安・焦燥効果のあるSSRIなどに置き換えていくことが望ましい．短時間作用型の薬物は，発作を止める場合や苦手な状況にさらされる時などの頓用投与に適している．離脱症状（不安，焦燥など）も起こりうるため，中止の際は漸減を原則とする．

抗不安薬の副作用

1. 耐性

漫然と投与すると以前と同量では効果が期待できず，同等の効果発現のためには増量が必要となってしまう．これを免れるためには有効最少量を投与し，短時間作用型の漫然投与を避ける．また効果がないからといって，最高用量まで安易に増やすことや同効薬（例えば短時間型同士など）の併用はより耐性形成に働くため，避けなければならない．むしろ環境調整や心理療法の導入，SSRIなどの抗うつ薬を使用する．

2. 依存

使用後最短4週間で依存性が形成される．この際，急激な中断は離脱症状を引き起こすため，ゆるやかな漸減（2週間毎に1/4量ずつ）が必要となる．

3. その他

筋弛緩効果があり，緊張型頭痛や肩こりに用いられることもあるが，高齢者ではふらつきや転倒につながる．短時間作用型を高用量で服用すると服用後の健忘（前向性健忘）を認めることがある．アルコールとの併用で悪化することもあり，アルコールは控えさせる．過量服用で呼吸抑制に働くこともある．

〔渡邊衡一郎（医師）〕

2 治療薬

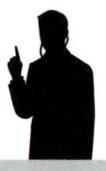

04 睡眠薬

睡眠には，身体の休息であるREM睡眠と，大脳皮質の休息であるNon-REM睡眠がある．入眠時は初めにNon-REM睡眠が現れ，続いて約1時間あまりでREM睡眠に移行する．以後，Non-REM睡眠とREM睡眠が交互に現れ，REM睡眠は約90分前後の周期で一晩に4～5回のREM睡眠が現れる．

1. REM睡眠

身体が眠っているが，脳は覚醒している状態で，記憶の整理などを行っている．夢を見ているのはこの状態の場合が多い．急速眼球運動を伴う．

レム睡眠は，外界の刺激で大脳皮質を覚醒させる脳幹毛様体賦活系に属し，この系統の機能低下・抑制によりNon-REM睡眠に移行する．

2. Non-REM睡眠

脳が休息している状態．Non-REM睡眠は視床下部調節系に属し，その睡眠中枢は前視床下部の視索前野にあり，覚醒中枢である後視床下部の結束乳頭核を周期的に抑制することで大脳皮質を休息させる．また，視床体に挟まれた松果体から出るメラトニンが概日リズムの調整を行う．Non-REM睡眠は脳の休息の度合いにより4段階に分類され，第3・4段階は脳波所見から「徐波睡眠」と呼ばれ，熟睡に該当する．

視床下部は自律神経系の最高中枢であり，視床下部にある視交叉上核は，体内の日内変動などの概日リズムをつくる体内時計でもある．

概日リズムと睡眠覚醒のリズムがずれると不眠や眠気，全身倦怠感などの形で現れるが，日中の眠気や集中力低下など精神運動機能の障害に至る場合には治療を要する．安易に睡眠薬が投与されることが多いが，ガイドラインに従い，きちんとした鑑別や対応が求められる．不眠には入眠困難タイプ，熟眠障害・早期覚醒タイプがあり，それにより推奨される薬剤は異なってくる．

1 睡眠薬の種類

睡眠薬は，この中枢神経，特に大脳皮質や脳幹網様体賦活系を抑制することを目的としている．

1．バルビツール酸系睡眠薬

中枢神経，特に大脳皮質や脳幹網様体賦活系を抑制することによって睡眠効果をもたらすとされている．以前は鎮静や睡眠に用いられていたが，呼吸中枢や血管運動中枢に対しても抑制作用があるため，呼吸抑制により死亡する重篤な副作用と耐性や依存の問題がみられるため，現在は治療薬としての使用は低下している．代表的な薬剤にフェノバルビタールがある．

2．ベンゾジアゼピン（BZD）系および類似化合物

現在，バルビツール酸系薬物がもつような短所（重篤な副作用・耐性・依存性）がないBZD系薬物が不眠治療の主流となっている．

BZD系薬物は脳内でGABA-Cl^-チャンネル複合体に結合することでCl^-チャンネル開口し，GABAのGABA$_A$受容体への結合を促進して，Cl^-を取り込んで神経細胞が過分極を起こし，中枢抑制作用が発現する（参照「抗不安薬」p.47）．

本剤はBZD受容体への結合が飽和状態になれば，それ以上脳に作用しないため，過量服用の際も死亡の危険性が少ない．しかし呼吸抑制が全くないわけではないため注意する．

BZD系薬物は，長期間の投与により依存を形成し，断薬・減薬時に不安やイライラなどの離脱症状を起こすBZD離脱症候群がみられる．その他の代表的な副作用は下記である．

①**筋弛緩作用**：筋力が低下している高齢者への投与により，転倒・骨折を引き起こすおそれがある．

②**反跳現象**（リバウンド）：睡眠薬の服用を中止するとリバウンドで不眠を生じる．

③**持ち越し効果**：覚醒後も催眠効果が持続して寝ぼけてしまう．

④**奇異反応**：睡眠薬とアルコールの併用により，不安・焦燥が強く発現し怯えたり攻撃的になるなどの奇妙な反応がでる．

⑤**催奇形性**：サリドマイドは睡眠薬で，胎児に奇形が生じたことでも有名である．

通常用いられる睡眠薬は，BZD系薬で催眠作用の強いものである．作用時間により超短時間型（2～4時間），短時間型（6～10時間），中間型（12～24時間），長時間型（24時間以上）の4群に分けられるため，その特徴を利用して薬剤を選択する（**表1**）．

表1 睡眠薬の消失半減期によるタイプ分け

薬剤名（商品名）	消失半減期（時間）
ゾルピデム　　（マイスリー）＊ トリアゾラム　（ハルシオン） ゾピクロン　　（アモバン）＊ エスゾピクロン（ルネスタ）＊	超短（2−4） ↓
エチゾラム　　（デパス） リルマゾホン　（リスミー） ブロチゾラム　（レンドルミン） ロルメタゼパム（ロラメット・エバミール）	短（6−10） ↓
エスタゾラム　　（ユーロジン） フルニトラゼパム（サイレース・ロヒプノール） ニトラゼパム　　（ネルボン・ベンザリン）	中（12−24） ↓
クアゼパム　（ドラール） フルラゼパム（ダルメート・ベノジール）	長（24−） ↓

＊：非BZD系

3．非ベンゾジアゼピン系睡眠薬

BZD系薬と化学構造が異なるが，BZD受容体に作用する薬物である．筋弛緩作用と関連するBZD受容体のサブタイプであるω_2受容体にはさほど作用しないため認知，記憶，運動機能を障害せず，睡眠作用・抗けいれん作用に関連するω_1受容体に選択的に作用することから筋弛緩性が少なく，BZD系薬よりも安全性が高い．代表的な薬剤にゾピクロン，エスゾピクロン，ゾルピデムがある．

4．メラトニン受容体作動薬

メラトニン受容体作動薬であるラメルテオンは，視交叉上核にあるメラトニンのMT$_1$/MT$_2$受容体を刺激することで催眠効果を発揮する．多くの睡眠薬はBZD受容体に作用するため筋弛緩作用や記憶障害，依存性が問題となるが，本剤ではBZD受容体に作用しないため，安全性の高さが期待できる．しかし効果が若干弱いため，高齢者や睡眠位相のずれを治す際に有効になると思われる．

2　睡眠薬の投与方法

不眠に対しては，日本睡眠学会ガイドラインで推奨されている治療アルゴリズムに基づいて診断・対応を検討し，作用時間により睡眠薬を使い分けていくことが望ましい（**図1**）．

1．入眠困難型

消失半減期の短い超短時間型，短時間型睡眠薬が推奨される．超短時間型睡眠薬は10〜15分で効果が発現するため夜間覚醒時の追加投与にも入眠困難にも適し，また使用される．しかし，睡眠時遊行症（夜間覚醒時に物を食べる・外出などするが，それを翌朝想起できない）や服薬後のもうろう状態，また中断による

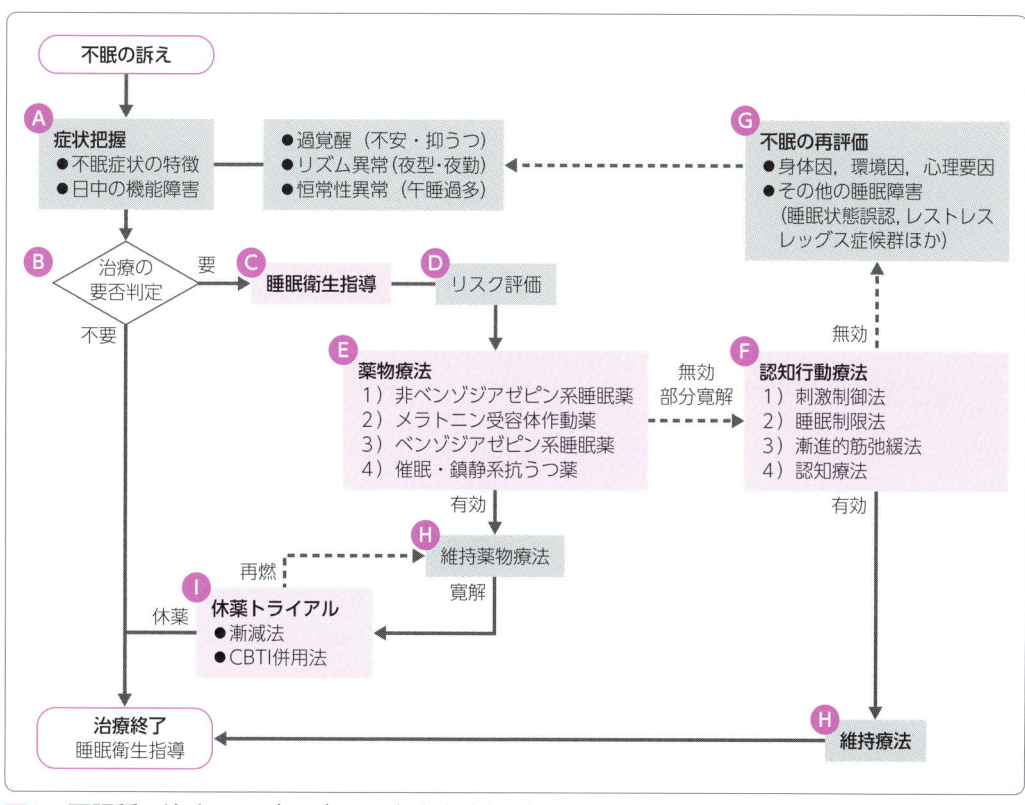

図1　不眠症の治療アルゴリズム　　（日本睡眠学会：睡眠薬の適正な使用と休薬のための診療ガイドライン2013より転載）

反跳性不眠で中止が困難となる場合もあり，注意が必要である．

短時間型睡眠薬は15～30分で効果が発現し，持ち越し効果は比較的少ない．

2．睡眠維持障害型

中途覚醒や早朝覚醒のような睡眠維持障害型には消失半減期がより長い中時間型，長時間型睡眠薬が推奨される．中時間型，長時間型睡眠薬は連用による蓄積があり，日中の抗不安作用が期待できるものの，持ち越し効果に注意する．また一過性不眠のみならず長期不眠にも有用である．

なお，入眠困難と睡眠維持障害の両者を有する患者に，異なる半減期の睡眠薬を併用することに科学的根拠はなく，むしろ副作用のリスクを高める可能性がある．

3．概日リズム異常を有する不眠症

メラトニン受容体作動薬が第一選択肢となる．ミアンセリン，トラゾドン，ミルタザピンなどヒスタミンH_1，アドレナリンα_1/α_2，セロトニン5-HT_2受容体遮断作用を持つ抗うつ薬など，各々の患者の病態に合わせた選択で，臨床転帰の改善が期待される．

4．休薬トライアル

　不眠症が寛解した後には，睡眠薬は可能な限り速やかに減薬・休薬を試みる．睡眠薬の減量には，1）漸減法，2）認知行動療法の併用，3）補助薬物療法，4）心理的サポートなどを適宜用いる（**図1**）．

　睡眠薬は適正な用量，用法を守ってふさわしい対象に対して使えば重篤な副作用はほとんどないが，漫然と投与しないよう配慮する．

3 睡眠薬のやめ方

　不眠症が寛解した後には，睡眠薬は可能な限り速やかに減薬・休薬すべきである．減薬・休薬の成功には，不眠症状が十分に消退していることとともに，QOL障害が改善していることが必要である．漸減は1〜2週ごとに，服用量の25％ずつ，4〜8週間かけて減薬・中止するのが標準法である．一般的には，多剤併用例では半減期の短い睡眠薬から先に減薬を始めることが望ましい．超短時間作用型の睡眠薬を単剤で服用している場合には，そのまま漸減しても良いが離脱性の不眠症状が気になる場合には等力価のより半減期の長い睡眠薬に置換してからも漸減して良い．補助薬物療法としては，うつを伴う時には抗うつ薬を併用する．またメラトニン受容体作動薬ラメルテオンの併用で睡眠薬の漸減が可能になることも示されている．

〔渡邊衡一郎（医師）〕

2 治療薬

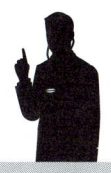

05 | 気分安定薬

　気分安定薬は，主に双極性障害の治療に使用される．代表的には，古典的な気分安定薬である炭酸リチウムと，もともとは抗てんかん薬であるバルプロ酸ナトリウム，カルバマゼピン，ラモトリギンがある．気分安定薬の効果とは，急性期における効果，すなわち躁症状の改善（抗躁作用）とうつ症状の改善（抗うつ作用），および維持期における効果，すなわち躁症状とうつ症状の出現の予防（再発予防作用）であるが，これらすべてを完全に兼ね備えた薬剤は現在のところ存在しない．
　一部の非定型抗精神病薬（特にオランザピン，クエチアピン）はこれらの作用のうちいくつかを併せ持ち，気分安定薬と並んで双極性障害の治療に使用される．
　また，双極性障害のうつ症状に抗うつ薬を併用するかどうかについては，意見が分かれている．

1 気分安定薬の種類と作用機序

　気分安定薬はリチウムと抗てんかん薬系薬剤に分かれ，後者にはバルプロ酸ナ

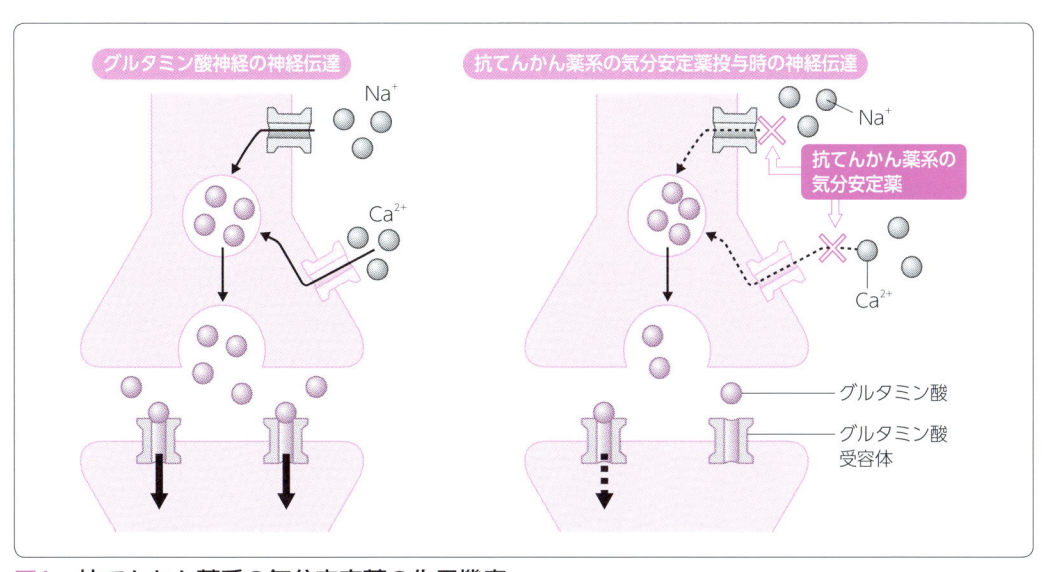

図1　抗てんかん薬系の気分安定薬の作用機序

表1 気分安定薬の種類と効果

薬剤	急性期		維持期
	抗躁作用	抗うつ作用	再発予防作用
炭酸リチウム	○	△	○
バルプロ酸ナトリウム	○	△	○〜△
カルバマゼピン	○	×	△〜×
ラモトリギン	×	○	○〜△

○：十分に証明されている，△：十分には証明されていない，×：証明されていない

トリウム，カルバマゼピン，ラモトリギンが含まれる．気分安定薬の作用機序は不明な点が多いが（特に炭酸リチウム），抗てんかん薬系薬剤は電位依存性イオンチャンネルへの作用が想定されている．抗てんかん薬系の気分安定薬は，グルタミン酸神経にある電位感受性ナトリウムおよびカルシウムチャンネルを阻害し，神経細胞内へのナトリウムおよびカルシウムの流入を低下させ，グルタミン酸の放出を減少することで，効果をもたらす（**図1**）．この他，GABA神経の増強作用もあると考えられている．

気分安定薬は各薬剤で，抗躁作用，抗うつ作用，再発予防作用に差がある（**表1**）．大まかには，ラモトリギン以外の気分安定薬は抗躁作用，ラモトリギンは抗うつ作用が特徴といえる．

2 気分安定薬の投与方法

まずは単剤投与を試みる．しかし，気分安定薬同士や気分安定薬と抗精神病薬の併用が必要になることも少なくない．低用量から始め，副作用に注意しながら徐々に増量し，用量を調整する．ラモトリギン以外の気分安定薬は，有効血中濃度が存在するため（**表2**），血中濃度を測定しながら，適切な濃度を維持するよう用量を調整する．特に炭酸リチウムは，効果に必要な濃度（治療域）と中毒を引き起こす濃度（中毒域）が近く，有効濃度の範囲が狭いため，血中濃度のモニタリングが必須である．

また，薬物相互作用にも注意が必要である．炭酸リチウムは，非ステロイド性抗炎症薬（NSAIDs），アンジオテンシン変換酵素（ACE）阻害薬，チアジド系利尿薬と併用すると，炭酸リチウムの腎臓での排泄が阻害され，血中濃度が上昇し，リチウム中毒を引き起こす危険性がある．カルバマゼピンは，肝臓の薬物代謝酵素の一種であるチトクロームP450 3A4（CYP3A4）を誘導するため，この酵素で代謝される薬剤の血中濃度を低下させる．バルプロ酸ナトリウムは，肝臓でのグルクロン酸抱合を阻害するため，この過程で代謝される薬剤（例えばラモトリギン）の血中濃度を上昇させる．

気分安定薬に即効性はなく，効果発現までに数週を有する．効果発現までの間，躁症状が著しい場合などは，比較的即効性のある抗精神病薬を併用する．

表2 気分安定薬の最大用量と有効血中濃度

薬剤	最大用量（mg/日）[*1]	有効血中濃度
炭酸リチウム	1,200	0.4〜1.0 mEq/L[*2]
バルプロ酸ナトリウム	1,200	70〜100 μg/mL
カルバマゼピン	1,200	5〜10 μg/mL[*3]
ラモトリギン	200または400[*4]	—

*1：添付文書から引用．　　*2：効果がみられない場合，0.8〜1.0 mEq/Lを目標とする．
*3：てんかん治療における有効血中濃度に準じる．
*4：バルプロ酸併用時は，ラモトリギンの血中濃度が上昇するため，200 mg/日までとされる．

3 気分安定薬の副作用

各気分安定薬で副作用が異なる．ラモトリギン以外の気分安定薬は催奇形性が高く，妊婦に対する使用は慎重に検討する．また，カルバマゼピン，ラモトリギンは，まれだが重篤な皮膚症状を引き起こすことがあり，注意が必要である．

1. 炭酸リチウム

甲状腺機能低下，多尿，記憶障害，振戦，体重増加，鎮静，消化器症状などがある．また，腎機能障害，副甲状腺機能亢進，洞不全症候群などが起こることもある．催奇形性がある．炭酸リチウムの血中濃度が高くなりすぎると，リチウム中毒が生じる．血中濃度が1.5 mEq/Lを超えると，消化器症状（食欲不振，嘔気，下痢），中枢神経症状（筋力低下，傾眠，失調，粗大振戦，筋攣縮）などが起こる．2 mEq/Lを超えると，見当識障害，けいれんなどが起こる．リチウム中毒が重篤な場合，昏睡に至って死亡する危険性があり，血液透析の適応となる．

2. バルプロ酸ナトリウム

嘔気，血小板減少，鎮静，頭痛などがある．また，運動失調，脱毛，体重増加，肝機能障害，膵炎，白血球減少，貧血，高アンモニア血症などが起こることもある．催奇形性がある．

3. カルバマゼピン

めまい，抗利尿ホルモン不適合分泌症候群（SIADH），眠気，嘔気，発疹，徐脈などがある．また，運動失調，肝機能障害，白血球減少，貧血，皮膚粘膜眼症候群（スティーブンス・ジョンソン症候群），中毒性表皮壊死症（TEN）などが起こることもある．催奇形性がある．

4. ラモトリギン

めまい，頭痛，嘔気，眠気，発疹などがある．皮膚粘膜眼症候群（スティーブンス・ジョンソン症候群），中毒性表皮壊死症（TEN）などが起こることもある．

〔竹内啓善（医師）〕

2 治療薬

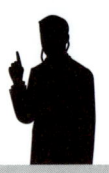

06 認知症治療薬

認知症治療薬は，認知症（特にアルツハイマー型認知症）の中核症状である記憶障害などの認知機能障害に対して使用される．その効果は認知症の進行の予防であり，認知症を回復する薬は現在のところ開発されていない．認知症にしばしば伴う抑うつ，幻覚妄想などのいわゆる周辺症状には，抗うつ薬や抗精神病薬などを併用することもある．

1 認知症治療薬の種類と作用機序

認知症治療薬は，その作用機序からコリン（アセチルコリン）エステラーゼ阻害薬（ドネペジル，ガランタミン，リバスチグミン）とNMDA受容体拮抗薬（メマンチン）に分かれる（**表1**）．

1. コリンエステラーゼ阻害薬

アルツハイマー病では脳内のアセチルコリン神経の神経伝達の低下が知られているが，コリンエステラーゼ阻害薬は，アセチルコリンを分解する酵素であるアセチルコリンエステラーゼを阻害することで，アセチルコリンを増やし，アセチルコリン神経の神経伝達を増強する（**図1**）．ドネペジルはこのコリンエステラーゼ阻害作用のみであるのに対し，ガランタミンではニコチン性アセチルコリン受容体増強作用，リバスチグミンではブチリルコリンエステラーゼ阻害作用が加わっている．なお，リバスチグミンは経皮吸収型製剤（パッチ剤）のみ使用できる．

2. NMDA受容体拮抗薬

NMDA受容体拮抗薬は，グルタミン酸受容体の一種類であるNMDA受容体を遮断することで，過剰なグルタミン酸による神経障害を防ぐ．

表1　認知症治療薬の種類と用量

種類	薬剤名	標準用量（mg/日）
コリンエステラーゼ阻害薬	ドネペジル	3～10
	ガランタミン	8～24
	リバスチグミン	4.5～18（パッチ剤）
NMDA受容体拮抗薬	メマンチン	5～20

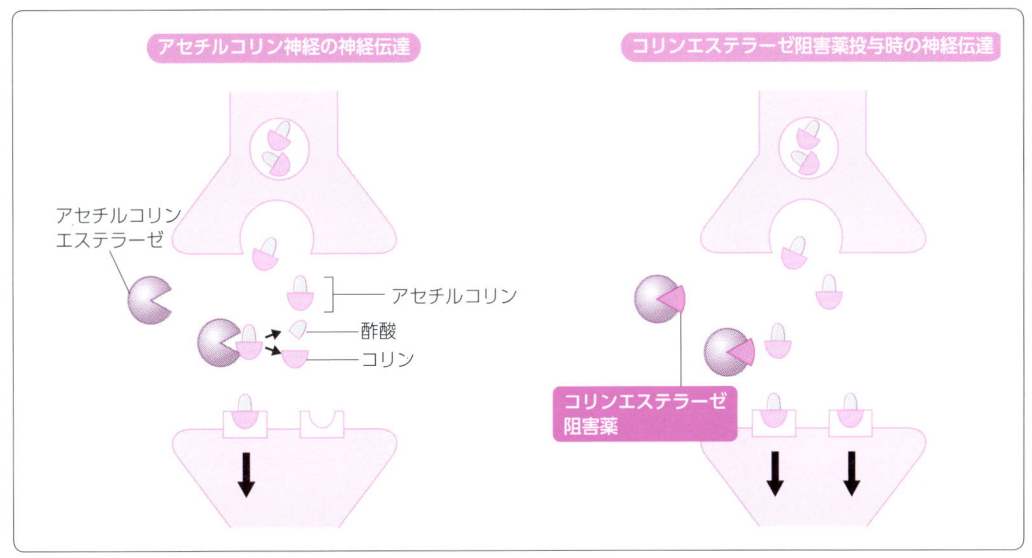

図1　コリンエステラーゼ阻害薬の作用機序

2　認知症治療薬の投与方法

　各認知症治療薬によって，適応となるアルツハイマー型認知症の重症度が異なる．ドネペジルは軽度～高度，ガランタミンとリバスチグミンは軽度～中等度，メマンチンは中等度～高度のアルツハイマー病が適応である．低用量から開始，徐々に増量し，標準用量（**表1**）を使用する．

3　認知症治療薬の副作用

　コリンエステラーゼ阻害薬の副作用は，食欲不振，悪心・嘔吐，下痢などの消化器症状，めまい，頭痛などがある．
　NMDA受容体拮抗薬の副作用は，めまい，頭痛，便秘などがある．

〔竹内啓善（医師）〕

第 2 章

症例から読み解く精神科薬物療法

1 総合失調症

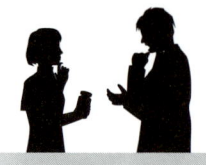

症例 01 | 再燃と入退院を繰り返した統合失調症の患者

状況設定
他院で入退院を繰り返し，最後に当院に入院に至った患者の治療開始に際して，入院当日精神科医と薬剤師で入院に至るまでの患者の経過を振り返る設定．精神科医はこれまでの病歴をまとめ，薬剤師も入院時のインテイクに同席しこれまでの状況を聴取している．

現病歴 22歳男性

2人兄弟の長男．元来，内気，素直な性格であった．家族・親族に精神疾患の既往は否定．高校2年終了時までは大過なく生活していた．高校3年の4月頃より，「クラスの担任や同級生が自分の悪い噂を学校に流している」などと言い学校を休むようになった．その後昼夜逆転した生活となり，しばしば意味不明な内容の独り言が聞かれるようになった．このためA精神科病院を受診し，統合失調症と診断され，外来通院するようになった．

1 診断は統合失調症として正しいか？

Dr この患者さんは典型的な統合失調症といえるでしょう〔参照 「統合失調症」(p.2)〕．

Ph 先生，この患者さんの典型的とはどういう根拠からですか？

Dr そうですね．いわゆる幻覚妄想状態で発症し，やがて被害的で猜疑的となり家に引きこもるという経過は統合失調症ではよくみられることですね．しかし，なかには幻覚や妄想が初期にはっきりせず診断に苦慮する患者さんもいます．

Ph 確かに先日入院された患者さんも統合失調症でしたが，この患者さんと違い幻聴や被害妄想はなかったようにも思います．私たちからみると，医師がどういう症状から診断を下しているかを知りたいのです．

Dr 診断に大事なことは，第一に幻聴や被害妄想などの陽性症状や「誰かにあやつられる」という，させられ体験（作為体験）の存在です．しかし，時には統合失調症であるかどうか診断に苦労する患者も少なからずいます．そういう時には時間をかけて経過の特徴やロールシャハ検査などの心理検査の結果などを通して慎重に判断するようにしていますが，精神科医の間でも診断が分かれることもあります．

> **Ph** 統合失調症ではDSM-IVやICD-10などの国際的診断基準がありますが，その他，心理検査や評価尺度はどのような時に使われ，参考とされていますか？
>
> **Dr** ロールシャハ検査はいわば定性的な検査で統合失調症の可能性があるかどうかの参考となる検査で，症状の重症度はBPRS（簡易精神症状評価尺度）やPANSS（陽性・陰性症状評価尺度）を用いて評価することになります〔参照 第1章「統合失調症」（p.8）〕．

2 統合失調症でみられる「病識」とは何か？

経過 1

通院後自宅では「自分は病気ではない」といい服薬を拒み，外来通院も母親が薬を取りにくるだけとなった．同年6月，自宅で夜間大声を発して興奮するようになり，同月医療保護入院となった．約5ヵ月間入院し幻聴や被害妄想は消失したが，「自分が病気である」といういわゆる病識までは回復しなかった．退院時処方は**Rp.1**の通りであった．

Rp. 1

❶ジプレキサ（オランザピン）錠（10mg）	1回1錠	1日1回	夕食後
❷ジプレキサ（オランザピン）錠（5mg）	1回1錠	1日1回	夕食後

> **Ph** 統合失調症ではしばしば病識のない患者さんがいます．幻覚や妄想がなくなったのにどうして病気であったと気付かないのですか？
>
> **Dr** 陽性症状が消失することと病識が回復することは必ずしも一致しないことはよくあることです．例えば幻聴は病状の回復後も本当の声だったと確信したままでいる一方で，幻聴やや妄想により苦しめられた二次的な苦悩の体験が消失したことには患者さんは気付いています．
>
> **Ph** 病識以外にも拒薬に至った原因について確認する必要があると思います．副作用などはなかったのでしょうか？
>
> **Dr** その通りですね．とくに外来患者さんでは対応可能な軽い副作用でも薬をやめてしまうことがあり，服薬の確認が困難で重要な問題だと思います．
>
> **Ph** アドヒアランスを改善するには副作用についても適切に患者さんに説明し，その対処法について共に考えていくことが大切です．副作用を伝えることで，より不安が増すという心配はあると思いますが，何も伝えないことの弊害のほうが大きいと考えます．この情報化社会では様々な情報を患者さん自身が入手することが可能で，私達はそれを整理して伝える必要があります．
>
> **Dr** 私たちが心がけていることは，とくに病識のない患者さんではまず確実に薬を服用してもらえることを念頭に入れて副作用情報の説明をしていることです．被害

妄想を持っている患者は，薬や食事に毒が入っていると考えている人もいます．薬に懐疑的でも，診察室では口にしません．過剰に副作用を強調しすぎると，患者さんにとってはとても危険な薬に思ってしまいます．

ところで先ほどアドヒアランスという言葉を使っていましたが，コンプライアンスという用語との違いについてどのように使い分けていますか？

Ph 医療の現場では，薬物療法に対する患者さんの姿勢について，医療者の指示に患者がどの程度従うかという「コンプライアンス」概念のもと患者を評価してきましたが，「アドヒアランス」は，患者が医療者に従う「受動的な治療」ではなく，患者さん自身が自分の治療に積極的に参加するという「能動的な治療」が治療成功の鍵であると考えられようになりました．WHOでは2001年に「コンプライアンスではなくアドヒアランスという考え方を推進する」という方向性を示しています．

Dr なるほど，しかしまだまだ患者さんが自らの意思で服用するような状況は多いとは言いづらいですね．診察場面でも幻聴や被害妄想を持っていても「ありません」と答え，いわゆる疾病隠蔽を有する患者さんもいます．それで服薬を遵守させる意味で「コンプライアンス」という言葉を使っている精神科医も多いです．これからはますます患者さんへの適切な心理教育を施し，アドヒアランスを高める努力

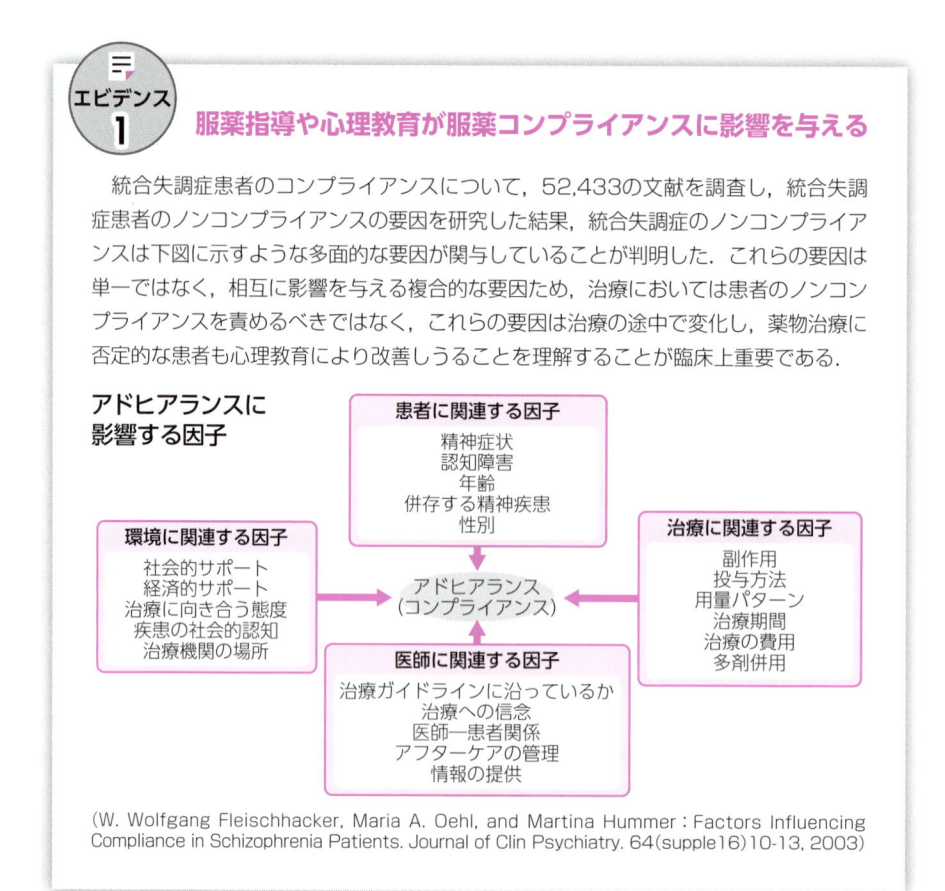

エビデンス 1　服薬指導や心理教育が服薬コンプライアンスに影響を与える

統合失調症患者のコンプライアンスについて，52,433の文献を調査し，統合失調症患者のノンコンプライアンスの要因を研究した結果，統合失調症のノンコンプライアンスは下図に示すような多面的な要因が関与していることが判明した．これらの要因は単一ではなく，相互に影響を与える複合的な要因のため，治療においては患者のノンコンプライアンスを責めるべきではなく，これらの要因は治療の途中で変化し，薬物治療に否定的な患者も心理教育により改善しうることを理解することが臨床上重要である．

アドヒアランスに影響する因子

患者に関連する因子
- 精神症状
- 認知障害
- 年齢
- 併存する精神疾患
- 性別

環境に関連する因子
- 社会的サポート
- 経済的サポート
- 治療に向き合う態度
- 疾患の社会的認知
- 治療機関の場所

治療に関連する因子
- 副作用
- 投与方法
- 用量パターン
- 治療期間
- 治療の費用
- 多剤併用

医師に関連する因子
- 治療ガイドラインに沿っているか
- 治療への信念
- 医師―患者関係
- アフターケアの管理
- 情報の提供

→ アドヒアランス（コンプライアンス）

(W. Wolfgang Fleischhacker, Maria A. Oehl, and Martina Hummer : Factors Influencing Compliance in Schizophrenia Patients. Journal of Clin Psychiatry. 64(supple16)10-13, 2003)

が求められることになります．一口にアドヒアランスといっても，実は多くの要因がそれに関係しています．患者さん側の要因，医師側の要因，環治療に関する要因，そして環境的な要因などがあり，医療者側はさまざまな要因に目を向ける必要があります（参照 エビデンス1）．

3 病気の経過を整理する

経過2

患者は復学したが授業についていけないと言い，しばしば学校を休むようになった．かろうじて翌年3月卒業したが，その後は自宅に引きこもる生活となった．「頭がうまく回らない」などと訴え服薬を拒むようになった．家族も「薬が強すぎるのではないか」と疑問を持つようになった．数ヵ月後，「テレビに出ている人が自分の考えを見透かして全国に放送している」などといい不穏となり，家族も対応が困難となりA精神科病院に第2回目の入院となった．6ヵ月間入院した後退院したが，処方は前回退院時に**Rp.1**であったが，今回の退院時は**Rp.2**に大幅に増量されていた．

Rp.2

❶ジプレキサ錠（10mg）	1回2錠	1日1回	夕食後	増量
❷インヴェガ（パリペリドン）錠（6mg）	1回1錠	1日1回	朝食後	追加
❸デパケン（バルプロ酸）錠（200mg）	1回1錠	1日3回	毎食後	追加
❹ヒルナミン（レボメプロマジン）錠（25mg）	1回1錠	1日1回	就寝前	
❺レンドルミン（ブロチゾラム）錠（0.25mg）	1回1錠	1日1回	就寝前	

経過3

退院して1年後，「自分は，薬をのまないでももう大丈夫」と考え再び怠薬するようになった．怠薬後1ヵ月過ぎた頃より幻覚妄想状態が再燃し，A精神科病院におよそ1年間入院した（3回目）．退院後デイケアへの通所を試みたが「周りの人とうまく話せない．むしろ調子が悪くなる」といい参加しなくなった．このような態度に両親や弟からしばしば叱責され，患者はいらいらして夜中に壁を叩き生活リズムも不規則となった．その後梱包作業のアルバイトを始めたが，仕事のミスや作業の遅さを上司から厳しく注意され，数日後体調の不良を訴え出勤を拒むようになり，事実上解雇された．

以後無為に家で過ごすようになったが，次第に表情が硬く独語，空笑を認め，さらに家族により大量の薬がタンスの奥に片付けられているのを発見された．A病院に相談したが満床のためその1週間後，当院へ転院入院となった（計4回目の入院）．入院前の処方は**Rp.3**であった．

```
Rp. 3
❶ ジプレキサ錠（10mg）        1回2錠   1日1回   夕食後
❷ インヴェガ錠（6mg）         1回2錠   1日1回   朝食後
  デパケン錠（200mg）         1回1錠   1日3回   毎食後  ┐
❸ ロドピン（ゾテピン）錠（50mg）  1回1錠   1日3回   毎食後  ├ 変更
❹ アキネトン（ビペリデン）錠（1mg） 1回1錠   1日3回   毎食後  ┘
❺ ヒルナミン錠（25mg）        1回1錠   1日1回   就寝前
❻ レンドルミン錠（0.25mg）     1回1錠   1日1回   就寝前
```

Dr さてここから私たちがこの患者さんを担当しますが，この患者さんのこれまでの経過をまとめて問題点を挙げてみましょう．第一に，怠薬が目立ち服薬アドヒアランスが不良となり入退院を短期間に繰り返していること，第二にご家族の病気への理解や薬物治療の大切さに関する知識が不足していること，第三にたびたびの入院により家族も疲弊している可能性があること，第四にデイケアや外来作業療法，訪問看護などの社会的サポートの導入が良好でないことなどが挙げられます．

Ph 服薬アドヒアランスの不良の問題ですが，その背景に先ほどの病識欠如の問題以外にもいくつかの問題が考えられます．この患者さんは3回の入院歴がありますが，初回入院前と退院後3回とも服薬を中断しています．まずこの拒薬理由を確かめる必要があると思います．病識以外にも副作用はアドヒアランスに大きな影響を及ぼします．今回の入院処方では多剤大量療法となっており，錐体外路症状や過鎮静，体重増加，性機能不全，認知機能障害などがあったことも考えられます．錐体外路症状については今後DIEPSS（参照 p.40）で評価していきます．

Dr 確かに内服量は多いですね．**Rp.3**ではCP換算量（参照 p.99）にして2,079mgと2,000mg/日を超えています．外来患者で具合が悪くなった際，投与量を増やすことがありますがコンプライアンスが不良な患者に服用量を増しても効果は乏しく，むしろコンプライアンスを高める工夫が重要です．大量の抗精神病薬の服用の結果，脳内のドパミン受容体量の増加が指摘されています（参照 エビデンス2）．このようなドパミン受容体過感受性状態では軽度のストレスにより精神症状が悪化しやすいという指摘もあります．一方で，大量の薬を処方されているにもかかわらず，実際には患者さんのコンプライアンスは不良で実はそれほどの大量の薬を服用していない可能性もあります．慢性患者さんに対して，まずは両者の見極めを行う必要がありますね．

Ph それともう一つ自覚的薬物体験をDAI-10で評価しましょう．これは，「治療継続性」「服薬コンプライアンス」を決定する重要な因子であると考えられます．

エビデンス2 抗精神病薬の大量投与は症状の悪化を招く

ドパミン受容体遮断薬を増量した統合失調症の10症例において，患者状態の経時的変化を調査した．その結果，古典的な抗精神病薬（ドパミン受容体遮断薬）は投与用量と改善度はほとんど相関せず，ドパミン受容体を遮断する効果よりドパミン過敏効果が上回り，増量は症状の悪化を招くことがわかった．

症例	処方の変遷				再発	悪化
	3年前	2年前	1年前	現在		
A	デカン酸フルフェナジン 137.5mg	デカン酸フルフェナジン 175mg	デカン酸ハロペリドール 525mg	ピモジド 90mg	+	+++
B	エナント酸フルフェナジン 50mg	エナント酸フルフェナジン 225mg	フルスピリレン 25mg	フルスピリレン 40mg ピモジド 60mg	+++	+
C	エナント酸フルフェナジン 180mg	フルスピリレン 40mg	フルスピリレン 30mg	フルスピリレン 50mg ピモジド 60mg	+++	++
D	エナント酸フルフェナジン 180mg	エナント酸フルフェナジン 200mg	デカン酸ハロペリドール 550mg	デカン酸ハロペリドール 600mg	++	+++
E	エナント酸フルフェナジン 75mg	エナント酸フルフェナジン 250mg	デカン酸ハロペリドール 250mg	フルスピリレン 40mg ピモジド 70mg	++	+++
F	エナント酸フルフェナジン 225mg	エナント酸フルフェナジン 250mg	デカン酸ハロペリドール 780mg	フルスピリレン 60mg ピモジド 50mg	+++	+
G	エナント酸フルフェナジン 200mg	デカン酸フルフェナジン 240mg	ハロペリドール 20mg	デカン酸ハロペリドール 600mg	+++	++
H	エナント酸フルフェナジン 125mg	エナント酸フルフェナジン 125mg	ハロペリドール 10mg	ハロペリドール 20mg	+++	+
I	フルフェナジンHCl 5mg	フルフェナジンHCl 4mg	ハロペリドール 5mg	ハロペリドール 20mg	++	+++
J	エナント酸フルフェナジン 150mg フルフェナジンHCl 20mg	フルスピリレン 20mg フルフェナジンHCl 10mg	デカン酸ハロペリドール 250mg フルスピリレン 35mg ピモジド 10mg ハロペリドール 10mg	ピモジド 20mg	+++	++

(Chouinard G：Severe cases of neuroleptic-induced supersensitivity psychosis Diagnostic criteria for the disorder and its treatment. Schizophrenia Research. 5, 21-33, 1990)

多剤大量併用療法のみならず，自分の症状の改善に結びつかない薬物療法，強制的な服薬や入院，薬ののみ心地等がさまざまな影響を及ぼすと考えられます．この評価によって問題のある因子への介入を行うことができます．病識の欠如はコンプライアンス不良を生み，症状はますます悪化します．症状の悪化はさらなる病識の欠如を生むという症状悪化のスパイラルが指摘されています．この悪循環を断ち切る必要があります．

Dr そうですね．それでは薬剤を検討するうえで，まずは現在の患者さんの精神状態を評価してみよう．

> **経過 4**
>
> 表情は硬く，終始うつむき加減で問いかけには答えず拒否的態度が目立った．服装，身なりは不清潔で無精ひげや肥満体形も目立っていた．時折，横を向き聞き取れない程度の声でぶつぶつと独語していた．家族と医師との会話中，突然机を叩くなど不穏となることもあった．入院の必要性について説明すると「帰ります！」と強い口調で怒鳴り，突然席を立ち退室しようとするため医療保護入院として入院となった．

Dr 患者さんは診察に拒否的で幻聴や被害妄想の存在を認めませんが，この様子から幻覚妄想状態にあると十分に推察できます．易怒的で衝動性の高さも伺われますね．病識は欠如しているので入院後不穏となる可能性が十分にあるでしょう．

Ph 先ほど患者さんやご家族に確認するとこの1ヵ月は未服薬だったそうで，お薬が大量に余っているそうです．そこで非定型抗精神病薬単剤で仕切り直ししてはいかがでしょうか？さらに拒薬の可能性もあるので服用回数も少なくすることが望ましいと思います．また家族に聞くと1年前に比べて体重が5kg以上増えたとのことです．オランザピンやクエチアピンの選択は慎重にしたいと思います．1日1回の服用で良いパリペリドン（インヴェガ）はどうでしょうか？

Dr そうですね，パリペリドンは急性期なので最低6mgからにしよう（**Rp.4①〜②**）．

Ph 問題は易怒性や衝動性の高さですが，入院後このような精神症状を予防するために気分安定薬を併用してはいかがでしょうか？

Dr 以前服用していたバルプロ酸を徐放製剤として就寝前に400mgから始めてみましょう（**Rp.4の③**）．今回の入院こそ，心理教育や服薬指導を患者さんやご家族に定期的に行って病気の特徴や薬の重要性や必要性を話し，家族の服薬管理の負担軽減も考えてデポ剤の導入も検討しましょう．

Ph バルプロ酸の使用については定期的に血中濃度のモニタリングを行い副作用の発現，とくに肝機能障害や意識障害などに注意し血中のアンモニアの測定も行いましょう．家族が薬に関してやや不信感をもっている可能性があり患者さんのアドヒアランスに大きな影響を与えていると考えられます．入院後は患者さんだけでなくご家族も含めた服薬指導を行い，患者さん自身のエンパワメントを引き出す心理教育も行っていきたいと思います．

Rp. 4

ジプレキサ錠（10mg）	1回2錠	1日1回	夕食後
❶インヴェガ錠（6mg）	1回1錠	1日1回	朝食後
ヒルナミン錠（25mg）	1回1錠	1日1回	就寝前
ロドピン錠（50mg）	1回1錠	1日3回	毎食後
アキネトン錠（1mg）	1回1錠	1日3回	毎食後
❷レンドルミン錠（0.25mg）	1回1錠	1日1回	就寝前
❸デパケンR錠（200mg）	1回2錠	1日1回	就寝前　徐放錠に変更

〔鈴木利人（医師）／大塚桂子（薬剤師）〕

1 統合失調症

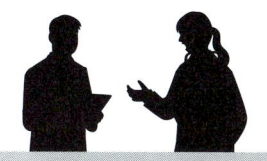

症例 02 抗精神病薬投与による高プロラクチン血症と乳汁漏出に悩んだ患者

状況設定
統合失調症で入院して3ヵ月経過した女性患者の検査値異常について，精神科医と薬剤師が討議することとなった場面．

現病歴　27歳女性．母がうつ病で治療中

　同胞2人の次女．元来，細かなことが気になる性格であった．幼小児期に発育発達上の問題はなかったが，小学3年生頃に「人の目が気になって」不登校がちとなり，クラスメイトとも馴染めない時期があった．10歳頃から対人関係上の過敏性は持続していたが高校は適応して通学できていた．卒後は契約社員として大過なく勤務できていたが，23歳時に接客業務を始めた頃から「覚えようとしても何も頭に入らない」「不安で苦しい」「他人が変な目で見ている」と周囲にもらすようになった．

　その後も病的状態は持続し，6ヵ月以上持続する関係妄想や被害妄想を認め，24歳時には出勤できなくなって生活も破綻し，自殺企図に至ったことから当院を初診した．

　受診時は思考障害も顕著で不安焦燥感も強い状態だった．診察医は初発の精神病状態で危機介入が必要と判断して同日，医療保護入院とした．

　入院後も病棟で些細な事柄に反応して恐怖を訴えるほか，気分不良や嘔気，頭痛など様々な身体徴候へのとらわれが目立った．院内での血液検査や頭部CT検査，脳波検査では器質的な異常所見は認めず，物質乱用の既往もなかったことから，DSM-Ⅳ-TRの診断基準に照らしあわせて統合失調症と診断し，ハロペリドールの投薬を開始した．

　その後，徐々に恐怖や不安は軽減して希死念慮も消退した．退院の準備として外泊を繰り返したが，やはり些細な変化で気分不快や嘔気などを繰り返したことから対症的にドンペリドンの投薬が行われた（**Rp.1**）．

　一方，入院2ヵ月目頃から月経不順，3ヵ月目から乳汁漏出を認め，プロラクチン値も3ヵ月目で58.1 ng/mL，4ヵ月目で162 ng/mLと正常値に対して大幅な上昇を認めた．

Rp. 1	乳汁漏出訴え時			
❶	セレネース（ハロペリドール）錠（3mg）	1回2錠	1日2回	朝夕
❷	リーゼ（クロチアゼパム）錠（5mg）	1回1錠	1日2回	朝夕
❸	レンドルミンD（ブロチゾラム）錠（10.25mg）	1回1錠	1日1回	就寝前
❹	ナウゼリン（ドンペリドン）錠（10mg）	1回1錠	嘔気時	

1 プロラクチンの生理機能・高プロラクチン血症とは？

Ph この患者さんはプロラクチン値が高く月経も不順のようですが，そもそもプロラクチンとは生体内でどのような役割を持つ物質なのでしょうか？

Dr プロラクチンは脳下垂体前葉の好酸性細胞の一つであるプラクチン産生細胞で分泌される生理的なホルモンの一種です．その働きは，妊娠中は乳腺の発達に寄与し，出産後には乳汁の産生を促進します．換言すると，生体を妊娠〜産褥期に類似した状態にとどめる傾向を有するため，無月経や乳汁分泌などの変化を起こすことになります．

血清プロラクチン値の正常値は検査方法等により若干の違いはありますが，男性で20 ng/mL以内，女性で25 ng/mL以内（非妊娠時）が一般的なラインです．これよりも高くなると高プロラクチン血症と診断されます．また，プロラクチン値が31〜50ng/mLを超えると性欲の減退や不妊が，100ng/mLを超えると乳汁漏出，無月経がみられるといいます[1]．

Ph プロラクチンの値が高くなるとどのような問題が生じるのでしょうか？男性でも問題となることはあるのでしょうか？

Dr 生理的なプロラクチンの分泌は促進因子と抑制因子によって複雑にコントロールされています（**図1**，**表1**）．

非生理的な高プロラクチン血症でみられる症状としては，無月経や乳汁漏出，不妊症，男性でも勃起障害をはじめとする性機能障害，女性化乳房などが知られています．高値が遷延すると，長期的には骨密度の減少や乳がん，心血管イベント等のリスクの増大も指摘されています．精神科領域では，これらの因子のなかで分泌抑制因子であるドパミンがドパミン遮断作用のある抗精神病薬で抑制され，その結果プロラクチンの産生が促進されることによって，高プロラクチン血症が起きると推定されています．

Ph プロラクチン値が高くなるのは，薬剤性以外にどのような原因がありますか？また，原因を特定するにはどのような鑑別を行うのですか？

Dr 高プロラクチン血症の原因を提示しましょう（**表2**）．高プロラクチン血症の鑑別は上述した症状がみられ，血液検査でプロラクチンが高値だった場合に行います．最も多いのが下垂体腺腫などの脳腫瘍で，腫瘍が過剰にプロラクチンを産生することによる高プロラクチン血症です．疫学上はおよそ4割程度を占めます．

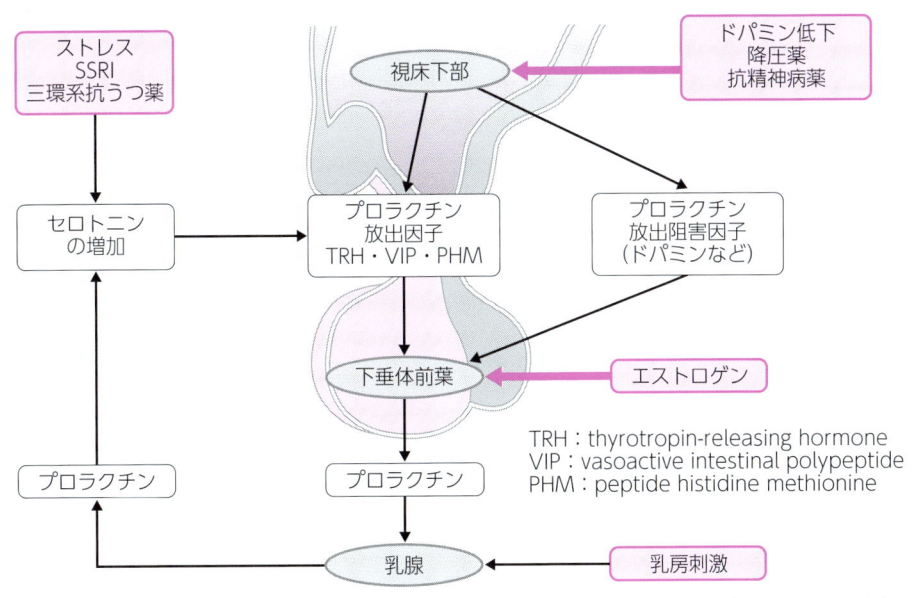

図1 プロラクチン分泌の調節機構

(古郡規雄：高プロラクチン血症の臨床的意義，精神科 10(1)39-44，2007を基に作成)

表1 高プロラクチン血症の臨床上の問題

月経機能障害 (FSHやLH， エストロゲン)	無排卵 無月経 月経異常	骨機能	テストステロンやエストロゲン不足による骨密度減少 骨粗鬆症
性機能障害	性欲減退 勃起障害 オルガスム障害	行動面での障害	抑うつ 敵意
乳房(エストロゲン， プロゲステロン)	乳房肥大 乳汁分泌 乳がん	心血管系	低エストロゲンによる心臓への悪影響

(古郡規雄：高プロラクチン血症の臨床的意義，精神科 10(1)39-44，2007より転載)

　これに続いて，薬剤内服によるもの，甲状腺機能低下症や黄体機能不全など内分泌系の疾患に起因するものが続きます．したがって鑑別も，最も可能性の高い脳腫瘍を頭部CTスキャン等の画像検査で除外することから始めます．内分泌関係の精査もあわせて行います．ただ，一般の単科精神科病院では施行困難な場合が多いので，地域の総合病院との連携が実際的でしょう．こうした，いわゆる身体因による高プロラクチン血症を除外した上で，薬物の影響を評価するという手続きをとることが一般的かと思います．

Ph　薬剤性以外の乳汁漏出の原因とそのメカニズムについてはどうでしょうか？また，高プロラクチン血症以外の原因で乳汁漏出が生じることはあるのでしょうか？

Dr　排卵前後や過体重に伴う乳汁分泌や乳腺の感染等による乳汁様の分泌物漏出等があります．これを発見するには，視診，触診が欠かせませんが，精神科領域ではほとんど行われていないかと思います．また，逆に持続的な高プロラクチン血症を認めても乳腺の萎縮等により乳汁分泌を認めない場合もあります[2]．

表2　高プロラクチン血症を引き起こす原因

身体的要因	ストレス 妊娠 想像妊娠 甲状腺機能低下 肝硬変 慢性腎不全 授乳刺激	従来型 抗精神病薬	クロルプロマジン, ハロペリドール　など
		非定型抗 精神病薬	リスペリドン
		抗うつ薬	三環系抗うつ薬 SSRI MAO阻害薬
中枢疾患	髄膜腫 他の薬物 頭蓋咽頭腫 サルコイドーシス 播種性自己免疫疾患 血管障害 視床下部腫瘍 頭部放射線照射	他の薬物	D-fenfluramine レセルピン αメチルドパ コカイン ベラパミル シメチジン エストロゲン 経口避妊薬
下垂体疾患	プロラクチノーマ トルコ鞍空虚症候群 末端肥大症 下垂体柄切断		

(古郡規雄：高プロラクチン血症の臨床的意義, 精神科. 10(1)39-44, 2007より引用改変)

2　抗精神病薬による高プロラクチン血症のメカニズム・実態と治療への影響を考える

経過1

患者は「服が汚れるほど乳汁が出て困る」と乳汁漏出の不快感を訴えたため、総合病院内分泌内科に紹介して精査を受けたが、頭部MRIにて下垂体腺腫を示唆する所見もなく、血液検査上も器質的な要因による高プロラクチン血症は否定的だった。このため、ハロペリドールによる高プロラクチン血症の可能性を考慮して、同薬を減薬した。その後、乳汁漏出は続くものの入院6ヵ月目に自宅へ退院した。

しかし退院3ヵ月目頃から症状が再燃し、幻聴や希死念慮、易疲労感が出現したため、外来にてハロペリドールから低用量のリスペリドンへのスイッチングが行われた（**Rp.2**）。

Rp.2　スイッチング後

セレネース錠（3mg）	1回2錠	1日2回	朝夕	変更
❶リスパダール（リスペリドン）錠（2mg）	1回1錠	1日2回	朝夕	
❷リーゼ錠（5mg）	1回1錠	1日2回	朝夕	
❸レンドルミンD錠（0.25mg）	1回1錠	1日1回	就寝前	
❹ナウゼリン錠（10mg）	1回1錠	嘔気時		

リスペリドンを開始後「血管がドクドクする」などの身体徴候への奇異なとらわれは残遺したものの幻聴や不安焦燥感は消退し、生活は安定した。しかし、乳汁漏出は時期によって程度の差はあるものの持続し、患者のQOLを低下させる要因となっていた。

Dr この患者さんは薬剤性の高プロラクチン血症の疑いが強いですね．この患者さんに使用できる抗精神病薬の薬理的な違いについて教えてもらえますか？

Ph 抗精神病薬などD₂受容体遮断作用を持つ薬剤は，脳内に4つある主要なドパミン神経系を遮断します．ドパミンは，プロラクチン分泌の主要な抑制因子であることから，漏斗下垂体系のD₂受容体が遮断されるとプロラクチン分泌が亢進します．このため，プロラクチン値は下垂体D₂受容体に対する薬剤の特性（受容体への親和性，固有活性など）を反映するといえます．また，下垂体は血液脳関門（blood brain barrier；BBB）の外にあるため，脳内移行性不良の薬剤はプロラクチンを分泌させやすいともいわれています．つまり，薬剤によるプロラクチン値への影響の違いは，①D₂受容体への親和性，②D₂受容体の阻害時間，③BBBの通過性つまり脳内移行性が規定するといえます[3]．現時点では明確なエビデンスが存在しませんので，報告にバラつきがあることを前提として各抗精神病薬の特徴をまとめてみます（表3）．

　第一世代抗精神病薬やリスペリドンでは，高プロラクチン血症が生じやすいとされています．第一世代薬の多くは用量依存的に，また力価に比例してD₂受容体を遮断することがその理由といえます．リスペリドンは第二世代薬ですが，D₂受容体に対する親和性が強力であることに加えて，BBBを通過しにくいためBBBの外にある下垂体に影響しやすいことが要因と考えられています．報告によっては，リスペリドンによる高プロラクチン血症の発症頻度は第一世代薬を上回るとされています．このため，今回はリスペリドンを低用量として処方しています．

　第二世代薬のオランザピンは比較的高プロラクチン血症を生じにくく，アリピプラゾール，クエチアピン，ペロスピロン，ブロナンセリン，クロザピン等は生じにくいとされています．メタ解析でも概ね同様の結果が確認されています．特にアリピプラゾールはD₂受容体に対する親和性が強力ですが，D₂受容体に対してパーシャルアゴニストであることから，プロラクチン値を上げないもしくは下げるとされています（参照 エビデンス1）．クエチアピンはD₂受容体に対する親和性が弱く，かつ短時間で解離[3]することからプロラクチン値への影響はごく小さ

表3　繁用抗精神病薬のプロラクチン値への影響と乳汁分泌

副作用	抗精神病薬						
	ハロペリドール	アリピプラゾール	クロザピン	オランザピン	パリペリドン	クエチアピン	リスペリドン
プロラクチン上昇	+++	0	0	(+)	++	(+)	++
乳汁漏出	++	0	0	+	++	0	++

0 = no risk, (+) = occasionally, may be no difference to placebo, + = mild (less 1%), ++ = sometimes (less 10%), +++ frequently (> 10%)
（生物学的精神医学会世界連合(World Federation of Societies of Biological Psychiatry；WFSBP)：統合失調症の生物学的治療ガイドラインPart 2：2012年改訂版　統合失調症の長期治療および抗精神病薬による副作用の管理(Guidelines for Biological Treatment of Schizophrenia Part 2：Update 2012 on the long term treatment of schizophrenia and management of antipsychotic-induced side effects. The World Journal of Biological Psychiatry, (14)2-44 2013)

いものと考えられています．

Dr なるほど．抗精神病薬以外で高プロラクチン血症を生じやすい薬剤は，向精神薬では三環系抗うつ薬，SSRIなどや，身体科の治療薬ではメトクロプラミド，ドンペリドンなどの胃薬，経口避妊薬，エストロゲン製剤などが知られています[2]．

Ph 抗精神病薬による高プロラクチン血症の発生頻度はどのくらいなのでしょうか？

Dr プロラクチンの値が高値を示しても全例に症状が出現するわけではありません．抗精神病薬服用中の乳汁漏出は女性に多く，抗精神病薬を服用している女性患者の10〜50％程度にみられるといいます．この患者さんは治療初期にハロペリドールや吐き気止めのドンペリドンを服用していたことがプロラクチン値を上昇さ

エビデンス 1　第二世代抗精神病薬，特にアリピプラゾールはプロラクチン高値を招きにくい

　Leuchtらによる第二世代抗精神病薬を9つ以上比較した78試験のメタ解析の結果では，オランザピンは，アリピプラゾール，クエチアピン，リスペリドンとジプラシドンより優れているとわかり，これらは陰性症状よりも陽性症状の改善に効果がみられた．また，これらのメタ解析の結果，第一世代薬は第二世代薬よりプロラクチン濃度を上昇させることがわかった[1]．

　Potkinらによる404名の急性期の統合失調症および統合失調症様症状患者を対象に行ったアリピプラゾール（20mg/日投与群101例，30mg/日投与群101例），リスペリドン（6mg/日投与群99例），プラセボ（103例）の4週間の二重盲検試験の結果では，アリピプラゾール（20，30mg群ともに）とリスペリドン（6mg群）は，すべての評価項目でプラセボより有意に効果があることがわかった．この場合，平均プロラクチン濃度はアリピプラゾールで減少したが，リスペリドンで5倍にも増加した[2]．

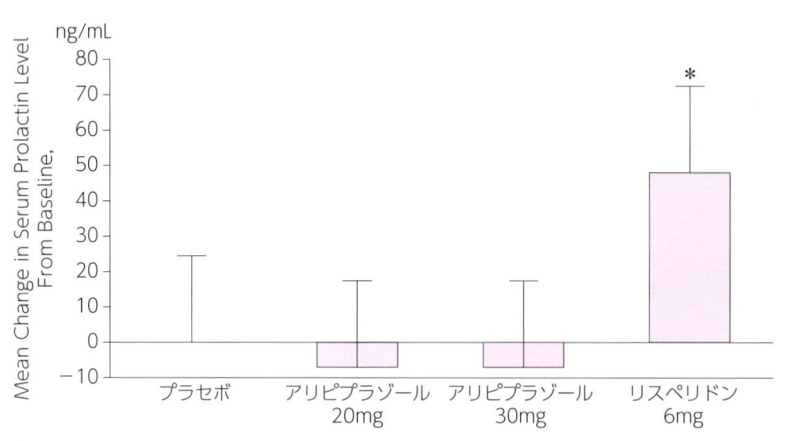

（グラフ：Mean Change in Serum Prolactin Level From Baseline, ng/mL　プラセボ，アリピプラゾール20mg，アリピプラゾール30mg，リスペリドン6mg＊）

1) Leucht S, Komossa K, Rummel-Kluge C et al : A meta-analysis of head-to-head comparisons of second-generation antipsychotics in the treatment of schizophrenia. Am J Psychiatry. 166, (2)152-63, 2009.
2) Potkin SG, Saha AR, Kujawa MJ et al: Aripiprazole, an antipsychotic with a novel mechanism of action, and risperidone vs placebo in patients with schizophrenia and schizoaffective disorder. Arch Gen Psychiatry. 60(7)681-690, 2003.

Ph 高プロラクチン血症による症状は，痛みを伴うものでも外見上ひどく偏見をもたれるものでもないので，まずは精神症状のコントロールを優先して，高プロラクチン血症の治療は精神症状の治療がひと段落ついてから着手するとの考え方もあります．しかし，患者さんは内面的にはとても苦しみ，アドヒアランスが低下して服薬を拒否するおそれがあります．いずれにしても精神症状の治療に問題が生じるリスクをはらんでいます．

Dr 近年，抗精神病薬の副作用への啓発がすすんだことで医師はDIEPSS（参照 p.40）等の普及によってパーキンソン症状などの運動障害はよく意識するようになりましたが，生殖や生理に関する話題は短時間の診察場面ではどうしても掘り下げられず，結果，潜在的でありますが，アドヒアランスの低下につながっているケースも多いように思われます．

　ご指摘の通り精神症状の安定化が期待でき，今後抗精神病薬の減量が予測できるのであれば，当面は統合失調症の治療を優先するのも一法でしょう．特に急性期治療においては，精神症状の治療を優先せざるを得ないことも多く，高プロラクチン血症への対応が困難なことも少なくありません．本症例も退院が目の前にあったこともあり，最初の介入はハロペリドールの減薬に留まり，また不十分な薬物療法で再燃をきたす結果となりました．

　こうした場合，高プロラクチン血症の治療にとり掛かる前には，敢えて十分な観察期間をとることも必要かもしれません．ただし，インフォームド・コンセントを怠ると，産婦人科を受診して別の治療薬（ブロモクリプチンなど）を処方され，精神症状を悪化させることもあり得ます．

3　薬剤性高プロラクチン血症はどう治療するか？

経過2　25歳時に前主治医の転勤に伴い，現主治医が引き継いだ（**Rp.3**）．この時点で，幻聴や被害念慮などの陽性症状は認めず，思考障害も軽度だった．支援を受けて一人暮らしできる程度には安定していたが，就労は困難で生活保護を受給していた．
　ハロペリドール服用時には最大162ng/mLまで上昇していたプロラクチン値は，引継ぎ時には64.7 ng/mLまで低下していたが，本人は年来続いている乳汁漏出を主な苦しみとして外来面接の度に訴えた．

Rp.3　引き継ぎ時

① リスパダール錠（2mg）　　　　1回1錠　1日2回　朝夕
② リーゼ錠（5mg）　　　　　　　1回1錠　1日2回　朝夕
③ レンドルミンD錠（0.25mg）　　1回1錠　1日1回　就寝前
④ ナウゼリン錠（10mg）　　　　　1回1錠　1日3回　毎食後　◀頓服から変更

1 薬剤の調整

Ph 薬剤性高プロラクチン血症の治療戦略としてどのようなことが推奨されているのか調べてみました．対処法として，①薬剤の変更，②原因と思われる抗精神病薬の中止・減量・経過観察，③高プロラクチン血症治療薬の追加等が多いようです．

　最も効果的なのは原因と思われる抗精神病薬の中止ですが，精神症状悪化のリスクがあります．そこでまずは薬剤の減量が考えられますが，減量するとプロラクチン濃度が低下する前に精神症状が悪化することも考えられるので，いずれにしても注意が必要です．

　定型抗精神病薬やリスペリドンで治療している場合には，オランザピンやアリピプラゾール，クエチアピン，ペロスピロン，ブロナンセリン等に変更することにより改善することが多いようです．多剤併用の際はより慎重に調整する必要があります．残念ながら薬剤の種類を変更してもプロラクチン値に変化をみないこともあるようです．

　治療薬剤にはいくつかの候補があります．ドパミン分泌促進薬であるブロモクリプチンやカベルゴリン，その他にシプロヘプタジン，アマンタジンの投与がしばしば行われます．いずれの薬剤も特効薬的に効くものではなく，かつ抗精神病薬に拮抗する作用であることから，精神症状への悪影響を念頭に置いておく必要もあります．漢方薬の芍薬甘草湯の服用により，精神症状の悪化を招くことなく高プロラクチン血症を改善できたとする報告があります．

Dr 治療薬剤はいずれも高プロラクチン血症の解決の決め手にはなりませんし，婦人科で処方されることの多いブロモクリプチンでは精神症状の悪化につながる場合も少なくありません．錐体外路症状などの不随意運動の出現，増悪を起こす可能性もあるため，高プロラクチン血症の治療は，血中濃度の測定値そのものよりも，その時々の症状と長期的リスクの予測に応じて決定すべきです．ブロモクリプチン等の治療薬剤を使うかどうかの判断は，患者さんとの話し合いの上で，お互いに"やむなく"なされることが望ましいように思います．

Ph なるほど，プロラクチン値に目がいきがちですが，患者さんが乳汁漏出と統合失調症をどう考えているかを把握することがまず重要ですね．

2 表出されにくい高プロラクチン血症にどう取り組むか　～精神療法的接近～

Ph 多くの合併症は目に見えますが，高プロラクチン血症は目に見えず水面下に潜んで語られることもないため，静かな副作用といわれます．また，国家，民族，コミュニティの規範が少なからず影響することから，包括的な人間理解に基づいた対応が必要とされます．語ることをためらう患者さんのこころに接近するには，「生物－心理－社会学的アプローチ」が有効といわれています．

Dr その通りですね．この患者さんはプロラクチン値は低下したものの，乳汁分泌を苦にしているので，高プロラクチン血症の報告の多いリスペリドンを，プロラクチンを抑制するアリピプラゾールに変更しましょう．

では，薬剤性の高プロラクチン血症を惹起させない，不幸にして発症してもそれを乗り越え，薬物治療が継続できる戦略を考えてみましょう．

日本人は生殖機能等を話すことに恥じらいを持つ方が多く，診察の場で自ら訴えることはほとんどないのが現実です．そのため，日本では医療者側からの能動的な働きかけを要する病態であると捉えるべきでしょう．

例えば，年1回程度の定期的なプロラクチン値の測定を行い，それに基づいた問診が有効ではないでしょうか．面接の場では「失礼かとは思いますが～」，「一般的に薬の副作用として～」と，一呼吸おいて尋ねると患者の抵抗感が和らぐような印象です．

また，療養病棟などでよく見られる言語化が難しい慢性患者などの場合は，看護スタッフによる月経不順等の観察が有効でしょう．

Ph 昨今インターネットに代表される情報通信技術の進歩により，特に医療従事者でなくともあらゆる情報の入手が可能になりました．副作用を気にして服薬を拒否する患者もでてくるでしょうが，伏せて通すことはもはや不可能ですね．そこで，予測されるリスクについて，また，いざ発症してしまったことを想定しての対処法についてのインフォームド・コンセントが重要だと思います．

Dr 仰る通りだと思いますが，精神科医として普段留意していることを述べます．事前のリスク説明では，患者が副作用の情報を役立てられる精神状態であるかアセスメントが必要である，という点がひとつ．

というのも，副作用の情報提供は聞き手によっては非常に脅かされる体験となる可能性があり，容易に拒薬や医療不信につながるおそれがあります．このため，その患者が生かせるような形での情報提供が望ましいと思います．

例えば，治療初期には「のみ薬について感じたことは何でも話してほしい．薬をのんだ印象を，良い点も悪い点も遠慮せず話すことがあなたの役目」などの説明をややパターナリスティックに保証し，状態が安定してから疾患教育の一環として薬物と体の関係について対等に話し合うなど，時期によって情報の深さや患者－治療者関係のあり方を変化させる工夫が有効かと思います．

その際に診療録から，患者さんの生育歴や病歴を拾い上げ，個々の患者文化に沿った，いくつかのバックストーリーがあると主治医としては助かります．

また，説明が情報の羅列に陥らないよう心配ることも大事でしょう．無味乾燥な情報は受け入れてもらいにくいですが，物語的な構造を持つような説明は得心されやすい印象があります．

こうした細やかな技術と経験の積み重ねをもつ薬剤師の手よるインフォームド・コンセントは，医師の説明以上に実りが多くなりうると私は考え，また期待しています．

本症例のその後

　ドパミン遮断作用から高プロラクチン血症の報告の多いリスペリドン，ドンペリドンを漸減中止し，同時に主剤をアリピプラゾールにしたところ，乳汁漏出量は減少して頻度も断続的となった（**Rp.4**）．また，検査上もプロラクチン値は正常化した．

　その後，外来で2年間の経過をみているが精神症状は安定している．乳汁漏出は時に認める程度で主観的な苦痛もほとんどなく，定期的な血液検査でもプロラクチン値は正常範囲で推移している．また，就労に向けて事業所を訪問するなど積極的に社会と交わる傾向も出てきている．

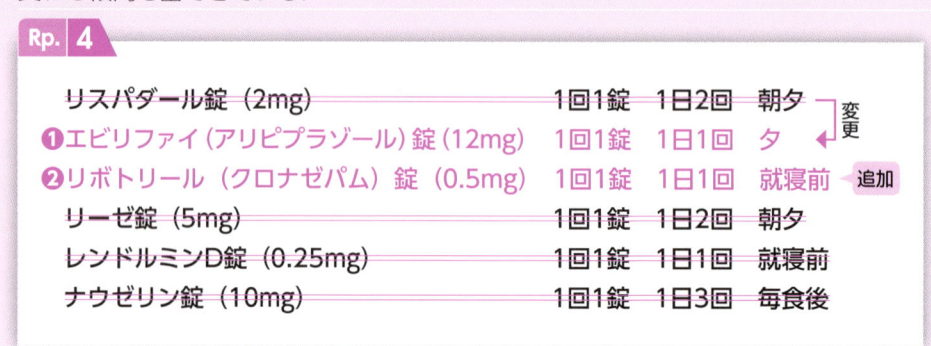

Rp.4

リスパダール錠（2mg）	1回1錠	1日2回	朝夕　←変更
❶エビリファイ（アリピプラゾール）錠（12mg）	1回1錠	1日1回	夕　←変更
❷リボトリール（クロナゼパム）錠（0.5mg）	1回1錠	1日1回	就寝前　←追加
リーゼ錠（5mg）	1回1錠	1日2回	朝夕
レンドルミンD錠（0.25mg）	1回1錠	1日1回	就寝前
ナウゼリン錠（10mg）	1回1錠	1日3回	毎食後

引用文献

1) 内田裕之, 鈴木健文, 三村　將：モーズレイ処方ガイドライン第11版上巻．136-137, 東京, 2013．David Taylor, Carol Paton, Shitij Kapur：The Maudsley Prescribing Guidelines in Psychiatry 11th Edition．John Wiley & Sons, Ltd, UK, 2012.
2) 長嶺敬彦：高プロラクチン血症と性機能障害．精神科．10（1）51-56, 東京, 2007.
3) 平尾　徹, 武田俊彦：高プロラクチン血症/性腺機能障害．36（増刊号）219-224, 東京, 2007.

〔園部漢太郎（医師）／梅田賢太（薬剤師）〕

1 統合失調症

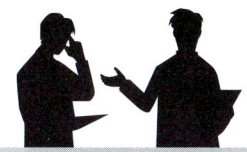

症例 03 第一世代抗精神病薬投与中に症状が再燃し，入院後MARTAが奏功したが体重増加，脂質異常症を呈した患者

状況設定
他院にて入院治療を継続していたが，リハビリ目的で当院に転院．入院時に薬剤師のインテイク（副作用モニタリング）を行い，精神科医と今後の治療の展望について話し合う場面．

現病歴 26歳男性，統合失調症，既往歴なし

　2人兄弟の長男．高校進学したが，2ヵ月で中退．自室に引きこもり，昼夜逆転した生活をしていたが，「他人が自分の行動を命令する」などと言ったり，よくわからない理由で興奮して家族への暴力がみられるようになった．翌1年に近隣の精神科クリニック，2年後にはA病院を数回受診したが，その後途切れた．自宅でごろごろとした生活を送りつつ，幻覚・妄想などの陽性症状に基づく奇異な言動や興奮・行動化が徐々に激しくなってきたため，6年後A病院に医療保護入院となった．

　入院時には妄想，徘徊，思考の解体がみられた．急性期の陽性症状はある程度落ち着いたが，思考の解体，感情鈍麻や日常生活動作の低下もみられたため，翌年当院に当院にこれらの改善を目指したリハビリテーションも兼ねて転院となった（**Rp.1**）．

Rp.1 転院時

❶インプロメン（ブロムペリドール）錠（3mg）	1回1錠	1日3回	毎食後
❷ウインタミン（クロルプロマジン）錠（25mg）	1回1錠	1日3回	朝夕就寝前
❸サイレース（フルニトラゼパム）錠（2mg）	1回1錠	1日1回	就寝前

1 MARTAの有効性と副作用について

Ph 先ほど患者さんに服薬指導を行った際に，DIEPSS（参照 P.40）も行ってきました．歩行が3で前屈姿勢と小刻み歩行が観察され，動作緩慢は2，流涎も2でした．その他は特に問題はみられませんでした．歩行に関しては本人も歩き難さを自覚しており，薬に対する印象もあまり良くありませんでした．転院の目的がリハビリでもあり，錐体外路症状等の副作用が今後の障害になる可能性もあります．こ

の機会に効果や副作用の面から第二世代抗精神病薬への切り替えも考慮に入れても良いかと思いますが，どのように考えますか？

Dr 確かに第一世代（定型）抗精神病薬を服用中の患者に錐体外路症状が問題となるケースでは，錐体外路症状の発現率が低いとされる第二世代抗精神病薬への切り替えが各種ガイドラインで推奨されています．また，再発については十分に注意しなければなりませんが，急性期を脱した患者さんでは，現在の抗精神病薬が有効であるなら，その投与量が適正かどうかも検討して，可能であれば減量するという方法もあります．本人は薬に対する印象があまり良くないということですが，第二世代抗精神病薬への切り替えを検討するのであれば，本人が新しい薬への切り替えに不安を感じていないか，つまりその切り替えに対して十分な理解が得られているかが重要です．

Ph その点について患者さんに確認し，場合によってはこちらから説明を行います．もし，患者さんが減量ではなく，切り替えを望んだ場合の薬剤選択ですが，錐体外路症状が患者さんを悩ませていますので，そのリスクの少ない薬剤を考えておく必要があるかと思います．DIEPSSを用いてハロペリドールと比較した試験では，オランザピン，クエチアピン，アリピプラゾール，ブロナンセリンがあります．いずれも第二世代抗精神病薬の方が好ましい結果でしたが，特にMARTA（multi-acting receptor-targeted antipsychotics）であるオランザピン，クエチアピンは良い結果でした（参照 エビデンス1）．

Dr 米国ではペロスピロンやブロナンセリンがないのでガイドラインには言及されていませんが，米国のエキスパートコンセンサスガイドラインでもクエチアピンやオランザピンが推奨されています．

　これらの薬剤はご存じのように体重増加や代謝系の副作用が出現することがあ

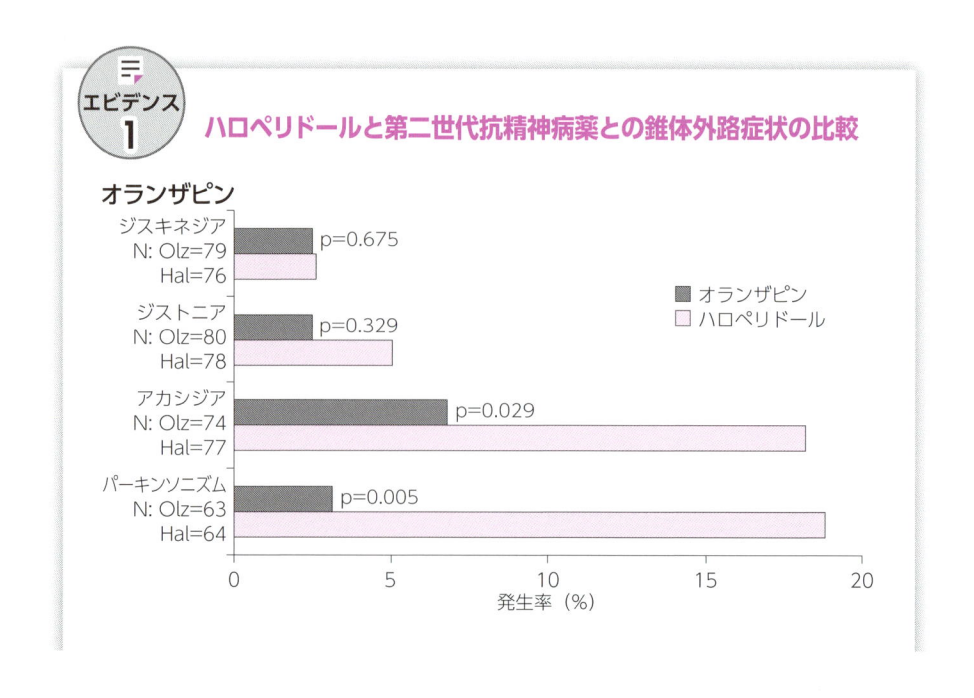

エビデンス1　ハロペリドールと第二世代抗精神病薬との錐体外路症状の比較

オランザピン

症状	オランザピン	ハロペリドール	p値
ジスキネジア N: Olz=79 Hal=76			p=0.675
ジストニア N: Olz=80 Hal=78			p=0.329
アカシジア N: Olz=74 Hal=77			p=0.029
パーキンソニズム N: Olz=63 Hal=64			p=0.005

発生率（%）

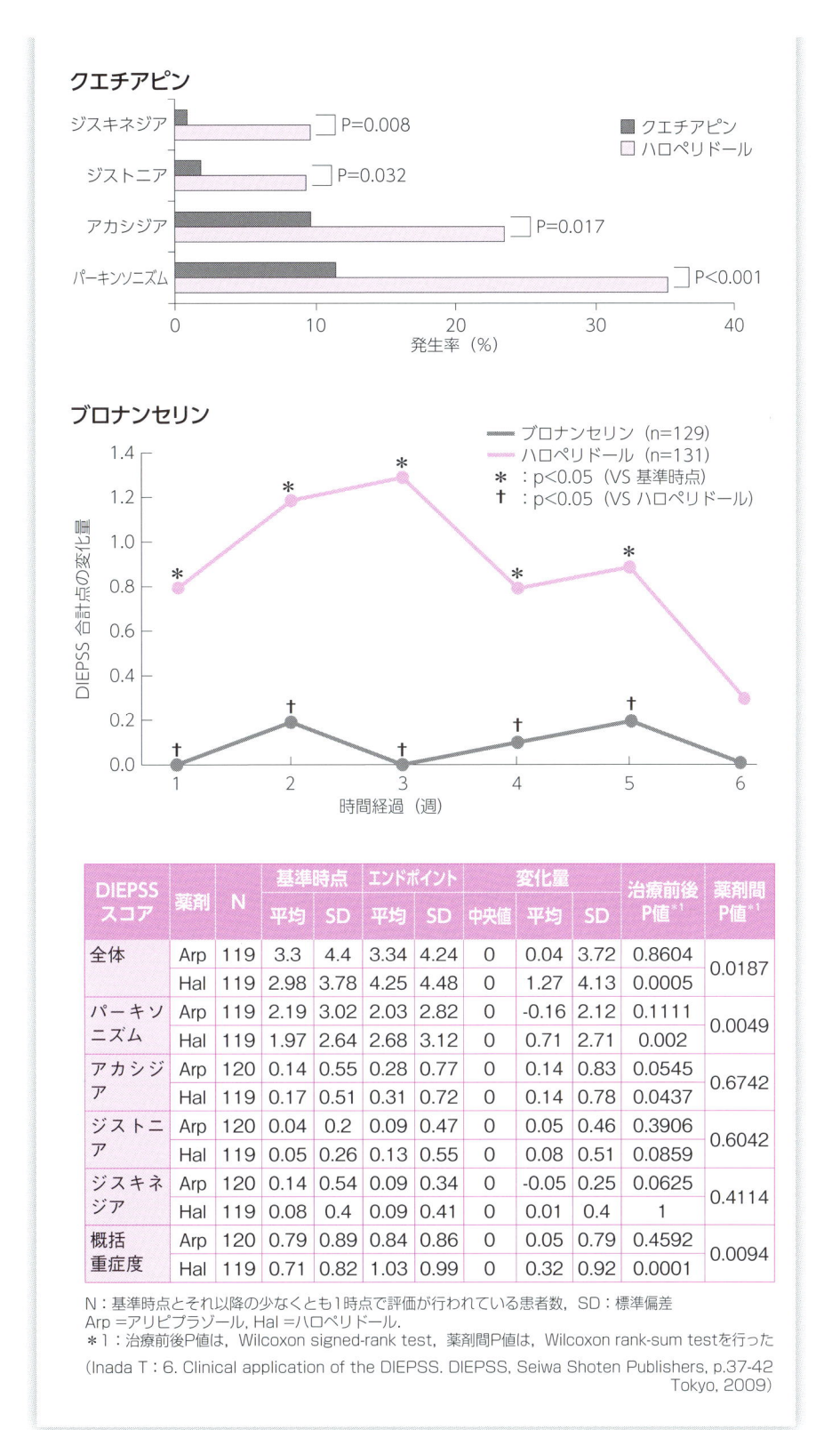

クエチアピン

発生率(%) - クエチアピン vs ハロペリドール
- ジスキネジア: P=0.008
- ジストニア: P=0.032
- アカシジア: P=0.017
- パーキンソニズム: P<0.001

ブロナンセリン

- ブロナンセリン (n=129)
- ハロペリドール (n=131)
- ＊: $p<0.05$ (VS 基準時点)
- †: $p<0.05$ (VS ハロペリドール)

縦軸: DIEPSS 合計点の変化量
横軸: 時間経過(週)

DIEPSS スコア	薬剤	N	基準時点		エンドポイント		変化量			治療前後 P値[*1]	薬剤間 P値[*1]
			平均	SD	平均	SD	中央値	平均	SD		
全体	Arp	119	3.3	4.4	3.34	4.24	0	0.04	3.72	0.8604	0.0187
	Hal	119	2.98	3.78	4.25	4.48	0	1.27	4.13	0.0005	
パーキソニズム	Arp	119	2.19	3.02	2.03	2.82	0	-0.16	2.12	0.1111	0.0049
	Hal	119	1.97	2.64	2.68	3.12	0	0.71	2.71	0.002	
アカシジア	Arp	120	0.14	0.55	0.28	0.77	0	0.14	0.83	0.0545	0.6742
	Hal	119	0.17	0.51	0.31	0.72	0	0.14	0.78	0.0437	
ジストニア	Arp	120	0.04	0.2	0.09	0.47	0	0.05	0.46	0.3906	0.6042
	Hal	119	0.05	0.26	0.13	0.55	0	0.08	0.51	0.0859	
ジスキネジア	Arp	120	0.14	0.54	0.09	0.34	0	-0.05	0.25	0.0625	0.4114
	Hal	119	0.08	0.4	0.09	0.41	0	0.01	0.4	1	
概括重症度	Arp	120	0.79	0.89	0.84	0.86	0	0.05	0.79	0.4592	0.0094
	Hal	119	0.71	0.82	1.03	0.99	0	0.32	0.92	0.0001	

N:基準時点とそれ以降の少なくとも1時点で評価が行われている患者数, SD:標準偏差
Arp =アリピプラゾール, Hal =ハロペリドール.
＊1:治療前後P値は, Wilcoxon signed-rank test, 薬剤間P値は, Wilcoxon rank-sum testを行った
(Inada T:6. Clinical application of the DIEPSS. DIEPSS, Seiwa Shoten Publishers, p.37-42 Tokyo, 2009)

り，それを好まない患者さんもいるので，まずは現在の薬剤を減量して継続するのか，それとも錐体外路症状の少ないとされる他の薬剤に切り替えていくのかを含め，患者さんにメリット・デメリットをよく説明して，患者さんが切り替えを望むのであれば，第二世代抗精神病薬のそれぞれの薬剤の特徴について説明を行って，患者さんが納得して治療を受けられるように進めていくことが重要です．

Ph それが良いですね．では，私から患者さんに説明を行い，減量も含めた治療の選択肢を提示したいと思います．切り替えの場合には，各薬剤の副作用に異なった特徴があるので，それを中心に説明します．先ほどのオランザピン，クエチアピン以外では，副作用面ではリスペリドン（パリペリドンも含む）は用量依存的に錐体外路症状が発現するおそれや，血中プロラクチン値上昇があります．アリピプラゾールは代謝面やプロラクチン値上昇の副作用は少ないですが，錐体外路症状のアカシジアには注意が必要です．ブロナンセリンも代謝面への影響は少ないですが，錐体外路症状やプロラクチン値への影響はリスペリドンに比べリスクは低いものの，用量によっては注意が必要かと思います．このような説明を行い，共に治療を進めていく姿勢で臨みたいと思います．

Dr よろしくお願いします．リハビリテーションの段階にきたら，患者さんが感じる主観的な問題点と医療者側からみた客観的な問題点が異なることがしばしばありますので，患者さんが最も気にしていることが何かを十分に留意して説明するように心がけて下さい．

2 MARTA使用開始・継続の際の注意点

Ph 患者さんと服薬指導の時に話した結果，現在服用している薬の印象が良くないこともあり，薬の切り替えを望んでいました．そこで，各薬剤の説明を行ったところ，「歩きにくいのをどうにかして欲しい」「太るのは困るが，必ず太る訳でなく，今より調子が良くなる可能性があれば，ぜひ試してみたい」と話しており，錐体外路症状の副作用の少なさから，患者さんはオランザピンを選択しました．

Dr では私の方でオランザピンへの切り替えの方向で進めていいのかどうか，この次の面接の際にあらためて確認してみます．この患者さんは糖尿病の既往や家族歴はなく，血糖値や中性脂肪，コレステロール値などの検査値も正常で，BMIも標準範囲ですので，患者さんが望むのであれば，オランザピンへの切り替えは現時点では問題ないでしょう．

Ph 喫煙がオランザピンの代謝酵素であるCYP1A2の誘導により，血中濃度を低下させてしまいますが，その点も現在は大丈夫なようです．

Dr 順調に切り替えが開始できたとして，治療継続に支障をきたさないようにするため，オランザピンの開始・継続使用にあたり，**表1**の項目についてモニタリングを行います．

　オランザピン治療中になんらかの副作用や検査値異常がみられた場合には，食

表1 オランザピンの投与中のチェックポイント

①空腹時血糖
②体重
③口渇，多飲，多尿，頻尿
④錐体外路症状
⑤併用薬物の相互作用に注意
⑥抗パーキンソン薬との併用注意
⑦喫煙の有無
⑧脂質代謝異常の有無

(文献1)より引用)

事療法や運動療法が必要となるケースや，状況によってはオランザピンの継続が可能かどうかの検討も含めて，さまざまな対応を考えなければならないことがあります．

Ph こちらでもDIEPSSも含めた，副作用モニタリング等を継続して行います．また，服薬指導時の状況もフィードバックし，患者さんも含めた情報共有を行っていきたいと思います．

3 体重増加時の対応

経過1

Rp. 2 切り替え後3ヵ月経過

❶ジプレキサ（オランザピン）錠（10mg）　1回1錠　1日1回　就寝前
❷ジプレキサ（オランザピン）錠（5mg）　1回1錠　1日1回　就寝前

第一世代はすべて中止

Ph 先ほど服薬指導を行ってきましたが，以前より疎通性が上がり，表情も良くなってきていると思います．DIEPSSでは歩行，動作緩慢が1，流涎は認められなくなりました．錐体外路症状はかなり改善しています．本人も「歩きやすくなって良かった」と笑顔もみられました．

Dr 錐体外路症状の軽減に加え，他の患者とのコミュニケーションがみられるなど社会的な引きこもりも改善してきています．食欲も出てきて順調なようですが，オランザピン服用前に比べ，この3ヵ月で体重が11kgも増加しています．

Ph その点については，本人も気にしていました．また，血液検査の結果でもトリグリセリド値の上昇がみられ，基準値を超えてしまいました．本人も意識はしているようですが，なかなか食欲を抑えることができないようです．

Dr 患者さんは栄養指導を受けているものの，病院食だけではどうしてもおなかがすくようで，自分では注意していても，つい間食をしてしまうようです．「服のサイズが合わなくなってきて困る」と話しており，このまま体重増加や代謝系の副作用が持続すると，心血管系の問題や退院後のアドヒアランスへの影響を及ぼす危険性があります．

Ph 精神障害者を対象としたアンケート調査では，精神科の薬で困っていることの上

位に体重の増加が挙げられています[2]．これがアドヒアランス不良につながる直接的な要因とは言えませんが，本人も体重増加を耐え難いものと感じている場合には，退院後に薬の自己調節・中断をしてしまうことも考えられます．また，退院後の生活環境にもよりますが，食事の管理も不安要素の一つです．

Dr 効果はみられていても，継続投与が難しければ，再度，他の薬剤への切り替えも検討すべきでしょう．この患者さんはもともと定型抗精神病薬で有効性はみられていましたが，錐体外路症状が発現したために，その副作用が最も少ないとされるオランザピンに切り替えました．オランザピンでは体重増加や代謝系の副作用がみられやすく，そのような副作用がみられた場合，標準的な治療選択肢としては，オランザピン以外の第二世代抗精神病薬が次の治療候補薬に挙げられます．

Ph つまり次の治療候補薬としては，クエチアピンの他に，アリピプラゾール，ブロナンセリン，低用量のリスペリドンなどですね．オランザピンやクエチアピンでみられるH_1受容体や$5-HT_{2C}$受容体への遮断作用の結び付きが食欲増進の一因と考えられていますが，他の薬剤ではこれら受容体への親和性は低く，影響は少ないといえますね．

Dr 患者さんには現在の治療薬での問題点を説明し，次に治療候補薬となる第二世代抗精神病薬についてそのメリット・デメリットの説明をまたしなければなりません．入院時の薬ではパーキンソン歩行がかなり目立ちましたが，再度切り替える場合には，次の治療候補薬ではそこまで錐体外路症状が目立つことはないようにしなければなりません．

Ph わかりました．患者さんとよく話し合い，再度，次の治療候補薬のそれぞれについて，そのメリット・デメリットを十分に説明するようにします．

文献

1) 堤　祐一郎：Olanzapine が推奨される患者の背景因子．オランザピンを使いこなす，藤井康男編，星和書店, p.20-22, 東京, 2007.
2) 全国精神保健福祉会連合会（みんなねっと）：精神障がい者の生活と治療に関するアンケート．池淵恵美監修. p.48-49, 東京, 2011.

〔稲田俊也（医師）／谷藤弘淳（薬剤師）〕

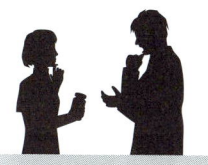

1 統合失調症

症例 04 初発で急性期に幻覚妄想と著しい興奮状態を呈した患者

状況設定
統合失調症の急性期の患者に対し，医師と薬剤師がリスパダール内溶液，ジプレキサザイディス錠，セレネース点滴などでの対応を検討する場面．

現病歴 29歳男性．神経疾患の家族歴なし．未婚

同胞2名中第2子．10歳時に両親が離婚し，父のもとで養育される．夜間大学卒業後，就職したが不安を訴え2～3ヵ月で退職した．

1年前頃から，「自分は世界を征服することができる」「自分が何かすると家族がいやがらせをする」などの誇大的な言動と被害関係妄想がみられるようになり，1週間前から高揚・興奮状態となり，敵意から父に対して暴力が出たことから，同日警察官と共に来院し，当院初診となった．

診察室においても興奮状態は持続した．父，祖母と3人の生活で，家族に対する被害感から暴言や暴力などが出没するため，家族が「（今の状況では）自宅で一緒に生活はできない」と訴えた．また，患者の身体の安全確保，休息のためにも患者に入院を勧めるが，「自分は病気ではない」と言い拒否するため，当院へ医療保護入院となった．幻覚妄想状態や興奮状態等の精神症状を軽減させるため，家族の情報や家族歴などから糖尿病でないことを確認し，**Rp.1** が処方された．

Rp.1

❶ ジプレキサザイディス（オランザピン）錠（10mg）　1回1錠　1日1回　就寝前

1 統合失調症の急性期にはどう対処するか？

Ph 患者さんが激しく興奮していますが，まずはどうしましょうか？

Dr 急性期の興奮状態に対処する場合，まず，どのような状態であるのかをしっかりと把握し評価・診断しておく，すなわち「言語的な交流が困難な状態を評価する」ことが重要です．直接患者さんと対面して，現在，言語的な交流ができるのかで

きないのかということから，診断を開始します．

　言語的な交流ができない場合は，第一に意識障害があるのかないのかが優先的にチェックされねばなりません．意識がない場合は，昏睡，意識の低下，睡眠など脳に何らかの問題が生じていないのかどうかを評価しなければなりません．

　第二に意識障害はないということになれば，見当識障害の有無，注意力・集中力・記銘力などの障害の程度，錯乱，思考の解体，滅裂な言動，興奮の様子などを評価します．この場合，対話は困難なことが多いので，断片的な言語表出から診断の可能性を求めることになります．

　第三に，敵意，警戒感，緊張，恐怖や不安，焦燥などのために言語的な交流ができず興奮を示している場合があります．この場合は，慎重に面接を進めつつ，その応答からこれらの気分状態を把握し，評価して行くことが大切です．

　第四に投げやりな態度や拒否・拒絶といった心理から意図的な非協力がなされている場合があります．この場合，特に統合失調症の患者の場合には多くの精神症状が否認されますので，面接の内容に注意を払っておく必要があります．

Ph　なるほど，言語的な交流がどのような状態かを把握するのが先決なんですね．この患者さんはいかがですか？

Dr　この患者さんの場合には，多弁で言語表出が多すぎるし，その内容はまとまりがなく，観念奔逸や思路障害がみられていました．高揚気分が支配的な興奮状態で，同伴した家族に対しても攻撃的な言動がみられ，着座するように促しても被害的な緊張が著しく，不安・恐怖を体験していることが推察されました．精神症状について問うても，「帰りますから，そこをどいてください」「心配しなくても大丈夫です」などといった言葉が断片的に返ってくるばかりで，まともに面接を進めることは困難でした．断片的な言語表明から，幻声，被害妄想，誇大妄想などが体験され，そのため，強い恐怖と不安に伴う緊張，自分の置かれている状況についての被害感と警戒感が動き，さらに高揚気分が伴った興奮状態であると判断しました．

　このような状態の場合，簡単に説得できるものではありませんので，できるだけ穏やかな対応を心がけながら抗精神病薬を処方する必要性が出てきます．興奮して，暴れて，周囲の人に暴力が出るなどするならば，力で押さえ込んで抗精神病薬の注射で鎮静を図るといったことも必要になります．

Ph　救急の現場では，今回の患者と同様，病識もない方も多く，患者さんが自ら進んで服薬されることは困難なことが多いと思います．焦燥・興奮に対する薬物治療はまずは内服を勧めることが推奨されています（参照）エビデンス1）ので，今回の患者にも内服を勧めましたが，「病気ではありません」「そんなことはありません」と服薬を了解してくれませんでした．隔離室において，スタッフに暴言，暴力もでています．患者の安全を確保するため，注射を行う必要があると思います．

Dr　そうですね．患者の安全確保のためには，今回は注射による鎮静を図る必要がありそうですね．

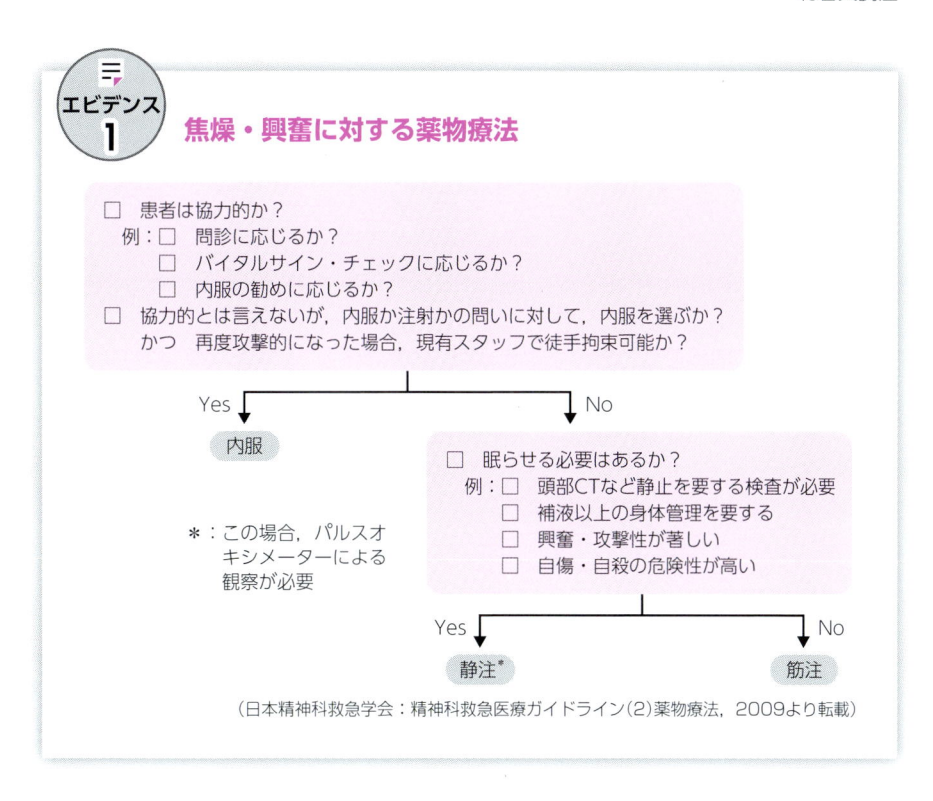

> **エビデンス 1　焦燥・興奮に対する薬物療法**
>
> - □ 患者は協力的か？
>   - 例：□ 問診に応じるか？
>   □ バイタルサイン・チェックに応じるか？
>   □ 内服の勧めに応じるか？
> - □ 協力的とは言えないが，内服か注射かの問いに対して，内服を選ぶか？
>   かつ　再度攻撃的になった場合，現有スタッフで徒手拘束可能か？
>
> Yes → 内服
>
> No → □ 眠らせる必要はあるか？
>   - 例：□ 頭部CTなど静止を要する検査が必要
>   □ 補液以上の身体管理を要する
>   □ 興奮・攻撃性が著しい
>   □ 自傷・自殺の危険性が高い
>
> Yes → 静注*　　No → 筋注
>
> ＊：この場合，パルスオキシメーターによる観察が必要
>
> （日本精神科救急学会：精神科救急医療ガイドライン（2）薬物療法，2009より転載）

Ph 眠らせる必要がある場合は，患者を拘束し，ハロペリドール点滴静脈注射の検討となりますが，今回は自傷，自殺のおそれはないようですし，緊急な検査が必要ではない状況ですので筋注の適用かと思います．

　薬としては，定型抗精神病薬であるハロペリドール注，クロルプロマジン注，非定型抗精神病薬のオランザピン注が処方可能です．ハロペリドール注の緊急時の有効性についてはさまざまな研究結果があります．しかし，副作用として急性ジストニアがあります．クロルプロマジン注はQT延長等の心電図異常の副作用に注意が必要です．そういった重篤な副作用がオラザピン注にはみられません．今回は，内服治療も鎮静効果を期待してオランザピンとのことですし，オランザピン注にしてはいかがでしょうか？

Dr そうですね．オランザピン注をすることにしましょう．

Ph オランザピン注の副作用としては，内服薬同様，「著しい血糖値上昇等の重大な副作用が発現し，死亡に至る場合がある」と添付文書に記載され，投与前に血糖値の測定等を行うように勧められています．しかし，投与前に血糖値の測定等が困難な場合には，「投与後に血糖値をモニタリングするなど観察を十分に行う」と記載されています．

　幸い家族に糖尿病の方はいらっしゃいませんし，今はとても採血ができる状況ではありませんので，スタッフに「施注後は，口渇，多飲，多尿，頻尿等の異常をモニタリングしてください」と伝えております．また，患者が落ち着いた時点で採血（血糖値含む）をするよう依頼しました．

経過 1

服薬ができず，興奮状態が続くため患者の安全確保を目的に，注射を行うことにした（**Rp.2**）．施注後，15分ほどで落ち着き，今いる場所が病院であることは理解できるようになり，スタッフの話を聞くことが多少できるようになった．食事もなんとか食べることができるようになった．今後は初期計画通りオランザピンの内服治療を行うことになった．

Rp. 2

❶ジプレキサ注（10mg）　1回10mg　1日1回　筋注 ← 内服より変更

Dr 幻覚・妄想は持続していますが，精神運動興奮状態はかなり改善し，面接による対応が一応できそうなので，注射は今回の1回だけにしましょう．オランザピン注により会話に応じることができるようになりましたが，このような注射による効果を「疎通性の改善」として評価しておくことが大切ですね．今後は，初期計画通りオランザピン（ジプレキサザイディス）錠で治療を行ってみましょう．

Ph はい，わかりました．今後，服用の必要性についてディエスカレーションテクニ

表1　ディエスカレーション

周囲の環境の管理	・応援の召集を判断し，必要以外の人を移動させる ・近くにいる他の患者や職員に対して状況を説明し，協力を求める ・家具などを移動して必要な空間を確保するか，別の安全な場所に移動する ・テレビやラジオは消す
挑発的な態度・振る舞いを避ける	・淡々とした表情を保ち凝視を避ける．ただし，完全に目をそらさずアイコンタクトは保つ ・高慢，威圧的な印象を与えないよう，姿勢や態度に注意する．特に腰に手を当てたり，腕組みをしない ・ゆっくりと移動し，急な動作を行わない．体の動きは最小限にし，身振り手振りが多過ぎることや，そわそわと体を揺すったり，体重を移動するのを避ける
相手のパーソナルスペースを尊重し，自分自身が安全なポジションを保つ	・患者に対応する前に，暴力発生を誘発したり，けがの原因・武器として使用される可能性のある所持品を除去する（ネクタイ，スカーフ，装飾品，ペン，ハサミ，バッジなど） ・通常より広いパーソナルスペースを保つ（最低でも腕の長さ2本分以上） ・対象の真正面に立つのを避け，およそ斜め45°の立ち位置とする ・両手は体の前面に出し，手掌を相手に向けるか，下腹部の前で軽く組むなど，相手に攻撃の意思がないことを示し，万一の攻撃・暴力発生に備える ・出入口を確認し，自分と対象の双方の退路を保つ位置に立つ．出入口やドアの前に立ちふさがらない ・いかなる時も相手に背を向けず，壁やコーナーに追い詰められないようにする ・警告なしに相手に触れたり，接近しない
言語的コミュニケーションスキル	・ラポールを築くように試み，共に問題解決する姿勢を強調する ・脅すのではなく現実的な条件を提示して交渉する ・穏やかに，はっきりと，短く，努めて低い声で静かに具体的に話す ・相手が意見を表現できるように助け，注意深く聴く ・苦情や心配事，欲求不満については理解を示すが，肩入れし過ぎたり，その場限りの約束をしないように注意する ・批判を避け，感情を話すことを認める．先取りして「あなたの気持ちはよくわかります」などと伝えるのは逆効果 ・飲み物や食べ物を摂るよう勧める

ディエスカレーションとは，心理学的知見をもとに言語的・非言語的なコミュニケーション技法によって怒りや衝動性，攻撃性をやわらげ，患者を普段の穏やかな状態に戻すことをいう．
（日本精神科救急学会：精神科救急医療ガイドライン(1)（総論及び興奮・攻撃性への対応）2009年12月9日版P23を基に作成）

表2　精神科医療専門スタッフに求められる技能

1. 効果的なコミュニケーションを通じた支援
- 「今，ここで」の関係を大切にする．出会っているその時間を患者さんのためだけに効果的に使う＝援助の時間が生まれる
- 励まし，褒める，感心する，貢献に感謝する
- お互いに心地よい関係の中での指導，教育，カウンセリング

2. 病態を把握する
- 自分とのコミュニケーションの状態を通じて現症を把握する
- 現在，どんな状態なのか，心理学的な解釈・考察よりも精神症状の動きを的確に把握し，症状に基づく言動を把握しその日常生活への影響を明確にする

3. 的確な精神科薬物療法がなされているかどうかを評価し，助言をする．さらにチームの一員として処方について提言できる
- 抗精神病薬を中心にそれぞれの薬の処方目的を患者にキチンと説明できる．処方目的に沿った効果が得られているか否かを面接を通じてモニタリングする
- 副作用は生じていないか，現在の日常生活に支障はないか，副作用のために服薬アドヒアランスが損なわれていないかなどを評価する

ック（表1）を用いて，介入したいと思います．また，先生が精神専門スタッフとして必要なこと（表2）をスタッフへ教えてくださっていますよね．それを今一度確認し，介入します．

2　オランザピンの代替薬は？

経過2

入院後，オランザピンの投与で興奮した状態は一週間程度で改善し，疎通もできるようになったが，服薬を拒否する時もあった．薬剤師は，睡眠確保と身体安全確保のため，服薬の必要性を説明して勧めるが，患者は被害妄想や心気妄想が強く，幻聴も持続的で病識もなく，主治医に対しても「自分は病気でもないのに，何で変な薬を入れるのか」と被害感をぶつけ非難してくるために対応が困難な状況であった．また，入院後，他の入院患者へ粗暴な行為はみられなかったが，清涼飲料水を1日3本以上飲用し，スナック菓子等も食すことが多くなった．体重は2週間で3kg増加．血糖値は正常値内であったが上昇傾向となったため，オランザピンを1ヵ月で中止することになった．

Ph　残念ながら過食による体重増加のため，オランザピンを処方中止にすることになりました．オランザピンは，食欲をコントロールできなくなり，スタッフの指導にも従えないほどの過食となることがあります．今回もそのような状態となり，スタッフがその対応に苦慮していました．

さて，代わりの抗精神病薬を検討したいと思います．ほとんどのガイドラインが，初めて統合失調症と診断された患者に対する第一選択薬として第二世代抗精神病薬を推奨しています．その根拠は，忍容性に優れ，錐体外路症状，特に遅発性ジスキネジアのリスクが低い点にあると報告されています．さらに，初回エピ

ソードの統合失調症患者は，慢性期患者に比べて治療に反応しやすい一方，抗精神病薬の副作用に対する感受性も高く，中枢神経系副作用の発現リスクが高いと報告されています．また，初回エピソード統合失調症患者に対する治療は，オランザピン，クエチアピン，リスペリドンが推奨度1と一番高くなっています（参照 エビデンス2）．その中で体重上昇が少ない薬剤はリスペリドンとなっています，リスペリドンへの変更はいかがでしょうか？

Dr そうですね．リスペリドンは幻覚妄想が支配的な今回の症例にはいいかもしれませんね（**Rp.3**）．

Rp. 3

ジプレキサザイディス錠（10mg）	1回1錠	1日1回	就寝前
❶リスパダール（リスペリドン）内用液（3mL）	1回3mL	1日1回	就寝前

変更

エビデンス 2　統合失調症患者の急性期治療および治療抵抗性患者の管理

WFSBPのガイドライン中には「初回エピソード統合失調症に対する治療の推奨」の記載があり，エビデンスカテゴリーと推奨とに分けて抗精神病薬をランク付けしている．例えば，クロザピンはエビデンスカテゴリーAとなっているが，副作用プロファイルのための推奨グレード2となっている．

表　初回エピソード総合失調症に対する治療の推奨

抗精神病薬	エビデンスカテゴリー[a]	推奨[b]
オランザピン	A	1
クエチアピン	A	1
リスペリドン	A	1
クロザピン	A	2
ハロペリドール	A	2
Amisulpide	B	2
アリピプラゾール	B	2
Ziprasidone	B	2
Asenapine*	F	―
Iloperidon*	F	―
パリペリドン*	F	―
Lurasideone*	F	―
Sertindole*	F	―
ゾテピン*	F	―

a：エビデンスカテゴリー：エビデンスカテゴリーA＝比較試験に基づく十分なエビデンス
b：安全性評価推奨グレード：エビデンスカテゴリーに由来するが，さらに安全性，忍容性，薬物相互作用の側面を加味した
＊：これらの抗精神病薬は初回エピソード患者に有効と仮定されるが，エビデンスに基づく推奨となる根拠となる試験はない

（生物学的精神医学会世界連合（WFSBP）：統合失調症の生物学的治療ガイドラインPart1：2012年改訂版より転載）

Ph 抗精神病薬を処方するための目安はどのようなことでしょうか？

Dr 統合失調症の患者は基本的に精神症状を否認することが多いので，精神症状を評価しモニターしていくこと がしばしば困難なのですが，統合失調症の基本を構成するこの「症状否認」といった問題を臨床的に把握し解決していくための研究はほとんどみられないのです．精神症状がモニターできなければ精神科薬物療法を進めていくための指標が曖昧になり，薬物療法を合理的に進めていくことが困難になるのは自明のことです．

　この患者さんにおいても，当初から精神症状の否認が明確に認められました．陽性症状を確認できないのは，「否認」のためであることを理解しないために，「幻聴はありません」という本人の言葉から陽性症状はないものとしてしまうことがあるので注意が必要でしょう．精神症状がモニターできれば抗精神病薬の効果を判断しやすくなりますし，今後，患者さんが服薬する意味を理解することができるように援助していくことも容易になってきます．

Ph そうですか．今まで，患者さんの今後の目標や現在のつらい症状をお聞きしていましたが，私はうまく引き出すことができませんでした．「今はあなたのつらい症状を解決する方法として，薬をのんでいただいている」と繰り返し説明していました．薬には副作用もあることも説明し，副作用の確認のための血液検査や体重測定にはなんとか同意していただけました．今回，リスペリドンに変更になりましたので，再度，患者の将来の目標をお聞きし，その目標に向かうために一緒に検討し，信頼関係を構築したいと思います．

　リスペリドンは，新規抗精神病薬の中でもD_2受容体と強く結合するため，抗精神病効果も優れていますが，パーキンソン症状が出現しやすい薬剤です．また，$α_1$拮抗作用のため，ふらつきや低血圧にも注意が必要な薬ですね．また，プロラクチン値の上昇についても注意が必要です．もちろん，他の新規抗精神病薬同様，体重，血液検査（BS，肝機能，脂質等）についてもモニタリングしていかなくてはなりません．今後，このような点をスタッフにも伝え，注意深く観察していきます．

3 リスペリドン持効性注射薬の使い方

経過 3
リスペリドン内用液変更2週間後，体重増加も高血糖もみられなかった．患者は服薬はできていたが，「看護師から薬をのんでいるのかどうかを見られているのがいやだ」「薬をのめば退院していいですか？」と話していた．そこで，患者にリスペリドン持効性注射剤を提案したところ，「2週間に1回注射を打てば，看護師や家族から薬のこと言われないなら注射をしてみたい」との希望があり，リスペリドン持効性注射薬（RLAI）の追加となった（**Rp.4**）．

> **Rp. 4**
> ❶リスパダール持効性注射薬（25mg）　1回25mg　1日1回　2週間ごと　**追加**
> ❷リスパダール内用液（3mL）　　　　　1回3mL　1日1回　就寝前

RLAIへ変更2週間後も，患者の体重増加も高血糖もみられず，リスペリドン内用液を服薬できていたが，「早く薬をのまないでいいようになりたい」と言っていた．入院2ヵ月目となり，退院向けて心理教育も導入することになった．

Ph 少しは信頼関係が構築できてきたのか，患者さんとゆっくりとお話ができるような時間が時折ありました．服薬への関心も少しでてきましたので，最近，疾病や症状管理，服薬の意義について説明しています．そのような流れの中で患者さんから処方に対する希望を聞くことができました．

Dr 不安や不眠，体調不良などから規則的に服薬することは難しいことが多く，家族などの協力が必要になってきます．しかし，看護師から服薬についてあれこれ言われるのが嫌だといった気持ちが強いこの患者さんにとっては，RLAIを処方していくことが治療の要になると考えています．

Ph ではRLAIの投与上の注意点を確認します．RLAIは初回投与から3週間は，薬物濃度が十分な臨床効果を示す濃度に達しないため，初回投与から3週間は経口リスペリドン製剤を併用する必要あります．また，3週間後，経口抗精神病薬のすぐの中断も慎重になるべきだと思います．血中濃度の立ち上がりには個人差がありますので，症状に応じて，その後も長期間（6〜8週間）経口抗精神病薬等を処方が必要になってきます．もちろん，過剰な血中濃度を避けるため，注意して観察が必要になってきます．この点について，患者に再度説明し，「もうしばらくは，リスペリドン内用液をのんでいただく必要がある」と説明しています．

　今後，一番重要なことは2週間ごとに確実に投与する必要があるので，退院後，忘れずに通院して頂くことだと思います．この点についても繰り返し説明していきます．今後は精神症状や副作用の発現についてモニタリングしていきます．心理教育も導入されることになりましたので，少しでも疾病を理解されればいいなと思います．

> **経過 4**
> RLAIへ変更4週目になると，眠気を強く訴えるようになり，暫くは，「眠気が少なくなりました」と話していた．5週目には「眠くて，心理教育中ぼーっとしてしまいます」と言うようになった．

Ph RLAIの血中濃度が上昇したために，眠気が強くなってきたのかもしれません．RLAI投与4週目にリスペリドン内用液を3mLから1mLに減量となりました．

Dr そうですね．眠気は，持効性注射剤の影響だけでなく，精神症状の改善も関与し

ている可能性があり，抗精神病薬が過量になっていることを示しています．患者さんの希望も聞き，内用液は中止しましょう（**Rp.5**）．

Rp. 5

❶リスパダール持効性注射薬（25mg）　1回25mg　1日1回　2週間ごと
~~リスパダール内用液（3mL）　　　　　1回3mL　1日1回　就寝前~~

Ph RLAI単剤となってから眠気はなくなり，以前と比べ，会話もスムーズに行えるようになりました．また，注射については，「のむよりは注射の方がいい．監視されていない感じだから」と2週間に1回の施注には同意してくれています．心理教育（統合失調症と精神科薬物療法）の効果もあったように感じます．ところで，もうすぐ退院ですが，今後の治療について，何に注意したら良いでしょうか？

Dr 幻聴や妄想は残存していますし精神症状の否認も続いていますが，単剤になって疎通性が著しく改善し，社会性が出てきました．かなり言語的な交流による指導が可能になってきたと評価できます．現在のRLAIの用量が至適用量と判断して良いと思います．初回エピソードですから，比較的低用量で維持できると思います．今後も，再発予防を何よりも優先して長期的に治療を継続して行くことが大切です．抗精神病薬による治療は，なるべく併用薬を少なくし単剤処方で維持して行くことが重要です．精神症状の動きが激しいと多剤併用等になりがちですが，これは抗精神病薬が適切に効果を発揮しない状況を生み出すことになり，将来，精神症状の改善が遅れ，再発頻度を高め慢性化することに繋がって行くようですから注意が必要です．これから数年間の維持治療がとても大切なことを患者さんやご家族，そして治療スタッフにもしっかりと理解してもらうことが必要ですね．

　これから2週間位で退院という方針で，患者さんには退院後，デイケアに毎日通ってもらい治療を継続していきましょう．退院後は，父，祖母と3人の生活が始まります．患者自身だけでなく，家族のサポートも併せて行っていくことが治療継続の要となりますから，今後，「家族への心理教育」の参加を積極的に勧めましょう．訪問看護もしばらくは必要かもしれませんね．家族が心理教育に参加することによって，家族全体でさまざまな問題に対し，立ち向かうことができるように，地域ケアチームできめ細かに支援して行きましょう．

Ph 私も内服から持効性注射剤となっているので，家族にも処方変更の意図や定期的な通院の必要性，不調時への対処方法等を説明しておきます．

本症例のその後

患者は日中の眠気も改善し，病棟からデイケアへの通所訓練も行うことができた．家族も「家族への心理教育」に参加し疾病への理解を深め，入院後3ヵ月で退院となった．

〔高柴哲次郎（医師）／木藤弘子（薬剤師）〕

1 統合失調症

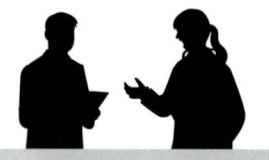

症例 05 入退院を繰り返すなかで第一/二世代抗精神病薬を含む多剤大量処方となった入院患者

状況設定
入退院を繰り返す中で多剤大量処方となった転入院患者の処方について，担当となった薬剤師が精神科医師にコンサルテーションを受ける場面．

現病歴 53歳男性

　患者は中学生時から口数が少なくなり引きこもりがちになり，高校1年生の夏休みから不登校となり退学した．食事以外は自室にこもり，母親が話しかけると怒り出すのでそっとするしかなかったという．両親が精神科受診を勧めるも「やはりおまえたちもグルか」と応じて受診に至らなかった．20歳時に「監視されている」「狙われている」といってカーテンを閉め切り，電化製品や戸棚を壊したりするようになり，昼夜を問わず怒声をあげ，食事や身体保清もままならなくなったことから，家族が半ば強引に精神科を受診させた．
　即日入院し，ハロペリドールとクロルプロマジンによる治療を受けて6ヵ月で退院した．退行的変化が著明で，日常生活のほとんどを親に依存して過ごし，親の言動が気に入らないと暴れていた．昼夜逆転して"寝て食って"の生活であり肥満も顕著になった．以後，8回の入院歴あり．いずれも怠薬傾向になると「薬の味や色がおかしい」といって服薬を中断し，自室にこもり独語，興奮が顕著になり，緊急入院となっている．最終の入院だけは父親が脳卒中で倒れた直後の病状悪化が契機であり，「奴らが来る」といって自室にこもり，食事や飲水も受け付けなくなり，意識ももうろうとなったところを救急搬送されて入院．そのまま父親は死去し，患者は今日まで10年間の長期入院となっている．病棟では毎日作業療法には参加しているが他の患者との交流もなく，喫煙のための近隣に外出する以外は，ずっと床を見つめて自床に座っている．
　母親は85歳で身体的に徐々に不如意になりつつあり，介護保険導入が考慮されている．56歳の姉は家庭をもうけ，現在当地に居住中である．

1 患者の概要を把握する

Dr 日本の単科精神科病院で多く見られた多剤大量処方の背景には，精神科病院に不十分なマンパワーしか投入されてこなかった精神科医療の歴史や，その人が精神疾患とともに歩んできた歴史など，さまざまな問題を含んでいます．精神科医療も，患者さんの院内適応ではなく地域で患者さんの生活を支える，そして，精神症状のコントロールだけではなく，副作用や合併症のリスクも含め，生活機能や生活の質を高めることが，治療の目標と考えるようになりました．今回は処方検討を通して，この患者さんに，というよりも，むしろこの人の暮らしのために何ができるかを考えていきたいと思います．

Ph 潜在的な発症から数えますと，病歴の長い患者さんです．退行的な残遺性変化も強くて，意に沿わないことがあると暴れたりすることもよくありました．怠薬して病状が悪化すると被害妄想の出現，拒薬に至り，入退院を繰り返してきました．もともと母親がキーパーソンでしたが，介護を要する状態になり，姉が中心となり実家を引き払って母親はケアホームに入所，患者も近隣の当院に転院の運びとなりました．現在，慢性期の療養病棟に入院して1ヵ月ほどになりますが，病状の明らかな動揺はなく臥床がちで経過しています．主治医から指示があり，薬剤管理指導を実施したところです．

Dr 病棟で無為自閉的であるほかは明らかな急性期症状がないにもかかわらず，今回は長期入院になっていますが，この背景にはキーパーソンとしてがんばってきたお母さんの体調の問題が大きいようですね．お姉さんは今回この患者さんとお母さんと両方のことで奔走されたのですが，今後に向けて何か言っていますか？

Ph 入院時に面接をした精神保健福祉士によれば，お姉さんは久々に患者さんに会ったようです．そして，これまで患者さんの治療にまったく関わってこなかったことを悔いており，外泊，そして可能なら退院もさせてあげたいとのことです．自分の家族の生活もあるので同居はためらうとのことでしたが，訪問看護などをとり入れながらアパートで単身生活することもあることを精神保健福祉士より提案されると，「そのようにお願いしたい．できる協力は何でもしたい」と言っていたそうです．

Dr 殊勝なお姉さんですね．まずは一息ついて頂かないと，お姉さんまで調子を崩してはいけませんが，その間にこちらも時間をかけて取り組んでいかないといけないですね．処方（p.97参照）を見ても，病棟での様子を見ても，課題は多いようです．

Ph 地域生活に向けてと考えた時，今の処方とは違う組み立て方があると思いますし，服薬の自己管理を目指した取り組みも必要であると考えられます．また，日中の過ごし方やサポートなどでも積極的な介入が求められます．先日のカンファレンスでも，医師，薬剤師，看護師，精神保健福祉士との間で，その認識のもと密接な情報をとりつつ，それぞれの役割を果たしていこうということになっています．

2 患者を診立てる

Dr では，患者さんの様子を検討してみましょう．

Ph 私が訪室したときも，壁の方を見てじっとベッドに座っていました．まるで相撲の四股でも踏むように床をにらみつけている感じです．話しかけても，まったくうち解ける様子がありませんでした．看護師によると，いらだった様子でにらんでいたり，何かを言っているように口を動かしていることもあるようです．

Dr 緊張感が強いようですね．明らかな陽性症状はあるのでしょうか？

Ph 主治医との面談でも明らかな幻覚や妄想を口にすることはないとのことです．しかし，何かに聞き入っていたり，独語らしきものも観察されていることから，幻聴と対話している可能性もあると考えているとのことです．

Dr 被害妄想も残っている可能性は高そうですね．かつて被毒妄想もありましたが，服薬に対してはどのような態度でしょうか？

Ph 転入院してからは，渡された薬を受動的にのんでいるようです．拒薬はありません．

Dr 陰性症状についてはどうでしょう．

Ph 無為自閉的で，看護師が洗面や入浴をすすめた際もかなり強い促しが必要だったとのことです．作業療法も最初は抵抗していました．しかし，いまは病棟の生活にも慣れ，促されるままに身体保清や作業療法に参加しています．

Dr 作業療法での様子はいかがでしょう？

Ph いつも決まった席で，塗り絵をしているそうです．しかし，それも塗り絵の枠の中に収めることができず，色の塗り分けもしない．延々と同じ色の色鉛筆でワイパーのように塗り続けています．

Dr 決して病状はよくなくて，なんとかその作業を通じてそこにいられているという感じですね．認知機能も日常生活を送るには，まだほど遠いといった感じでしょうか．服薬指導では患者さんとはどのようなやりとりをしましたか？

Ph 私が訪室しても，そもそも薬に対する興味がありませんし，多くが散剤ですから何を服薬しているかわかるようもなく，実にぶっきらぼうでした．しかし，副作用についての質問では，口がからからで舌がざらざらすること，しゃべりにくいこと，便秘がちであることが語られました．食事の時などには手の震えもみられるとのことです．主治医によると，上肢の筋強剛はないものの，回内回外の反復で誘発される手指の振戦が軽度あり，錐体外路性の副作用があると考えているとのことです．また，前頸骨浮腫がありますが，長期の座位保持による影響が疑われます．

Dr 気分の状態はどうですか？

Ph 毎日が辛い，だるいということは言っていますが，それがうつなのか，病状のためなのか，副作用のためなのかはわからないと思います．

Dr バイタルや検査所見についてみてみましょう．血圧は，降圧薬服用下で124/63mmHg，脈拍数が86/分．身長は158cmに対し，体重は96kgもありますね．心電図異常は認めませんが，血液検査では，赤血球増多傾向，ALT

統合失調症

とASTの上昇，クレアチニン正常，総コレステロールとLDLコレステロールの軽度上昇，尿酸は正常，空腹時血糖は正常もHbA1cは6.0と高めになっています．電解質では，低カリウム血症が認められますね．メタボリックなリスクが高い状態と考えられますから，身体的な精査とフォローも必要ですね．

症例 05

Ph お姉さんは糖尿病で経口糖尿病薬による治療を受けているとのことです．遺伝的にもリスクの高い患者さんと思います．

3 処方せんを読む

Dr この方の処方せん（**Rp.1**）からは何が読み取れるでしょうか．

Ph この方がもともとのんでいた薬はハロペリドールとクロルプロマジンです．陽性症状のコントロールが不十分なためにリスペリドンが足され，錐体外路性の副作用のために抗パーキンソン病薬が追加され，抗コリン作用のあるクロルプロマジンや抗パーキンソン病薬のために生じた便秘に対して酸化マグネシウム，パンテチン，センノシドが足され，口渇に対して白虎加人参湯が足されたと思われます．

Dr そうでしょうね．リスペリドンの発売当初は，"これを投与すれば陰性症状に効く"

Rp. 1

❶セレネース（ハロペリドール）細粒1%	1回0.6g	1日3回	毎食後
❷リスパダール（リスペリドン）細粒1%	1回0.2g	1日3回	毎食後
❸コントミン（クロルプロマジン）散10%	1回1g	1日3回	毎食後
❹アキネトン（ビペリデン）散10%	1回0.1g	1日3回	毎食後
❺アーテン（トリヘキシフェニジル）散10%	1回2g	1日3回	毎食後
❻酸化マグネシウム	1回1g	1日3回	毎食後
❼パントシン（パンテチン）	1回1g	1日3回	毎食後
❽白虎加人参湯	1回2g	1日3回	毎食後
❾ラシックス（フロセミド）錠（40mg）	1回1錠	1日1回	朝食後
❿アムロジン（アムロジピン）OD錠（5mg）	1回1錠	1日1回	朝食後
⓫ヒルナミン（レボメプロマジン）錠（50mg）	1回1錠	1日1回	就寝前
⓬ロヒプノール（フルニトラゼパム）錠（2mg）	1回1錠	1日1回	就寝前
⓭ユーロジン（エスタゾラム）錠（2mg）	1回1錠	1日1回	就寝前
⓮イソミタール（アモバルビタール）原末	1回0.1g	1日1回	就寝前
⓯プルゼニド（センノシド）錠（25mg）	1回1錠	1日1回	就寝前
⓰レンドルミン（ブロチゾラム）錠（0.25mg）	1回1錠	不眠時	1回目
⓱リスパダール（リスペリドン）内用液1mg/1mL	1回2mL	不眠時	2回目
⓲乳糖	1回1g	不眠時	3回目以降
⓳ラキソベロン（ピコスルファートナトリウム水和物）内用液0.75%	1回30滴	便秘時	

という誤解があって，切り替えではなく追加投与されていたケースもありました．そういう目的であった可能性もありますね．睡眠薬についてはどうでしょう？

Ph 睡眠薬も少なくありません．看護師の記録によれば，いびきがすごく，他の患者さんからクレームが出たとのことです．時折，無呼吸があるとの記載もあります．夜間に覚醒をして足踏みをしながら他の人のロッカーを触っていた．そこで追加のブロチゾラムやリスペリドンを使用しても眠らず，ビペリデン1Aを筋注したら寝たこともあるようです．

Dr ということは，大量の抗精神病薬を服用していて，そのためにアカシジアがあり，睡眠障害を出現させている．そして，肥満に加え，大量の睡眠薬を服用しているために，睡眠時無呼吸症候群もきたしているということでしょうね．内科薬についてはどうでしょう？

Ph 利尿薬が足された理由は定かではありません．おそらくは浮腫の軽減目的かと思われます．しかし，血清カリウム濃度も低下していますし，その必要性は再検討されるべきです．降圧薬を開始するかどうかについては肥満の影響もありますから，まずは肥満の解消を．そして，その後に降圧薬の必要性の有無を検討する必要があると思います．

4 処方せんを作る

Dr では，これから処方をどのようにしていけばよいかを考えていきましょう．まず，医師の立場から，この患者さんの治療ゴールについて，コメントしたいと思います．お姉さんは，この患者さんの地域生活に向けて最大限の努力をしたいと言っています．しかし，現在のこの方の病状や生活の様子，そして，これまでのお姉さんのコミットの乏しさからみて，具体的に何をどのように進めていけばよいかイメージも湧いていないでしょう．

　まずは，処方変更を含めた病棟内での取り組みをしっかりと行い，面会などにも参加してもらいながら主治医や担当看護師を中心に現在の取り組みの意味をきちんと説明する，そしてそのなかでの変化を実感してもらい，その過程の中で精神保健福祉士にも参加してもらいながら地域生活の姿を一緒に考えていくということでしょう．このためには数年という時間がかかると思われます．ケースワークが先行すると不安だけをあおるかたちにもなりかねません．この患者さんが地域生活を送るというときイメージされるのは，グループホームへの退院や病院やお姉さんのご自宅の近隣にアパートを設け，訪問看護を導入する．日中はデイケアに参加してもらうというのが，とりあえず楽観的にみた場合の目標となりましょう．

　次に病状をめぐる診立てです．この方の処方はクロルプロマジン換算でいいますと，どの程度になりますか？

Ph 1,850mgになります．大量処方ですね（参照 エビデンス1）．

> **エビデンス 1** 抗精神病薬の等価換算について

向精神薬では，効力比をもとに等価換算表が作成されており，同効薬の力価比較や総投与量の把握に有用である．現在，国内で最も信頼性が高いと考えられている等価換算表は稲垣，稲田による換算で，等価換算値の根拠として主に国内で実施された二重盲検比較試験を用いている．

◆抗精神病薬

抗精神病薬の多剤併用処方の場合，個々の薬剤は承認用量の範囲内で処方されていても全体としては過量投与（クロルプロマジン換算で1,000～1,200mg/日以上を目安）になっていることがあり注意が必要である．

```
例：ハロペリドール      18mg    → 18/2     ×100 = 900mg
    リスペリドン        6mg     → 6/1      ×100 = 600mg
    クロルプロマジン    300mg   → 300/100  ×100 = 300mg
    レボメプロマジン    50mg    → 50/100   ×100 =  50mg
    抗精神病薬総投与量  900+600+300+50     = 1,850mg
```

抗精神病薬の等価換算表（クロルプロマジン換算）　　（単位：mg）

アリピプラゾール	4	ハロペリドール	2	ペロスピロン	8	リスペリドン	1
ブロナンセリン	4	レボメプロマジン	100	ペルフェナジン	10	スピペロン	1
ブロムペリドール	2	モペロン	12.5	ピモジド	4	スルピリド	200
カルピプラミン	100	モサプラミン	33	ピパンペロン	200	スルトプリド	200
クロルプロマジン	100	ネモナプリド	4.5	プロクロルペラジン	15	チアプリド	100
クロカプラミン	40	オランザピン	2.5	プロペリシアジン	20	チミペロン	1.3
クロザピン	50	オキシペルチン	80	クエチアピン	66	トリフロペラジン	5
フルフェナジン	2	パリペリドン	1.5	レセルピン	0.15	ゾテピン	66

（稲垣　中，稲田俊也：第23回新規抗精神病薬の等価換算（その6）. 臨床精神薬理, 15(3) 397-404, 星和書店, 2012より引用）

◆デポ剤

デポ剤は，1回の注射で効果が2～4週間持続するが，錐体外路症状などの副作用が出現しても取り除くことはできない．経口抗精神病薬で至適用量を決定し，デポ剤を併用しながら，経口抗精神病薬を漸減して徐々に切り替えることが推奨されている．

持続性抗精神病薬の等価換算表

経口抗精神病薬		持続性抗精神病薬	
クロルプロマジン	100mg/日		
＝ハロペリドール	2mg/日	＝ハロペリドールデカン酸エステル	30mg/4週
＝フルフェナジン	2mg/日	＝フルフェナジンデカン酸エステル	7.5mg/4週
＝リスペリドン	1mg/日	＝リスペリドン長時間作用型注射製剤	10mg/2週

（稲垣　中，稲田俊也：第22回持効性抗精神病薬の等価換算（その3）. 臨床精神薬理, 13(7) 1349-1353, 星和書店, 2010より引用）

Dr これだけの薬を使ってもよくなっていない．オランザピン（ジプレキサ）などの異なる系統の薬を使うとどうか，さらには，クロザピン（クロザリル）を使うとどうか，という可能性はあります（**表1**）．ただ，体重の問題を考えると，いますぐにこれらの薬を選択するということにはならない．そうなると，いかなる処方変更を行っても，この方の陽性症状を完全に軽減させることは難しそうですね．つまり，支えられた安心感のある生活のもと，病状が本人にとって侵襲的でない

表1　切り替え（スイッチング）の対象

1. 多剤併用大量療法や従来型抗精神病薬による治療で
   - 陽性症状が持続している場合
   - 陰性症状が持続している場合
   - 認知機能障害や抑うつ症状が持続している場合
   - 服薬遵守中に再燃した場合
   - 錐体外路症状や遅発性ジスキネジアが持続している場合
   - プロラクチンによる副作用（高プロラクチン血症）がある場合
   - 患者，家族からの要望がある場合
2. コンプライアンスを向上させたい場合
3. 日常生活機能の向上を図りたい場合

（日本臨床精神薬理学会：統合失調症「地域フォーラム」資料より引用）

エビデンス2　薬剤の選択について

　二重盲検・無作為化で実施された150試験のメタ解析から，従来型（第一世代）抗精神病薬と9種類の新規（第二世代）抗精神病薬の有効性・副作用リスクを比較した．薬剤の切り替えの際には，有効性，副作用リスクを考慮し薬剤を選択する必要がある．

有効性の比較

	アリピプラゾール	クロザピン	オランザピン	クエチアピン	リスペリドン	ゾテピン
全般症状	N.S.	+	+	N.S.	+	N.S.
陽性症状	N.S.	+	+	−	+	N.S.
陰性症状	N.S.	+	+	N.S.	+	+
うつ症状	+	+	+	+	N.S.	N.S.
再発	N.S.	N.S.	+	−*	+	No data
QOL	N.S.	+	N.S.	N.S.	N.S.	N.S.

＋：第二世代抗精神病薬の方が有意に有効性が高い　−：第二世代抗精神病薬の方が有意に有効性が低い
N.S.：有効性に有意な差はなし　＊：非公表の臨床試験結果（n=301）

副作用リスクの比較

		アリピプラゾール	クロザピン	オランザピン	クエチアピン	リスペリドン	ゾテピン
EPS	vs. ハロペリドール	−	−	−	−	−	−
	vs. 低力価FGA	No data	−	−	N.S.	−	N.S.
体重増加	vs. ハロペリドール	N.S.	+	+	+	+	+
	vs. 低力価FGA	No data	No data	No data	N.S.	No data	N.S.
鎮静	vs. ハロペリドール	−	+	N.S.	+	N.S.	+
	vs. 低力価FGA	No data	+	N.S.	N.S.	N.S.	N.S.

＋：第二世代抗精神病薬の方が有意にリスクが高い　−：第二世代抗精神病薬の方が有意にリスクが低い
N.S.：リスクに有意な差はなし　　EPS：錐体外路症状　　FGA：第一世代抗精神病薬

(Leucht S, Corves C, Arbter D, Engel RR, Li C, Davis JM：Second-generation versus first-generation antipsychotic drugs for schizophrenia：a meta-analysis. Lancet. 373, 31-41, 2009)

Ph 抗精神病薬は少なくとも2剤を使う必要はありません．リスペリドンにまとめる，あるいは，ブロナンセリン（ロナセン）やペロスピロン（ルーラン）へ切り替える．肥満の問題が解消すれば，オランザピンやクエチアピン（セロクエル）もあり得ますが，いまは無理でしょう．アリピプラゾール（エビリファイ）もあると思います（参照 エビデンス2）．

Dr その通りですね．しかし，アリピプラゾールに切り替えられるのは，あくまでもリスペリドンでいえば4mg程度まででコントロールでき，かつ，その時点で副作用のために切り替えが望ましいと思われるときでしょう．いまのままアリピプラゾールに切り替えを開始するのは病状悪化のリスクがあります．

といいますのは，アリピプラゾールは，ドパミン受容体のパーシャルアゴニストであり，ドパミン受容体への親和性は強いのですが，最大量まで使っても，見かけ上のドパミン受容体遮断作用はおよそ70%に過ぎません．ですから，リス

エビデンス3 アリピプラゾールの投与量とD_2/D_3受容体の占有率

PET研究によると，アリピプラゾールをそれぞれの用量を投与した時のドパミン受容体の占有率は下図の上側のラインになる．ドパミン受容体の占有率が60〜80%が治療域であり，それを超えると錐体外路性副作用が出現するといわれる．したがって，アリピプラゾールの治療域は2〜4mg/日（理論上予想される用量範囲）となり，それ以上では錐体外路性副作用が出現すると考えられる．しかし，実際にはアリピプラゾールの治療域は12〜30mg/日（臨床的に使用される用量範囲）であり，この用量範囲では錐体外路性副作用は出現しない．つまり，見かけ上のドパミン受容体の占有率は下側のラインになると考えられる．これは，アリピプラゾールがドパミン受容体のパーシャルアゴニストであり，固有活性を有することによる．

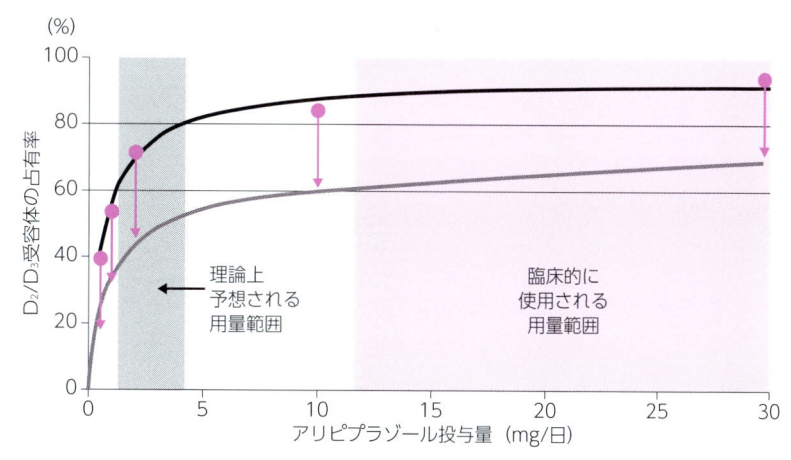

(Gehard Gründer et al : Mechanism of new antipsychotic medication : occupancy is not just antagonism ARCH GEN PSYCHIATRY. 60(10) 974-977, 2003)

ペリドンを使用して，その受容体遮断がおよそ70％と見込まれるところからの切り替えでないとうまくいかないのです（参照 エビデンス3）．

Ph だとしますと，まずはリスペリドンにまとめる，そしてゆっくりと減量を試みる．そして，リスペリドンとしての適量の4mg程度になったところで，病状や副作用の状態を再評価し，必要になればアリピプラゾールへの切り替えなども考慮する，ということになるかと思います（**Rp.2-1**，**2-2**，**2-3**）．

Rp. 2-1 整理後の処方例1

セレネース細粒1％	1回0.6g	1日3回	毎食後
❶リスパダール錠（2mg）	1回1錠	1日3回	毎食後
コントミン散10％	1回1g	1日3回	毎食後
❷アキネトン錠（1mg）	1回1錠	1日3回	毎食後
アーテン散10％	1回2g	1日3回	毎食後
❸酸化マグネシウム	1回1g	1日3回	毎食後
（Rp.1の❼～⓫は中止）			
❹ロヒプノール錠（2mg）	1回1錠	1日1回	就寝前
（Rp.1の⓭～⓳は中止）			

（セレネース・リスパダール・コントミンを）切替

Rp. 2-2 整理後の処方例2

セレネース細粒1％	1回0.6g	1日3回	毎食後
リスパダール細粒1％	1回0.2g	1日3回	毎食後
コントミン散10％	1回1g	1日3回	毎食後
❶エビリファイ（アリピプラゾール）錠（12mg）	1回1錠	1日2回	朝夕食後
（Rp.1の❹～⓫は中止）			
❷ロヒプノール錠（2mg）	1回1錠	1日1回	就寝前
（Rp.1の⓭～⓳は中止）			

切替

Rp. 2-3 整理後の処方例3

❶インヴェガ（パリペリドン）錠（6mg）	1回1錠	1日1回	朝食後
（Rp.1の❶～⓳は中止）			

Dr 切り替えに当たっては，抗コリン作用の離脱も考慮する必要があります．抗コリン作用の離脱では，不眠や焦燥が出現しますので，病状の悪化と紛らわしいことがあります．

Ph ハロペリドールとリスペリドンは，抗コリン作用も弱く等価で考えればよいので，いったんリスペリドンを12mgにあげてハロペリドールをいきなり切ったとしても問題ないと思います．クロルプロマジン，レボメプロマジンはゆっくりと減

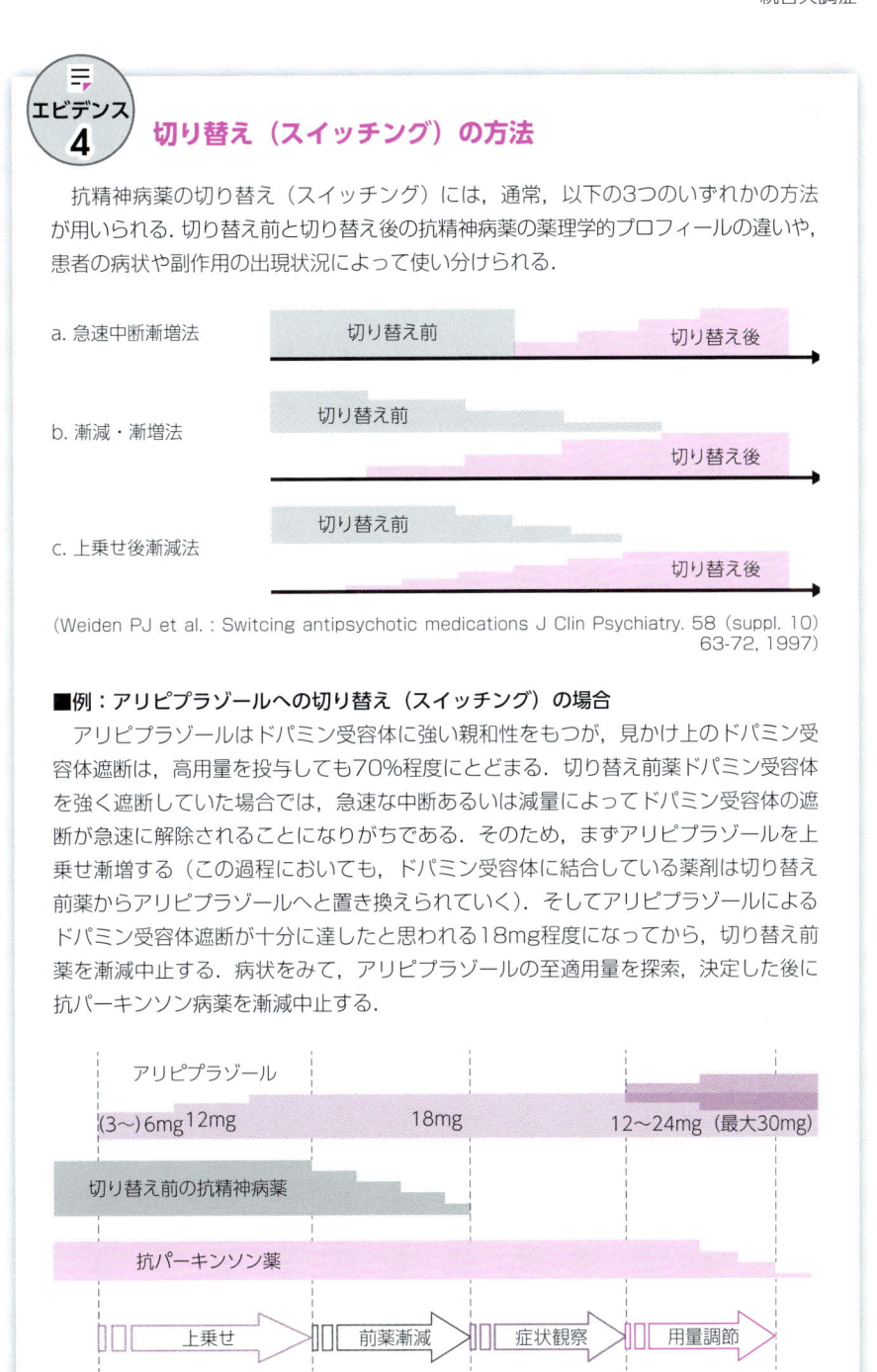

エビデンス4 切り替え（スイッチング）の方法

　抗精神病薬の切り替え（スイッチング）には，通常，以下の3つのいずれかの方法が用いられる．切り替え前と切り替え後の抗精神病薬の薬理学的プロフィールの違いや，患者の病状や副作用の出現状況によって使い分けられる．

a. 急速中断漸増法

b. 漸減・漸増法

c. 上乗せ後漸減法

(Weiden PJ et al. : Switcing antipsychotic medications J Clin Psychiatry. 58 (suppl. 10) 63-72, 1997)

■例：アリピプラゾールへの切り替え（スイッチング）の場合

　アリピプラゾールはドパミン受容体に強い親和性をもつが，見かけ上のドパミン受容体遮断は，高用量を投与しても70％程度にとどまる．切り替え前薬ドパミン受容体を強く遮断していた場合では，急速な中断あるいは減量によってドパミン受容体の遮断が急速に解除されることになりがちである．そのため，まずアリピプラゾールを上乗せ漸増する（この過程においても，ドパミン受容体に結合している薬剤は切り替え前薬からアリピプラゾールへと置き換えられていく）．そしてアリピプラゾールによるドパミン受容体遮断が十分に達したと思われる18mg程度になってから，切り替え前薬を漸減中止する．病状をみて，アリピプラゾールの至適用量を探索，決定した後に抗パーキンソン病薬を漸減中止する．

アリピプラゾール
(3〜)6mg 12mg　　18mg　　12〜24mg（最大30mg）

切り替え前の抗精神病薬

抗パーキンソン薬

上乗せ → 前薬漸減 → 症状観察 → 用量調節

(岡田　俊：ドパミン・システム・スタビライザー：アリピプラゾールの薬理作用と薬物療法の実際．医薬ジャーナル. 43(4)73-80, 2007)

量します．抗パーキンソン病薬はただちには変更せず，抗精神病薬がリスペリドンにまとまり，しかも，その量が4〜8mg程度に減ってから，徐々に減量中止したらよいと思います（参照 エビデンス4）．

Dr リスペリドン4mgまで減らすことができたとして，この方は拒薬になりやすい

のですよね．そうすると，リスペリドンやパリペリドンの持続性注射剤への切り替えもあり得るかもしれません．また，パリペリドン（インヴェガ錠）であれば朝1回の服用ですから，将来デイケアに通うならそこで服薬してもらうことも可能です．剤型をうまく利用できたらと思います（**Rp.2-3**）．

Ph 抗精神病薬の整理ができていくなかで便秘薬などの内科薬も整理できるでしょうし，眠剤も最低限，あるいは，なくすことも可能かもしれません．そうすると，リスペリドンやパリペリドンの持続性注射剤のみ，あるいはデイケアでのパリペリドン服用のみでコントロールできるかもしれません．

Dr そこまでの道のりは長いでしょうが，それが理想ですね．睡眠薬についてはイソミタールは耐性も生じやすいですし，呼吸抑制もあります．早期にベンゾジアゼピンのみにまとめ，その後，アカシジアの状況なども見ながら減量したいですね．

5 チームで取り組む

Dr よくあることですが，薬剤師は処方の問題を自覚していて，「うちの医師はdo処方ばかり．なにかがあると，処方をどんどん上乗せしていって大量処方だ」という．実際，医師に疑義照会をすると，実にぶっきらぼうです．それはそうです．薬剤師のアイデンティティーからすれば，薬剤の併用リスクが予見できないような，分包可能かどうか心配になるような大量処方で，患者さんの命を縮めるようなことはしたくないわけです．しかし，医師は「薬を減らすと困りますというのは看護師だ」という．看護師は「24時間，患者さんをみているのは私たちなんです．医師は患者のことをわかっていない」という．精神保健福祉士は「医師は社会のことも生活のことも知らない」という．これでは患者さんのためにはなりません．私は，このような話はお互いの視点を理解していないからであると思います．

　薬剤師は"処方薬や処方とのつきあい方を通して，患者さんの生活を改善したい"と思っています．看護師は"患者さんが病気のために失われたセルフケアを取り戻すことを援助したい"と，精神保健福祉士は"その人のみをみるのではなく，その人を取り巻く家族や社会との関係を調整し，その人がよりよく暮らせるように援助したい"と，医師は"これらを総合的に見渡すとともに，その人がよりよく過ごせるよう，病気を治療し，また副作用を最少化し，その人の生活をよくしたい"と考えています．この点ではすべての職種が同じなのです．ですからそれぞれの視点を持ち寄り，その人の問題点を整理し，プランをたてる．そこに家族も加わっていく，そのことが大切でしょう．

　もう一つ重要なことは，薬剤師が患者に接すること，薬剤師の視点で患者の所見を見直すこと，チーム検討の場に赴くことです．実務上も慣例としても，薬剤師が薬局を離れられない時代がありました．今は薬剤管理指導が算定されるなか，薬剤師は病棟に赴くことができるようになりましたが，いきなり処方せんにもの

申すというのではうまくいかないかと思います．まずはチームの一員として一緒に考える，そこからすべてが変わっていくのだと思います．

Ph このケースでは，チームとしてこの患者さんにかかわっていこうということになっていますし，病棟担当制で薬剤師の病棟内での役割が大切にされています．この恵まれた状況を活かしながら取り組んでいきたいと思います．

〔岡田　俊（医師）／玉地亜衣（薬剤師）〕

1 統合失調症

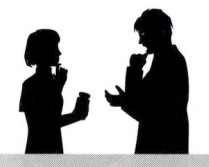

症例 06 長期隔離の解消と社会復帰のためにデポ剤を導入した患者

> **状況設定**
> 長期にわたる服役を終えた直後に，幻覚妄想状態のために措置入院となった男性患者．家族や医療スタッフの誰もが「無理！」と思い込んでいた退院を実現するまでの16年間を，薬剤師と精神科医が振り返る．

現病歴 60代男性．統合失調症 妄想型．10代後半に発症（医師による推定）

同胞2人（1男1女）中の第1子．精神疾患の既往および遺伝負因はない．元来，内気な性格．物覚えは良いほうだったが，勉強に不熱心なため成績は悪かった．

中学校卒業後，県外で2年，地元で2年の就労歴あり．18歳ごろから「頭の中で小人の声がするようになった」「色々と命令するから厄介だった」と異常体験が認められたが，誰にも相談しなかった．その後，反社会的勢力に属し，違法薬物を数回使用したという．

19歳ごろには「小人の声」を主とする異常体験が活発となり，組織内の役目を果たすことができなくなり帰郷．地元の反社会的勢力に身を寄せていた30代前半に重大犯罪を起こし，医療刑務所に10年間服役した．出所後，「頭の中の声に命令されたから」といい，再び重大犯罪を起こして，さらに7年間服役した．

12年前，満期出所時点で意味不明な言動があるため刑務所長の通報により措置鑑定が行われ，出所と同時に当院へ措置入院となった．

Rp.1 主治医交代までの処方【定型内服（多剤）＋定型LAI】

❶セレネース（ハロペリドール）細粒1%	1回3.3mg	1日3回	毎食後	内服
❷ヒルナミン（レボメプロマジン）錠（50mg）	1回50mg	1日1回	就寝前	
❸ベゲタミンA錠	1回3錠	1日1回	就寝前	
❹アキネトン（ビペリデン）錠（1mg）	1回2錠	1日3回	毎食後	
❺レンドルミン（ブロチゾラム）錠（0.25mg）	1回2錠	1日1回	就寝前	
❻フルデカシン（フルフェナジンデカン酸エステル）（50mg）	1回50mg	1日1回	3週間ごと	筋注

【CP換算値 1,069 mg】

1 診断の妥当性や主治医交代前後の処方を評価する

Dr この患者さんは，覚せい剤の使用前から「頭の中の10人くらいの小人が話しかけてくる」「小人の声に従って行動する」といった幻聴・体感幻覚・自我障害などの症状が長期間にわたって持続したことから統合失調症と診断されました．

Ph 5年前に先生が主治医となるまでの患者さんの病状・初期治療・処遇はどのようなものでしたか？

Dr 幻覚妄想に伴う暴力や拒絶に対して定型薬が十分量・十分期間用いられていました．当院では「抗精神病薬は2剤まで」という前院長の方針があるのですが，抗精神病薬が4剤併用されている**Rp.1**を見ると，この患者さんの著しい衝動性と向き合う前院長ご自身の苦労が伝わってきます．さらに，電気けいれん療法も積極的に併用されました．しかし，衝動性・粗暴行為は一向に軽減せず，結果的に隔離処遇が長期化しました．

　私が主治医となった当初，この患者さんはほとんど口を利いてくれませんでした．思い返してみると，もちろん重い幻覚妄想状態の影響は大きかったものと思われますが，何よりも長期隔離処遇に対する不満，あるいは開放を要求しても聞き届けてもらえない不甲斐なさや不信感というものが背後要因にあったのではないかと考えます．また，入院直後から看護への抵抗が強く，しばしば拒薬がみられていたため，治療初期から定型LAI（long acting injection；持効性注射剤）が併用されていました．

Ph 患者さんが入院されたころは，ちょうど私が新人薬剤師として病院で業務を始めた時期と重なります．『拒薬する患者にはデポ剤！』という考え方が当時の精神科の間では広まっていたことを思い出します．

Dr 『服薬できない人のためのデポ剤』というイメージがこの頃に定着したのは，1993年6月にフルフェナジンデカン酸エステル（フルデカシン）が登場したことが大きな要因だと考えます．それまでのフルフェナジンエナント酸エステル（アナテンゾール）【2週間に1回筋注】と比較して皮下硬結などの副作用が少なく，効果を実感できる点が精神科医にフルデカシンが支持された理由だろうと思います．一方で，患者の同意を得にくいことなど強制的な治療であるというイメージも定着したことから，いわゆる『コンプライアンス不良群のためのデポ剤』という位置づけが強化されてしまった点が残念ですね[1]．

Ph いずれにしても，前主治医のご苦労が伝わってきます．ところで，副作用についてはいかがでしたか？

Dr 定型薬の副作用と考えられる錐体外路症状・起立性低血圧・便秘などさまざまな身体症状がみられました．これに加えて，長期隔離による廃用性の筋萎縮を主とする体力の著しい低下が治療上の課題となっていました．非定型抗精神病薬（以下，非定型薬）が主流となった今では，経験することが少なくなった副作用もあるかと思います．しかし，非定型薬のほうが副作用は少なくて，その程度も軽い

と考えるのは行きすぎです．それぞれの薬剤に特有の副作用は当然のこととして，とりわけ無顆粒球症や心血管系副作用[2]などの定型薬・非定型薬に共通する副作用とその対策についても十分に習熟しておく必要があります．

> **Rp. 2** 主治医交代後の処方【非定型内服（単剤）・LAIの併用なし】
>
> ❶ リスパダール（リスペリドン）細粒（1％）　　朝食後1mg・夕食後1mg・就寝前10mg
> 　　　　　　　　　　　　　　　　　　　　　　　1日3回
> ❷ テグレトール（カルバマゼピン）細粒（50％）　1回250mg　1日1回　就寝前
> ❸ デパケン（バルプロ酸ナトリウム）徐放性顆粒　1回600mg　1日1回　就寝前
> ❹ サイレース（フルニトラゼパム）錠（2mg）　　1回2錠　　1日1回　就寝前
> ❺ レンドルミン錠（0.25mg）　　　　　　　　　 1回1錠　　1日1回　就寝前
> 　　　　　　　　　　　　　　　　　　　　　　　　【CP換算値 1,200 mg】

Ph Rp.2の処方は先生が主治医になってからのものですね．この処方なのですが，どうしてハロペリドール・レボメプロマジンなどの定型薬の多剤併用から非定型薬であるリスペリドンの単剤治療に切替えたのでしょうか？

Dr 当時，初発例の初期治療に対しては非定型薬単剤で対処できる十分な実績がありました．そこで，治療困難にある慢性期の患者さんに対しても非定型薬を単剤で適用すべきではないかという協議を前主治医と行いました．リスペリドンを選択した理由は，著しい幻覚妄想（電波体験など）を伴う衝動行為に対して必要かつ十分なD_2受容体遮断作用を期待したからです．

　切り替え当初，精神病症状が劇的に改善したという実感は患者さんにも私たちスタッフにもありませんでしたが，切替えが完了するころには，患者さんの拒否的な態度が軟化し，対話が可能となったのは，大きな収穫でした．

Ph なぜ細粒を中心とした剤形選択とされたのですか？

Dr 信頼関係が十分には結ばれていなかったこと，自らの病気や治療を十分に理解できる状況になかったこと，あるいは拒薬・緘黙などの拒絶症が認められたことなどから，服薬の確実性・調節性に富む細粒を患者さんに提案したところ，少しずつ主治医との良好な関係性が保たれるようになってきたこともあって，患者さんは自らの意思で細粒を選択されました．信頼関係の芽生えという点でも意義深い対話と提案のプロセスだったと評価しています．

Ph 最近は医療安全やアドヒアランス向上の観点から，当事者が認識しやすい錠剤などの剤形が第一選択薬となることが多くなりました．錠剤の数が多くなる場合や服薬に対する抵抗感を軽減する場合など，治療者と当事者との信頼関係に基づいて，安全で最適な薬剤そして剤型を選択することはとても大事なことですね[3]．

Dr その点でも，投薬の際に薬剤師さんと患者さんとの対話が深まることを処方医として期待しています．対話の結果を薬剤師からの提案として処方に反映させるこ

とで，患者さんのニーズにより一層近づくことができると考えるからです．

2 対話にもとづくLAI療法の実際

経過 1

本年9月，言葉を用いた表現が苦手なこの患者との対話を深めるためにリスペリドン持効性注射剤（RLAI）を主治医は提案した．対話の結果，有効性と安全性を評価するために6ヵ月程度治療を継続して，再評価することで合意した．リスペリドン細粒を中心とした内服治療からLAI療法へ切り替えた直後の処方は**Rp.3**のとおりである．

Rp.3 RLAI導入直後の処方【非定型内服（単剤）＋非定型LAI】

❶リスパダール細粒（1mg）　朝食後1mg・就寝前10mg　1日2回　｝内服
　テグレトール（カルバマゼピン）細粒（50%）　1回250mg　1日1回　就寝前
❷テパケン徐放性顆粒　　　　　　　　　　　　　1回800mg　1日1回　就寝前
❸セルシン（ジアゼパム）錠（2mg）　　　　　　　1回1錠　　1日1回　就寝前
　サイレース（フルニトラゼパム）錠（2mg）　　　1回2錠　　1日1回　就寝前
　レンドルミン（ブロチゾラム）錠（0.25mg）　　1回1錠　　1日1回　就寝前
❹リスパダールコンスタ持効性注射剤（25mg）　1回25mg　2週間ごと　｝筋注
　　　　　　　　　　　　　　　　　　　　　　　　　　　【CP換算値1,350mg】

Ph 重度の精神病症状のため長期隔離を余儀なくされた患者さんとの「対話を促進する」という視点が，大きな転換点になったのですね．具体的には非定型LAI療法をどのように提案されたのですか？

Dr はい．持効性注射剤に特化した『説明と同意書』を用い，治療目的・特徴・副作用・費用・治療拒否の権利について丁寧に説明しました．特に「2週間に1回の注射だけで回復をめざす」という項目と「この治療を拒否する権利がある」という項目があったから提案を受け入れることができたと患者さんはおっしゃっています．従来の定型LAIを用いる場合でも，あるいは今後発売が予定されている4週間に1回タイプの非定型LAIを用いる場合（**表1**）でも，持効性注射剤に特化した「説明と同意」を行うことは重要な治療行為そのものであると考えます．

Ph ところで，最近のメタ解析によると，非定型LAIと内服薬の比較では再発に関して有意差はないという結果が出ています（参照エビデンス1）．一方，臨床現場での実感としては，十分な説明と納得にもとづいて心理教育を丁寧に行ったうえでLAIを継続している人たちの再発率は，内服治療を継続している人たちのそれと比べて低いように思えます．この，エビデンスと現場感覚のズレについては，どのようにお考えですか？

Dr 鋭い指摘ですね．実は，この点に関しては，私はメタ解析の結果は実臨床を反映していると評価しています．なぜなら，非定型LAIを定型LAIと同じ「デポ剤」

表1 定型LAI・非定型LAIの種類

	一般名	商品名	投与量・投与間隔	発売年月
定型	ハロペリドールデカン酸エステル	ハロマンス注 ネオペリドール注	1回50～150mg・4週	1987年9月
	フルフェナジンデカン酸エステル	フルデカシン筋注	1回12.5～75mg・4週	1993年6月
	フルフェナジンエナント酸エステル	アナテンゾール筋注	1回12.5～25mg・10～20日	2004年6月発売中止
非定型	リスペリドン	リスパダールコンスタ	1回25～50mg・2週	2009年6月
	パリペリドンパルミチン酸エステル	ゼプリオン水懸筋注	1回25,50,75,100,150mg・4週	2013年11月
	アリピプラゾール	Abilify Maintena*	1回300～400mg・1月*	米国2013年3月承認

*日本未承認のため米国FDAの承認内容

> **エビデンス 1　総合失調症への抗精神病薬の効果は内服もLAIも差がない**
>
> Kishimotoらが1991年までの21の無作為化試験（全対象患者5,176例）において、統合失調症の再発防止を目的として、抗精神病薬の持効性注射剤（LAI）と内服薬の効果をメタ解析した結果、両者の効果にほとんど差がないことが分かった（相対リスク0.93, 95%信頼区間0.80-1.08, P = .35). なお、対象となった研究で使用されているのは第一世代薬（多くはフルフェナジンのLAI）である。
>
> (Kishimoto T, Robenzadeh A, Leucht C et al : Long-Acting Injectable vs Oral Antipsychotics for Relapse Prevention in Schizophrenia : A Meta-Analysis of Randomized Trials. Schizophr Bull. 2013)

としてひとくくりにし，内服薬かデポ剤かという剤形選択の問題として捉えれば，定型LAIのフルフェナジンが若干優位に立ったという結果もうなずけます．十分な説明と同意，さらには注射剤療法の利点・欠点を含めた心理教育・疾患教育，中止希望時の説得などの細やかなフォローアップが十分に行われている臨床現場では，デポ剤を単なる1つの「剤形」としてとらえる考え方を一歩すすめて，1つの「治療法」としてのLAI療法を提案することができるようになります．その結果，患者さんや治療者が「再発しにくく感じる」という臨床実感を得やすくなるのではないかと考えます．

　今後，心理教育だけでなく，多職種チームによる関わりとのセットで未来志向の「新しい治療パッケージ」が日本の実臨床の現場から発信され，新時代のエビデンスを提示できる日が来ることを願っています．その頃には，内服療法やLAI療法に代わる新しい投与経路・投与方法による治療法も開発されていることでしょう．時代に応じて，薬剤師と医師との関わりや役割分担も進化・発展をとげる必要があるかと思います．

Ph それでも，あえて痛みを伴う注射剤を選択することを理解してもらえない患者さ

> **エビデンス 2　服薬率は退院直後に悪化する**
>
> 趙らが行った，統合失調症患者50名を対象として，キャップの中にICチップを内蔵した薬剤ボトルを用いたMEMS（Medication Event Monitoring System；服薬行動追跡システム）で，薬を服用するたびにキャップの開け閉めを退院直後から24時間・180日モニタリングし，プライマリアウトカムとして再入院率（再発率）を，セカンダリアウトカムとして精神症状を評価したわが国初の精神科アドヒアランス研究では，服薬率75％以上を維持できている人の割合が，退院からわずか1週間後には8割を切ってしまうという厳しい現実が明らかになった．
>
> （趙　岳人，森脇正嗣，木下修一郎ほか．良好なアドヒアランスを維持することの重要性—統合失調症治療における服薬状況のMEMS（Medication Event Monitoring System）多施設研究—．臨床精神薬理，14：1551-1560, 2011）

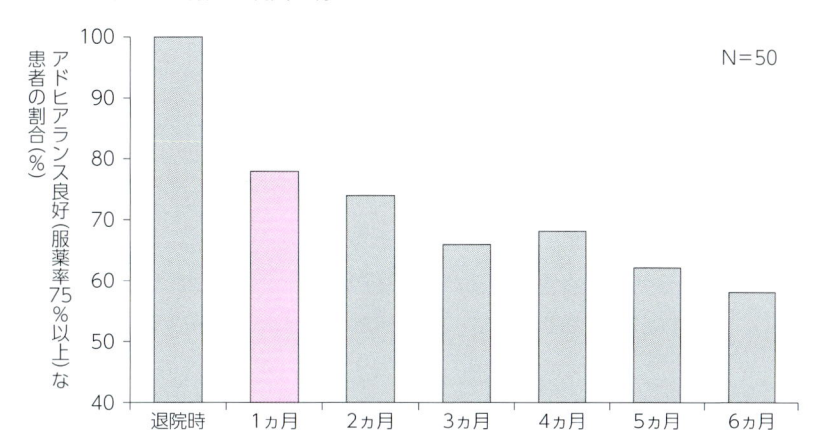

んもいるかと思います．私の記憶では，当時，この患者さんも，対話が非常に難しいケースだったように思います．具体的に，どのように対話を進めていかれたのでしょうか？

Dr　たしかに，当初は日常の挨拶を交わすことさえ困難でした．しかし，服役と入院治療とに人生の大半を費やした患者さんの場合，退院後に家族の支援を受けることは難しく，はじめての単身生活を内服薬だけを頼りに再発を防ぐことの難しさは容易に想像できましたので，時間をかけて，言い回しを変えながら，わかりやすい言葉で再発防止の重要性を繰り返しお伝えしました．

Ph　あまり目立たない部分ですが，時間と根気のいる対話のプロセスですね．実際，退院したばかりの内服治療の患者さんと外来窓口で向きあっていると，服薬アドヒアランスは退院直後に悪化していく印象があります．以前，当院も参加した共同研究（参照 エビデンス2）では，アドヒアランスは常に変化している生き物のようである…というのがキーメッセージの1つでした．

Dr　再発防止を念頭においた外来治療には，服薬アドヒアランスの維持が欠かせません．注射剤は精神病症状を緩和する有効な薬物療法の1つであることともに，16年ぶりの単身生活を服薬なしで過ごすことができるようにするための工夫の

1つであることを繰り返し説明して，最終的に患者さん自身がLAI療法を納得の上で受け入れることができるように提案しました．

Ph 主治医の描く治療イメージと，実際に提案を受け入れてくれた患者さんの治療実感との間に，若干のズレはあったものの，結果的には丸くおさまったというところでしょうか？

Dr はい．主治医と患者との問題意識のズレや異なる価値観は，当たり前のものとして歓迎しようというルールを初めに決めておきました．それぞれの思惑のズレを埋め合わせ，異なる価値観をすり合わせるためにも，粘り強く対話を重ねる姿勢が私たち治療者側に求められます．「再発を防ぐことができるなら，少しくらい（注射が）痛くてもかまわん」という言葉が患者さんから発せられるようになった背景には，長くて地道な対話と提案のプロセスがあったのです．

Ph アドヒアランス不良例に限らず，治療に前向きな患者さんにも「血中濃度を安定させて再発を防ぐ」「内服の負担を軽減できる」というメリットを提案すれば注射剤でも受け入れてもらえそうですね．

Dr おっしゃる通りですね．実際に提案を受け入れてくれたこの患者さんの場合も，「（幻聴が軽くなって，良い意味で）心が平坦になった」と，陽性症状が改善することで精神的な動揺の波が減ったことを最も評価なさっていました．

　病気や治療への理解が乏しいために服薬を嫌がったり，しばしばのみ忘れて再燃・再発を繰り返したりする患者層，いわゆるアドヒアランス不良群に対して，家族の要請あるいは医療者側の事情によって定型LAIを半ば強引に実施してきた歴史が精神科にはあります．現代の精神科医療を担う私たちは，過去の歴史を直視して，患者と私たち自身の幸せのために，その時代の医療水準に応じて臨床実践を行わねばなりません．

Ph ありがとうございます．ところで，主剤にLAIを用いている統合失調症患者さんのうち先生が担当している方々のデータを抽出してみたところ，抗精神病薬の単剤率が高い点に特徴のあることがわかりました．精神科臨床薬学（PCP）研究会の報告（2013年5月24日　日本精神神経学会総会）によると，2012年に行われた持効性注射剤の単剤率調査（n=1,788）では，全国平均は12.5%だったそうです．母集団の数は大きく異なりますが，先生の自験例（n=53）では，単剤率は60.4%と多数を占めています．「LAIを単剤で維持するのは難しい」という意見がある中で，このように高い単剤率を維持しているのには，何か理由があるのでしょうか？

Dr RLAI療法全体の単剤率を高めようと意図して治療に取り組んできたわけではないのですが，患者さん一人ひとりの病態に応じて，「至適最小用量を考えた治療」を心がけるようにした結果として高い単剤率が得られたのだと考えます．抗精神病薬の効果に関して一定範囲の治療窓（therapeutic window）があるという治療イメージに加えて，錐体外路症状や高プロラクチン血症などの副作用が用量依存的に出現する可能性があるというイメージを重ねあわせ，副作用出現リスクを

可能な限り減らすために，治療窓の最小用量すなわち至適最小用量を考えて処方することを心がけています．

[Ph] 現在は，ハロペリドールなど限られた抗精神病薬の血中濃度を測定することはできますが，将来的に，すべての抗精神病薬の血中濃度が手軽に測定できるようになれば，目の前の臨床所見と照らし合わせながら至適最小用量を総合的に考えることがもっと身近に感じられるようになるかもしれませんね．

[Dr] 臨床所見との相関性の不明，あるいは個体差や治療反応性の問題など，種々の未解決課題があるため，現時点では臨床応用しにくいかもしれませんが，そのようなイメージをもって現場に赴くことは必要ですね．むしろ，LAI療法の有効性と安全性を高めるためには，多職種が力を合わせて今できる工夫を実践することが重要になると思います．薬剤師の視点からも，ぜひ提案をお願いします．

[Ph] そうですね．LAI療法の有効性と安全性に関して，調剤後に払出したLAIが適切かつ安全に投与されているかという点にまで踏み込んで薬剤師がフォローアップすることを提案します．実際には，私たち薬剤師がLAIの投与現場に立ち会う機会は，ほとんどありません．しかし，私たちが調剤し払出した薬剤が，確実に投与され，有効成分が脳内に移行し，患者さんの病状が改善して再発を防ぐことにつながっているかどうかという薬物療法のアウトカムに関心を払い，医師や看護師と共に責任をもって関与すべきであるという点では，LAI療法も，内服療法も，全く同じです．

具体的な論点としては，①安全な注射部位の特定，②筋注後の皮膚・組織反応（皮下出血や硬結など）の確認，③筋注時の注射針の刺入深度の確保（標的となる筋肉の特定と確実な注射液の注入）など，医療技術・看護技術にまたがる他職種の領域に敬意を払いつつ関与することによって，啓発活動を実践することが薬剤師にも求められていると考えるからです[4〜7]．

さて，LAI療法における補剤（併用薬）についても少し伺います．平均的な使用例と比較して，自験例では抗精神病薬にとどまらず，抗パーキンソン病薬やバルプロ酸ナトリウム（VPA）の併用も少ないように思います．増強療法（augmentation therapy）あるいは補剤に関して，先生の考えを聞かせてください．

[Dr] 補剤を併用する際にも，有効性や副作用や相互作用などの安全性はもとより，費用の面にも配慮して，できる限りシンプルな処方を心がけることにしています．標的症状が増すごとに向精神薬が1剤増える…いわゆる「症状貼り付け処方」の悪循環に陥らぬよう，至適最小用量で服薬アドヒアランスを維持するために，あらゆる工夫を総動員します．

[Ph] あらゆる工夫…例えばこの患者さんの場合，LAI療法を導入して血中濃度を一定に維持すること自体，補剤を少なくする工夫といえるでしょうか．先生がよく，頓服薬として低用量の主剤を活用しているのも工夫の一つですね．

[Dr] LAI療法の直接的なメリットは，服薬アドヒアランスが不確実で変動している状態，

いわゆる部分アドヒアランスが改善することだと思います．副次的なメリットとして，①血中濃度の変動幅が少ないため錐体外路症状が生じにくい点，②ピーク値が低いため副作用出現が少ない点，③トラフ値が高めであるため安定した効果発現が見込める点，を挙げることができます．低用量の主剤を頓服薬として用いる場合，患者さんの状態像や生活環境に応じてさまざまな剤形を使い分けることも工夫のうちだと思います．この点でも，薬剤師さんの処方参加を私は期待しています．患者さんとの対話を通じて，より良い工夫を薬剤師さんから提案してもらえるよう，処方権をあずかる私たち医師は，謙虚に現場の声に耳を傾ける必要があります．

Ph ありがとうございます．謙虚な気持ち，相手をリスペクトする気持ちは，職種を問わずチーム医療を行ううえでの大切な心がけですね．実際には，医師を相手に処方提案をするというのは簡単なことではありません．しかし，治療の主人公である患者さんの声と共に工夫を伝えるようにすれば，少しは提案しやすくなるような気がします．

3 外来における非定型LAI単独療法と薬剤師の役割

経過 1

入院14年目にあたる2年後に，納得のうえで続けてきたLAI療法および個別心理教育[8]によって本人の言う「気分のブレ」も少なくなり，幻覚妄想を伴う奇異な行動ならびに他患者への暴力行為はほぼ消退したと診断され，措置入院は解除となった．その後，医療保護入院を継続すると共に，多職種のサポートのもと，6ヵ月におよぶ小グループの退院準備プログラムを無事に修了することができた．

しかし，患者は退院準備プログラム修了と同時に退院できず，退院に消極的な家族との調整も必要であった．そこで，患者自身を交えて多職種（医師・薬剤師・看護師・作業療法士・PSW・デイケアスタッフ）による目標共有ミーティングがスタッフ有志によって立ち上げられた．月1回（45分間）のミーティングでは，「○月までに退院して共同住居で一人暮らしをする」という具合に具体的な目標を掲げ，「対話→提案→実践→振り返り」からなる目標達成のプロセスを繰り返し行い，患者には単独外出・試験外泊ができるようにトレーニングを継続して行なってもらった．

その結果，4年後に患者さんは16年ぶりの退院を果たし，単身生活の安定維持と再発防止という次の目標に向かって歩みだした．退院と同時に目標共有ミーティングは解散し，サポート体制は外来部門に引き継がれることになった（**Rp.4**）．

Rp. 4　退院時処方【非定型LAI単独・内服薬なし】

❶リスパダールコンスタ持効性注射剤（50mg）　1回50mg　2週間ごと　筋注
（Rp.3の❶〜❸は中止）　　　　　　　　　　　　　　【CP換算値 500 mg】

Ph　患者さんが，いよいよ退院されましたね.『やればできる！』ということをこの患者さんが身を持って教えてくれたのだと感謝しています.「退院なんて無理だ」と決めつけてしまう思い込みが患者さん自身だけでなく，家族や私たち精神科スタッフの心にもあることをこの患者さんから学びました．クリニカルパスや業務手順書にはない，現場の自主性に任された「ゆるい支援」の背景には，主治医をはじめ数人のコアメンバー（核となる職員）の揺るぎないリーダーシップと，LAI療法は心理教育と包括的に行うべき（参照 エビデンス3）という共通認識がありました.「ゆるーく，しっかり」とした多職種チームケアをこの患者さんだけでなく，すべての当事者に持続可能な形で提供しつづけることができるかどうか．さらには，お互いの専門領域を尊重しながら，柔軟に領域をまたいで活躍する他職種に自らの専門知識や経験を快く提供し，支援できるかどうか．その辺が精神科多職種チームケアの今後の課題になるかと思います．

Dr　そうですね．当事者の夢や希望に耳を傾けて，当たり前のことを続けることの難しさを，現場でしばしば実感しています．その点では，目の前の課題に取り組みもしないうちに「無理！」と決めつけてしまう私たちの心の動きこそが，私たち自身の他職種連携を難しくしている理由の一つではないかと考えています．それは，精神科スタッフの心にも潜むスティグマ（Stigma）の一種だと言ってもいいのかもしれません.「（価値観が）ちがうからいい．（スティグマを前に）まとまるからいい」という多職種チームをイメージしながら，異なる職種の皆さんと対話することを楽しみに日々現場に向かっています．

Ph　私たちスタッフ自身のスティグマ…ですか．先生らしいメッセージをありがとうございます．さて，入院前と様変わりした社会に一人で暮らすことになる患者さんにとって，非定型LAI単独療法とでもいうべきシンプルな最終処方は，どのような意味をもつでしょうか？

エビデンス3　リスペリドンLAIと心理教育COMPASSとの包括治療の有用性

　統合失調症（ICD-10圏）患者96名を対象とした13施設による世界初の6ヵ月間にわたる臨床研究の結果，以下のことが明らかとなった．

■参加96例中19例（19.8％）が理由にかかわらず研究を中断し，うち精神症状の悪化による再発例は10例（19.8％）であった．これは，わが国におけるリスペリドンLAIに関する第Ⅲ相試験の再発率12.2％と比較して，わずかに下回った[9]．

■簡易精神症状評価尺度（BPRS）の総得点はベースライン39.0±1.35（得点±標準誤差）から6ヵ月後には，−3.82±1.25（P=0.0031）となり，有意な改善がみられた．

■COMPASSを用いないコントロール群を設けることができなかった点は本研究の限界ではあるが，LAIと心理教育の包括治療の有用性が示唆された．

（Yueren Zhao, Taro Kishi, Nakao Iwata, and Manabu Ikeda：Combination treatment with risperidone long acting injection and psycho-educational approaches for preventing relapse in schizophrenia. Neuropsychiatric Disease and Treatment. 9:1655-1659, 2013）

Dr 薬剤師さんの予想通り，最終的には内服薬なしで，LAI単独での外来維持療法が可能となりました．退院を前に一時的に高揚気分を示した患者さんにバルプロ酸ナトリウムの服用継続を主治医は提案したのですが，「退院したら飲み薬はのまない」という患者さんに押し切られる形でLAI単独での外来薬物療法がスタートしました．外来部門で具体的にどのようなサポートを提供できるかが，患者さんの社会生活・社会参加の鍵になるかと思います．

Ph そうですね．当院は外来処方の調剤・投薬を院内薬局で行っているのですが，入院中にこの患者さんを担当していた病棟薬剤師が必ずしも外来窓口で対応できるとは限りません．しかも，内服薬を窓口でお渡しすることのないLAI単独療法の場合，患者さんと薬剤師との関わりは極端に少なくなることが予想されます．

Dr 仮に院外調剤薬局を利用するとしてもこの患者さんのように内服薬を併用しないLAI単独療法の患者さんにとっては，薬剤師によるサポートを受ける機会が退院と同時に減るということですね．はたして，臨時で感冒薬や睡眠導入剤などの内服薬が処方されない限り，薬剤師さんは患者さんに関わる機会はないのでしょうか？あるいは，LAI単独療法が続いている間は，積極的には関わる必要はないということになるのでしょうか？

Ph 実際にLAI単独療法のため薬局をスルーされる方が複数いらっしゃるのですが，正確な数さえ把握できていません．まずは，LAI単独療法の方々をリストアップして現状を把握することから始めたいと思います．そのうえで，これまで各薬剤師が個人レベルで自発的に行ってきた，1) 訪問看護に同行する，2) 各種心理教育（外来集団精神療法やデイケア）に積極的に関わる，3) 臨時薬が処方された際にLAI療法についてもサポートする…といった工夫を，このリストをもとにLAI単独療法を続けていらっしゃるより多くの患者さんに提供できるかどうかを，薬局でも話し合ってみようと思います．

Dr ある意味，『敷地の外でも禁煙を！』という理念のもとに病院全体で取り組んでいる禁煙サポートへの薬剤師さんたちの積極的な関与もまた，患者さんのように喫煙問題を抱えている患者さんを間接的に支えてくれている素晴らしい活動だと思います．いずれにしても，他の業務との兼ね合いもあるでしょうから，身の丈にあった範囲で実践してみて，課題が見つかれば主治医や他の職種に相談して，チーム全体の理解と協力（そしてやる気）を引き出していくことが大切になるでしょう．

Ph 身の丈医療の実践…明日からの仕事でも，さっそく心がけてみますね．今のところ，この患者さんに薬を窓口でお渡しする機会はほとんどないのですが，診察やデイケアにいらしているときに，まずはお声かけしてみようと思います．

Dr ぜひ，よろしくお願いします．「無理！」を「できる！」に変えてくれる患者さんと多職種チームとがこの患者さんのあとに続いてくれることを願っています．

Ph まさに，この患者さんが教えてくださった…『やればできる！』ですね．

参考文献

1) 藤井康男，岩田仲生，高橋清久：統合失調症再発予防研究会：精神科医のデポ剤への構え，治療についての大規模アンケート調査（日独比較結果を中心に）．臨床精神薬理．15：797-810，2012．
2) Ray WA et al：Atypical antipsychotic drugs and the risk of sudden cardiac death. N Engl J Med. 360：225-235, 2009.
3) 長嶺敬彦：抗精神病薬をシンプルに使いこなすためのEXERCISE．新興医学出版，2011．
4) 佐藤好恵，成田 伸，中野 隆：殿部への筋肉内注射部位の選択方法に関する検討．日本看護研究学会雑誌．28（1）45-52，2005．
5) 安原由子，酒巻咲子，谷岡哲也，元木一志，笹川知位子，高瀬健作，川西千恵美：超音波診断装置による筋肉針の長さと薬液拡散状態．脳神経超音波医学．25（2）91～94，2013．
6) 谷岡哲也，安原由子，川西千恵美，元木一志，高瀬憲作，友竹正人，岩佐幸恵，乾 達哉：リスパダールコンスタ専用針を用いた筋肉注射手技の正確性中臀筋への確実な筋肉注射に必要な注射針の検討．精神看護．38（1）51～57，2010．
7) 酒巻咲子，趙 岳人，安原由子ほか：超音波診断装置を用いた持効性抗精神病薬注射剤を中殿筋に確実に投与するための工夫：注射部位反応の2症例，血液の逆流1症例を通して．臨床精神薬理．17（2）253-260，2014．
8) 趙 岳人（編集），岩田仲生（監修）：オリジナル心理教育テキストCOMPASS（COMprehensive Psycho-educational Approach and Scheme Set 包括的心理教育的アプローチの枠組み）．藤田保健衛生大学，2008．（日本語版URL：http://bit.ly/a2fqmb）
9) 上島国利，石郷岡純，駒田裕二：統合失調症患者を対象としたrisperidone持効性注射剤とrisperidone錠の比較試験．臨床精神薬理．12：1199-1222，2009．

〔趙 岳人（医師）／阿部裕子（薬剤師）〕

1 統合失調症

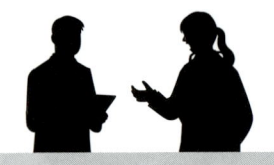

症例 07 薬物療法や修正型電気けいれん療法に治療抵抗性を示し、クロザピン導入を検討した患者

状況設定
他院に入院中の統合失調症の患者．クロザピンによる治療を希望し，家族が相談受診した．精神科医は病歴を確認したのち，クロザピンの適応や導入について薬剤師と相談している場面．

現病歴
40代女性．統合失調症（20代発症）．Ⅱ型糖尿病．遺伝的負因なし．夫と二人暮らし

　介護の仕事に従事していたが，2年前より「職場で他の職員が自分のことを見ている」と訴え退職した．退職後も被注察感は続き，次第に外出を避けて，家事も行わなくなった．被注察感は注察妄想，被害妄想，罪業妄想に発展したため，他院を受診したところ，統合失調症と診断された．妄想状態は持続し，「お金がないから自殺する」と自傷行為に及ぶこともあり，入退院を繰り返していた．
　複数の抗精神病薬治療に反応は乏しく，他院入院中にクロザピン導入目的で夫が来院した．

Rp.1 処方歴
❶ ジプレキサ（オランザピン）錠（10mg）　1回2錠　1日1回　就寝前
❷ リスパダール（リスペリドン）OD錠（2mg）　1回2錠　1日2回　朝食後と就寝前
❸ エビリファイ（アリピプラゾール）錠（6mg）　1回5錠　1日1回　朝食後
❹ セレネース（ハロペリドール）錠（3mg）　1回2錠　1日3回　朝昼夕食後
修正型電気けいれん療法

1　クロザピンの導入時には何を説明するか？

Dr 奥さんが統合失調症で他院入院中です．今日はご主人がクロザピン（クロザリル）治療を希望されて，来院されています．クロザピンの概要はお話ししましたが，薬剤師さんから再度説明お願いします．

Ph わかりました．

Dr 私からは，クロザピンが治療抵抗性統合失調症の患者さんにも有効である可能性があることをお話ししました．患者さんは多様で，何割の方に効くとは言い難い

わけですが，効果が得られるのは6〜7割と考えています．私たちの経験では，効果が得られて，副作用も許容範囲内で継続できているのは，クロザピン導入患者さんの約半数と考えているのですが，どうでしょうか？

Ph そうですね．現在のところ継続しているのは7割程度ですね．患者さんやご家族が望む効果と，私たちの考える効果には違いがあるかもしれませんので確認します．退院後のサポート体制で継続できなかった方もいますし，治療目標を確認，共有しておくことは大切だと思います．

Dr 私からも確認いたします．副作用についてですが，副作用には多くのものがあり，時には生命にかかわる重篤なものすらあること，そして副作用を早期発見し対応するために，入院で導入を開始することをお話ししました．

　副作用については，無顆粒球症が有名ですが，他にも心筋炎や，耐糖能障害，体重増加，てんかん発作などいろいろなものがありますよね．どの程度理解されているのか，心配です．ご主人に確認してもらえますか？

—ご主人と面談後—

Ph ご主人は先生のお話をほぼ理解できていました．クロザピンがどんな患者さんに効くのか，副作用は大丈夫なのかということを主に心配されていました．外来通院中の患者さんのアドヒアランスはあまり良くなかったようです．ご主人が薬をのむように促しても，「薬をのんでも変わらない．病気じゃないから治らない」と言ってなかなかのまなかったようです．

　また，クロザピン治療に対するご主人の希望としては，患者さんが日中家に一人でいられるようになれば良いと考えているようです．できれば家事ができるようになれば良いと言っていましたが，そこまでは望まないとのことでした．私たちの考える退院の目標としても，患者さんが日中家に一人でいられるということで良いでしょうか？

Dr 治療抵抗性の定義を確認するためには，薬歴とその治療反応性を確認する必要があるのですが，いかがでしたか．

Ph ご主人はお薬手帳をお持ちでしたが，入院中の薬歴は記載されていませんでした．紹介状に記載がなければ私から先方の病院に確認します．

Dr ぜひお願いいたします．先方の担当医よりも薬剤師の方同士でやり取りしていただいた方がスムーズだと思います．

Ph 薬物療法だけでなく，クロザピンを治療を開始する前に修正型電気けいれん療法（modified electroconvulsive therapy；m-ECT）の反応を確認しておいたほうが良いでしょうか．m-ECTはどんな患者さんに有効なのでしょうか？

Dr m-ECTは，全身麻酔と筋弛緩薬の投与下に通電を行って，てんかん発作を生じさせる治療方法です．適応は**表1**のとおりですが，特に迅速な治療効果が求められる場合や薬剤抵抗性の場合などに対して行われます．統合失調症に関しては，各種の治療ガイドラインでも，複数の抗精神病薬治療ののちに行うべき治療の一つとして挙げられています．ただ，効果の持続性はなく，統合失調症という長期

表1　m-ECTの適応

一次的使用	精神医学および身体医学的に重症なため迅速で確実な反応が必要な場合 他の治療の危険性がECTの危険性を上回る場合 過去の治療歴で，薬物反応に不良，ECTに反応良好であった場合 患者の望む場合
二次的使用	薬物治療抵抗性の場合 忍容性と有害事象において，薬物療法よりECTのほうがまさる場合 精神医学および身体医学的に悪化し，迅速かつ確実な反応が必要な場合

表2　m-ECTの副作用

m-ECT自体	通電直後に出現し，短時間で消失するもの 不整脈，頻脈，血圧上昇 覚醒後に出現し，数時間持続するもの 頭痛，筋肉痛，健忘 数日以上持続するもの 遅発発作，記銘力障害，脳波異常
麻酔に関連したもの	ECT中の骨折，悪性過高熱，遷延性無呼吸など 死亡例は5万回に1回（全身麻酔の危険率に相当）

にわたる疾患には行いにくいところがありますね．

Ph m-ECTのリスクはどうでしょうか？

Dr m-ECTは，麻酔科医の管理のもとに行われるので安全性は高いといえます．麻酔管理に関連した合併症が主なものです（**表2**）．

2　クロザピンはどのような患者に適しているか？

Ph この患者さんの薬歴を確認しないといけないのですが，ご主人の話からすると，何種類かの非定型抗精神病薬をクロルプロマジン（CP）換算で600mg以上十分期間服用していたようです．しかし現在も他院入院中であることからあまり効果はないようなので，クロザピンの適応になると思います．先生はどう思いますか？

Dr 私は，複数の抗精神病薬が効かなかったら，クロザピンでいいと思っているんですが，実際の細かな規定はどうなっていますか？

Ph 図1を見てください．「反応性不良」とは，CP換算600mg以上かつ4週間以上の投与を，2種類以上行っても「十分な反応が得られない」，つまり，GAF（Global Assesment of Function）評点41点以上相当になったことがない「反応性不良」症例か，中等度以上の遅発性錐体外路症状やコントロール不良のパーキンソン症状などにより十分に増量できない「耐容性不良」が適応基準です（**図2**）．

Dr わかりました．この患者さんが基準を満たすかどうか，薬歴と合わせての確認をお願いします．もう一つ．クロザピンには自殺を非常に効果的に抑制するという特徴があります．この患者さんは，病的体験に基づいた自殺企図の既往があるようですから，私は積極的にクロザピンの適応と考えてよいと思います．

クロザピンの併用禁忌と併用注意は何でしょうか？

Ph 禁忌はクロザリル患者モニタリングサービス（CPMS）への患者登録前（4週間以内）の血液検査で白血球数が4,000/mm^{3}未満または好中球数が2,000/mm^{3}未満は登録できません．その他，重度の心疾患や腎機能障害，肝機能障害のある患者さんも禁忌になります．CPMSの規定を順守できない場合にも禁忌ですので，外来通院の援助やアドヒアランスの確認なども大切です．

相互作用からの併用禁忌は，無顆粒球症の発現が増加するおそれがあるため，

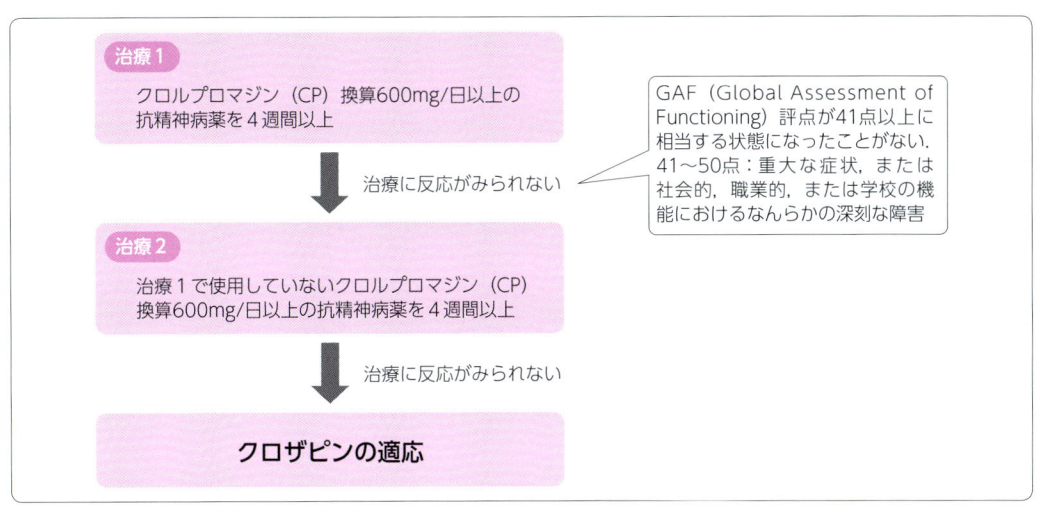

図1 日本での反応性不良の定義
（稲田 健，髙橋結花，石郷岡 純：日本におけるclozapineの使用実態とその問題点—東京女子医科大学病院における自験例を踏まえて—．臨床精神薬理．16：463-473, 2013より引用改変）

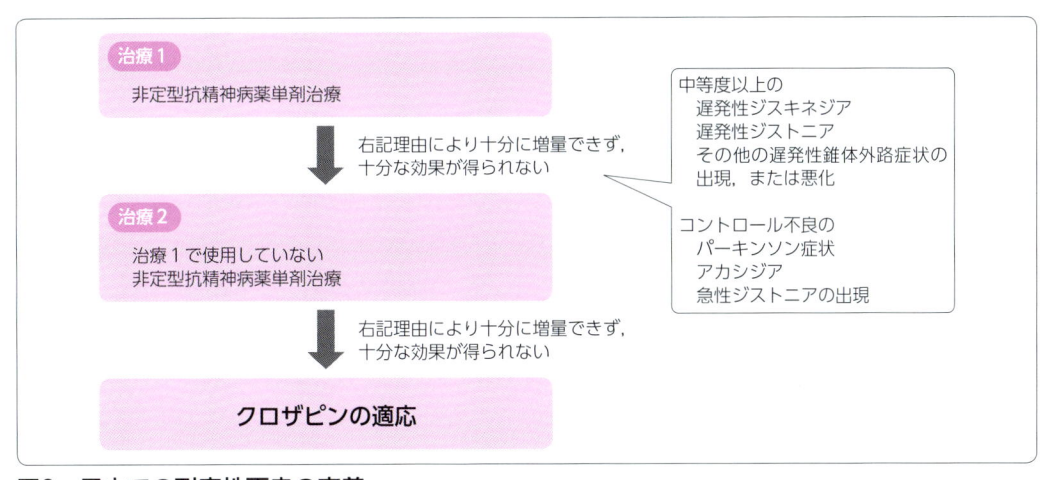

図2 日本での耐容性不良の定義
（稲田 健，髙橋結花，石郷岡 純：日本におけるclozapineの使用実態とその問題点—東京女子医科大学病院における自験例を踏まえて—．臨床精神薬理．16：463-473, 2013より引用改変）

骨髄抑制を起こす可能性がある薬剤，放射線療法，化学療法です．また持効性抗精神病薬は副作用が起きた時に速やかに対応できないため併用禁忌となっています．併用注意は，クロザピンが主に代謝酵素チトクロームP450（CYP1A2，3A4）で代謝されるので，それらを誘導する薬剤や阻害する薬剤は注意が必要です．そのため喫煙も注意する必要があります．患者さんは煙草を吸っていますか？それ以外にも注意する薬剤はありますが，現在服用している薬剤を見ると，併用注意薬も服用していないので，大丈夫です．ただし，患者さんは糖尿病ですよね．糖尿病の患者さんへの投与は禁忌ではありませんが，原則禁忌です．

Dr クロザピンを投与するにはどうしたら良いですか？
Ph 紹介状には糖尿病と記載してありますが，検査値などの情報がないため，まずは

当院の糖尿病内科を受診していただき，クロザピンを服用できる状態なのか判断していただくのはいかがでしょうか．当院の糖尿内科のクロザピンの窓口は外来医長なので，先生のほうから他科依頼をお願いします．

3 クロザピンをどう導入し，どう管理するか？

経過 1
患者の薬歴等確認したところ，クロザピン適応患者であることが確認できたため当院入院となった．入院後糖尿病内科を受診し，クロザピンを開始する場合には，定期的に糖尿病内科を受診すること，血糖値の変化などに注意することなどを確認し，クロザピンを開始することになった．

Ph 前薬の減量はどのようにしますか．クロザピンは原則として前薬を完全に中止してから12.5mgと非常に少量から開始しますが，この患者さんも前薬を中止してからの開始で良いですよね？

Dr え，だってそういう規定ならそうしなきゃ仕方ないじゃないですか．

Ph 先生，そんなに投げやりにならないでください．
　多剤併用の抗精神病薬を減薬するときのセオリーがあります．コリンリバウンドに注意しながら，減薬していくとよいでしょう．高力価よりも低力価のもの，代謝半減期の長いものより短いものが離脱症状を生じやすいとされています．高力価で半減期の短いものから中止して，半減期の長いものを最後に中止して，翌日からクロザピンを開始するというのではどうですか．

Dr わかりました．本当に参考になります．

Ph では，無理のないように減量計画を考えていきましょう．いつクロザピン投与を開始しますか？

Dr 来週の火曜日からにしましょう．

Ph わかりました．今服用している薬はオランザピン20mg，クロルプロマジン50mgですよね．ハロペリドールは先生が外来で減量してくださったので，本日から中止で良いと思います．2剤のうちで半減期の短いクロルプロマジンを本日から中止し，オランザピンを明日から15mg3日間，10mg2日間，5mg2日間，前日まで服用して中止というのではいかがでしょうか？

Dr そのようにしてみます．コリンリバウンドによる一時的な不快感には頓用なども検討していいですか．

Ph 良いと思います．ただし，クロザピンは単剤で使用することが原則ですので，頓服薬としてはロラゼパム等のベンゾジアゼピン系薬剤が良いと思います．クロザピンとベンゾジアゼピン系薬剤との併用は心循環系の副作用のリスクが高まるため，看護師さんに注意してケアしてもらいましょう．
　クロザピン服用時の発熱に対しての指示を出して貰えると助かります．

表3 クロザピン内服中に発熱を認めた場合の検査

感染源検索	血液検査，尿検査
心筋炎・心膜炎の除外	心電図，胸部X-P，血液（CK, CRP）（トロポニンT） 胸部症状，呼吸状態（心不全徴候）の確認 発熱が持続する場合は，症状がなくとも週1のECG

Dr クロザピン内服中の発熱には，薬剤性のものと感染によるものが考えられます．特に注意しなくてはならないのは，白血球減少を伴った感染と心筋炎・心膜炎と考えられます．ですから，発熱時には感染源の検索と心筋炎・心膜炎を除外できるように検査指示を出しておきます（**表3**）．
　感染があると怖いので，発熱時には抗菌薬を服用するように予定指示を出しましょうか．

Ph 抗菌薬のむやみな投与は，耐性菌を生む原因にもなりますし，白血球減少を生じることもありますから慎むべきでしょう．対症療法的にアセトアミノフェンを処方されてはいかがでしょうか．

Dr そうします．

経過2
前薬を中止し，クロザピン12.5mgから開始したところ3日目から流涎が目立つようになり，患者さん自身も気になりだした．

Ph 患者さんが涎流がつらいと言っています．対処はどうしましょうか？
　今までの経験から言うと，慣れてくる患者さんもいますが，用量とともにひどくなる患者さんもいました．特に夜寝ている時に特に多いです．枕が濡れるので，バスタオルをまいたり，新聞紙を敷いている患者さんもいました．誤嚥から肺炎を引き起こす可能性もあるので，気をつける必要があります．

Dr 対応薬は何がありますか？

Ph モーズレイのガイドラインでは流涎に対してアミトリプチリン塩酸塩，トリヘキシフェニジル塩酸塩，クロニジン塩酸塩などがあげられていますが，これらの薬剤の副作用が出る可能性がありますのであまりお勧めできません．その他漢方薬だったら五苓散で改善したという報告がありますが，クロザピンでの流涎ではなく他の抗精神病薬による流涎です．まずは，タオルを使用するなどで対応可能かどうか，患者さんと話し合ってみます．

経過3
徐々にクロザピンを増量していくに従い，日中の活動も増え，調子が良いと作業療法に参加できるようになった．しかし罪業妄想は改善しないため，クロザピンを600mgまで増量したところ，てんかん様発作がおき，脳波検査を施行した．

Ph 脳波はどうでしたか？200mg，300mgと増量ごとに脳波をとっていましたが，以前と比較してどうでしたか？

Dr 脳波では徐波とてんかん波がみられています．脳波の徐波化は，用量依存性に生じていました．増量ごとに脳波検査を行い，徐波化を認めていましたが，1～2週間経過を観察すると回復していましたので，回復後に増量するということを繰り返してきました．

　今回臨床的なてんかん発作が起きましたので，減量せざるを得ないと思います．

Ph 服用量は？

Dr 脳波異常を生じていなかったのは300mgでしたから，300mgまで減量しましょう．

Ph 抗てんかん薬を投与しますか？

Dr 服薬する薬剤は一つでも少ない方が良いと考えます．少ない方が，相互作用による薬剤血中濃度の変動，副作用の軽減，アドヒアランスの向上などが期待できますから．ただ，この方の経過では，クロザピンの300mgのみでは情動が不安定で，自殺の危険を払拭しきれませんでした．しばらく様子を見て，気分安定作用としての抗てんかん薬の投与を検討したいと思います．

経過4　クロザピンを300mgまで減量したが，症状の悪化はなかった．徐々に作業療法などの時間も増え，希死念慮も口にしなくなり，外泊ができるようになったため退院準備期となった．

Dr 退院を検討する時期になりました．通院への支援はご家族にお願いすることになります．薬の管理について，ご家族が心配していました．服薬の管理の方法などをご家族にもお伝えください．

Ph 病棟では薬の自己管理はできていますが，自宅で服用できるかどうか不安なところがあります．退院後の服薬を考えて服用方法は朝食後と寝る前にしていますが，ご主人が服薬するところを見ていられるか，確認します．

　通院に関しては2週間に1回来院する必要があるので，ご主人が来られるのか確認し，できないようでしたら精神保健福祉士に相談して通院支援などサポート体制について調整が必要ですね．

　外来は何曜日にしますか？外来通院の曜日に合わせて退院日や採血日も調整したほうが良いと思います．

〔稲田　健（医師）／髙橋結花（薬剤師）〕

2 うつ病

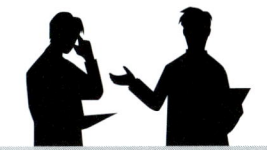

症例 08 初発うつ病で入院となった患者

状況設定

初発のうつ病入院患者に対し，入院後に患者の意見を反映して抗うつ薬処方を決定した．Shared Decision Makingのやり方で医師が治療に関する冊子（デシジョンエイド）を渡しながら治療法を複数説明し，その後薬剤師が患者の質問に答え，数日後薬剤師同席の下，患者と医師との間で治療薬を最終的に決定する場面．

現病歴　33歳男性

　会社でエンジニアとして勤務．1年前に結婚．将来を嘱望され3ヵ月前プロジェクトリーダーとなり，仕事の量的・質的負荷がかかった状態を続けたところ，1ヵ月前より頭痛，倦怠感，食欲低下，気力低下が出現．脳外科や内科にて精査を受けるも異常は見つからなかった．しかしながら病状は不変のため，次第に仕事に行けなくなった．内科医の勧めもあり，心配した妻に付き添われ精神科外来を紹介受診．うつ病でしっかりとした休養が必要ということで数日後入院となった．

1 判断力のある抑うつ患者の治療方法は？

Ph 先程入院して来た患者さんは初発のうつなんですね．

Dr そうなんですよ．会社員で結構負荷のかかる仕事を半年以上続けていて，それが一段落してから身体がだるくなり朝も起きられず，これまでいろいろな科に行って検査しても異常がなくて．今回は内科から依頼されて来たんですよね．ここ1ヵ月は仕事も遅刻したりして，辛い時は休んだりしていたみたいです．

Ph QIDS-Jで20点だから結構重症ですよね（参照 エビデンス1）．

Dr そう．頑張らなければと必死に仕事に行ってみたいですね．割と淡々と話しますが，実際は見た目より大分疲れていて不調だと思うんですよ．休むように言っても最初無理と抵抗していましたし．それで入院してしっかり休んでもらおうと思ったわけです．幸い希死念慮はないし，判断力も比較的保たれています．ですが本人は自分がうつかどうかまだ十分わかっていないみたいですし，ちゃんと勉

エビデンス1 QIDS-J(Quick Inventory of Depressive Symptomatology（日本語版自己記入式・簡易抑うつ症状尺度))

自記式でありながら，抗うつ薬の臨床試験で用いられるハミルトンうつ病評価尺度（HAM-D）と相関することが示されている．米国におけるうつ病の大規模研究 STAR*Dでも導入され，注目されている．重症度もわかり，27点満点で5点以下で寛解となるため，治療転帰も評価できる．簡易抑うつ症状尺度（QIDS-J）については，http://www.mhlw.go.jp/bunya/shougaihoken/kokoro/dl/02.pdfを参照．

(Rush AJ, Trivedi MH, Ibrahim HM et al : The 16-Item Quick Inventory of Depressive Symptomatology(QIDS), clinician rating(QIDS-C), and self-report(QIDS-SR): a psychometric evaluation in patients with chronic major depression. BiolPsychiatry. 54 : 573-583, 2003)

エビデンス2 治療方針決定のパターン—Shared Decision Making（SDM；意思決定の共有）

治療方針の決定法には3つパターンがあるが，このShared Decision Makingは従来型のように医師主導でなく，またインフォームドタイプのように複数の治療方針は示されるが，治療方針決定は患者に委ねられるというものでもない．情報交換も治療方針決定も医師が患者と共に参加して行っていくという，双方向性の決定法である[1]．

治療方針決定のパターン

		従来型 パターナリスティック	SDM	インフォームド
情報交換	流れ	一方的（ほとんど）	双方向性	一方的（ほとんど）
	方向	医師→患者	医師↔患者	医師→患者
	タイプ	医学的	医学的，個人的	医学的
	情報量	少ない	十分	十分
審議		医師単独か 医師＋他の医師	医師＋患者（有力な他者が加わることも）	患者（有力な他者が加わることも）
最終的治療決定		医師	医師＋患者	患者

ドイツでは統合失調症のこのやり方を導入した入院患者において，服薬によりポジティブなイメージを持ち，統合失調症に対する知識や医師への信頼感が増し，さらには一年半後の再入院が少ない傾向であったことが示されている[2]．

1) Charles C, Gafni A, Whelan T : Decision-making in the physician-patient encounter : revisiting the shared treatment decision-making model. Soc Sci Med. 49 : 651-661, 1999.
2) Hamann J, Cohen R, Leucht S et al : Do patients with schizophrenia wish to be involved in decisions about their medical treatment? Am J Psychiatry. 68 : 992-997, 2007.

強したいというので，どうでしょう，薬を選んでもらうのは？

Ph 以前先生が言っていたShared Decision Making（SDM）ですね（参照 エビデンス2）．先生はどんな患者さんを対象にSDMを行われているのですか？

> **エビデンス 3　デシジョン・エイド**
>
> shared decision makingにおいては必須のもの．患者が自分の好みの治療法を決定するにあたり，参考となる資料やビデオ，冊子を指す．これを渡すだけでも患者ー治療者関係が強化すると考えられている．複数の治療選択肢について，各々のメリット・デメリットが記載されている．中学2～3年生でもわかるようなものがよいとされている．
>
> (Oshima EL, Emanuel EJ : Shared Decision Making to Improve Care and Reduce Costs. N Engl J Med. 368:6-8, 2013)

Dr 基本的にSDMとは治療法を選ぶものなので，一応病識がある程度あって判断力もある程度保たれている人ですかね．

Ph ドイツのハマン先生が統合失調症の方を対象に行ったSDMの研究ではデシジョンエイド（参照 エビデンス3）を用いて過去の投薬歴・現在の治療薬の選択肢などしっかり時間をかけて面談を行っている印象がありますが，状態の悪い，うつの方には負担にはならないでしょうか？この方の場合は入院されているので時間的な余裕はありますが，外来の診療など時間が限られている場合でも運用されているのですか？

Dr ハマン先生は説明して24時間以内に方針を決めているんですよね．私としてはこちらが説明してすぐに決断するのは無理だと思うので，2～3日は最低考えたり調べたり相談したりする時間を与えた方がいいと思っています．外来でも数日～1週間経ってから最終決定の話し合いをしています．やり方としては，2つ以上の異なるタイプの治療法を，それぞれメリット・デメリットを伝えた上で患者さんに選んでもらいます．この人の場合だと非鎮静系抗うつ薬としてSSRI，鎮静系としてNaSSAになるでしょうか（参照 エビデンス4）．

Ph なるほど．

Dr 僕からは対照的な2剤として，SSRIとしてセルトラリン（ジェイゾロフト），NaSSAとしてミルタザピン（リフレックス）を2つの選択肢としてメリット・デメリットをそれぞれ簡単に挙げておきます．薬剤師さんもデシジョン・エイドを渡して患者さんの質問や疑問に答え，その後のフォローをお願いできますか？

Ph わかりました．ただ最終的に治療方法を決めるまでの数日はどうするんですか？

Dr 決めるまではロフラゼプ酸エチル（メイラックス）を使おうと思います．気持が楽になって眠くなると説明して．辛い時は頓服のロラゼパム（ワイパックス）を使おうと．「入院だし焦る必要もないしね」と言ってみます（**Rp.1**）．

Rp. 1

❶メイラックス（ロフラゼプ酸エチル）錠（1mg）　1回1錠　1日1回　就寝前

> **エビデンス 4** 抗うつ薬の新しい使い分けの提案

　抗うつ薬には，鎮静，あるいは不眠や焦燥などのまったく異なった副作用が見られるため，その対策には抗うつ薬の特性を知ることが重要である．生物学的精神医学会世界連合（World Federation of Societies of Biological Psychiatry；WFSBP）のガイドラインによると，抗うつ薬の副作用プロフィールにより，鎮静作用が強い2＋以上の薬剤を鎮静系抗うつ薬，一方不眠，焦燥で2＋以上で評価されているものは非鎮静系抗うつ薬と称することができる．

　なおこれらの薬剤に見られる不眠，焦燥の副作用は5-HT_{2C}受容体刺激により惹起されると考えられる．

副作用別の抗うつ薬の分類

薬剤名		鎮静系	非鎮静系
		過鎮静	不眠／焦燥
三環系	アミトリプチリン	＋＋＋	－
	イミプラミン	＋	＋＋
	クロミプラミン	＋	＋
	ノルトリプチリン	＋	＋
	アモキサピン	＋	＋＋
四環系＋α	マプロチリン	＋＋	－
	ミアンセリン	＋＋	－
	トラゾドン	＋＋	－
SSRI	フルボキサミン	－	＋
	パロキセチン	－	＋＋
	セルトラリン	－	＋＋
SNRI	ミルナシプラン	－	＋＋
	デュロキセチン	－	＋＋
NaSSA	ミルタザピン	＋＋	－

1) Bauer M, Bschor T, Pfenning A et al : World Federation of Societies of Biological Psychiatry (WFSBP) Guidelines for Biological Treatment of Unipolar Depressive Disorders in Primary Care. The World Journal of Biological Psychiatry. 8(2)67-104, 2007.
2) 渡邊衡一郎: 変わりゆくうつ病の薬物療法. 精神神経学雑誌. 112(11)1105-1114, 2010.

2 複数の治療選択肢を患者に提案する

―医師・薬剤師同席による患者とのSDMの場面―

Dr 入院されてどうですか？私達は患者さんにご自身の治療法を十分理解・納得いただいた上で選択していただこうと思っています．先日Aさん（患者）はうつ病であるとお伝えしました．これが病気に関する冊子です．後でよくご覧下さい．そしてこちらが治療法に関するものです．こちらにはいろいろな治療法について記載されています．私はAさんには2つの薬が好ましいかと思っています．

　まず一つ目，セルトラリンというお薬です．これはSSRIというセロトニンの量を調整することでうつを治すというものです．スタンダードな薬剤で，服用早期の副作用として吐き気と下痢があり，ときにイライラすることもありますが，眠くならない薬です．

　もう一つ，ミルタザピンというお薬はセルトラリンと異なって当初眠気が副作用で食欲も出てしまいますが，その分眠れて胃腸は楽になる薬です．もしよけれ

ば冊子をご覧の上，どちらの薬剤がよいか2日後までに検討していただけますか．質問には薬剤師が相談に乗ってくれますので．

Ph この場では検討しきれないでしょうから，この冊子をお読みになったり，ネットで調べるなどしてみて下さい．よろしければ方針決定する明後日より前，たとえば明日また私がお会いしますので，その時何でも聞いて下さい．質問に答えますのでご自身の考えを明らかにして下さい．

患者 はい．

3 患者から抗うつ薬の相談を受ける

Ph 先ほど患者さんと会ってきました．早速スマートフォンを使って調べたらしく，まだ結婚して1年ということでセルトラリンの食欲低下と性機能障害を気にしていました．逆にミルタザピンは「今食欲がないし，むしろ入院生活はヒマで眠った方がいいからそっちがよい」と．あとはいつ頃副作用が出るかとか，どうやったら副作用が軽くなるかとか知りたがっていました．一応ミルタザピンはのみはじめは大分眠いですが，入院なのでむしろ寝てうつを治すのが一番と伝えました．あとは奥さんにもどっちがいいか相談してみるようです．デシション・エイドがあるから相談しやすいと言っていました．

Dr 私と治療方針を決める前に家族と話し合えるのはいいですね．では，明日決める時も同席してみますか？

Ph ええ是非．

4 患者の希望を確認し，治療方針を決定する

―翌日―

Dr 面談をどう思いました？

Ph デシション・エイドを読んで，自分でも色々調べ，さらには奥さんと相談したうえでの決定ですから本人しっかりしてましたし，何だか自信が感じられましたね．副作用情報もわかったと言っていましたし．うつに関しても大分理解していましたね．さらに先生が口頭では触れなかった，継続することや増量の必要性もデシジョン・エイドから理解できていたのは意外でしたね．

Dr そう，熱心でしたね．視覚的情報の影響は大きいですよね．いよいよ今晩からミルタザピン開始ですね（**Rp.2**）．私の方でも聞きますが，薬剤師側からも感想を聞いて下さい．

Rp. 2

❶リフレックス（ミルタザピン）錠（15mg）　1回1錠　1日1回　就寝前　追加
❷メイラックス錠（1mg）　　　　　　　　　　1回1錠　1日1回　就寝前

―翌日―

Ph 先程会ったら，ミルタザピンはやはり眠気やだるさ，頭が重くなるのがつらいと言ってました．ただ私の方で1週間くらいで慣れることが多いと言ったらほっとしてました．こういう感じなんですね．

Dr あらかじめ説明しているから受け入れもいいですよね．必要以上に不安にもならないですしね．

―5日後―

Ph 大分眠気も落ち着いたみたいですね．服用を始めても大きく自覚的な変化はないようですが，効果には時間がかかることをあらかじめ説明していたので焦りはないようです．でも聞かれました．次は2錠に増やすんですかと．

Dr それはデシジョン・エイドに増やしていくと書いてあるからでしょうね．QIDSも1週間で15点になりましたし．よほど副作用がでなければ2錠に増やして行きましょう（**Rp.3**）．

Rp. 3

❶リフレックス錠（15mg）　　1回2錠　1日1回　就寝前　←増量
❷メイラックス錠（1mg）　　　1回1錠　1日1回　就寝前

―10日後―

Ph 最近はとても表情が明るくなって睡眠のほうもだいぶ安定したようです．薬の効果も自覚的に感じられるようになってきたみたいですね．今はミルタザピンとロフラゼプ酸エチルを併用されていますが，ベンゾジアゼピン系薬剤は長期的に使用していく必要性は低いですよね．先生は今後の投与計画，どうされますか？

Dr ロフラゼプ酸エチルは調子がよければ半錠に減らしてもいいと伝えて下さい．そうやって減量できそうですね（**Rp.4**）．

Rp. 4

❶リフレックス錠（15mg）　　1回2錠　　1日1回　就寝前
❷メイラックス錠（1mg）　　　1回0.5錠　1日1回　就寝前　←半分に減量

―退院日前日―

Ph 先ほど退院前の最終の指導を行ってきました．僕のほうから説明するまでもなく，「これから半年以上はのむんですよね」と再発のリスクや服薬継続の必要性は非常によく理解されていました．念のために急速中断の危険性についてもお話ししましたが，冊子にも記載があることでしたので十分理解されていました．

Dr よかったです．ありがとうございました．

〔渡邊衡一郎（医師）／磯上一成（薬剤師）〕

2 うつ病

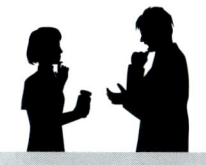

症例 09　初発のうつ病で，外来での抗うつ薬治療が奏功せず，入院となった患者

状況設定
初出のうつ病患者への抗うつ薬が奏効せず外来から入院に変更となり，医師と薬剤師が治療薬を見直す場面．

現病歴 32歳男性，会社員

　元来健康，喘息の既往がある以外は特に現在も続く疾患はなし．小中高の成績は中から上位で，友人も多い．趣味は旅行と旅先の食べ歩きで，最近まで月に1回程度は日本各地を旅していた．

　高校卒業後，工業系の会社に営業として勤務．25歳時に現在の会社に転職し，同様の業務をこなしている．婚姻歴はなく，現在は彼女と同棲中である．

　X年4月，営業先の不振から不渡りが出たことで会社に損失を与えることとなった．上司や社長などは「仕方ないことだから」とやむを得ないとの判断であったが，以来自分を責める発言が多くなり，「会社に申し訳ない」「自分は仕事をやめたほうが良いのではないだろうか」と友人や同僚に漏らすことが多くなった．同時に入眠困難や早朝覚醒が出現，睡眠時間が減少し，また体重も1ヵ月で3kgほど減少し，周囲からも指摘されるほどであった．5月に入り，自責の念がさらに強くなったことで，「自分は死んだほうが良い」など希死念慮が出現，仕事も徐々に手につかなくなり，また表情も険しいことが多くなった．心配した上司が勧め，同僚の付き添いのもと，6月上旬に当病院精神科を受診した．

　受診時，上記と同様に自責の念を認め，また身体の倦怠感の訴えもあった．希死念慮については，「消えてしまいたいという気持ちはあるが，自分で死のうとは思わない」と語った．病気であるという認識は必ずしも明確に持っているわけではないが，自らが以前と比べて元気がないことは理解していた．うつ病という診断を伝え，治療の必要性も説明したところ了解されたため，外来治療を行っていくこととした．**Rp.1**のようにミルタザピン15mg／日が処方され，また約2ヵ月の休職の指示が出された．

Rp. 1

❶リフレックス（ミルタザピン）錠（15mg）　1回1錠　1日1回　就寝前

1 うつ病という診断と薬剤選択について

Ph この患者さんの診断名はうつ病となっていますが，大うつ病性障害や内因性うつ病，うつ状態とどのような違いがあるのでしょうか？

Dr 現在の診断基準では，心因性や内因性という区別は特に行っていません．また，うつ状態というのは広い概念であり，例えばアルコール依存症に伴う抑うつや，降圧薬を服用して生じたうつ症状，あるいは適応障害なども含むことがあります．

ただ，診断基準としてはそのような形式をとっていますが，臨床的には外的な誘因があって発症したうつ病と，特にきっかけなく症状が出現した人とでは治療の選択にやや違いがあります[1]．

Ph なるほど．そうなのですね．今回の患者さんは初発のうつ病ですが，抗うつ薬としてミルタザピンを選択したのは何故ですか？

Dr 抗うつ薬の有効性には各薬剤間で大きく差があるわけではありませんが，新規の抗うつ薬の中ではミルタザピンが最も有効性が高いというメタ解析があります（参照 エビデンス1）．ただ，実際には有効性で選ぶというよりは，薬剤のプロファイル，すなわち特徴で薬剤を選択する方が多くなります．ミルタザピンは眠気が

エビデンス1　新規抗うつ薬の中ではミルタザピンが最も有効性が高い

日仏英の研究者が，成人の単極性大うつ病の急性期に対して使用した12種の新規抗うつ薬（bupropion, citalopram, デュロキセチン, エスシタロプラム, fluoxetine, フルボキサミン, ミルナシプラン, ミルタザピン, パロキセチン, reboxetine, セルトラリン, venlafaxine）の有効性・許容性について比較した117の無作為化対照試験（n＝25,928）のメタ解析MANGA Studyの結果，ミルタザピン，エスシタロプラム，venlafaxine，セルトラリンの治療反応率は，デュロキセチン，fluoxetine，フルボキサミン，パロキセチンなどと比較して有意に高かった．

また，エスシタロプラムとセルトラリンは許容性に関して最も良好な結果を示し，デュロキセチン，フルボキサミン，パロキセチン，reboxetine，venlafaxineに比して有意に脱落率が低かった．

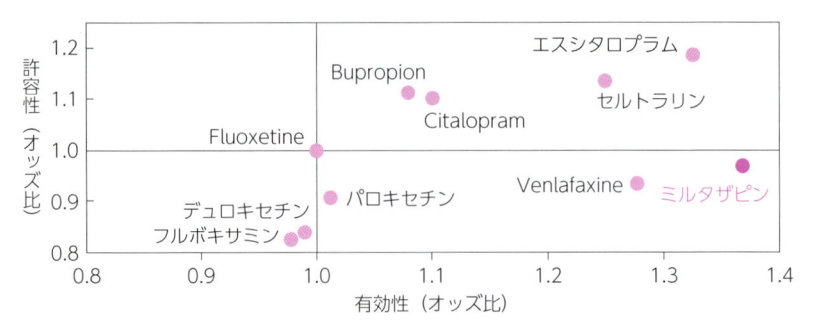

(Patrick G, Combs G, Gavagan T : Initiating antidepressant therapy? Try these 2 drugs first. J Fam Pract. 58 : 365-369, 2009)

副作用としてあることからも，鎮静系の抗うつ薬と言えます．この患者さんの場合，希死念慮がみられ，やや焦燥感もあると判断したため，鎮静効果によってゆっくりと休養をしていただくことも重要と考えました．不眠の症状も判断材料でした．もし休職が必要でない状態であれば投与はしなかったかもしれません．

Ph 不眠に対して，ミルタザピンのように眠気が出やすい抗うつ薬で対応する場合と，睡眠薬を追加する場合がありますが，どのように使い分けますか？

Dr どちらが良いかは一概には言えませんが，ベンゾジアゼピンの長期使用には注意が必要です．また，ベンゾジアゼピンでは睡眠の深さという点で，第1・2相を増やし3・4相は減少させるという報告もあります．さらに，併用することで剤数が増え，患者さんの治療への抵抗感を増す可能性も否定できません．単剤処方を原則とするのならば，なるべく抗うつ薬で対応するほうが良いように思います．

経過 1
1週後の再診の際，睡眠の改善は認められたものの，日中の眠気が強いとの訴えがあった．また，自宅では同棲中の彼女が心配しているため，あまり横になった姿を見せることができず，外出して図書館で休んでいるということを語った．

その後毎週通院するものの，症状の改善に乏しく，ミルタザピンを2週ごとに30mg，45mgと増量したものの明らかな変化は認められなかった．自宅でゆっくり休めないという状況もあわせて考慮した主治医から入院での加療を勧められ，初診から2ヵ月後の8月下旬に入院となった（**Rp.2**）．

Rp.2 入院時処方

❶リフレックス錠（15mg）　1回3錠　1日1回　就寝前　◀増量

入院時，母親と弟が自宅を訪れたところ，処方された日数の半分以上の薬剤が残っていたことが判明した．本人に確認したところ，眠気が強いために1錠（15mg）のみ服用していたこと，また翌日に彼女と外出をしなければならない時には服用をしていなかったことがわかった．そこで主治医の指示で薬剤師より服薬指導を行い，また再度疾患教育を行った．

2 治療の選択について

Ph うつ病患者の服薬不遵守は良くあることなのでしょうか？

Dr 半年で概ね半分の型が服薬不遵守に至ると考えておけば良いと思います[2]．これは他の疾患と比べてもそれほど大きな変わりはありません．

Ph この患者さんは，ミルタザピンが最高用量の1日45mgまで増量になったものの，眠気を嫌がって自己調節していたようですね．この後の対応として，眠気に慣れるまでミルタザピンを30〜45mgで継続するのか，あるいはミルタザピン15mgに増強療法で対応するか，環境調整や認知行動療法（CBT）で対応するか，他の抗うつ薬に変薬するか併用するか，どのような方法が望ましいのでしょうか？

Dr いずれの選択肢もとり得るのだと思います．というのも，初期治療が良好な結果に至らなかった場合，次にどのような治療が有効性を示すのかは，いくつか報告はあるものの現時点では明らかではありません．ですので，ここは患者さんの希望を聞きながら，情報を共有して一緒に考えて決定していく，いわゆるShared Decision Making（SDM）を行っていくのが望ましいのではないでしょうか．

ただ，用量を増加せずに変薬してしまうことは，その薬剤が以後の治療選択から外れてしまうため，結果的に薬剤選択の幅を狭めることとなります．ですので，治療反応が得られるものの改善が不十分である場合には，まず最大有効用量まで使用するというのが原則にはなると思います．そのことを十分に考慮したうえで判断すべきでしょう．

また，薬剤の変更をするのか，他の薬剤を併用するのかについては未だ結論が出ていません．**表1**を参考に，それぞれのメリットやデメリットを考え，患者さんと共有したうえで選択をしていくべきでしょう．

Ph うつ病患者の治療にCBTを用いるかどうかは，どのように判断しますか？

Dr 基本的な立場として，全ての患者さんにCBTを施行することは問題がないとされています．重症の方であれば行動的アプローチの比重を大きくしていきますし，また精神病症状に対する方法もあります．ですが，一般的には**表2**に示すように，CBTに適するのは軽症から中等症の方であり，治療の対象となりやすい心理的ストレスなどがある患者さんということになります．

Ph 元々は，今回の入院は環境調整の意味が強かったと思いますが，退院後の復職や住居に関する問題には，治療上どのように対応していくのが良いのでしょうか？

Dr まず自宅で休養ができないという点に関しては，同棲相手に伝えることで起きる

表1 変薬と増強・併用療法のメリット

変薬のメリット	増強・併用のメリット
・無反応の場合は，不要な薬剤を継続する必要がない ・錠数が増えず，アドヒアランスにはよい ・費用がかからない ・薬物相互作用が少ない ・副作用の増加が少ない 　－錐体外路症状（非定型薬の場合） 　－体重増加（非定型薬やミルタザピンの場合）	・部分反応を活かすことが可能 ・中断症候群がない ・より速効性 ・ただし 　－どの増強・併用がふさわしいかエビデンスがない 　－いつまで続ければよいかエビデンスが少ない

（杏林大学　渡邊衡一郎先生より提供）

表2 薬物療法が推奨される患者と精神療法が望ましい患者の違い

薬物療法	精神療法
・中等度〜重症 ・睡眠や食欲の著しい障害 ・維持治療が必要と想定される ・抗うつ薬に対する過去の良好な反応 ・薬物療法を希望する場合	・軽症〜中等症 ・重大な心理社会的ストレスや対人関係の障害がある場合 ・心理社会的な内容を有する ・Ⅱ軸診断（パーソナリティ障害）の合併 ・慢性化しているケース ・精神療法に対する過去の良好な反応 ・精神療法を希望する場合

（APA practice guidelineより引用）

結果を過度に捉え，不安が強くなっているためにできていない可能性があります．認知行動療法的なアプローチを行いながらその思考を修正し，不安を和らげて，彼女に伝えられるようにしていくことも可能かもしれません．ですので，そのためにはまず家族などから情報を十分に収集したうえで検討していく必要があります．場合によっては彼女と直接会うことや，医師からの説明なども本人の了承のうえで行うこともあるでしょう．

復職については，現段階での治療目標とするかどうかによると思います．まずは自宅で療養に専念することからでしょうか．

Ph ところで先生，入院前処方はミルタザピンが1日45mgでしたが，実際には15mgしか服用していなかったようなので，まずは30mg程度で様子をみてみるのはいかがでしょう？添付文書上でも増量は15mgずつとなっていますし，ご本人も眠気を気にされていたようなので．

Dr そうですね．一度30mgで様子をみた方が安全かもしれませんね．本人にも聞いてみて，良ければ30mgで様子をみましょうか．処方は出し直しておきます（**Rp.3**）．

Ph ありがとうございます．私も入院治療や退院後の自宅療養が上手くいくよう，患者さんと良く話してみます．

その後の経過

Rp. 3　入院初日

リフレックス錠（15mg）　1回2錠　1日1回　就寝前　→減量

入院初日の患者への服薬指導として，以前より実質15mgの服用増となるが，眠気は数日で慣れる場合もあり，今は不眠の改善を含め休息が必要な時期でもあることを伝えた．また，服薬を継続した上で日常生活に支障が出るようであれば，対処も検討できることを説明すると，患者も少し安心したようだった．その後1～2週間おきに患者のもとへ行き，焦らずに治療を行うことや，症状がなくなっても約半年は再燃のリスクが高いため，薬の影響が生活と折り合わない場合も自己調節せずに主治医に相談するよう勧めた．その後，ミルタザピン45mgへの増量や，同棲相手に情けない姿を見せられないという思いから自宅で休息しにくい問題に対して主治医から認知行動療法的アプローチが開始となり，ほどなく彼女と自宅療養について話し合えるなど変化がみられた．

不安要因が解消してからは不安焦燥も減少し，本人も徐々に調子の回復を実感できるようになった．

参考文献
1) Mizushima J, Sakurai H, Mizuno Y et al：Melancholic and reactive depression：a reappraisal of old categories. BMC Psychiatry. 13：311, 2013.
2) Sawada N, Uchida H, Suzuki T et al：Persistence and compliance to antidepressant treatment in patients with depression：a chart review. BMC Psychiatry. 9：38, 2009.

〔菊地俊暁（医師）／佐藤康一（薬剤師）〕

2 うつ病

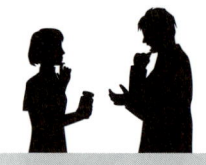

症例 10 入院患者で抗うつ薬が奏功せず，不安・焦燥・希死念慮を認めたため，m-ECTを検討した患者

状況設定
重症の妄想性うつ病で緊急入院となった患者の評価と治療方針を決めるため，多職種カンファレンスを開いた．いずれの職種も緊急性が高いと判断しており，m ECTを行うという治療方針となった．

現病歴 60歳女性．うつ病．40歳より緑内障・糖尿病，50歳より高血圧

　夫によると元来明るく友人は多かった．28歳で結婚し2子をもうけた．結婚後は家業と子育てを精力的にこなしていた．50歳時に経営が危うくなった頃から眠れなくなり，次第に憂うつな気分や気力の減退を認め，夫の勧めでクリニックを受診し，うつ病と診断され抗うつ薬による治療を受けた．抗うつ薬が著効し3ヵ月ほどで完全寛解したため，主治医と相談して半年後には治療が中断となった．以後，元の生活に戻り，再発なく元気に働いていた．

　60歳時の秋頃に息子から突然婚約相手を紹介されてからは結婚式の心配事を夫へ語るようになり，次第に寝付きが悪くなり食欲も落ちていった．その後，家事ができなくなるほど意欲が低下し，結納の3ヵ月前になったところで1日中臥床したままの生活となった．覇気のない冴えない表情で過ごし，夫が声をかけると「家族に迷惑をかける．これは今まで子育てをちゃんとしなかった罰だと思う」「店が倒産して一文無しになる」との罪業妄想や貧困妄想，希死念慮も認めるようになった．1日中臥床しているようになったため夫がクリニックへ連れて行ったところ，妄想性うつ病の重症と診断された．食欲はなく体重は2ヵ月で6kg減少しており，応答潜時が延長しており思考制止を認めた．そのため，前回のエピソードに有効であったパロキセチンを開始した．不安・焦燥に対してはロラゼパム，不眠に対してはブロチゾラムが処方された．1週間経過したが一向に病状は改善せず，食事がのどを通らず，水分摂取もままならないため，入院目的でA病院へ紹介受診となった．

　A病院を初診したところ重症の妄想性うつ病で急性期の治療目的で即日入院となった．入院翌日より発語がほとんどなくなり，声をかけても応答しなくなった．食事や水分摂取ができないため点滴治療に切り替えた．脳波，頭部CT，血液・尿検査，心電図，レントゲンといった検査を行ったが，低栄養以外の異常所見を認めなかったため，うつ病の亜昏迷状態と判断した．

1 m-ECTの適応とエビデンス

Ph 高齢で不安や焦燥が強い妄想性うつ病の患者さんが入院して亜昏迷状態となりました．水が飲めず食事も摂れないとなると，早期の改善が必要です．

Dr 亜昏迷状態であり急性期治療が必要な状態です．薬物療法で経過をみたいところですが，身体的な状態から，薬物療法では病状の改善まで時間がかかるためm-ECT〔修正型ECT（電気けいれん療法）〕を始めようと考えています．

Ph m-ECTを選択するのはどうしてですか？

Dr まず，抑うつ症状が重症であることや不安・焦燥が強く自殺の危険性があった，さらには亜昏迷状態という精神症状の面があります．また，食事や水分が摂れず身体的に迅速な治療効果が必要という身体面からm-ECTを選択しました（**表1**）．

Ph m-ECTの効果はエビデンスがあるのですか？

Dr m-ECTは模擬ECTやプラセボ，抗うつ薬，増強療法に対して同等以上の有効性を示し，安全性も高い治療方法です．現在普及している短パルス矩形波治療器はサイン波治療器と比較して安全性が高いだけでなく，有効性に関しても同等といわれています（参照 エビデンス1）．また，自殺を抑制する効果があるという報告（参照 エビデンス2）があります．このようにうつ病を対象としたm-ECTの効果はエビデンスがあります．臨床場面においてもm-ECTは治療の切り札という理解がされています．適応をしっかりと判断すれば治療成功率は相当に高いと考えられます．

表1　うつ病でのm-ECTの適応

- 重症の抑うつ症状や昏迷状態である
- 深刻な不安・焦燥感がある
- 切迫した希死念慮がある
- 飲食ができず全身状態が衰弱しているため迅速な治療が必要である
- ECTが非常に効果的であった治療歴がある
- 高齢者や妊婦などで，他の治療方法よりも高い安全性が必要である
- 治療抵抗性を示している

エビデンス1　うつ病に対してECTは薬物治療と同等以上の効果がある

英国ECT Review Groupが，コクラン共同計画に登録している，不安障害，神経症，統合失調症を対象とした無作為対照化試験および比較対照試験をメタ解析した結果，18試験（1,144例）でECTは薬物治療よりかなり有効であることがわかった（標準化した効果量−0.80, 95％信頼区間−1.29〜−0.29)[1]．

また，Pagninらが行った，うつ病に対するECT，抗うつ薬，プラセボの効果を比較研究した試験のメタ解析の結果も，すべての項目においてECTが有意に優れていた[2]．

1) The UK ECT Review Group：Electroconvulsive therapy：systematic review and meta-analysis of efficacy and safety in depressive disorders. Lancet. 361：799-808, 2003.
2) Pagnin D, de Queiroz V, Pini S, Cassano GB：Efficacy of ECT in Depression：A Meta-Analytic Review. Journal of ECT. 20(1)13-20, 2004.

> **エビデンス 2** うつ病による自殺に対してECTは有効である
>
> Kellnerらが行った，単極うつ病患者444名を対象に，ECT実施後の自殺企図のスコアを調査した研究によれば，ハミルトンうつ病評価尺度の3項目め「自殺」の項において，希死念慮（3点）か自殺未遂（4点）と評価された患者は131名（29.5%）いたが，1週間後（ECT3回後）では38.2%，2週間後（ECT6回後）では61.1%，ECTのコースの終わりの80.9%の患者が問題なし（0点）と評価された．
>
> (Kellner CH, Fink M, Knapp R et al : Relief of Expressed Suicidal Indent by ECT : A consortium for Reseach in ECT study. American Journal of Psychiatry. 162, 977-982, 2005)

Ph 同じDSM-IV-TRによる大うつ病性障害でも，抗うつ薬が良く効くタイプや心理社会的な治療が良く効くタイプなど，様々なタイプがあると思います．その点においてm-ECTは万能な治療なのでしょうか？

Dr m-ECTは万能な治療ではありません．抑うつ症状へ環境要因や心理的要因が大きく影響していると，良好な結果を得られないこともあります．抗うつ薬の治療と同様と考えて良いと思います．

2 ECTの知識

Ph では，m-ECTを行う流れを教えてください．

Dr m-ECTの流れは**図1**のようになっています．m-ECTの流れの中で適応判断が最も重要になります．当院では適応判断に多数の医師，看護師が関わっています．まずは，担当医師と指導医（医師2名），看護師1名がm-ECTの適応を評価します．その上でECT委員会にECTの適応判断の依頼をします．ECT委員会には全常勤医師，ECT委員会に関わる看護師が所属しています．そのうち医師2名，看護師1名の承認を得てm-ECTが承認となります．すなわち，最低でも医師4名，看護師2名が適応判断に関わることになります．また，薬剤師による処方調整の提案があるためとても助かっています．薬剤師による薬の説明は，m-ECT治療クール中に処方調整を行うためわかりやすい説明と患者さんから好評を得ています．このように，標準化された質の高いm-ECTを提供することは大変重要な課題です．

Ph m-ECTがうつ病に有効であることがわかりました．何回くらいm-ECTを行うのですか？

Dr m-ECTは週1〜3回の頻度で行います．うつ病では週2回の頻度で1クール中に合計6〜10回行うのが標準的です．最大でも12回までとなっています．また，一定の治療効果が得られた後に2回m-ECTを行ってもそれ以上の改善が得られない場合はm-ECT治療コースを終了することになっています．

Ph 1回の治療にかかる時間はどのくらいですか？

Dr 1回の治療は部屋を出て戻ってくるまでに30〜40分程度です．

Ph 事前に必要な検査はありますか？

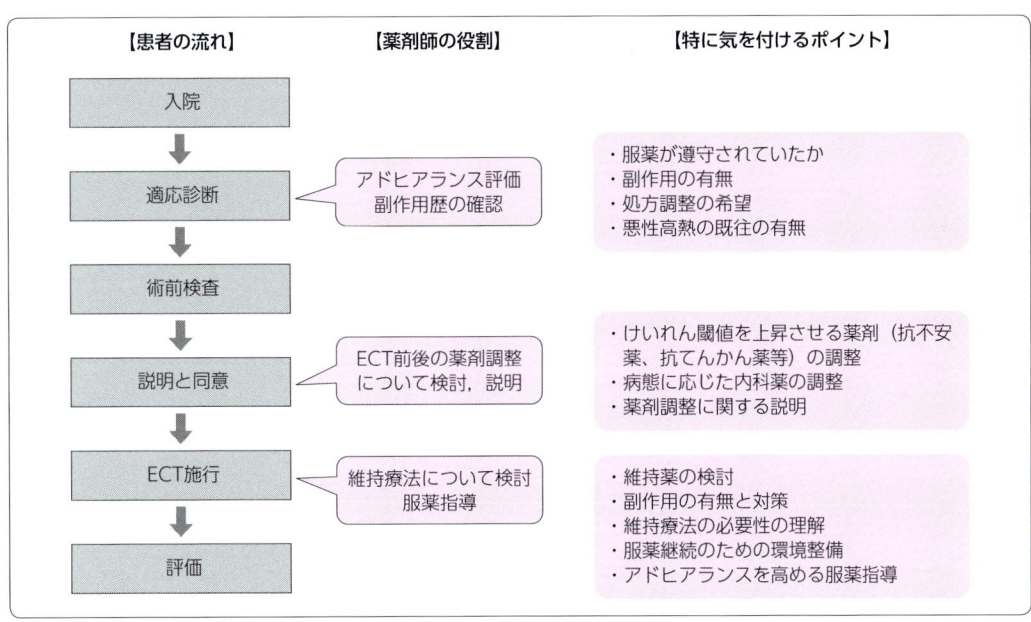

図1　m-ECTの流れと薬剤師の関わり

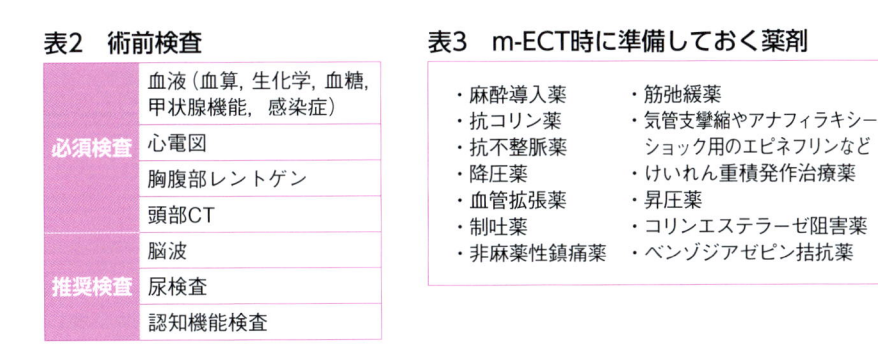

【患者の流れ】	【薬剤師の役割】	【特に気を付けるポイント】
入院		
↓		
適応診断	アドヒアランス評価 副作用歴の確認	・服薬が遵守されていたか ・副作用の有無 ・処方調整の希望 ・悪性高熱の既往の有無
↓		
術前検査		
↓		
説明と同意	ECT前後の薬剤調整について検討，説明	・けいれん閾値を上昇させる薬剤（抗不安薬，抗てんかん薬等）の調整 ・病態に応じた内科薬の調整 ・薬剤調整に関する説明
↓		
ECT施行	維持療法について検討 服薬指導	・維持薬の検討 ・副作用の有無と対策 ・維持療法の必要性の理解 ・服薬継続のための環境整備 ・アドヒアランスを高める服薬指導
↓		
評価		

表2　術前検査

必須検査	血液（血算，生化学，血糖，甲状腺機能，感染症）
	心電図
	胸腹部レントゲン
	頭部CT
推奨検査	脳波
	尿検査
	認知機能検査

表3　m-ECT時に準備しておく薬剤

- 麻酔導入薬
- 抗コリン薬
- 抗不整脈薬
- 降圧薬
- 血管拡張薬
- 制吐薬
- 非麻薬性鎮痛薬
- 筋弛緩薬
- 気管支攣縮やアナフィラキシーショック用のエピネフリンなど
- けいれん重積発作治療薬
- 昇圧薬
- コリンエステラーゼ阻害薬
- ベンゾジアゼピン拮抗薬

Dr　通常の血液検査に加えて，手術に当たりますので感染症，さらに長期臥床や高齢，拘束などの影響もありますので，静脈塞栓血栓症の危険性を評価するためDダイマーを測定しています（**表2**）．脳波検査を行っててんかんによる症状と判明してm-ECTをしなかったという患者もいますので検査をお勧めします．また，通電時に強く咬むことで歯科的問題があると歯が折れることもあります．m-ECT中にはバイトブロックを口腔内に入れていますが，必要時には歯科コンサルトすると良いでしょう．

Ph　なるほど．ところで修正型とはどういう意味でしょうか？

Dr　修正型ECT〔m(modified)-ECT〕は，全身麻酔と筋弛緩薬を使用してECTを行うことを言います．麻酔により患者さんが眠っている間に治療をしますので痛みを感じることはありませんし，筋弛緩薬によって筋肉のけいれんを起こしにくくしますので，全身のけいれんが起こらず骨折や脱臼に代表される合併症を予防できます．

Ph　m-ECT時に準備しておく薬剤はありますか？

Dr　やはり手術に準ずる治療なので，様々な薬剤を用意しておく必要があります（**表3**）．

精神科医師	麻酔科医師	ECTユニット看護師
脳波電極，通電用の刺激電極を頭部に，心電図用の電極を貼り付ける	患者を観察し状態を把握する 輸液路，モニター，サイマパッド付着状態，抵抗値を確認する	入室後，患者に自動血圧計，心電図，SpO₂モニターを装着する
サイマトロンの刺激強度を確認し設定する	静脈麻酔薬を注射する 十分な酸素投与を行いながら筋弛緩薬（サクシニルコリンなど）を静脈注射する	バイタルサインの時間経過や使用薬剤名と用量を記録する
通電する	筋弛緩，十分な酸素投与を確認した時点でマウスガードを挿入し，通電開始を確認する 十分な酸素投与を行う	
	意識レベルを確認し病棟へ戻る	

図2　ECT中のタイムテーブル

Ph　麻酔薬は何を使いますか？
Dr　一般的には短時間麻酔薬であるプロポフォールやチオペンタールナトリウムが使われます．
Ph　悪性高熱について必ず聴取する必要がありますね．
Dr　患者本人だけでなく，悪性高熱の家族歴も必要になります．
Ph　実際に通電するときの流れを教えてください．
Dr　通電の流れは**図2**のようになっています．麻酔科医，看護師，精神科医が連携して治療を行います．
Ph　m-ECTによる副作用はどんなものがありますか？
Dr　m-ECT後覚醒するときにもうろう状態となることがありますが，大体1時間で改善します．また，頭痛や吐き気が数時間続くことがあります．記憶障害についてはご存じの方も多いと思います．治療前後のことを思い出しにくくなることがあります．まれに記憶の欠損が生じることがありますが，その機序はわかっていません．いわゆる記憶力やIQへの長期にわたる影響は報告されていません．最も重篤な副作用は死亡ですが，一般的には5〜8万治療回数に対して1回以下です．

3　m-ECTにおける薬剤調整

1　m-ECT前およびm-ECT中の向精神薬の調整

Ph　薬物療法はパロキセチンとロラゼパム，ブロチゾラムを服用しています．m-ECT後の維持療法を考えるとそのまま続けておきたいと思います．ロラゼパムは亜昏迷には一定の効果がありそうです．

表4　m-ECT中の薬剤管理（精神科薬剤）

併用禁忌	レセルピン	致死的となる報告
減量または使用中止を検討	ベンゾジアゼピン系薬剤	発作閾値が上昇
認知障害を増強する可能性	炭酸リチウム	せん妄や蔓延性けいれんの危険性が高まる可能性 内服継続は異なる見解があり，症例ごとに利益と不利益を判断
	抗けいれん薬	抗けいれん薬を精神症状に対して処方している場合は，m-ECTの効果へのマイナスの影響を避けるため減量，使用中止が望ましい

表5　m-ECT中の薬剤管理（身体科薬剤）

併用禁忌	ネオスチグミン ambenonium ジスチグミン ピリドスチグミン	脱分極性筋弛緩薬との併用禁止
使用中止を検討	テオフィリン	けいれん重積発作を起こす可能性
治療後まで投与延期を検討	利尿薬	失禁や膀胱破裂の危険性が増す可能性
	糖尿病治療薬	絶飲食が血糖に影響する可能性
	リドカイン	強力な抗けいれん性特性
m-ECT施行前の投与が推奨される薬剤	緑内障点眼薬	眼圧の急激な上昇を防ぐ
	心血管作用薬	ECTに伴う心血管系の危険を減少する可能性があれば，これに反する明確なエビデンスがない限りECT施行前に投与

Dr m-ECT後の維持療法を考えると，前回のエピソードで効果があったパロキセチンを維持療法で使用するのが自然です．検査上異常はないのでパロキセチンは漸増しながらm-ECTを進めていきたいところです．

Ph m-ECTはけいれんを人工的に起こす治療ですので，ベンゾジアゼピン系薬剤や抗てんかん薬は減量や中止する必要があります．この患者さんでのロラゼパムやブロチゾラムはあまり中止したくないのですが，いかがでしょうか？

Dr 良いアイデアと思います．どうしてそう考えたのですか？

Ph 亜昏迷状態なのでベンゾジアゼピンは一定の効果があると思いますし，ずっと臥床しているので，夜間寝るというリズムをつけることは重要ではないでしょうか．

Dr ベンゾジアゼピン系薬剤や抗てんかん薬は発作閾値が上昇するため，精神症状への効果が望めない限り減量や中止が適切ですが，この患者さんではベンゾジアゼピン系薬剤を併用しようと思います．発作閾値が上昇してm-ECTが効きにくくなったところまで併用しても良いと思います．なぜなら週2回の頻度ですので，最初はECTの効果があっても持続せず，翌日には亜昏迷となるでしょう．次のm-ECTには中2，3日あるので，その間ベンゾジアゼピンの効果に期待したいです．

Ph その他，調整が必要な薬剤はありますか？

Dr レセルピンや炭酸リチウムなどは注意が必要です（**表4**）．

2　m-ECT当日の薬剤調整

Ph m-ECTは全身麻酔のために前日夜から絶飲食となっています．当日の服薬については，朝のロラゼパムを中止して，昼から再開で良いと思います．

Dr 直前の服用はm-ECTの発作閾値を上昇させるので中止します．

Ph 絶飲食という点からいくつか検討が必要になります．全身麻酔中にサクシニルコリンを使用しますので，併用禁忌となるネオスチグミン，ambenonium，ジスチグミン，ピリドスチグミンは使用できません（**表5**）．また，テオフィリンはけいれん重積を起こす可能性があるため中止が適当です．

絶飲食をしているので，糖尿病治療薬も低血糖を予防するためにスキップが良いと思います．本症例では経口血糖降下薬，降圧薬の内服，緑内障治療薬の点眼をしています．糖尿病治療薬はスキップし，降圧薬はm-ECT中に頻脈になったり，血圧が上がるために事前に服用しておきたいところです．緑内障治療薬は眼圧が上昇するので事前に点眼できれば良いのですが．

Dr 鋭い指摘ですね．血糖コントロールが良好ですし，低血糖にならないように経口血糖降下薬はスキップします．降圧薬は事前に服用することが適当です．緑内障治療薬も事前で良いと言われています．

Ph その他検討が必要な薬剤はありますか？

Dr リドカインは強力な抗けいれん作用があるためにスキップしますし，利尿薬は失禁や膀胱破裂の危険性があるため，こちらもスキップします．

経過 1

病院内でm-ECT実施の承認を受け，m-ECTを週2回の頻度で開始した．3回目のm-ECT後より不安や焦燥感が明らかに改善し始め，昏迷状態は解けて疎通が取れるようになった．5回目のm-ECT終了後には，憂うつな気分が「曇っていた感じが晴れてきた」と改善を認めるようになった．また，徐々に食事量が増えていった．7回目のm-ECT終了後には罪業妄想や貧困妄想について否定するようになり，8回目のm-ECT終了後には気力が回復し，「散歩をしたい」「自宅に行って様子を見てきたい」と希望するようになった．m-ECTは10回で終了とした（**Rp.1**）．

Rp.1

❶パキシル（パロキセチン）錠（20mg）	1回2錠	1日1回	夕食後
❷ワイパックス（ロラゼパム）錠（0.5mg）	1回1錠	1日3回	毎食後
❸レンドルミン（ブロチゾラム）錠（0.25mg）	1回1錠	1日1回	就寝前
❹アマリール（グリメピリド）錠（1mg）	1回1錠	1日1回	朝食後
❺ブロプレス（カンデサルタン シレキセチル）錠（4mg）	1回1錠	1日1回	朝食後
❻チモプトール点眼液（チモロールマレイン酸塩）		1日2回	朝夕食後

3　m-ECT後の薬剤調整

Dr m-ECT後の抗うつ薬の調整についてですが，m-ECT後に薬物療法による維持療法で再燃率を低下させることが可能であるとされています（**参照**エビデンス3）．一方で，薬物療法に抵抗性を示すうつ病はm-ECTで寛解しても再燃することが多いと報告されています（**参照**エビデンス4）．そのため維持療法は大変重要です．

Ph 維持療法で再燃・再発する確率はどのくらいでしょうか？

Dr 薬物療法での維持が困難な場合に維持ECTという方法もあります．m-ECT後の維持療法は再燃・再発を防ぐという意味で大変重要なテーマですので研究がされています．Gagneらは，維持ECTと薬物療法の併用は再発予防効果があり，5年後再発率は薬物療法単独での維持療法で82％に対して併用することで27％まで抑えることができたと報告しています（(参照)エビデンス5）．

Ph 維持ECTを選択したくなるデータですね．

Dr 確かにご指摘の通りです．しかし，維持療法は薬物療法が原則です．安易に維持ECTを選択しないで，抗うつ薬だけでなく増強療法も含めて諦めずに試していく根気が医療者，患者ともに必要です．

Ph ここで，服薬コンプライアンスが保たれているかどうかも再燃・再発に影響してくると考えられます．患者さんによっては，m-ECTを施行することで服薬が必要なくなると勘違いされていることがあるので，維持療法の重要性を伝えていく必要がありますね．

Dr とても重要なお話です．m-ECT治療コース終了後だけでなく，m-ECT治療コース中にも認知機能の程度に合わせて維持療法の重要性を伝えると治療成績が向上すると考えられます．

Ph では，薬物療法で維持をしていて再燃・再発した場合の治療として，m-ECTを

エビデンス 3　ECT後の維持療法はうつの再燃率を抑制する

Sackeimらは290名の大うつ病患者を対象として，ECTによる寛解後に薬物療法での維持療法をrandomized double-blind, placebo-controlled trialで24週間後の再発率を検証した．被験者はプラセボ群，nortriptyline群，nortriptyline+lithium群に割り付けられた．再発率はプラセボ群84％，nortriptyline群60％，nortriptyline+lithium群39％という再発率であり，nortriptyline+lithium群はプラセボ群に比べて有意に効果的であった．

(Sackeim HA, Haskett RF, Mulsant BH et al : Continuation Pharmacotherapy in the Prevention of Relapse Following Electroconvulsive Therapy : A Randomized Controlled Trial. JAMA. 285(10)1299-1307, 2001)

エビデンス 4　薬物治療抵抗性のうつ病ではECTでの寛解後も再燃率が高い

BourgonらはECT後に再燃する予測因子を調査するためレビューした．その結果，妄想性うつ病や二重うつ病（double depression），デキサメサゾン抑制試験によりECT後に抑制されない群は再発しやすかった．ECT前の治療抵抗性は，予測因子となる可能性が示された．

(Bourgon LN, Kellner CH : Relapse of Depression After ECT : A Review. Journal of ECT. 16(1)19-31, 2000)

エビデンス 5　維持ECTと薬物療法の併用は再発予防効果がある

Gagneの報告では，維持ECTと薬物療法の併用は再発予防効果があり，5年後再発率は薬物療法単独での維持療法で82%に対して併用することで27%まで抑えることができたという．

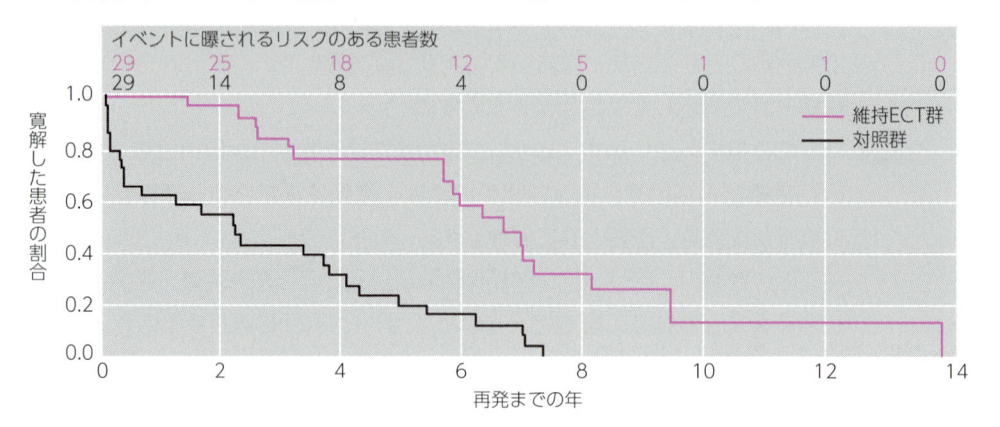

(Gagne GG Jr, Furman MJ, Carpenter LL et al：Efficacy of Continuation ECT and Antidepressant Drugs Compared to Long-Term Antidepressants Alone in Depressed Patients. American Journal of Psychiatry. 157(12)1960-1965, 2000)

選択するのでしょうか？

Dr 重要な質問です．m-ECTで寛解し薬物療法による維持療法中に再燃・再発した場合です．このような場合は重症度によってm-ECTの適応を判断します．軽度であれば処方調整しますし，前回のm-ECTと同様の症状が出ていればm-ECTを考慮します．m-ECTが効いた治療歴があるという点で若干m-ECTを選択しやすくはなりますが，初めてのm-ECTと同様に慎重に判断を行います．

本症例のその後

患者は，向精神薬の用量を変更せず経過をみたが，寛解を維持できており退院となった．退院後は通院治療を続け，寛解状態を保っている．

Ph 今回は入院時患者さんが亜昏迷状態であり，入院時には服薬状況を確認できませんでした．時々，怠薬が原因でうつを再燃する方もいるので，アドヒアランスをきちんと評価し，高められるように関わることが薬剤師の仕事として重要だと考えます．また，m-ECT前後には一時的な薬剤調整をすることがあり，それらが患者さんやご家族の不安要因にならないようにきちんと説明し，看護スタッフが混乱しないように指示をわかりやすくする等のフォローも重要な役割となります．

m-ECTで寛解した患者さんは，維持療法の必要性の認識が低いことがあり，ご本人のみならず場合によってはご家族にも維持療法の必要性を理解してもらい，作用副作用などの薬物治療の評価を共に行いながらQOL向上を目指したいです．

〔野田隆政（医師）／原　恵子（薬剤師）〕

2 うつ病

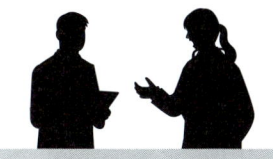

症例 11 抗うつ薬の副作用のため，減薬・処方変更を検討した患者

状況設定
抗うつ薬を投与した患者から消化器症状の副作用の訴えが出たため，主治医と薬剤師が現在の処方の妥当性を検討する場面．

現病歴 38歳男性．会社員

　元来健康で，これまでの既往歴は特になし．小中高とも成績優秀で，友人も多くはないが，部活動の仲間などを中心に現在も親交のある人がいる．大学卒業後，現在の会社に就職し，28歳時に結婚．現在は妻と2名の子供，義母と共に住んでいる．

　X年6月，職場で異動があり，これまで行っていた営業から経営部門へと移ることになった．異動後，多忙となり朝早く自宅を出て，帰宅は深夜であった．同年9月頃より，仕事上のミスが目立ち始め，さらに起床が困難となった．徐々に勤務も休みがちとなり，また出勤しても仕事が手につかないようになった．X＋1年1月，正月が明けてからさらに症状が悪化し，上司から命じられて当病院精神科を受診した．受診時は妻が付き添い，時折ため息を漏らしては，うつむき加減で話し方はゆっくりであった．食事は一日一回とるのみで，あとはほとんどベッドの上で寝ているか，ぼーっとTVを見ているだけとのことであった．入眠困難で3〜4時間すると覚醒してしまい，また体の倦怠感も著しいとのことであった．診察医より大うつ病と診断され，通院治療を勧められて**Rp.1**が処方された．

　初診から1週間で再診となった際，睡眠症状は軽度改善したがそれ以外の症状には大きな変化はなく，胃部の不快感と軽い嘔気，さらに軟便の訴えがあった．

　さらに1週間が過ぎ，家族からは時折会話が増えたとの報告があったものの，患者本人はそれほど変化した認識には乏しく，また身体の倦怠感や「頭がぼーっとしている」といった症状が訴えられた．

Rp.1

❶ ジェイゾロフト（セルトラリン）錠（25mg）　1回1錠　1日1回　朝食後
❷ マイスリー（ゾルピデム）錠（5mg）　　　　1回1錠　1日1回　就寝前
❸ ワイパックス（ロラゼパム）錠（0.5mg）　　1回1錠　頓用

1 処方背景と抗うつ薬の作用

Ph 先週先生が初診で診られた患者さん，1週間で睡眠症状は軽度改善したようですね．ゾルピデム5mg／日が効いたのでしょうね．ところで，頓用でロラゼパム0.5mgが処方されていますが，これはどのような時に服用することを指導されたのでしょうか？

Dr うつ病の患者さんは不安症状を同時に抱えていることが多くあります．あるいは「不安焦燥」とセットにされるように，焦燥感が出現することも少なくありません．そのような時に用いるように指導しました．

Ph SSRIであるセルトラリンを選ばれたのは，大規模なメタ解析研究の結果（p.132参照）において，やはり有効性と受容性のバランスが最も良い薬剤の一つ，というところからでしょうか．ただ，不眠もありましたし，ミルタザピンという選択肢はこの患者さんの場合どうだったでしょうか？

Dr 確かにミルタザピンもよいと思いましたが，日中の眠気を嫌がられるかと思ったので，SSRIを選択しました．

―〔その2週間後（服用開始3週間後）〕―

Ph あの患者さん，セルトラリン服用2週間後に，家族より「会話が増えた」との報告がありましたが，その際セルトラリンが増量されなかったのは，治療効果が確認できたからでしょうか．それとも，軽い吐き気を訴えていたからでしょうか．

Dr ええ，やはり効果よりもその時に出ていた消化器症状の影響です．

Ph やはりそうでしたか．私も相談されて「SSRIによる消化器症状の多くは一般的に1〜2週間すると消失するので，様子を見てください」と言っておきました．

Dr ありがとうございます．

Ph ただ患者さん本人は，セルトラリンの効果がまだ実感できていないようで，「よくなるのでしょうか？」と私に言って来ました．こういう時にどうしたら納得してもらえるのでしょうか．評価尺度などをつけてもらって比較するといいんでしょうか？

Dr 自覚的に改善を感じるには時間が必要と言われています．なので確かに評価尺度

エビデンス1　うつ病では客観評価と自己評価は乖離しやすい

治療抵抗性うつ病患者102名に対し，2週間ごとに客観評価であるハミルトンうつ病評価尺度（HAM-D）と，主観評価であるベックうつ病調査表（BDI）にて，疾患を評価した結果，HAM-Dスケールの乖離は人格障害患者でより高く，精神病患者でより低くみられ，不安と相関がみられた．

(Rane LJ, Fekadu A, Wooderson S, Poon L, Markopoulou K, Cleare AJ : Discrepancy between subjective and objective severity in treatment-resistant depression : prediction of treatment outcome. J Psychiatr Res 44 : 1082-1087, 2010)

をつけて頂いて改善している点を確認するのも良いかもしません．事実，客観評価と自己評価は乖離しやすいという報告もありますしね（参照 エビデンス1）．

2 抗うつ薬の副作用

Ph 先生は，胃部不快感や嘔気などの消化器症状に対する薬物の追加などはされなかったようですが，セルトラリンをのみ続けることで身体が薬に慣れてくるものなのでしょうか？

Dr 嘔気を改善するためにモサプリドなどの投与も考慮しました．食欲自体も低下していましたので．しかし，患者さんご自身やご家族も薬が増えていくことにはやや抵抗があるようでしたので，対処法をお伝えして経過を見ることとしたわけです．

Ph なるほど，消化器症状への対処法として，服薬のタイミングを比較的副作用の感じにくい就寝前にすることで，ある程度改善できるともいわれていますが，この患者さんへのセルトラリン服用時間について調整するのはいかがでしょうか？

Dr 確かにそれも一つかもしれませんね．一方で長期的な服薬のアドヒアランスを考えると，「就寝前は寝てしまって服用できない日があった」という患者さんの声も聞きます．朝が良いのか，夜が良いのかはその患者さんの生活スタイルなどにもよるかもしれませんね．

Ph 患者さんが38歳男性であることから，性機能障害についても考慮されたのでしょうか？先日の勉強会でセルトラリンは発生率が低いと聞きましたが，どうなのでしょうか．うつ病の一症状でも性欲低下があるでしょうけど．

Dr セルトラリンは確かに忍容性が高い，すなわち副作用が少ないと考えられがちですが，**図1**のようにセルトラリンによる性機能障害のリスクは高いと言われています．セルトラリンを投与した時には，実は消化器症状後に出現しうる性機能障

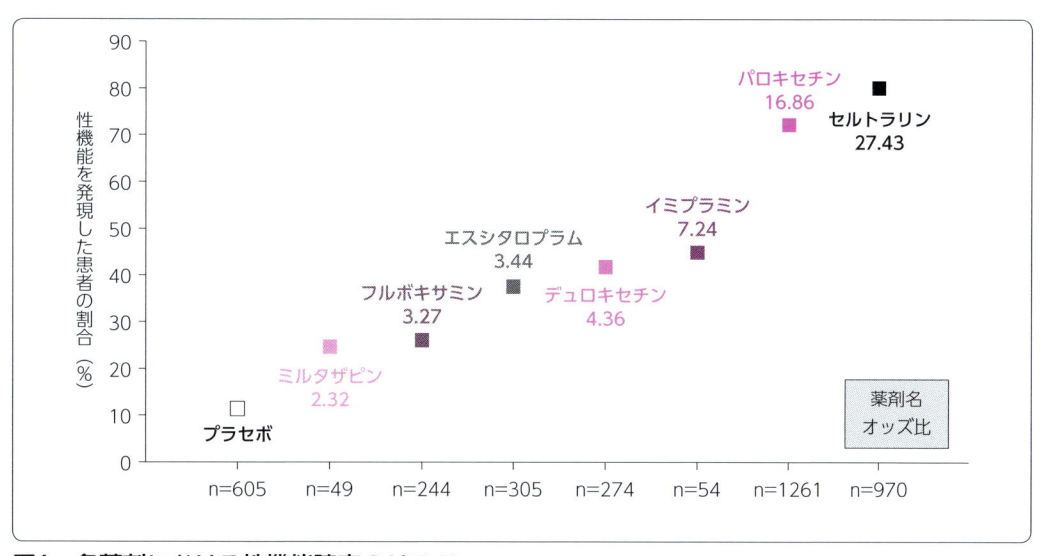

図1 各薬剤における性機能障害のリスク　　（Serretti and Chiesa：J clin Psychopharm, 2009より作成）

害についての説明までは考えませんでした．また，性機能障害がうつ病の症状か薬剤によるものかを判断するのは簡単なことではありません．そもそも副作用と症状は非常に区別しにくく，特に性機能は患者さん自身も副作用だと気付かないことも少なくありません（参照 エビデンス2）．

Ph 確かに私も服薬指導をしていて，その可能性を示唆すると驚かれます．ただ副作用の可能性があると説明するとかえって安心される方もいました．副作用ならば，パートナーに説明しやすいと．

Dr 外来の診察場面で忙しそうにしている医師にはなかなか言いづらいみたいなので，薬剤師さんがさりげなく聞いてくださると助かりますね．

Ph わかりました．それと，セルトラリンのうつ病およびうつ状態に対する臨床評価研究では，副作用としての睡眠障害のうち特に入眠障害が多く認められたという報告がありますが，この患者がゾルピデムの服用を中止した時，服薬指導時に睡眠についても十分確認することは大切ですよね．

Dr その通りだと思います．睡眠障害の残存は，うつ病の再発・再燃の危険因子でもあります（参照 エビデンス3）．一つ一つの症状についてもきちんと対応していくことが望ましいでしょうし，よろしくお願いします．

エビデンス2　うつ病が抗うつ薬による副作用か，うつ病によるものか患者自身は認識していない

493人のうつ病性障害患者に対し，抗うつ薬とその主要な20の副作用の関係性について，抗うつ薬投与前と投与10日後に自己記入型の評価尺度であるうつ病チェックを簡易抑うつ症状尺度（QIDS）で評価したところ，363名（73.6%）の患者は両者に相関性はないと回答した．特に風邪のような徴候（副作用を経験としたと考えられる参加者の96.5%），性的機能不全（94.2%），かすみ目（93.4%），不安/緊張（91.1%）と発汗（89.2%）などは抗うつ薬との相関性を認識されていなかった．

(Kikuchi T, Suzuki T, Uchida H, Watanabe K, Kashima H : Subjective recognition of adverse events with antidepressant in people with depression : a prospective study. J Affect Disord. 135 : 347-353, 2011)

エビデンス3　睡眠障害はうつ病の再発・再燃リスクとなる

フルオキセチンを12週間投与されている大うつ病性障害患者576名を対象に，52週もしくは再発までフルオキセチン継続投与群とプラセボ群に割付けて無作為二重盲検試験を行いHAM-Dで評価した結果，鎮静と判断された患者の90％以上に，少なくとも1つ以上の抑うつ後遺症がみられた．最も多くみられた後遺症は，睡眠障害（不眠症48.2％，過眠症35.9%）と不安（52.7%）であった．

(Iovieno N, van Nieuwenhuizen A, Clain A, Baer L, Nierenberg AA : Residual symptoms after remission of major depressive disorder with fluoxetine and risk of relapse. Depress Anxiety. 28 : 137-144, 2011)

3 処方変更の可能性

Ph 消化器症状の副作用のため，主剤であるセルトラリンを変更することは考えられますか？

Dr 十分に考えられることだと思います．もし副作用が強く耐えがたいものである場合，あるいは生活に支障をきたす場合にはすぐに変更すべきだったと思います．

Ph 睡眠障害，食欲不振，消化器系の副作用が服用初期から認められたこと，効果が実感できないことを考慮すると，これからミルタザピンへの処方変更という提案はいかがでしょうか？

Dr 非常に適切な提案だと思います．むしろこの患者さんには初めからミルタザピンでも良かったのではないかと後になって考えたぐらいです．一方で，一度使用した抗うつ薬を変更する際には，その理由をきちんと明確にしたいという気持ちも医師には働きます．というのも，いたずらに変更を繰り返すことで，「見かけ上」の治療抵抗性・不耐性のうつ病を作ることにもなってしまうからです．

Ph それはどういうことでしょうか．薬を変更することで治療抵抗性が増加するのでしょうか？

Dr いえ，そうではなく，治療経過の中で薬剤を一度中止すると，その薬剤をもう一度使用するということには医師も患者さんも抵抗感があります．「一度うまくいかなかったのに」という心理でしょうか．すると使用できる薬剤の幅が狭まってしまいます．あくまで「見かけ上」の薬剤抵抗性もしくは不耐性といえるでしょう．

Ph 確かに，一つの薬剤について患者さんはわりと早めに「効果がない」，あるいは「副作用で使えない」という結論を出しがちですよね．もちろんそこには患者さんの気持ちを大切にしながら，「もう少し辛抱してみませんか」と言うことが必要だと感じることがあります．共感したうえでですよね．先ほどのモサプリドのように副作用を軽減する薬剤もありますし，こういう場合，頓服をあらかじめ出すのもいいでしょうか．

Dr そうですね．それもいいですね．

Ph 確かに転院してきた方で過去の薬剤について「副作用が出た」や「効果がなかった」とありますが，どの程度の期間観察していたかまでは不明確な場合もあります．きちんとした薬剤治療歴の把握や簡単な対処行動を我々薬剤師が指導したりすることも必要ですね．

Dr その通りだと思います．

4 患者と家族への服薬指導

Ph SSRIの効果発現には時間が必要とされます．この患者さんも効果を実感できておらず，その反面副作用はすぐに現れていますね．嘔気に対しては私は"SSRIで当初出るけど，しばらくしたらおさまる"あるいは"薬で解決できる"などと

表1 嘔気に対する対処の例

食事内容を変える
・消化のよいものに変更する（おかゆなど）
・薄味の食事や酸味の強いものにする
・食事量を減らす
・飲水量を増やす
・気持ち悪くなった時に何かをつまむ

生活習慣を変える
・食事時間を変える（夜遅くにしない，など）
・少量を複数回に分けて食べる
・あまりに強い時は吐く

(Kikuchi et al：J Affecrtive Disorders, 2012より作成)

説明しますが，他にどのように対処するよう指導したらよいかアドバイスをもらえますか？

Dr まず症状の程度をきちんと評価します．先に述べたように，耐えがたいものをそのままにしておくわけにいきませんし，また生活に支障があるようではいけません．そのうえで，もし対処でしのぐことができそうであれば，薬の処方を提案し，あとは他の患者さんが行って効果があった日常的な対処方法をお教えします．**表1は我々がインターネットを用いて患者さんに教えて頂いた嘔気への対処の一例です**．このようなことをお伝えするのも一つでしょうか．

Ph 薬をのむといった方法以外で患者さん自らができる対処はいいですね．またイライラ感，不安感の増強など，セルトラリンによる副作用の有無についても患者に確認する時，それが副作用なのか精神症状なのか見分けるのが難しいですよね．

Dr 先程申し上げたように，副作用かうつの症状かを判断することは非常に難しいので，安易に決めつけず，どうしたら楽になれるのかを一緒に考えていくのも良いかもしれませんね．

文献

1) Iovieno N, van Nieuwenhuizen A, Clain A, Baer L, Nierenberg AA：Residual symptoms after remission of major depressive disorder with fluoxetine and risk of relapse. Depress Anxiety. 28:137-144, 2011.
2) Kikuchi T, Suzuki T, Uchida H, Watanabe K, Kashima H：Subjective recognition of adverse events with antidepressant in people with depression: a prospective study. J Affect Disord. 135；347-353, 2011.
3) Rane LJ, Fekadu A, Wooderson S, Poon L, Markopoulou K, Cleare AJ：Discrepancy between subjective and objective severity in treatment-resistant depression: prediction of treatment outcome. J Psychiatr Res. 44；1082-1087, 2010.

〔菊地俊暁（医師）／石動郁子（薬剤師）〕

2 うつ病

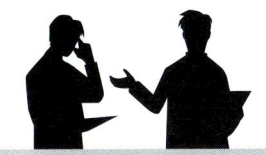

症例 12

精神病性うつ病で入院となった患者

状況設定
家族と共に外来初受診し，そのまま入院に至った患者である．入院に至る経過と治療方針が確定するまでの過程で，精神科医と薬剤師が処方に関して協議をしていく状況を示す．

現病歴 50歳男性

　家族歴，生活歴，生育歴などに特記すべきことなし．中規模の会社に30年勤務したが，3ヵ月前にリストラ（早期退職勧告）された．性格は生真面目で，仕事は休まずコツコツとよく働き，周囲からは「目立たないが頑張り屋」と言われていた．上司から叱咤された時に落ち込むことがあったが，これまで大きな問題なく過ごしてきた．リストラ後，めっきり食が細り，明かりもつけず部屋で独りきりで過ごし，ブツブツ独り言を言うようになった．家族に対しては，「自分に意気地がないから迷惑をかけてすまない」と言う反面，就職面接で手ごたえがあると「これからは大丈夫だから」と自分を奮い立たせるように気分を高揚させる場面もあった．来院直前は，「自分は生きている価値がない」，「これから先の人生には何もない」などと語り，自殺をほのめかす発言もみられ，家族が目を離せない状態が続いていた．精神疾患での既往はなく，以前に同様のエピソードは認められていない．

　妻が患者を心配して受診を勧めていたが，「病院にかかる理由はないお金がかかるだけだ．自分は病気ではない，おかしくない」と拒否していた．ほとんど眠れない日が1週間ほど続き，憔悴して「もうだめだ，破滅だ，天罰だ，死んでお詫びするしかない」と語るようになり，自殺の危険を感じたため，妻と義理の両親が必死に説得し，Y病院を受診した．

1 うつ病患者が安心できる処方関与

Dr 患者さんには罪業妄想があり，不安や焦燥感が強く，気分の起伏が大きく，行動面でも自己コントロールができない状態ですね．

Ph はい，会話を聞いていると妄想が強くて，内容にまとまりがないですね．診断はどのようになりますか？

Dr 症状から，診断はとりあえず一過性の精神病性障害としておきましょう（表1）．

表1 気分の変調，妄想などがある場合に考えられる病名（ICD-10）

F2	統合失調症などの精神病性障害
F3	精神病症状を伴う気分障害
F1	覚醒剤などの精神作用物質使用に伴う精神病性障害
F0	認知症などの器質性精神障害

自殺念慮が非常に強いので，入院してもらったほうが良いですね．本人と話をしたうえで，承諾が得られない場合はご家族と相談して医療保護入院としましょう．

Ph 妄想的な思考はありますが，リストラ以前は特に問題はありませんし，家族歴からも統合失調症や双極性障害ではなさそうですね．

Dr そうですね．しかし，とりあえずは病名にはこだわらずに，精神状態を落ち着かせて睡眠がとれるようにリスペリドン内用液3mLとゾピクロン7.5mgを処方しておきましょう．落ち着きがなかった時のためにジアゼパム5mgを頓服で出しておきます（**Rp.1**）．

Rp. 1

❶ リスパダール（リスペリドン）内用液　1回3mL　1日1回　就寝前
❷ アモバン（ゾピクロン）錠（7.5mg）　1回1錠　1日1回　就寝前
❸ セルシン（ジアゼパム）錠（5mg）　1回1錠　　　　　　不穏時

Ph 患者さんへ処方内容などを説明しておきます．リスペリドンは統合失調症にしか保険適応がありませんが，神経の高ぶりを抑えてよく眠れるようにするために処方されたと話しておきます．お伝えする内容はとりあえず患者さんに薬への安心感を持ってもらう程度にとどめ，患者さんの様子を確認しながら順次説明していくということでよろしいですか？

Dr そうですね．今の状態では，患者さんは話をきちんと理解できないでしょうね．

Ph 服薬後の状態を副作用（検査項目も含）も含めてチェックしておきます．

Dr よろしくお願いします．

経過 1 患者自身は入院を拒否したが，家族との話し合いで医療保護での入院となった．

Ph この患者さんは自殺に対するリスクが高いようですが，どのような点を注意したらよいでしょうか？

Dr もちろん，自殺に対する予防策を最優先に実施していかなくてはいけませんが，入院しても自傷・自殺を完全に予防することができない医療の限界について医療スタッフも自覚しておくことが大事ですし，本人・家族にも十分に説明しておく必要があります．

Ph わかりました．私の方からは，スタッフに処方の概要や各薬剤の説明，副作用な

表2　薬剤師による看護を含めた医療スタッフへの薬物治療の説明

薬剤	効果，副作用の観察ポイント
リスペリドン	本来，統合失調症の治療薬であるが，うつ病学会作成のうつ病ガイドラインにおいて，精神病性うつ病の治療薬として第二世代抗精神病薬が推奨されているために今回使用されている．副作用として，①錐体外路症状（振戦，そわそわ感などがみられるアカシジア，運動失調などがみられるアキネジア，筋肉の緊張などがみられるジストニア，不規則な不随意運動がみられるジスキネジア）②プロラクチン血症（月経不順や性機能障害など）などに注意する．
ゾピクロン	超短時間型の睡眠薬．有効性として睡眠状態の変動を確認していく．翌日への眠気の持ち越し感や昼間のだるさ・眠気などを観察していく．服薬者から苦味の訴えがある場合が多い．

(三輪高市，大井一弥：薬剤師が認識すべき薬原性錐体外路障害．医薬ジャーナル，42(7)143-149，2006および三輪高市企画・作成，長嶺敬彦監修：精神科副作用ハンドブック吉富薬品協力，2007より引用)

どの観察ポイントなどを説明しておきます（**表2**）．

Dr お願いします．

2　うつを呈する患者をどう判断するか？

〈入院2日目〉

Ph 処方されたリスペリドンやゾピクロンで特に副作用は認められませんでした．臨床検査値も概ね問題ありませんでした．しかし，リスペリドンが処方されていますのでプロラクチン値が高くなっている可能性があります．今回の検査項目に含まれていませんでしたので，次回検査で追加をお願いしてもよいでしょうか？

Dr わかりました．追加しておきます．

Ph 今は，抑うつ感がみられ臥床がちで食欲も低下したままですが，情緒面はだいぶ落ち着いてきましたし，自殺念慮も少なくなってきた様子です．特に，会話がきちんとできるようになって，処方されている薬剤の説明もきちんと理解してもらえるようになりました．患者さんの年齢や経歴を考えると統合失調症ではなさそうですね．麻薬や覚醒剤関係の薬剤性の精神病や認知症による幻覚妄想状態も否定できそうです．

Dr そうですね．双極性障害は否定できませんが，過去のエピソードがないようですから可能性は低いでしょう．精神病性のうつ病の可能性が最も高いと思います（参照 エビデンス1）．

Ph うつ病の中で気分に伴う妄想や幻覚などの精神病症状がみられる病態ですね．

Dr はい，うつ病患者さんの7～8人に1人ぐらいの割合でみられます．入院が必要なうつ病患者さんでは，4人に1人の比率といわれています．高齢化したうつ病患者さんでは約半数近くにのぼります．

Ph 薬物治療に反応しにくく，予後はあまり良くないそうですね．

Dr 予後不良のケースが多く，患者さんとは長い付き合いになるかもしれません．

> **エビデンス 1**
>
> ## 精神病性うつ病とは？
>
> うつ病の中で妄想や幻覚などの精神病症状を伴う一群．うつ病患者の約15％にみられ[1,2]，入院治療を要するうつ病患者では4人に1人の比率で認められる．
>
> 罪責感，虚無感など抑うつ気分に沿った内容の妄想や幻覚の場合は気分に一致した精神病性の特徴と分類し，抑うつ気分の主題から離れた被害妄想などを伴う場合は気分に一致しない精神病性の特徴と分類する．気分に一致しない精神病症状の場合，統合失調症などとの鑑別が容易でなく，予後が悪い可能性がある[3]．
>
> 統合失調感情障害は，統合失調症と気分障害の両方の症状が同時期に並存している場合に診断される．この疾患は臨床的には精神病症状を主体に治療されるのに対して，精神病性うつ病はうつ症状が主体であり，治療方針も異なってくる．また，診断のカテゴリーでは前者が統合失調症圏内であるのに対して，後者は気分障害圏内となる．精神病性でないうつ病と比べると，精神病性うつ病では再発率が高い，入院回数が多い，エピソードが長い，生活能力の低下が著しい[4]，自殺率や死亡率が高い[5] などの特徴がある．薬物治療では，しばしば治療抵抗性である．
>
> 精神病性うつ病は，急性増悪期には大うつ病エピソードに加えて，精神病性の症状，時には妄想・幻覚などを発現する．薬物治療としては，日本うつ病学会作成のうつ病ガイドライン（2012.7）では第二世代抗精神病薬と新規抗うつ薬（SSRI，SNRI，NaSSA）の併用の効果が示唆されている．予後は再発率も含めて比較的悪く，また，自殺率が高いため，薬物療法としては寛解後も維持療法を継続することが推奨されている．
>
> ### 精神病性うつ病の診断に必要な情報
>
> - うつ病（エピソード）の診断基準を満たしていること．
> - 幻覚や妄想などの精神病症状があることが必須である．
> - 妄想内容は必ずしも気分に一致する必要はないが，精神病症状の存在する期間が，抑うつ気分の期間内に限定され，薬物などの影響によるものでないこと．
> - 幻覚・妄想を認める場合には，統合失調症あるいは統合失調感情障害との鑑別の必要がある．
> - 双極性障害の可能性も視野に入れておく必要がある．
>
> 1) Johnson J et al：The validity of major depression with psychotic features based on a community study. Arch Gen Psychiatry. 48：1075-1081, 1991.
> 2) Ohayon MM, Schatzberg AF：Prevalence of depressive episodes with psychotic features in the general population. Am J Psychiatry. 159：1855-1861, 2002.
> 3) American Psychiatric Association：Diagnostic and Statistical Manual of Mental Disorders, Fourth Edition. Washington DC, 1994.
> 4) Basso MR, Bornstein RA：Neuropsychological deficits in psychotic versus nonpsychotic unipolar depression. Neuropsychology. 13：69-75,1999.
> 5) Vythilingam M et al：Psychotic depression and mortality. Am J Psychiatry. 160：574-576, 2003.

〈入院1週間後〉

Ph うつ病ガイドラインで示されている精神病性うつ病の治療方針では抗うつ薬と第二世代抗精神病薬などでの治療となっていますが…（参照 エビデンス2）．患者さんの状態は最初の頃から比べるとだいぶ落ち着いてきています．服用している薬剤での副作用は特にみられていません．ただ，患者さんは気分が上がってこなくて，抑うつ感を苦痛に思っているようです．リスペリドンは減量して，抗うつ薬を使用していくのはどうでしょうか？

> **エビデンス 2**
>
> **うつ病学会によるうつ病ガイドライン（日本うつ病学会治療ガイドライン，2012.7.26）で推奨されている精神病性うつ病の薬物治療**
>
> 　精神病性うつ病における薬物治療では，抗うつ薬や抗精神病薬単剤による単剤治療は併用療法に劣るとされ，抗うつ薬と抗精神病薬の併用療法が推奨されている．精神病症状が軽度の場合，まず抗うつ薬を使用し，効果不十分な場合に抗精神病薬を追加する．抗うつ薬単剤ではアモキサピンが三環系抗うつ薬と第一世代抗精神病薬の併用と同等の効果で，さらに副作用が少ないとの報告がある[1]．
>
> 　2012年に報告されたメタ解析では，抗うつ薬と抗精神病薬（特に第二世代抗精神病薬）の併用がそれぞれ単剤での治療に比べて有意に有効であることが示されている[2]．
>
> 　一方で，精神病性うつ病は，第二世代抗精神病薬による治療よりも電気けいれん療法（ECT）への反応性が高いとの報告[3]や薬物療法に比べてECTによる治療では2週間早く効果がみられたとの報告[4]もあり，ECTの有用性が再認識されている．
>
> 1) Anton RF Jr, Burch EA Jr : Response of psychotic depression subtypes to pharmacotherapy. J Affect Disord. 28 : 125-131, 1993.
> 2) Farahani A, Correll CU : Are antipsychotics or antidepressants needed for psychotic depression? A systematic review and meta-analysis of trials comparing antidepressant or antipsychotic monotherapy with combination treatment. J Clin Psychiatry. 73 : 486-496, 2012.
> 3) Petrides G et al : ECT remission rates in psychotic versus nonpsychotic depressed patients: a report from CORE. J ECT. 17 : 244-253, 2001.
> 4) Rothschild AJ : Management of psychotic, treatment-resistant depression. Psychiatr Clin North Am. 19 : 237-252, 1996.

Dr わかりました．私も，ガイドラインに沿った治療でよいと思っています．抗うつ薬について何か意見はありますか？

Ph 患者さんから「寝つきが悪くて熟眠感が少ない」との訴えがありますので，抗うつ薬としては睡眠状態の改善が期待できるミルタザピンまたはエスシタロプラムはいかがでしょうか？特にミルタザピンは鎮静的な作用を持つ薬剤と考えられていますので，焦燥感をあおることもないと思われ，食欲の面でもプラスに働きます．

Dr そうですね．ミルタザピンを追加して，リスペリドンは3mLから1mLに減らして様子をみましょう．今後は，状態を確認しながら処方を修正していきましょう（**Rp.2**）．

Rp. 2

❶リスパダール内用液	1回1mL	1日1回	就寝前	3mLから減量
❷リフレックス（ミルタザピン）錠（15mg）	1回1錠	1日1回	夕食前	追加
❸アモバン錠（7.5mg）	1回1錠	1日1回	就寝前	
❹セルシン錠（5mg）	1回1錠		不穏時	

Ph 新しく処方されたミルタザピンについて抗うつ薬の中で比較的副作用が少なく，効果が強いとされていること．副作用として眠気などがありますが，就寝前に服

薬することで睡眠誘発作用として期待できること．日中の眠気や初期に発現しやすい消化器症状やセロトニン症候群（初期症状は頭痛，めまい，嘔吐などで，手や足のひらや頭頂部の熱感などが特徴）などに注意することを医療スタッフに患者さんの観察ポイントなどを説明しておきます．

Dr お願いします．

3 その後の経過

〈入院1ヵ月後〉

Ph 患者さんは，ここ1週間ぐらいは非常に落ち着かれています．少し抑うつ感があるようですが，医療スタッフの言うことはきちんと理解して行動していただいています．服薬や治療プログラム〔作業療法（OT）や社会技能訓練（SST）など〕への参加もきちんと対応していただいています．「退院しても自宅でなんとかやっていけると思う」との発言がありました．ただし，仕事への復帰はまだ考えられないとのことでした．

Dr 自宅でやっていけるレベルと思います．退院を考えていきましょう．退院まではこのままの処方で様子をみます．

Ph 現在処方されている薬剤による副作用は，過鎮静なども含め特に認められていませんが，抑うつ状態は十分には改善していない様子です．生活面も気になりますが…．

Dr 退院後には環境も変わるので，しばらく様子をみてからミルタザピンの増量や場合によっては抗うつ薬の変更などを考えてみましょう．

〈入院5週目〉

Dr 来週退院してもらうことに決めました．

Ph 精神病性うつ病は，精神病症状を伴わないうつ病に比べて予後は不良で自殺率も高いということなので，退院後は自殺については十分に気をつけた方がよいですね．入院中は看護師さんを中心にミーティングで定期的に自殺リスクを評価していますが，薬剤師が患者さんに直接自殺について尋ねることはかえってマイナスになることはありませんか？

Dr 直接，患者さんに自殺念慮の有無を尋ねた方が自殺リスクは半減すると言われています．精神病性うつ病の患者さんは非精神病性のうつ病患者さんよりはるかに自殺率が高いので，定期的に自殺念慮の有無を問診するのは重要です．入院中にカウンセリングを導入し，外来でも継続していくのも有力と思います．

Ph 自殺のリスクを考慮すると，薬物の総量もあまり多くない方が良いと思います（自殺に関する薬剤師の対応．うつ病マニュアルより）．手持ちのお薬の量を増やさないようにするためには，退院後しばらくは1週間に1回程度の通院の頻度だと安心なのですが，いかがでしょうか？

Dr そうですね．最初は1週間毎の来院としましょう．
Ph 外来の看護スタッフや処方を受けてもらう予定の薬局には状態観察のポイントを説明しておきます．
Dr お願いします．

4 外来での状態観察ポイント

本症例のその後

退院後，患者から外来も引き続き当院に受診する予定であること，当院の近くにあるA保険薬局で薬をもらいたいこと，の2点を確認した．

Ph 患者からA保険薬局で薬をもらう予定との話を聞きました．A保険薬局の薬剤師へ今回の状態観察などのポイントを説明してきます．
Dr お願いします．
Ph 患者さんの病態から，焦燥や激越の程度や自殺念慮の程度を観察してもらって，不穏の兆候がある場合には先生（主治医）に伝えてもらうように話しておきます．
Dr お願いします．今は自殺念慮はほとんどみられませんが，環境が変わるとわかりませんからね．報告は私（主治医）に直接でもよいですし，先生（薬剤師）を介してくださっても結構ですよ．
Ph わかりました．状態については，睡眠状況や抑うつ状態などの症状，副作用による患者の状態変化などの観察でよいでしょうか？具体的には，過鎮静，振戦，運動障害，消化器症状（胃の不快感，便秘・下痢），焦燥感，不安感などの症状や食欲などもみてもらいたいと説明するつもりです．
Dr そうですね．患者さんは今は薬に対する抵抗感はないようですが，継続して薬をのんでもらえるかという点も心配ですね．
Ph A保険薬局ではどの患者に対しても服薬の確認を必ず行っています．長期服薬が必要であると思われることと薬物治療を始めたばかりということで，特にアドヒアランスという観点からも患者さんと服薬に関する話をしてもらうように強調しておきます．その際には，必要であれば私（薬剤師）も同席して話をするようにします．用法・用量，薬剤，治療方針などで変更希望があれば，次回診察のために情報をフィードバックしてもらうようにしておきます．
Dr お願いします．

〔西山浩介（医師）／三輪高市（薬剤師）〕

2 うつ病

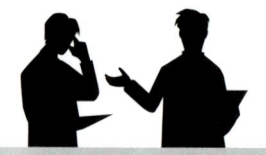

症例 13 うつが遷延し多剤を投与されていて，入院後に処方を検討した患者

状況設定

メンタルクリニックより患者さんが薬物調整目的，電気けいれん療法目的で入院となり，薬物調整に関して，医師と薬剤師での服薬カンファレンスを行う場面．

現病歴 70歳女性

　62歳時にめまいを認め，内科を受診した．その際に器質的な異常が見つからず精神的なものでないかと判断され，フルボキサミン（ルボックス）50mg/日が処方されていた．元来薬物への不信感が強いことに加えて，症状が改善しないことから内服は不規則だった．その後，徐々に不眠，不安・焦燥，意欲低下等出現し，自宅近くのメンタルクリニックでうつ病と診断された．

　メンタルクリニックで，フルボキサミン150mg/日まで増量して一旦は症状が改善したが，再度内服自己中断により症状が増悪した．しかし，その後心理教育を行いながら薬物調整を継続して，次第に病状は安定するようになっていった．

　65歳時に，転倒して大腿骨頸部骨折後に精神状態が悪化し，抑うつ気分が強まり入院となった．入院後薬物調整を行い，ミルタザピン（リフレックス）を45mg/日まで増量してうつ病の症状が改善したため退院となり，外来通院を再開した．しかし，眠気やだるさを強く訴えたためミルタザピンは継続が困難となり外来で漸減中止となった．その後メンタルクリニックで薬物療法による加療を続けたが，症状の改善を認めず電気けいれん療法の施行を目的として，当院に紹介となり，入院となった（**Rp.1**）．

　患者は元来心配性で，神経質で強迫的．夫は他界しており，現在は長女の家族と同居している．

Rp. 1 入院時の処方

❶ジェイゾロフト（セルトラリン）錠（25mg）	1回4錠	1日1回	夕食後
❷リーマス（炭酸リチウム）錠（200mg）	1回1錠	1日2回	朝夕食後
❸デパス（エチゾラム）錠（0.5mg）	1回1錠	1日3回	毎食後
❹マイスリー（ゾルピデム）錠（5mg）	1回2錠	1日1回	就寝前
❺マグラックス（酸化マグネシウム）錠（330mg）	1回1錠	1日3回	毎食後
❻エビリファイ（アリピプラゾール）錠（3mg）	1回1錠	1日1回	夕食後

1 多剤併用療法を行う理由を検討する

Ph この患者さんはSSRI以外に気分安定化薬，抗精神病薬も処方されていますが，どのような経緯で単剤治療ではなく増強・併用療法になったのでしょうか？

Dr 難しい質問ですね．うつ病に対する薬物療法は，一般的には単剤治療が原則とされています（**表1**）．しかし，抗うつ薬を用いて，単剤で寛解状態まで治療効果が出る患者さんは多くありません．アメリカで行われたSTAR*Dという大規模臨床試験において示された第一段階（第一選択される抗うつ薬）での寛解率は36.8%であったとされています[1]．そこで，最初に投与した抗うつ薬で十分に抗うつ効果の得られなかった患者さんに対しては，抗うつ薬の変更や気分安定薬（炭酸リチウム等），非定型抗精神病薬（アリピプラゾール等）による抗うつ薬に対する増強療法が施行されることが多くあります．従来は炭酸リチウム等による増強療法が多かったのですが，少量の非定型抗精神病薬を抗うつ薬に併用すると抗うつ効果の増強が認められるとするエビデンスの集積[2]もあり，現在は非定型抗精神病薬による増強療法も多く認められるようになってきています．ただし，抗精神病薬の投与による錐体外路症状の発現が統合失調症より気分障害圏に多いとの報告もあり，副作用にも注意が必要です[3]．

こういったことを考えると，この患者さんではセルトラリン（ジェイゾロフト）で十分な抗うつ効果が得られなかったために，炭酸リチウム（リーマス）やアリピプラゾール（エビリファイ）による増強療法が施行されたのでしょう．

Ph フルボキサミン（ルボックス），ミルタザピン（リフレックス）の治療で再燃し

表1 抗うつ薬治療の原則

- ・単剤治療
- ・十分な用量を使用
- ・十分な期間（4〜8週）で使用
- ・寛解の獲得・維持を目標とする
- ・開始する場合は漸増（副作用の予防）
- ・中止する場合は漸減（中断症候群の予防）

（菊地俊暁, 渡邊衡一郎：気分障害（大うつ病性障害, 双極性障害）の治療について. 医薬ジャーナル. 44(1)87-95, 2008より引用）

たことを踏まえたうえでの多剤併用療法になっているのですね．増強療法に関しては先生の仰るように副作用による脱落率がプラセボ増強と比べて4倍高かったというメタ解析もあります[4]．また，非定型抗精神病薬のわが国でのうつ病に対する増強療法の保険適応はアリピプラゾールのみ（平成26年1月24日時点）という点に注意が必要だと思います．

　ただ，この患者さんはフルボキサミン，ミルタザピンを使用して一度は症状が改善したようですが自己中断や副作用から服薬を継続できずに症状が悪化しています．今回もノンアドヒアランスが影響していたり，副作用が出ている可能性などはないでしょうか？

Dr　副作用やアドヒアランスの問題は非常に重要です．アドヒアランスが十分でないことが，見かけ上の薬剤抵抗性を引き起こすということはよく指摘されています．薬剤の自己中断やアドヒアランスに関しては，1年半の期間を経ると患者さんの約半数がアドヒアランス不良になっているとの報告もあり，常に注意してみていく必要があるといえるでしょう（参照 エビデンス1）．また，副作用に関しても十分に評価していくことが必要だと思います．

Ph　アドヒアランス向上のための指導も入院中に並行して行っていきたいと思います．電気けいれん療法を行うとなると炭酸リチウムは中止でしょうか？ベンゾジアゼピン系の薬剤も中止できれば良いですが．

Dr　そうですね．炭酸リチウムは投与したままで電気けいれん療法を施行すると，せ

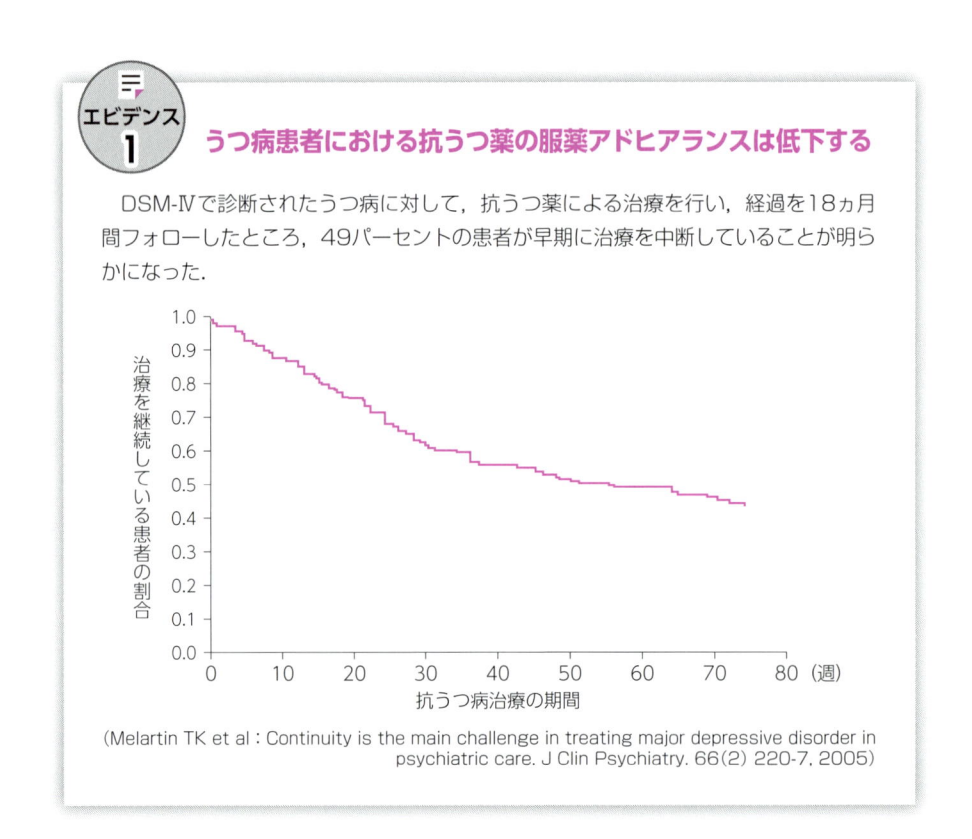

エビデンス1　うつ病患者における抗うつ薬の服薬アドヒアランスは低下する

DSM-Ⅳで診断されたうつ病に対して，抗うつ薬による治療を行い，経過を18ヵ月間フォローしたところ，49パーセントの患者が早期に治療を中断していることが明らかになった．

（縦軸：治療を継続している患者の割合／横軸：抗うつ病治療の期間（週））

(Melartin TK et al : Continuity is the main challenge in treating major depressive disorder in psychiatric care. J Clin Psychiatry. 66(2) 220-7, 2005)

ん妄を引き起こしやすいとされていますから，電気けいれん療法の開始までに終了した方がいいでしょう．また，ベンゾジアゼピン系の抗不安薬や睡眠薬は用量依存性に発作時間を減少させて，閾値を上げてしまうので，電気けいれん療法によって引き起こされるけいれんが起こりにくくなってしまいます．こちらも開始までに中止した方がいいかと思います．ただ，ベンゾジアゼピン系薬剤は離脱症状を引き起こすことがあります．特に，半減期が短い短時間作用型の薬剤では，急激に減量すると離脱症状を引き起こしやすいので，ゆっくりと減量していくことが必要です．中断に当たって短時間作用型のベンゾジアゼピンを中長時間作用型のベンゾジアゼピンに置き換えてから漸減中止することも場合によっては必要でしょう．

Ph 今回はエチゾラム（デパス）を漸減中止する方針ですね．
Dr そうですね．

――――――――――電気けいれん療法後――――――――――

Ph 入院当初より症状は改善してきているかと思います．アリピプラゾール（エビリファイ）はこのまま継続した方が良いのでしょうか？この方の場合，服薬の自己中断歴もありアドヒアランスの観点からできるだけ単剤にした方が良いかなと思いましたが．

Dr そうですね．単剤化した方が望ましいかもしれません．しかし，増強療法で使用した非定型抗精神病薬や炭酸リチウムを継続していくべきかどうかに関してはエビデンスが少なく，各症例ごとの判断にゆだねられている部分が多いのが実情です．

その後の経過

入院後炭酸リチウムを中止し，エチゾラムは超短時間作用型の抗不安薬のため緩徐に減量，中止した．不眠の訴えは持続したため，ゾルピデムを中止することはできなかったが，電気けいれん療法施行前日は内服しないようにした．パルス波の刺激装置による電気けいれん療法を計8回施行して，抑うつ気分，意欲低下，不安といった症状は改善して，退院し外来通院を継続することとなった．

Rp. 2　退院時処方

❶ ジェイゾロフト錠（25mg）　　　　　　1回4錠　1日1回　夕食後
　リーマス錠（200mg）　　　　　　　　　1回1錠　1日2回　朝夕食後
　デパス錠（0.5mg）　　　　　　　　　　1回1錠　1日3回　毎食後
❷ マイスリー錠（5mg）　　　　　　　　　1回2錠　1日1回　就寝前
❸ マグラックス錠（330mg）　　　　　　　1回1錠　1日3回　毎食後
❹ エビリファイ錠（3mg）　　　　　　　　1回1錠　1日1回　夕食後

Ph それでは，こちらの患者さんについてもよろしいですか？
Dr ええ．もちろんです．

現病歴 55歳男性

　50歳時に勤務していた会社で部長に昇進した．その際に，同時に父親の看病をしなければならなくなった．週末に東北の実家に帰り，平日は深夜遅くまで残業するといったストレスが重なり，全身倦怠感，意欲低下といった症状が出現した．

　会社の産業医にうつ病と診断され，自宅近くの総合病院の精神科を受診した．パロキセチン（パキシル）40mg/日を主剤とした薬物療法と半年間の自宅療養を経て，会社での負荷を軽減したうえで復職を果たし，病状が安定していたため外来通院も一旦は終診となった．

　しかし，53歳ごろより再度，抑うつ気分，意欲低下，不眠等の症状が認められ再び受診した．その後現在まで2年間通院を継続しているが，全身倦怠感や抑うつ気分が改善しないため，2度目の休職となった．自宅では，落ち着かず十分に休養できていないと主治医に判断され，今回薬物調整，休養を目的として入院となった（**Rp.3**）．

Rp.3　入院時の処方

❶	レンドルミン（ブロチゾラム）錠（0.25mg）	1回1錠	1日1回	就寝前
❷	サイレース（フルニトラゼパム）錠（1mg）	1回1錠	1日1回	就寝前
❸	ワイパックス（ロラゼパム）錠（0.5mg）	1回1錠	1日1回	就寝前
❹	マイスリー（ゾルピデム）錠（5mg）	1回1錠	1日1回	就寝前
❺	セロクエル（クエチアピン）錠（25mg）	1回1錠	1日1回	就寝前
❻	ジェイゾロフト（セルトラリン）錠（25mg）	1回4錠	1日1回	朝食後
❼	メイラックス（ロフラゼプ酸エチル）錠（1mg）	1回1錠	1日1回	夕食後
❽	リフレックス（ミルタザピン）錠（15mg）	1回1錠	1日1回	夕食後
❾	ドグマチール（スルピリド）錠（50mg）	1回1錠	1日3回	毎食後
❿	ガスターD（ファモチジン）錠（20mg）	1回1錠	1日1回	夕食後

2 多剤併用療法による問題点を考える

Ph この患者さんは服用している薬剤数が多くなっています．全身倦怠感は，薬剤の影響も少なからずあると思いますがいかがでしょうか．判断となるポイントはありますか？

Dr うつ病の薬物療法では，効果や副作用の評価が重要です．実臨床では，全身倦怠感が薬剤の影響か元来のうつ病によるものかを判断するのが難しいことがありますが，これだけ多くの薬剤が処方されていると，この患者さんでの全身倦怠感は薬物の副作用ではないかと疑ってみる必要はあるように思います．

Ph 抗うつ薬の中で三環系薬（TCA）はQT延長の副作用が懸念されます．この患者さんで使用されているセルトラリン（ジェイゾロフト），ミルタザピン（リフレックス）などの比較的新しい抗うつ薬では影響が少ないとされていますが，ただ，

併用されているファモチジン（ガスターD）でもQT延長の報告があります．入院中に一度検査して頂くか，ラニチジン（ザンタック）などの他の薬剤へ変更を検討しても良いかもしれません．

Dr そうですね，TCAに比較して，新規の抗うつ薬とされるSSRIでは心血管系への影響は少ないとされています．しかし，SSRIの中でもエスシタロプラム（レクサプロ）は不整脈のある患者さんやQT延長の副作用のある薬剤を内服している患者さんに対しては慎重投与となっており，個別の薬剤の副作用について慎重に評価していくという必要があるように思います．クエチアピン（セロクエル）が併用されていますが，QT延長の報告があるので注意が必要です．

Ph 性機能への影響も心配ですが，いかがでしょう？

Dr そうですね．性機能障害は抗うつ薬の副作用として，決して頻度が低いわけではないのですが，患者さんが対処することが少ない副作用の一つです（参照 エビデンス2）．注意して診療していく姿勢が大事だと思います．

3 減量の際には離脱症状に注意する

Ph 方針としては薬剤を減らしていくということであれば，まずはベンゾジアゼピンの離脱症状に注意しながらブロチゾラム（レンドルミン），ロラゼパム（ワイパックス），ロフラゼプ酸エチル（メイラックス）を減量していき，抗うつ薬も3剤使用されていますから，まずはスルピリド（ドグマチール）を中止してみてはどうでしょうか？

Dr そうですね．ベンゾジアゼピン系薬剤が多く入っていますから，減量することは必要ですね．ベンゾジアゼピンの離脱症状の発現はベンゾジアゼピン系薬剤の長期投与や高用量投与の際に出現頻度が多いとされていますから，本症例でも注意しないといけませんね（参照 エビデンス3）．一般的には1～2週ごとに1日量の1/4～1/2ずつ減量し，4～8週かけて漸減，中止していくことが推奨されていますね．なかには16週間かけて漸減することを推奨する意見もあるので[5]，慎重に減量していくことが大事だと思います．また，短時間作用型のベンゾジアゼ

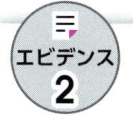

> **エビデンス 2　抗うつ薬による性機能障害は医療従事者には知らされにくい**
>
> 抗うつ薬を内服していると申告した1,305名の患者に対してインターネット上でアンケートを施行したところ，1,187名の患者より回答を得られた．性機能が医師への報告が最も少なく，性機能障害に対して対応を取ろうとした患者は26.3%であった．これらの結果は抗うつ薬内服患者における潜在的な性機能障害の可能性を認識する必要を示唆している．
>
> (Kikuchi T et al: Patients' attitudes toward side effects of antidepressants:an Internet survey. Eur Arch Psychiatry Clin Neurosci. 261:103-109, 2011)

> **エビデンス 3　BZD系薬剤の長期投与・高用量投与では離脱症状の頻度が高い**
>
> ジアゼパム15〜40mg/日を服用していた180人の患者において，服用期間が8ヵ月より短かった患者は5％しか離脱症状を経験しなかったのに対し，8ヵ月以上服用した患者では48％の患者が離脱症状を経験した．この結果から長期投与の場合は少量でも離脱症状に注意する必要があるといえる．また，ベンゾジアゼピンの離脱に影響を与える因子としては，「高用量の投与」「半減期の短い薬剤選択」が挙げられる．
>
> (O'Brien CP：Benzodiazepine use, abuse, and dependence. J Clin Psychiatry. 66(Suppl.2) 28-33, 2005)

表2　SSRIによる断薬症候群の診断基準（Blackらによって提案された基準）

A. SSRIを少なくとも1ヵ月以上投与した後に中止・減量している
B. 以下の2つ以上の症状がAの基準後1〜7日以内に出現する
　(1) めまい，頭部のふらつき，回転性のめまい，あるいは失神しそうな感覚
　(2) ショック様感覚，感覚異常
　(3) 不安
　(4) 下痢
　(5) 倦怠感
　(6) 歩行時のふらつき
　(7) 頭痛
　(8) 不眠
　(9) 焦燥
　(10) 嘔吐・嘔気
　(11) 振戦
　(12) 視覚異常
C. Bの症状のために社会的・職業的またはその他の重要な機能領域において，臨床的に重大な問題あるいは障害が認められる
D. その症状は身体疾患によるものではなく，また，SSRIが投与されていた原因疾患の再燃・再発では説明できない．また，他の向精神薬の減量・中止に起因しない

(西嶋康一：医学のあゆみ．236(10)923-928, 2011より引用)

ピン系薬剤を投与している際は，いったん半減期の長い長時間作用型の薬に置きかえてから変更することが勧められていますね．この患者さんでもロフラゼプ酸エチル，ロラゼパム，ブロチゾラムといった薬剤は，睡眠がとれているようでしたら減量していった方がいいかもしれませんね．

―――――――――14日後―――――――――

Ph 先生，薬剤中止後は新たな症状の訴えもなく経過している印象です．だるさも随分と改善されたようです．抗うつ薬を単剤化していった方が良いと考えますので，セルトラリンを徐々に減量していくのはどうでしょうか．セルトラリンはSSRIですから，SSRIの減量に伴う離脱症状には注意しようと思います（**表2**）．

Dr そうですね．この患者さんの場合，セルトラリンは十分量・十分期間内服していますが，十分な効果が得られていないようですね．また，ミルタザピンは十分量使用されてないようですから，単剤化を目指してセルトラリンを減量して，ミルタザピンを増量していってもいいのかもしれません．SSRIの離脱症状には注意

が必要ですね．

―――28日後―――

Ph このまま順調にセルトラリンを中止できれば良いですね．
Dr そうですね．

その後の経過

入院後，全身倦怠感や意欲低下を強く訴え，多剤処方がその原因となっている可能性を考慮した．このため，ベンゾジアゼピン系薬剤の減量，3種類（セルトラリン，ミルタザピン，スルピリド）併用されていた抗うつ薬をミルタザピンに単剤化した（**Rp.4**）．これらの薬物調整と休養により，全身倦怠感等は改善したため，自宅退院して外来通院で加療することとなった．

Rp.4 退院時処方

レンドルミン錠（0.25mg）	1回1錠	1日1回	就寝前
❶サイレース錠（1mg）	1回1錠	1日1回	就寝前
ワイパックス錠（0.5mg）	1回1錠	1日1回	就寝前
❷マイスリー錠（5mg）	1回1錠	1日1回	就寝前
セロクエル錠（25mg）	1回1錠	1日1回	就寝前
ジェイゾロフト錠（25mg）	1回4錠	1日1回	朝食後
メイラックス錠（1mg）	1回1錠	1日1回	夕食後
❸リフレックス錠（15mg）	1回1錠	1日1回	夕食後
ドグマチール錠（50mg）	1回1錠	1日3回	毎食後
ガスターD錠（20mg）	1回1錠	1日1回	夕食後
❹ザンタック（ラニチジン）150mg	1回1錠	1日1回	夕食後

ジェイゾロフト錠，メイラックス錠，リフレックス錠 → 単剤化
ガスターD錠 → ザンタック 変更

参考文献

1) RushH AJ et al：Acute and Longer-Term Outcomes in Depressed Outpatients Requiring One or Several Treatment Steps：A STAR*D Report. Am J Psychiatry. 163(11) 1905-1917, 2006.
2) Papakosta GI et al：Augmentation of Antidepressants With Atypical Antipsychotic Medications for Treatment-Resistant Major Depressive Disorder：A Meta-Analysis. J Clin Psychiatry. 68(6) 826-31, 2007.
3) Keming GaoPhD et al：Antipsychotic-Induced Extrapyramidal Side Effects in Bipolar Disorder and Schizophrenia A Systematic Review. J Clin Psychopharmacol. 28(2) 203-209, 2008.
4) Nelson JC, Papakostas GI：Atypical antipsychotic augmentation in major depressive disorder：a meta-analysis of placebo-controlled randomized trials.The American journal of psychiatry. 166：980-991, 2009.
5) 辻敬一郎，田島一郎：ベンゾジアゼピンの依存と離脱症状．臨床精神医学．35(12) 1669-1674, 2006.

〔平野仁一（医師）／清宮啓介（薬剤師）〕

3 双極性障害

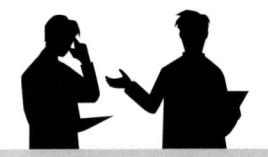

症例 14 躁状態で入院となった患者

状況設定

服薬中断して躁状態を呈した患者が入院となった．医師と薬剤師が入院時カンファレンスで治療方針について協議している場面と，退院時カンファレンスで治療経過を振り返る場面．入院時カンファレンスの場面では，薬剤師は事前に患者と面談してから臨んでいる．

現病歴 42歳女性．家族・親族に精神疾患の既往なし

　2名同胞第2子（長女）．元来，明るく社交的な性格．高校時代から部活動で社交ダンスを始め，大学進学後も大会で上位の成績を収めるなど活躍していた．大学卒業後はダンス教室に就職し，レッスンのアシスタントを務めていた．

　勤続6年が経過した28歳時に将来について思い悩むようになった頃，ダンス教室に通っている男性からプロポーズをされた．特に好意を抱いている相手ではなかったが，「私ならあなたが自分のダンス教室を開く援助ができる」と言われ，結婚を承諾した．

　29歳時に結婚．その後，夫の実家で同居しつつ，自宅近くにダンス教室開設の準備を始めた．しかし次第に抑うつ的となり，「私はお金目当てで結婚を決めてしまった」と自責的となった．不眠，食欲不振，意欲の低下，倦怠感が著しく，困惑を呈するようになったため，家族に連れられて当院初診．同日医療保護入院となった．

　SSRIを主剤に薬物療法を行い，抑うつ状態は徐々に軽快．2ヵ月で退院となった．退院後はしばらく通院を継続していたが，症状が軽快していたこと，開設したダンス教室が忙しくなってきたこと，挙児希望があったことなどから，数ヵ月で治療を自己中断してしまった．

　治療中断後2年ほどで抑うつ状態が再発したが，医療機関は受診せず，半年ほどで自然寛解した．その後，躁状態を呈し，ダンス教室で生徒に厳しい言葉を浴びせて生徒が辞めてしまうなど，仕事上のトラブルを認めた．抑うつ状態と躁状態を何度か繰り返し，夫婦ゲンカも絶えなかった．この間に2児を出産した．

　41歳時，それまでと比べて強い倦怠感，意欲の低下などの症状を認め，仕事に出られず家事もできない状態となったため，当院を12年ぶりに受診した．

　あらためて病歴を聴取されたところ，治療中断期に抑うつ状態と軽躁状態を繰り返していたことから，双極性障害と診断された．

1 双極性障害の診断について

Ph 最初うつ病と診断されていたのが双極性障害に診断変更となりましたが，そのようなケースはよくあるのですか？

Dr そうですね．そこがうつ病や双極性障害の診断の難しさだと思います．双極性障害のうつ状態はうつ病の状態と非常に似ています．双極性障害がうつ状態で初発するケースはままあり，そのようなケースをはじめから適切に鑑別するのは難しいところがあります．

Ph うつ病と双極性障害のうつ状態を見分けるポイントはあるのでしょうか？

Dr ICD-10には双極性障害について「この障害は，患者の気分と活動性の水準が著しく乱されるエピソードを繰り返すこと（少なくとも2回）が特徴である」と書かれています．つまり，うつ状態，躁状態を2回以上繰り返すと初めて双極性障害と診断されるわけです．

Ph ということは，現在の状態だけを見て診断はできないということですか？

Dr いい質問ですね！　おっしゃる通り，双極性障害は時系列を見ていかないと診断ができないのです．丹念に過去のエピソードを探っていくか，慎重に初診後の経過を見ていくことで診断がついていくのです．

経過 1

双極性障害と診断されたものの，抑うつ状態が重度であったことから，SSRIを少量から服用してみることとなった．

治療開始から3ヵ月ほどで抑うつ状態は軽快した．しかし，ダンス教室で生徒を叱責して生徒が辞めてしまうなど，仕事上のトラブルが再び認められるようになったほか，睡眠時間が短縮するなど症状の変化が認められた．このため躁転と判断されSSRI中止となり，気分安定薬である炭酸リチウムが開始となった（**Rp.1**）．この際，疾病教育が行われ，双極性障害の特徴と気分安定薬の効果について説明を受けた．炭酸リチウム開始により躁状態は徐々に落ち着いていった．しかし，軽躁状態は時折認めていた．

しかし，42歳時，振戦が出現したことをきっかけに自己判断で炭酸リチウムの服用をすべてやめてしまった．これにより躁状態が増悪し，医療保護入院となった．

Rp.1　入院前の処方内容

❶ リーマス（炭酸リチウム）錠（200mg）　1回2錠　1日2回　朝夕

入院時に薬剤師が面談し，入院前の服薬状況などを聴取した．炭酸リチウムの服用で本人も効果を感じていたが，睡眠時間の短縮や言葉がきつくなるなど躁転の兆候を感じると，自己判断で炭酸リチウムを増量して服用していた．そのことは主治医には申告していなかった．

今回も自己判断で炭酸リチウムを増量して服用したところ振戦が出現したという経過であることがわかった．

2 薬物治療を再設定する

Dr 今回は薬剤師の面談で入院前の服薬状況が明らかになりました．医師としてはつい，患者さんは処方薬をきちんとのんでいるものと思いがちです．

Ph 医療者側の考える服薬率と実際の服薬率の乖離に関する報告がありましたね（参照 エビデンス1）．

Dr この患者さんは自分の調子に合わせて炭酸リチウムの用量を自己調節してしまっていました．薬は多くのめば効果を発するというものではないこと，副作用を出しにくく効果を発揮しやすい至適用量が存在することを，患者さんにしっかりと理解してもらう必要がありますね．

Ph 服薬指導の中で理解を深めていきたいと思います．血中濃度を測定してその結果をもとに至適用量を説明すると，理解を得られやすいかもしれませんね．

Dr そうですね．それから，病相を繰り返すという双極性障害の疾病特性と，それを予防していく意味でも気分安定薬が有効であることも，疾病教育や服薬指導の場で伝えていかないといけないですね．

　さて，今後の薬物療法について検討しましょう．

Ph 入院前に服薬していた炭酸リチウムは，この患者さんに有効だったのでしょうか？

Dr 炭酸リチウムをきちんと服薬できていた頃は比較的安定していたこと，振戦が出現して服薬中断した後に躁状態が増悪したことを考えると，ある程度有効だったのではないかと考えます．しかし，軽躁状態が時折認められていたことを考慮すると，炭酸リチウムだけでは病相の予防効果が不十分かもしれません．気分安定薬をもう一剤併用する必要があるかもしれません．

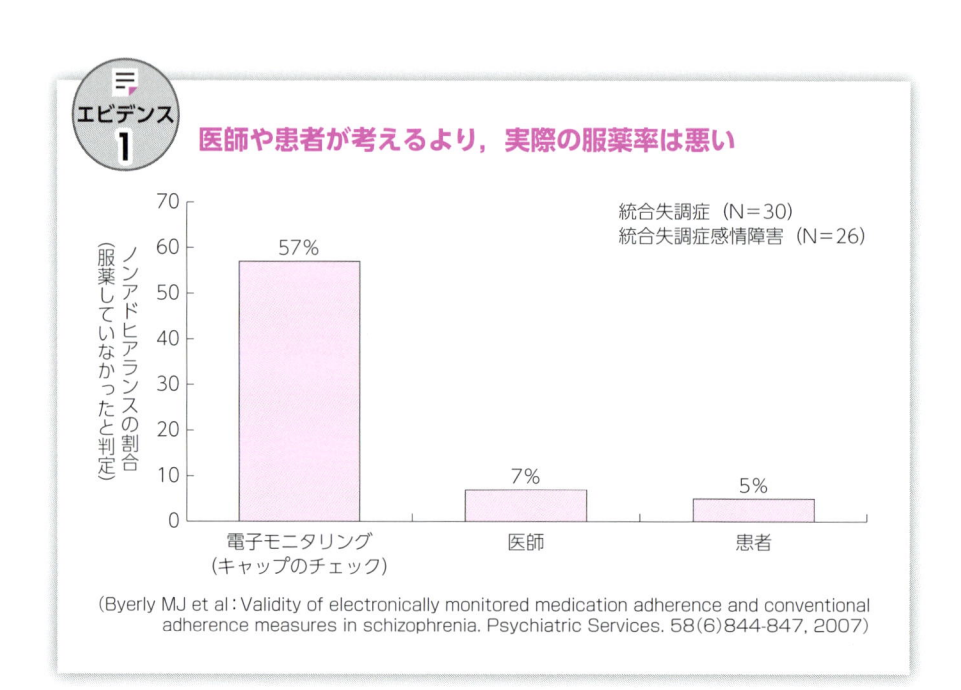

エビデンス 1　**医師や患者が考えるより，実際の服薬率は悪い**

統合失調症（N＝30）
統合失調症感情障害（N＝26）

ノンアドヒアランスの割合（服薬していなかったと判定）

- 電子モニタリング（キャップのチェック）：57%
- 医師：7%
- 患者：5%

(Byerly MJ et al：Validity of electronically monitored medication adherence and conventional adherence measures in schizophrenia. Psychiatric Services. 58(6) 844-847, 2007)

Ph 気分安定薬の併用で考えると，バルプロ酸かカルバマゼピン，またはラモトリギンが挙げられると思います．その中で，まずラモトリギンに関しては，添付文書上の効能・効果にて「双極性障害における気分エピソードの再発・再燃抑制」の記載があり，また，「双極性障害の気分エピソードの急性期治療に対する本剤の有効性及び安全性は確立していない」とも記載されており，このため今回のケースでは使用できないと考えます．

　次に，バルプロ酸とカルバマゼピンでは，共に気分安定作用に加え鎮静効果が得られるメリットがあり，躁状態への効果が期待できます．ただし，バルプロ酸の副作用では胃腸障害や体重増加，傾眠などの鎮静など副作用に加え，バルプロ酸で特徴的に起こる高アンモニア血症等に注意する必要があると思われます．バルプロ酸投与後の定期検査項目に血中アンモニア値の項目を増やして貰うと良いかもしれません．さらに，相互作用に関しては，カルバペネム系抗生物質との併用が禁忌となっており，併用によりバルプロ酸の血中濃度が使用前の0〜40％程度まで低下するとの報告もされています[1]．

　また，カルバマゼピンの副作用では，鎮静等の中枢神経症状に加え，薬疹などの皮膚症状が現れやすいことが特調的だと思われます．スティーブンス・ジョンソン症候群の前駆症状の可能性もあるため，投与開始後は患者さんの訴えや，観察を密に行う必要があると考えます．

　そして相互作用では，チトクロームP450酵素3A4の誘導をすることにより，併用薬の代謝促進を促し，結果として多くの併用薬の血中濃度を低下させる現象が起こります．例えば，抗精神病薬とカルバマゼピンとの併用により，ハロペリドールでは約34％，オランザピンでは約38％，アリピプラゾールでは約64％の血中濃度低下が報告されています[2〜4]．さらには，炭酸リチウムとカルバマゼピンとの併用により精神神経系症状（錯乱，粗大振戦，失見当識等）があらわれたとの報告があり，併用注意項目としても挙げられているため，今回はバルプロ酸で始めてみるのはどうでしょうか？

Dr そうですね．炭酸リチウムとバルプロ酸の併用に関しては2010年にBALANCE試験の報告があります（参照 エビデンス2）．それによると，両剤の併用は，各々の単剤投与よりも再発防止のハザード比が高い傾向がでています．
　そういう意味では，炭酸リチウムとバルプロ酸を併用してみるのも一手でしょう．

Ph 抗精神病薬の処方は選択肢として考えられますか？

Dr 躁状態の急性期では，精神運動興奮が著しいケースや，被刺激性が著しく亢進しているケースもままあります．そういった場合は抗精神病薬の併用も必要となります．この患者さんの場合も，当初は抗精神病薬の併用が必要でしょう．

Ph では，次に双極性障害の躁症状の改善に使用可能な非定型抗精神病薬の選択について，適応症を持つ薬剤としてオランザピンとアリピプラゾールが挙げられます．まず，オランザピンでは躁状態と共にうつ状態にも効果があり，ハロペリドールと比較してうつ転をさせにくいとの報告がされています[5]．しかし，血糖値上昇

> **エビデンス 2** 炭酸リチウムとバルプロ酸の併用は各々の単剤より再発を予防する（BALANCE試験）
>
> 　2年間の観察期間で何らかの介入を行う必要のある気分エピソードが再発しない可能性について，炭酸リチウムとバルプロ酸の併用群を1とした場合のハザード比は，炭酸リチウム単剤群で0.82，バルプロ酸単剤群で0.59であった．さらに躁病エピソードの再発に限ると炭酸リチウム単剤群は0.67，バルプロ酸単剤群は0.51だった．いずれも併用群とバルプロ酸単剤群との間では有意差が認められた．併用群と炭酸リチウム単剤群との間では有意差はつかなかったものの，炭酸リチウム単剤群のハザード比が低い傾向が見られた．
>
> 1) Geddes JR, Goodwin GM, Rendell J et al：Lithium plus valproate combination therapy versus monotherapy for relapse prevention in bipolar I disorder(BALANCE)：a randomised open-label trial.Lancet. 375(9712)385-395, 2010.
> 2) Katagiri H：Efficacy and safety of olanzapine in the treatment of Japanese patients with bipolar i disorder in a current manic or mixed episode：A randomized, double-blind, placebo-and haloperidol-controlled study. J Affect Disord. 136(3)476-484, 2012.

や体重増加等の副作用があり，糖尿病を合併している患者さんには禁忌となっています．次にアリピプラゾールでは，高プロラクチン血症など抗精神病薬に特徴的な副作用が割と少ないことが挙げられますが，一方でアカシジアの頻度が高いとの報告もあります[5]．

　今回は，初めて抗精神病薬を使用するため，副作用が少なく，また女性であることから体重増加のリスクを回避するうえでも，まずはアリピプラゾールをすすめて見てはいかがでしょうか？

Dr それではこの患者さんにはアリピプラゾールを処方してみよう．

表1　国内における双極性障害に対する気分安定薬および抗精神病薬の適応症（内服薬）

	薬剤	躁病・躁状態	双極性障害におけるうつ状態	維持療法
気分安定薬	リチウム	○	—	—
	バルプロ酸	○	—	—
	カルバマゼピン	○	—	—
	ラモトリギン	—	—	○
抗精神病薬	クロルプロマジン	○	—	—
	スルトプリド	○	—	—
	ハロペリドール	○	—	—
	レボメプロマジン	○	—	—
	オランザピン	○	○	—
	アリピプラゾール	○	—	—
	クエチアピン	—	—	—
	リスペリドン	—	—	—
	クロザピン	—	—	—
	ゾテピン	—	—	—

Ph ところで，双極性障害の躁状態のみならずうつ状態にも適応を持つ抗精神病薬も出てきていますが（**表1**），双極性障害を抗精神病薬単剤で治療していくことは可能なのでしょうか？

Dr 双極性障害に対して抗精神病薬を使用した場合，長期的な服用による認容性の問題を考えなければならないでしょう．例えば錐体外路症状や遅発性ジスキネジア，女性の場合は高プロラクチン血症などが挙げられます．これらのリスクと，気分安定薬で治療していった場合のリスクも，比較検討していくことが望ましいでしょう．

3 病気の経過を整理する

経過 2 入院後，炭酸リチウムとバルプロ酸の気分安定薬2剤併用を開始した．躁状態の急性期の症状に対して当初は抗精神病薬アリピプラゾールも併用することとなった（**Rp.2**）．

Rp.2　アリピプラゾール併用時

❶ リーマス錠（200mg）　　　　　　　　　　　1回2錠　1日2回　朝夕
❷ デパケン（バルプロ酸）R錠（200mg）　　　1回2錠　1日2回　朝夕　←追加
❸ エビリファイ（アリピプラゾール）錠（12mg）　1回2錠　1日1回　夕　←追加

アリピプラゾールを選択したことで過鎮静とならずに徐々に落ち着いていった．しかしそれに伴いアカシジアや呂律不全，流涎などの錐体外路症状が顕著となったため，アリピプラゾールは漸減中止となった．アリピプラゾール中止後も炭酸リチウムとバルプロ酸のみの服用で状態は安定した．

しかし，入院2ヵ月目に薬剤師による服薬指導の中で「この頃抜け毛が多い」との訴えが聞かれるようになり，体重増加も認められた．バルプロ酸による脱毛と体重増加の可能性が考えられた．このため，炭酸リチウムとバルプロ酸の組み合わせから，炭酸リチウムとカルバマゼピンの組み合わせに変更し，退院となった（**Rp.3**）．

Rp.3　退院時

~~デパケン（バルプロ酸）R錠（200mg）　　　1回2錠　1日2回　朝夕~~
~~エビリファイ（アリピプラゾール）錠（12mg）　1回2錠　1日1回　夕~~　　　　変更
❶ リーマス錠（200mg）　　　　　　　　　　　1回2錠　1日2回
❷ テグレトール（カルバマゼピン）錠（200mg）　1回1錠　1日2回　朝夕
❸ テグレトール（カルバマゼピン）錠（100mg）　1回1錠　1日2回　朝夕

〈退院時の血中濃度〉
炭酸リチウム　　0.76mEq/L（基準値0.40〜1.00）
カルバマゼピン　9.2μg/mL（基準値4.0〜12.0）

Ph 今回の入院では，気分安定薬の組み合わせを途中で変更することとなりました．今回の患者さんでは，バルプロ酸の中止理由として，抜け毛の件が聴取できましたが，以前に私が服薬指導を行った女性の患者さんの中でも，ヒゲが生えた等の訴えを聴取することができたことがありました．また，今回の患者さんは出産が可能な年齢でもあり，退院後もバルプロ酸であった場合，その後の妊娠の可能性を考えると投与は原則禁忌に相当し，バルプロ酸の服用により先天性の疾患を持つ挙児が増え，自閉症の出生率が3倍となるなどの報告がありますので注意が必要でした．

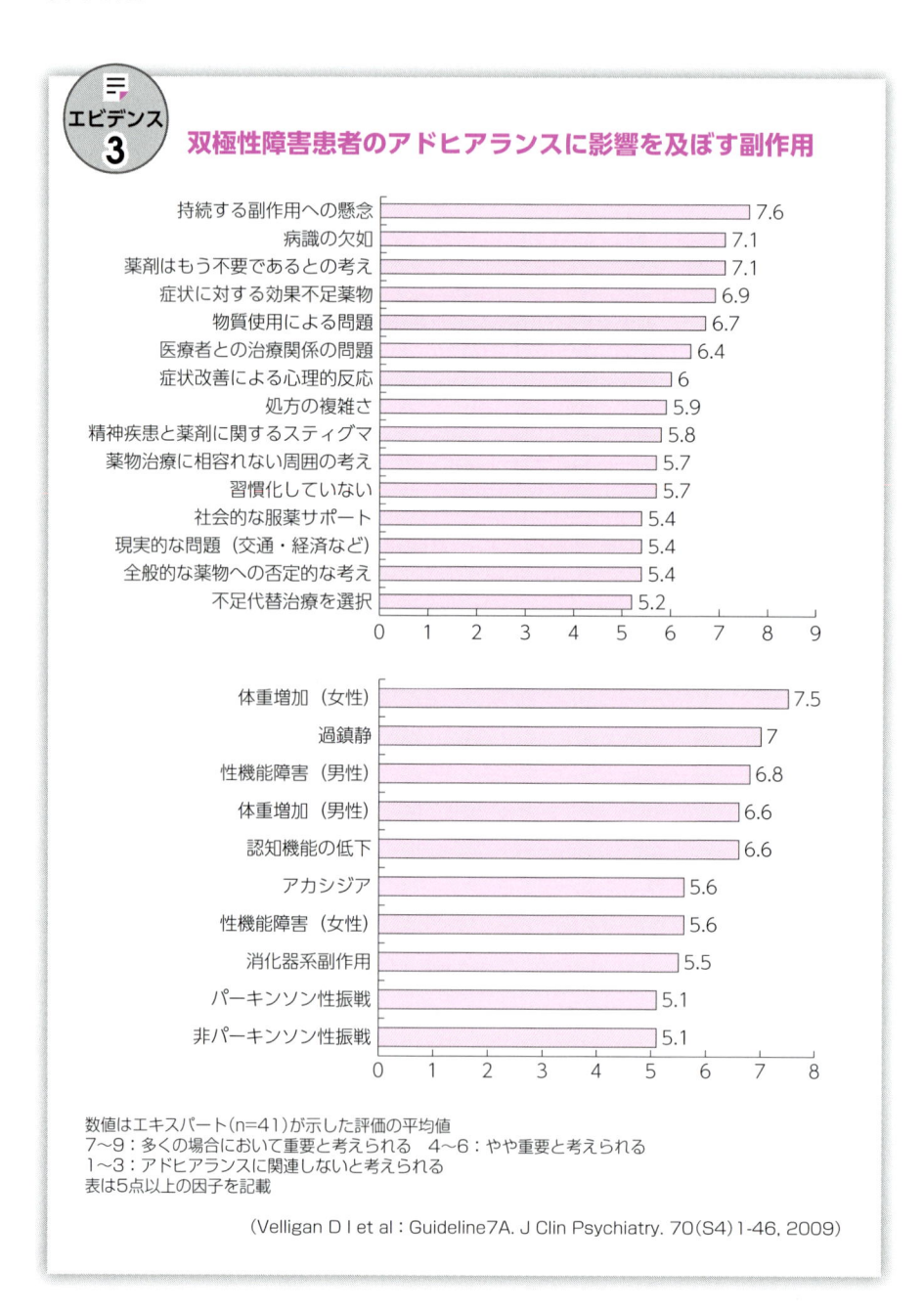

エビデンス3　双極性障害患者のアドヒアランスに影響を及ぼす副作用

項目	評価
持続する副作用への懸念	7.6
病識の欠如	7.1
薬剤はもう不要であるとの考え	7.1
症状に対する効果不足薬物	6.9
物質使用による問題	6.7
医療者との治療関係の問題	6.4
症状改善による心理的反応	6
処方の複雑さ	5.9
精神疾患と薬剤に関するスティグマ	5.8
薬物治療に相容れない周囲の考え	5.7
習慣化していない	5.7
社会的な服薬サポート	5.4
現実的な問題（交通・経済など）	5.4
全般的な薬物への否定的な考え	5.4
不足代替治療を選択	5.2

項目	評価
体重増加（女性）	7.5
過鎮静	7
性機能障害（男性）	6.8
体重増加（男性）	6.6
認知機能の低下	6.6
アカシジア	5.6
性機能障害（女性）	5.6
消化器系副作用	5.5
パーキンソン性振戦	5.1
非パーキンソン性振戦	5.1

数値はエキスパート(n=41)が示した評価の平均値
7～9：多くの場合において重要と考えられる　4～6：やや重要と考えられる
1～3：アドヒアランスに関連しないと考えられる
表は5点以上の因子を記載

(Velligan D I et al：Guideline7A. J Clin Psychiatry. 70(S4)1-46, 2009)

Dr 患者さんは医師の診察場面では副作用について言い出しにくいことがあったり，言い忘れてしまうこともあります．今回は薬剤師の服薬指導の中で，副作用の出現を的確に拾い上げてくれたことが，より患者さんにあった処方設計に結び付きました．また，今回の患者さんはすでに子供が二人いたので今後の挙児希望はなかったのだけれど，妊娠可能な女性に対してのバルプロ酸投与は十分に気をつけなければなりませんね．

Ph しかし，薬剤の効果が出て病状が落ち着きつつある中で薬剤を変更することには，リスクも伴いますが？

Dr 確かにそうですね．でも長期的に治療を続けていくことや，退院した後の患者さんの生活も考慮する必要があります．この患者さんは本人がダンス教室を主宰しており，脱毛や体重増加といった容姿の変化は，アドヒアランスの低下につながる可能性が考えられます（参照 エビデンス3）．

Ph アドヒアランスをより高めるためには，患者さんのライフスタイルも考慮した処方設計が必要ということですね．

引用文献

1) 山内俊雄：抗てんかん薬以外の薬とVPAとの相互作用．バルプロ酸ナトリウムの副作用について，p.210-217, 2007.
2) 常泉智弘ほか：ハロペリドールPlasma neurileptic level に及ぼすカルバマゼピンの影響．神経精神薬理，8：667-673, 1986.
3) Linnet K, Olesen OV：Free and glucuronidated olanzapine serum concentarations in psychiatric patients：Influence of carbamazepine comedication. Ther Drug Monit. 24 (4) 512-517, 2002.
4) Nnakamura A et al：Pharmackinetic and pharmacodybamic interactionc between carbamazepine and aripiprazole in patients with schizophrenia. Ther Drug Monit. 31 (5) 575-578, 2009.
7) 寺尾 岳：ムードスタビライザーとしてのlithiumの現状と課題．臨床精神薬理．14：1463-1469, 2011.
8) 加藤忠史ほか：Ⅰ．双極性障害．日本うつ病学会治療ガイドライン：1-22, 2011.

〔浅井禎之（医師）／加瀬浩二（薬剤師）〕

3 双極性障害

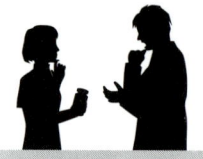

症例 15 うつで入院となったが，病識のない双極Ⅱ型障害が疑われる患者

状況設定

入院後，医師の依頼により薬剤師が患者から薬歴の聴取を行った．薬剤師は，その時に副作用履歴や，病歴も聴取するとともに患者の普段の様子を聴き，現在の状態を観察した．その後，薬剤師は医師に患者から聴取した情報を報告にいった．

現病歴 40代女性．双極性障害．母親が双極性障害

20代のころ不眠となり，Aクリニックを受診した．不眠のほかに，抑うつ気分意欲低下，不安を認めうつ病との診断を受けた．抗うつ薬とBZ系睡眠薬，抗不安薬の処方を受けたところ，数ヵ月で回復し，通院はしなくなった．その後32歳，38歳にも抑うつ状態となり，断続的にクリニックへ通っていた．

42歳より，抑うつ状態となり，Aクリニックを受診した．過去と同様に薬物療法がなされたが，改善せず，うつ状態を繰り返していることから，診断の再考と病状の改善を求めて，入院治療を希望し当院を初診し，入院となった．

入院後，医師の依頼により，薬剤師が薬歴を確認した．過去に**表1**のような薬歴があり，現在は抗うつ薬3剤と抗不安薬3剤が併用されていたが（**Rp.1**），うつ状態が続いていた．

医師は，双極性障害を考慮して，病歴を再確認した．すると，社会人となって3年後の25歳ころ，本人にとって"調子のよい時期"を迎えた．多くの仕事を任され，こなしていた．連日友人との飲み会に参加し，睡眠は3時間ほどであったが，眠気は感じていなかった．時には，ホストクラブにも出入りし，大騒ぎし，人生を楽しんだ．

本人は再び抑うつ状態となることへの不安と，好調な時期の楽しさを語った．本人に，躁状態との認識はなく，「とても調子のいい本来の自分を取り戻したい」と述べた．

表1 当時，継続服用していた処方

年齢	処方薬			
20代	クロミプラミン（25mg）	1回2錠	1日2回	朝夕食後
	アルプラゾラム（0.4mg）	1回1錠	1日2回	朝夕食後
	フルニトラゼパム（2mg）	1回1錠	1日1回	就寝前
32歳	パロキセチン（20mg）	1回2錠	1日1回	夕食後
	アミトリプチリン（25mg）	1回1錠	1日3回	毎食後
	ロフラゼプ酸エチル（2mg）	1回1錠	1日1回	夕食後
	フルニトラゼパム（2mg）	1回1錠	1日1回	就寝前
	ゾルピデム（10mg）	1回1錠	1日1回	就寝前
38歳	セルトラリン（50mg）	1回2錠	1日1回	夕食後
	アモキサピン（50mg）	1回1cap	1日3回	毎食後
	ロラゼパム（1mg）	1回1錠	1日3回	毎食後
	アリピプラゾール（6mg）	1回1錠	1日1回	就寝前
	ニトラゼパム（10mg）	1回1錠	1日1回	就寝前
	クアゼパム（15mg）	1回1錠	1日1回	就寝前

Rp. 1　現在の処方

❶ アモキサン（アモキサピン）カプセル（50mg）　　1回1cap　1日3回　毎食後
❷ レキソタン（ブロマゼパム）錠（5mg）　　　　　　1回1錠　1日3回　毎食後
❸ レクサプロ（エスシタロプラム）錠（10mg）　　　1回1錠　1日1回　夕食後
❹ メイラックス（ロフラゼプ酸エチル）錠（2mg）　　1回1錠　1日1回　夕食後
❺ レメロン（ミルタザピン）錠（15mg）　　　　　　1回2錠　1日1回　就寝前
❻ デパス（エチゾラム）錠（1mg）　　　　　　　　　1回1錠　1日1回　就寝前

1 躁転・うつ転を見直す

Ph 患者さんに普段の様子をうかがいましたが，普段は家に友人を招いて手料理でごちそうしたりおしゃべりをしたりして，ご主人との外出も多かったようです．ご本人はうつの状態で辛いとおっしゃっていて，確かに辛そうですし焦燥感も見えますが，口調はわりとしっかりしていました．

　この患者さんの病歴と薬歴を確認してみましたが，抗うつ薬を複数使用していたこともあり，薬剤によって躁転していた時期もあったかもしれません．特に，SSRIやSNRIが上市される以前はやはり三環系抗うつ薬を中心に処方されていますし．

Dr すべての躁状態が薬剤性とはいえないまでも，軽躁病エピソードの何回かは薬剤誘発性だった可能性がありますね．薬剤誘発性の躁転は多いものなのでしょうか？

Ph 躁転のリスクはメタ解析の結果では，SSRIに関して2～3％で，プラセボとの間に有意差はなかったとのことです．三環系抗うつ薬に関しては，報告によって異なりますが，11.2％という報告もあるので，SSRIよりはリスクが高くなるといえます．

　先生，この患者さんはやはり双極性うつ病の診断になるのでしょうか？遺伝の

問題もありますか？診断のポイントを教えてください．

Dr 双極性障害の診断には（軽）躁病エピソードを確認することが必要です（参照 エビデンス1）．しかし，躁状態は，患者さんにとっては「調子がいい」と感じられ，医師に報告されることはありません．ですから，私たちの方から，積極的に尋ねる必要があります．例えば，「これまでの人生で，普段よりもハイテンションな時期が数日以上続いたことがありますか？」といった質問が良いのではないでしょうか．他には，遺伝的背景を確認するために，ご家族に双極性障害の方がいないか，抗うつ薬によって躁状態を引き起こされたことがないか，などがポイントになります．

2 薬剤選択をどうするか

Dr 患者さんは軽躁病の時期を「調子のよかった本来の自分」と呼んでいて，その時の状態を求めています．うつ状態が長く続いて辛そうですし，抗うつ薬を処方したいと思います．

Ph 先生，双極性うつ病に抗うつ薬が必要でしょうか．処方してよいのでしょうか？

Dr いいでしょう．双極性うつ病への抗うつ薬のメタ解析において，抗うつ薬を併用した方が良いというエビデンスがあるんですよ（参照 エビデンス2）．それに，海

エビデンス1　双極性障害診断のポイント

　双極性障害の診断には（軽）躁病エピソードの同定が必須であるが，双極性障害患者が，抑うつ症状を呈する期間と比べ，（軽）躁症状を呈する期間は約1/3～1/50と極端に短い．加えて躁状態は，患者にとっては「調子がいい」と感じられ，"病気"と認識されることは少なく，医師には報告されづらい．したがって，躁状態について積極的に問診し確認する必要がある．

　亀山らは躁病スクリーニング質問票の妥当性の検討を行っており，「これまでの人生で，気分高揚し，ハイテンションで，怒りっぽく，普段の調子（100％）を超えた時期が数日以上続いたことがありますか？」という，一つの質問だけでも特異度0.93，感度0.75とスクリーニングとしては十分使用できるとしている[1]．

　このほか，"双極性障害を示唆する兆候"として，Bipolarityが提唱されている．GhaemiはBipolarityとして，①第一度親族における双極性障害の家族歴，②抗うつ薬によって惹起される躁あるいは軽躁，③高揚気質，④反復性大うつ病エピソード，⑤短い大うつ病エピソード，⑥非定型うつ症状，⑦精神病性うつ病，⑧大うつ病エピソードの若年発症，⑨産後うつ病，⑩抗うつ薬の効果減弱，⑪3回以上の抗うつ薬治療への非反応，という11項目を挙げ，特に①②を重視している[2]．

1) Kameyama R, Inouea T, Uchidab M et al : Development and validation of a screening questionnaire for present or past (hypo)manic episodes based on DSM-IV-TR criteria. J Affect Disord. 150(2)546-50, 2013.
2) Ghaemi SN, Ko JY, Goodwin FK : The bipolar spectrum and the antidepressant view of the world. J Psychiatr Pract. 7(5)287-97, 2001.

外ではオランザピンとフルオキセチンの合剤が発売されていますしね．この薬は双極性障害うつ病相に対する有効性が証明されていますよ（参照 エビデンス3）．

このあたりを考えれば，双極性障害に対しても，気分安定薬や抗精神病薬との併用であれば，抗うつ薬を処方しても問題ないと思いますよ．

Ph でも先生，STEP-BD研究（参照 エビデンス4）では，Gijsmanらの有効性のエビデンスと逆に，双極性うつ病に抗うつ薬を使用しても効果はない可能性もあると思います．

それに，躁転を繰り返していると，双極性障害の急速交代型への移行や，難治性への移行のリスクもあります．

少なくとも，躁転のリスクが高い症例などに対しては，抗うつ薬を使用するべきではなく，まず気分安定薬での治療を優先するべきではないでしょうか．

エビデンス2 抗うつ薬は双極性うつ病に対して有効である

双極性障害うつ病相に抗うつ薬を投与した12本の無作為割り付け試験（1,088名）によるメタ解析のフォレストプロット図．反応性（上段）でも寛解（下段）でも，抗うつ薬はプラセボよりも有意差をもって有効（プロットが基準線より右にある）であった．

研究	抗うつ薬群(人)/全体(人)	プラセボ群(人)/全体(人)	リスク比(fixed) ±95%信頼区間	重さ(%)	リスク比(fixed)	95%信頼区間
Nemeroffら(2001)	29/74	14/43		28.99	1.20	0.72–2.02
Tohenら(2004)	40/86	115/370		71.01	1.50	1.14–1.97
全体(95%信頼区間)[a]	160	413		100.00	1.41	1.11–1.80
全イベント	69	129				

研究	抗うつ薬群(人)/全体(人)	プラセボ群(人)/全体(人)	リスク比(fixed) ±95%信頼区間	重さ(%)	リスク比(fixed)	95%信頼区間
Mendlewiczら(1980)	27/39	7/19		13.14	1.88	1.01–3.51
Himmelhochら(1982)	20/28	4/31		5.30	5.54	2.15–14.23
Cohnら(1989)	30/60	5/29		9.41	2.90	1.26–6.69
Tohenら(2004)	46/86	137/370		72.14	1.44	1.14–1.83
全体(95%信頼区間)[a]	213	449		100.00	1.86	1.49–2.30
全イベント	123	153				

a：Significance test for heterogeneity（$x^2=10.51$, df=3, p=0.01；$I^2=71.4\%$）. Significance test for overall effect（$z=5.60$, $p<0.00001$）．

(Gijsman HJ, Geddes JR, Rendell JM et al. Antidepressants for bipolar depression: a systematic review of randomized, controlled trials. Am J Psychiatry. 161:1537-1547, 2004)

エビデンス 3　オランザピン＋フルオキセチンの合剤は双極性障害うつ病相に有効である

　13ヵ国833名の双極性障害患者を対象に，プラセボ群355名，オランザピン投与群351名，オランザピン＋フルオキセチン投与群82名として8週間投与した二重盲検比較試験を行った結果，オランザピン単剤はプラセボより有効であり，オランザピン＋フルオキセチン合剤はそれよりもさらに有効であった．

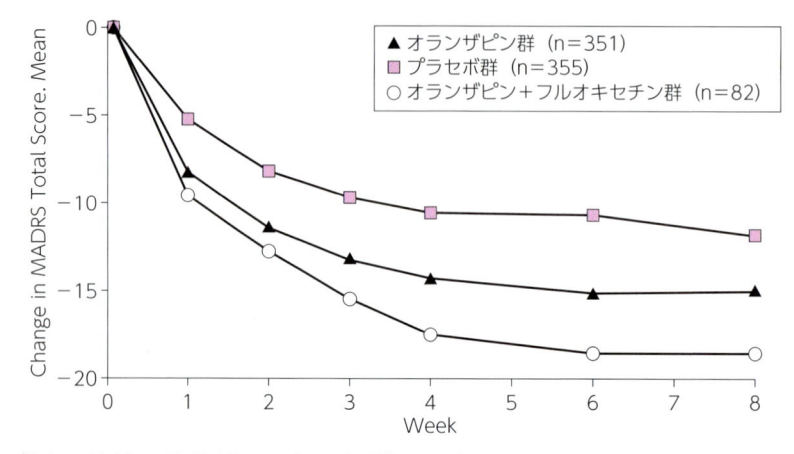

▲ オランザピン群（n=351）
■ プラセボ群（n=355）
○ オランザピン＋フルオキセチン群（n=82）

(Tohen M, Vieta E, Calabrese J et al：Efficacy of olanzapine and olanzapine-fluoxetine combination in the treatment of bipolar I depression. Arch Gen Psychiatry. 60：1079-1088, 2003)

エビデンス 4　抗うつ薬は双極性うつ病に対して効果がない―STEP-BD（The Systematic Treatment Enhancement Program for Bipolar Disorder）研究

　366名の双極性障害患者を対象に26週間投与した二重盲検比較試験を行った結果，抗うつ薬を併用しても寛解率・躁転率ともに差はなかった．

アウトカム	気分安定薬＋抗うつ薬 (N=179)	気分安定薬＋プラセボ (N=187)	P Value
一時寛解	32（17.9）	40（21.4）	0.40
長期寛解（主要評価項目）	42（23.5）	51（27.3）	0.40†
一時寛解か長期寛解	74（41.3）	91（48.7）	0.23
治療の有効性	58（32.4）	71（38.0）	0.27
治療期発現感情交代	18（10.1）	20（10.7）	0.84
副作用による脱落例	22（12.3）	17（9.1）	0.32

†：The P value for the main effect of treatment on primary outcome of durable recovery, adjusted for acceptance rejection of enrollment into randomized psychosocial treatment study of the STEP-BD, was 0.25.

(Sachs GS, Nierenberg AA, Calabrese JR et al：Effectiveness of adjunctive antidepresant treatment for bipolar depression. N Engl J Med. 356：1711-1722, 2007)

| Dr | なるほど．抗うつ薬は中止した方が良いでしょうね．
| Ph | 双極性うつ病の治療については，日本うつ病学会のガイドラインで気分安定薬として炭酸リチウムとラモトリギンが推奨されています．ラモトリギンは重症薬疹のリスクがあるので，まず，基本的な炭酸リチウムをベースに入れてみてはどうでしょうか．炭酸リチウムの増量と抗うつ薬の減量・中止を並行していくとよいと思うのですが．
| Dr | いい提案をありがとうございます．

3 抗うつ薬を中止する意義について説明する

| Dr | 抗うつ薬を中止することを患者さんにどう伝えたらいいでしょうか．患者さんは，なかなか納得してくださらないような気がします．
| Ph | 抗うつ薬を中止する意義と，抗うつ薬以外の治療薬があるということも伝えてはどうでしょうか．例えば，

「うつ病と双極性うつ病は同じような症状に見えますが，双極性うつ病はそう状態または軽躁状態を伴うので，治療の方法がうつ病とは異なります．双極性障害の治療の目標は病状を繰り返さないように安定した状態を保つことにあります．抗うつ薬を使うと躁状態を引き起こす可能性があるので，病状が不安定になるというリスクがあります．

双極性うつ病の薬物療法の基本は気分安定薬です．その中でも炭酸リチウムとラモトリギンは双極性うつ病に有効だと言われています．また，最近では抗精神病薬も双極性障害の適応が追加されていて，オランザピンは双極性うつ病の急性期に有効だったというプラセボ対照試験があります．クエチアピンは適応外の使用となりますが，やはり双極性うつ病の急性期に有効であるという報告があります」という説明はどうでしょうか．

| Dr | 抗うつ薬について説明するには，まず双極性障害について疾病教育が必要ですね．
| Ph | 患者さんにはどのような疾病教育をしますか？
| Dr | 双極性障害の患者さんへの疾病教育について，私は，『双極性障害の心理教育マニュアル―患者に何を，どう伝えるか―』という本を参考にしています（参照 エビデンス5）．この患者さんは，うつ病相については気づいていますが，躁病相の認識は少ないようですね．双極性障害の症状と，対処法，薬物療法の必要性，規則正しい生活の必要性とストレスマネジメントなどについて説明するといいのではないかと思います．医師から一方向に説明するより，多職種で話し合いながら一緒に考えるという方がうまくいくように思います．
| Ph | わかりました．薬物療法の必要性については薬剤師が担当します．よろしくお願いします．

> **エビデンス 5** **双極性障害の心理教育**
>
> 双極性障害の治療においては，患者に疾患について正しい知識と対処法を身に着けてもらうことが最も重要とされる．そのための技法が心理教育であり，有名な『双極性障害の心理教育マニュアル—患者に何を，どう伝えるか—』などがある．
>
> この本はスペインのColomとVietaらのグループが作成したもので，日本の実情とは少し乖離した内容もあるが，具体的でわかりやすい内容である．
>
> この本における内容を簡略に述べるならば，以下のとおりである．
>
> | | |
> |---|---|
> | ユニット1「障害への気づき」 | 双極性障害に関する基本情報を提供する．生物学的な原因（遺伝的要因）と生物学的・環境的な誘因（きっかけ：たとえば刺激物質の摂取やストレス，断眠など）の関係について解説し，薬物療法を必要とする病気であることを説明する．また，患者にはライフチャートの記述を促し，自らの疾病特性を確認する． |
> | ユニット2「薬物アドヒアランス」 | 治療薬の適応，効能，副作用などの正しい情報を提供する．そのうえで，治療中断によるリスク，治療順守の工夫を話し，アドヒアランスの向上を目的とする． |
> | ユニット3「精神活性物質乱用の回避」 | 精神活性物質には，コカインなどの規制薬物のほか，カフェイン，アルコールなどが含まれる．このような物質がどのように双極性障害の治療経過に悪影響を与えるかを知らせる． |
> | ユニット4「再発の早期発見」 | 早期症状と前駆兆候，そして再発予防の対処法を知る．躁病相の早期症状には思考や感情よりも行動や知覚に関する変化が多いことを伝える．一般的な早期症状を提示して，患者にどれが当てはまるか，対処方法は何かを伝える．例えば，うつ病相について疲労感，身体的不調，睡眠時間の増加などがこれに相当する．再発予防の具体的対処法としては，主治医・医療機関や支援者への連絡を促すこと，十分な睡眠の確保，活動時間や刺激場所の制限，精神活性物質の禁止などが挙げられる． |
> | ユニット5「規則正しい生活習慣とストレスマネジメント」 | 規則正しい生活をし，病状安定に役立てる．ストレスは，躁病躁うつ病層いずれに対しても誘因となりうることを確認し，ストレスマネジメントについて話し合う． |
>
> (Francesc Colom, Eduard Vieta（著），秋山　剛，尾崎紀夫（翻訳）．双極性障害の心理教育マニュアル：患者に何を，どう伝えるか．医学書院．2012)

4 多剤併用の処方を意味のある処方にする

入院時現症

表情はさえず，声に張りはないが質問にはしっかり返事が返ってくる．不眠，食欲不振，意欲低下，集中困難を訴えていた．

Ph 先生，患者さんに薬の変更の予定をお伝えしたいと思いますが，炭酸リチウムは400mgを上乗せでよろしいですか？退院後のアドヒアランスも考慮して眠前投与が良いと思います．できれば同時にレクサプロを中止したいのですが．

Dr どうしてですか？

Ph 炭酸リチウムもエスシタロプラムもQT延長のリスクがあるので，できれば重複

を避けたいと思います．炭酸リチウムは投与開始後定期的に血中濃度を測定していきます．

Dr わかりました．炭酸リチウムは，最初は1週後，その後は用量調整したタイミングか2週間後くらいに血中濃度を確認したいと思います．

Ph それとベンゾジアゼピン系の抗不安薬・睡眠薬は3種類必要ですか？

Dr ベンゾジアゼピン系薬剤の併用はあまり意味がないと思っています．薬理学的な作用部位は同じですから作用が増強されるわけではないと考えます．逆に併用によって，持ち越し効果や過鎮静などの副作用リスクは増大します．そう考えると，ベンゾジアゼピン系薬剤も漸減しましょう．離脱症状は短時間作用型のものほど強く感じられやすいので，エチゾラム，ブロマゼパム，ロフラゼプ酸エチルの順に漸減中止していきます．

Ph わかりました．では，エスシタロプラムとエチゾラムを中止して，炭酸リチウムを開始することをお伝えします（**Rp.2**）．

Rp.2 処方変更

❶アモキサンカプセル（50mg）	1回1cap	1日3回	毎食後
❷レキソタン錠（5mg）	1回1錠	1日3回	毎食後
~~レクサプロ錠（10mg）~~	~~1回1錠~~	~~1日1回~~	~~夕食後~~
❸メイラックス錠（2mg）	1回1錠	1日1回	夕食後
❹レメロン錠（15mg）	1回2錠	1日1回	就寝前
~~デパス錠（1mg）~~	~~1回1錠~~	~~1日1回~~	~~就寝前~~
❺リーマス（リチウム）錠（200mg）	1回2錠	1日1回	就寝前　追加

経過 1

炭酸リチウム追加後，寝付きの悪さが徐々に改善していった．1週間後の炭酸リチウムの血中濃度を測定すると基準値内であった．その後，ミルタザピンの睡眠に与える影響を考慮しミルタザピンを残し，アモキサピンを漸減した（**Rp.3**）．

Rp.3 処方変更②

~~アモキサンカプセル（50mg）~~	~~1回1cap~~	~~1日3回~~	~~毎食後~~
❶レキソタン錠（5mg）	1回1錠	1日3回	毎食後
❷メイラックス錠（2mg）	1回1錠	1日1回	夕食後
❸レメロン錠（15mg）	1回2錠	1日1回	就寝前
❹リーマス錠（200mg）	1回2錠	1日1回	就寝前

経過 2

睡眠障害・食欲不振が改善し，意欲低下や集中困難も徐々に改善していった．ベンゾジアゼピン系薬剤はブロマゼパム，ロフラゼプ酸エチルの順で減量中止した（**Rp.4**）．最後にミルタザピン中止とした（**Rp.5**）．

Rp. 4 処方変更③

~~レキソタン錠（5mg）~~	~~1回1錠~~	~~1日3回~~	~~毎食後~~
~~メイラックス錠（2mg）~~	~~1回1錠~~	~~1日1回~~	~~夕食後~~
❶レメロン錠（15mg）	1回2錠	1日1回	就寝前
❷リーマス錠（200mg）	1回2錠	1日1回	就寝前

Rp. 5 処方変更④

~~レメロン錠（15mg）~~	~~1回2錠~~	~~1日1回~~	~~就寝前~~
❶リーマス錠（200mg）	1回2錠	1日1回	就寝前

〔稲田　健（医師）／馬場寛子（薬剤師）〕

3 双極性障害

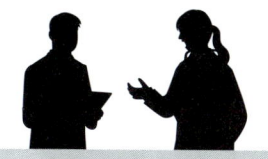

症例 16　入院となったが，気分安定薬・非定型抗精神病薬の副作用やモニタリングについて理解が不十分な患者

状況設定

産褥期に発症し9回の入退院を繰り返した症例で，気分安定薬と抗精神病薬が併用されている．複雑な経過をたどる中で治療に難渋した病態と，医師と薬剤師による連携による副作用とアドヒアランスに留意した適切な薬物療法について検討する場面．

現病歴　43歳女性

　同胞3人の第2子，長女．出生・発育に問題なし．祖母の姉に精神科入院歴があるが詳細は不明．病前性格は，感情疎通性は保たれ世話好きな方だった．高校および専門学校を卒業後，コンピュータ・プログラマーとして働いた．25歳で結婚し退職．

　26歳，長男出産の2週間前より，多弁，情動不安定となり，言動や行動がまとまらず興奮もみられたため，近くの心療内科を経て，出産の2日前に大学病院の産婦人科および精神科を紹介された．陣痛と共に産婦人科病棟へ入院し，翌朝無事出産した．産後，母体の経過は順調であったが，まとまりのない言動や行動が増悪，さらに，幻覚や妄想などの精神病症状も出現し，夜間は徘徊するなど安静が保てない状態となったため，出産後5日目に，精神科病棟へ転棟（医療保護入院），2ヵ月半の入院治療を受け退院した．

　本症例は，その後も幻覚妄想状態や気分の変動（躁ないしうつ状態）を繰り返し，43歳までに，計9回精神科へ入退院を繰り返した．しかし，寛解期には家事や子育てもこなし，パート仕事にも就くなど，社会適応は比較的良好であった．

1　この患者の診断は？

Ph　この患者さんはどのように診断されますか？

Dr　この患者さんでは特に，産後に幻覚や妄想など，精神病症状が増悪しているので，長男出産（26歳）の時点では「産褥精神病」という診断がつきそうです．

Ph　産褥期，つまり産後に起こった精神病ということですね．

Dr　そうです．出産後は，出血や疲労，内分泌機能の急激な変動，育児のための不眠や過労などのほか，育児への自信が持てなかったり，夫婦仲が不良であったりと様々な要因が絡み合うこともあって，実際の鑑別は容易ではありません．器質性

（症状性）精神障害か内因性精神障害か迷う症例も少なくないのが実情です．

Ph 産褥期の精神障害にはどういったものがありますか？

Dr 産褥期には，感情障害，とくに産後うつ病がよく見られます．産後うつ病は産後3～7日目から起こり，ときに自殺や乳児殺し（無理心中）のおそれもあります．また，統合失調症の発症や増悪の契機となることもあります．さらに，症状性精神障害としての産褥精神病が出現する場合もあります．産褥精神病は産後早期から急性発症することが多く，基本的に予後は良好で短時日のうちに消退しますが，複雑な意識障害（せん妄や錯乱），幻覚妄想状態，あるいは躁またはうつ状態が起こる場合もあり注意が必要です．

Ph わかりました．では，産褥精神病の可能性が高いということでしょうか？

Dr 産褥期に1回のみのエピソード（病相）だけなら，産褥精神病ということになります．しかし，43歳までに，精神症状の契機となりうる出産は1回のみです．つまり，その後の精神症状の再発は，「産褥精神病」では説明できません．また，再発時には，幻覚妄想状態に加え，気分障害（躁またはうつ状態）も同等に顕著でした．

Ph ここで，知識の整理のために，まず気分障害の大まかな分類について教えて貰えますか．

Dr 気分障害（感情障害ともいう）の中には，①大うつ病，②双極性障害（躁うつ病），③気分変調症，④非定型うつ病，の大きく4グループで捉えておくと臨床的に便利です．まず，①大うつ病は，うつ病エピソード（日常生活または職業機能に影響を与えるレベルのうつ状態）を単一（1回だけ）または反復性に繰り返すもの，②双極性障害は，躁病エピソードないしうつ病エピソードを繰り返す（期間の長短でいえば，一般に躁よりうつの期間が長い）．さらに，双極性障害は，その躁病エピソードの重軽により，明らかな躁病エピソードを持つ双極I型障害と，軽躁状態に留まる双極II型障害とに分けられます．③気分変調症は，大うつ病とまではいえない軽度のうつ状態がだらだらと2年以上持続する場合を指します（**図1**）．

Ph 経過図を見るとわかりやすいですね．

Dr 最後の，④非定型うつ病は，気分の反応性（楽しい出来事に反応して気分が明るくなる），体重増加や食欲増加，過眠，手足が鉛のように重く感じる，対人関係に過敏など，通常のうつ病としては典型的でないうつ特徴を示す一群につけられる病名ですが，診断学的に未確立な部分も多い病名です．

Ph この患者さんは，精神病性のエピソード（幻覚妄想状態）と，気分障害のエピソード（躁またはうつ状態）のどちらも顕著だったとのことですが，これはどう考えたらいいのですか？

Dr これも経過図で見てみましょう（**図2**）．気分障害のエピソード期間中に限って精神病性のエピソードが出現していた場合は，気分障害（精神病性の特徴を伴う気分障害）と診断されます．一方，気分障害と精神病症状とがほぼ同等に顕著で，なおかつ，気分障害が存在しない期間に精神病性のエピソードが（2週間以上）

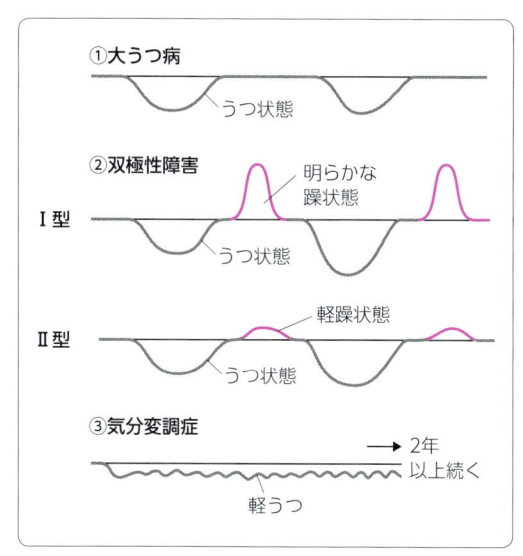

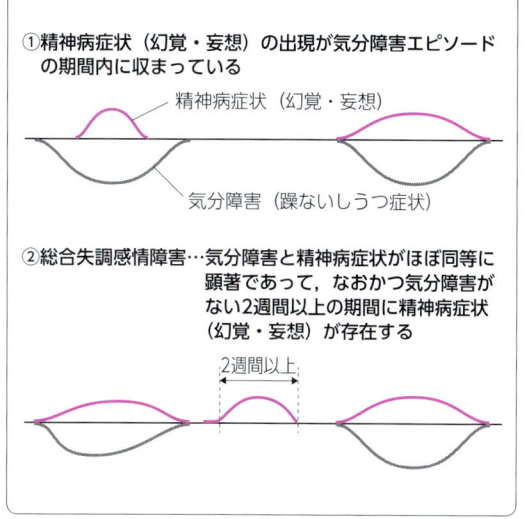

図1　気分障害の病相経過

①大うつ病
②双極性障害
　Ⅰ型　明らかな躁状態／うつ状態
　Ⅱ型　軽躁状態／うつ状態
③気分変調症　→2年以上続く　軽うつ

図2　気分障害と統合失調感情障害の鑑別ポイント

①精神病症状（幻覚・妄想）の出現が気分障害エピソードの期間内に収まっている
　精神病症状（幻覚・妄想）
　気分障害（躁ないしうつ症状）
②統合失調感情障害…気分障害と精神病症状がほぼ同等に顕著であって、なおかつ気分障害がない2週間以上の期間に精神病症状（幻覚・妄想）が存在する
　2週間以上

出現していた場合は，統合失調感情障害と診断されます．

Ph この患者さんは気分障害ですか，それとも統合失調感情障害ですか？

Dr この患者さんの再発時には意志の発動性が障害されて，動かない，しゃべらない，食べられない，など，昏迷状態と呼ばれる症状がみられています．昏迷状態では，まるで蝋人形のように固まって動かなくなります．もちろん，水分や食事も摂れません．一方で，急激に興奮や幻覚妄想状態となることもあります．昏迷状態は気分障害でも統合失調症でも起こりうるので，診断に苦慮する場合があります．

　本症例は，寛解時には，ほぼ元通りに仕事もできており，社会適応は保たれていたので，統合失調症の診断は否定的です．この患者さんのような，統合失調症と躁うつ病，両方の症状を併せ持ち，診断に苦慮するケースについては，わが国では特に，非定型精神病とされてきました．

Ph 非定型精神病ですか．

Dr 非定型精神病という用語はDSM-ⅣやICD-10では採用されておらず，日本独自の診断名ですが，わが国では満田久敏による優れた遺伝生物学的研究があります．その特徴として，1）発症が急激で，多くは周期性の経過を示し，予後がよい．2）病像は意識障害，情動障害，精神運動障害を主とし，幻覚は感覚性が著しく，妄想は浮動的，非体系的でいずれも人格とは異質的なものが多い．3）病前人格は定型統合失調症患者のそれとは異なり，感情疎通性が保たれている．4）発病にさいして精神的あるいは身体的誘因が認められることが多い，などがあげられます．この患者さんもこの特徴を満たしていました．

Ph 精神障害で予後がよいとは社会適応がよいという意味でしょうか？

Dr その通りです．この患者さんも比較的社会適応能が高く，外来通院時にはパートの仕事と主婦・育児を両立していました．人当たりもよく，デパート店員として接客もこなしていたのです．

2 非定型精神病への薬物療法は？

Ph では，この患者さんの薬物療法はどう選択されたのですか？

Dr この患者さんでは，病期の大部分を気分障害のエピソードが占めていたので，気分安定薬をベースに，幻覚妄想の再発時には抗精神病薬を追加併用する方針となりました．

Ph 従来，気分安定薬としては，炭酸リチウム，バルプロ酸ナトリウム（以下バルプロ酸），カルバマゼピンがありますが，近年ラモトリギンが加わりました．

Dr 当初，炭酸リチウムを主剤としましたが，急性増悪期には，抗精神病薬の併用が必要となりました．確かに，精神運動興奮の激しい急性増悪期には，血中濃度を見ながらリチウムを増量・適定していくやり方は実際的ではありません．この患者さんでも，一時的にハロペリドールやゾテピンなどの抗精神病薬を一時的に併用しています（当時は非定型抗精神病薬の登場前であった；**Rp.1**）．

Rp.1 再発時入院処方

1. リーマス（炭酸リチウム）錠（200mg）　　　1回2錠　1日2回　朝夕食後
2. ロドピン（ゾテピン）錠（50mg）　　　　　　1回2錠　1日2回　朝夕食後
3. ヒルナミン（レボメプロマジン）錠（50mg）　1回1錠　1日2回　朝夕食後
4. リーマス（炭酸リチウム）錠（200mg）　　　1回1錠　1日1回　昼食後
5. セレネース（ハロペリドール）錠（1.5mg）　 1回1錠　1日3回　朝昼夕食後
6. ヒルナミン（レボメプロマジン）錠（50mg）　1回2錠　1日1回　就寝前
7. ロヒプノール（フルニトラゼパム）錠（2mg）　1回1錠　1日1回　就寝前

Ph 炭酸リチウムの投与中は一般的な血中濃度治療域（0.4～1.2mEq/L）と中毒域（1.5 mEq/L以上）が近いため，投与初期または増量時は1週間に1回をめどに，維持期には2～3ヵ月に1回をめどに定期的な血中濃度のモニタリングが必要です．薬剤師も測定の有無や測定値を確認して，医師と協働して安全使用に努めたいと思います．

Dr 我々医師の説明に加え，薬剤師からも，採血の必要性や服薬上の注意点などを患者さんに伝えてもらえるとありがたいです．

Ph わかりました．患者さんには炭酸リチウムの初回処方時には，安全域が狭く血中濃度の管理が必要であること，さらに炭酸リチウム中毒の初期症状についても，あらかじめ説明したいと思います．また血中濃度測定は最終服薬の12～16時間後の濃度が基準となるため，午前中に採血測定がある患者さんには朝食後に薬を服用しないよう説明します．重篤な副作用に至らないよう，異常を感じた場合には早めに病院へ連絡することも伝えますね．手指振戦などの副作用発現の有無，甲状腺機能や腎機能なども確認し，血中濃度のモニタリング結果は医師にフィードバックをします（**表1**）．

表1 炭酸リチウムの血中濃度と中毒

有効血中濃度		0.3〜1.2mEq/L
毒性域		1.5mEq/L
致死的用量		2.0mEq/L
中毒症状	初期	食欲低下，悪心，嘔吐，下痢等の消化器症状，振戦，傾眠，錯乱等の中枢神経症状，運動障害，運動失調等の運動機能症状，発熱，発汗等の全身症状
	進行期	全身けいれん，ミオクローヌス
注意すべき事項	定期的な血清リチウム濃度測定が必要	初期・増量時：1週間に1回をめどに 維持期：2〜3ヵ月に1回をめどに
	注意が必要な患者	脳に機能障害のある患者，心疾患の既往のある患者，腎障害の既往症のある患者，食事や水分摂取量不足の患者など

（リチウム添付文書より引用）

Dr 助かります．採血以外に炭酸リチウムで注意すべきことは何かありますか．

Ph 体内の水分や塩分含有量が炭酸リチウムの排泄量に影響するので，患者さんの水分摂取量や食事状況，ダイエット，過度の発汗や脱水症状の有無も確認したいと思います．また心血管系の催奇形性があるため，妊娠中の使用は禁忌とされており，妊娠や出産に関しての事前の確認や説明も必要ですね．

炭酸リチウムと相互作用を起こす薬剤として，ループ利尿薬，チアジド系利尿薬，ACE阻害薬などがあります．これらの薬剤がナトリウム排泄を促進することで，腎での炭酸リチウムの再吸収が代償的に促進されるため血清リチウム濃度が上昇すると考えられています．非ステロイド系消炎鎮痛薬も血中リチウム濃度を上昇させるため，入院時の初回面談時には服用中の薬剤の確認をしています．

また，カルバマゼピン，ハロペリドールなどの向精神薬との併用で，精神症状や心電図の変化，重症の錐体外路症状，悪性症候群，非可逆性の脳症などを引き起こす可能性もあります．

Dr そうですね．炭酸リチウムは気をつけるべき点も多いようですが，気分安定薬としては大変優れた効果を発揮します．

Ph 炭酸リチウムの効果により精神症状が改善した後，この患者さんの抗精神病薬は中止されたのでしょうか？

Dr 退院時処方では，**Rp.2**まで抗精神病薬が減量できました．

Rp.2　退院時処方

❶ リーマス錠（200mg）　1回2錠　1日2回　朝夕食後
❷ ロドピン錠（50mg）　1回1錠　1日1回　夕食後　←減量
　 ヒルナミン錠（50mg）　1回1錠　1日2回　朝夕食後
　 リーマス錠（200mg）　1回1錠　1日1回　昼食後
　 セレネース錠（1.5mg）　1回1錠　1日3回　朝昼夕食後
❸ ヒルナミン錠（25mg）　1回1錠　1日1回　就寝前　←減量
❹ ロヒプノール錠（2mg）　1回1錠　1日1回　就寝前

3 治療が奏効しない理由は？

Ph この患者さんのその後を教えてください．

Dr 炭酸リチウムを主剤に，外来で血中濃度をチェックしながら，外来で維持療法を行ってきましたが，残念ながらその後も再発を繰り返しました．何回か再発するうちに，再発の間隔が短くなって，炭酸リチウムの再発予防効果が期待できなくなってきました．

Ph 炭酸リチウムで繰り返す再発への予防効果が見込めなくなった場合，どのような治療戦略が考えられますか？

Dr 例えば，年4回以上，再発を繰り返す急速交代型（ラピッド・サイクラー）では，炭酸リチウムは無効ではないものの，反応性はよくないとされます．こうした場合，ラモトリギンやクエチアピンの有効性が示されていますが，この患者さんではラモトリギンやクエチアピンの発売前だったこともあり，バルプロ酸が投与されました．

Ph バルプロ酸の副作用としては，投与初期の肝障害，また投与開始から6ヵ月以内には膵炎が起こることがあるので，肝機能・膵酵素査の測定が必要です．また重篤な副作用として高アンモニア血症がありますので，投与中に軽い意識障害が疑われる時は注意が必要です．また用量依存的に吐気・嘔吐などの消化器症状も起こり得ます．これは徐放性製剤の方が少ないとされているので変更もできます．さらに体重増加や振戦，眠気などもあり，事前説明が必要です．また胎児に神経管欠損を起こすことがあるので妊娠の可能性についても確認が必要です．

　ところで，この患者さんではバルプロ酸への変更以降，再発は起こらなかったのですか？

Dr いえ，それがバルプロ酸でも完全には再発を防ぎきれなかったのです．

Ph 維持薬をのんでいても再発を繰り返したのですか？

Dr それが実は，しばしば内服を怠っていたらしいのです．

Ph どうしてそれがわかったのですか？

Dr ご主人の報告です．バルプロ酸の血中濃度測定でもそれが裏付けられました．

Ph 私たち薬剤師も家族の薬物療法に対する理解が必要と感じています．入院時には家族からコンプライアンスを尋ねますし，退院時服薬指導も必ず家族同席にて行っています．さらに入院中の家族からの薬に質問にも積極的に対応しています．

　患者さんはバルプロ酸の内服継続に対して，何か副作用などの不都合を感じていたのでしょうか？

Dr その点は本人にも確認しましたが，どうもバルプロ酸自体には不具合はないというのです．

Ph それでは何故，内服が不規則となったのでしょうか？

Dr 根本原因は急性期治療にありました．この患者さんは再発すると，行為心迫，多弁・多動，気分高揚，易刺激性，観念奔逸，誇大性など，激しい躁状態を呈して

医療保護入院を繰り返していたのです.

Ph 躁状態の急性増悪時にはどのような薬物が投与されたのですか？

Dr バルプロ酸を退薬して再発したのですから，バルプロ酸の再投与で理論上は改善するはずですが，実際にはハロペリドールやゾテピンといった定型抗精神病薬が追加投与されていたのです（注：ゾテピンは非定型抗精神病薬に分類されることもある）．急性増悪期にはそれだけ激しい躁状態や幻覚妄想状態があったということです．そして，症状軽快後もしばらくはこれらの定型抗精神病薬が継続投与されていました．どうやら，この時の錐体外路症状（薬剤性パーキンソニズム：手指振戦，筋固縮，寡動など）が不快な経験となって，服薬継続の阻害因子となったようなのです．そして，それに引きずられるように主剤であるバルプロ酸についても，大きな副作用が起きていないにも関わらず，服薬遵守しなくなったようです.

Ph 患者さんにとっては忘れられない苦痛な経験だったのでしょうね.

Dr 1990年代までは主流だった定型抗精神病薬では，わが国の多剤併用の処方文化の影響もあったと思いますが，錐体外路症状が大きな問題でした．副作用止めである抗パーキンソン病薬の併用は一つの対処方法でしたが，抗精神病薬の長期連用による副作用，遅発性ジスキネジア（tardive dyskinesia；TD）は根本的に解消できていません．近年，TDのリスクがより低い非定型抗精神病薬への移行が加速したのは当然のことです．また，非定型抗精神病薬をめぐる最近の動きとしては，その適応症が気分障害にまで広がりつつあることが挙げられます.

Ph ひとつの薬が二大精神疾患をカバーするということは，薬理学的にこの二疾患が病態生理的な共通点を持つということですか？

Dr 非常にするどい指摘ですね．結論からいうとその答えはまだ誰にもわかりません．実は近年，グルタミン酸神経伝達系に関与する遺伝子群が，統合失調症と躁うつ病の両方に関与するという報告が相次ぎ，クレペリン以来信じられてきた二分別仮説に一石が投じられています．さらに，近日改訂となるDSMやICDといった国際診断基準では，現行以上に症候学的診断が強調され（ディメンジョン評価），しかもそれが疾患横断的に下される方向が打ち出されています．これにより，ひとつの薬を2つ以上の疾患に使用する傾向に一層拍車がかかるでしょう．つまり，統合失調症だろうとうつ病だろうと，幻覚妄想という症状があれば（大手を振って）抗精神病薬が処方される傾向が強まるということです．これはハロペリドール，クロルプロマジンの時代にはなかった傾向です.

　個人的には，あまりディメンジョン評価が幅を利かせるようになると，一体何が「主診断」なのか不明瞭になり，医療者はもとより患者や家族まで，ますます混乱しないか，懸念しています．というのも，ディメンジョン評価とは，病名という統合概念（カテゴリー）よりも，それをバラバラにした症候（ディメンジョン）自体に診断的価値を与えるという考えらしいからです.

Ph 私たちも添付文書上の効能・効果の表現から病名を決めつけるのではなく，カル

テ記事を確認して「お困りの症状は？」と尋ねたりします．この患者さんの最近の維持処方はどうなっていますか．

Dr 非定型抗精神病薬の登場以降は，気分障害（双極性障害の躁症状およびうつ症状）にも適応をもつオランザピンを併用しています（**Rp.3**）．

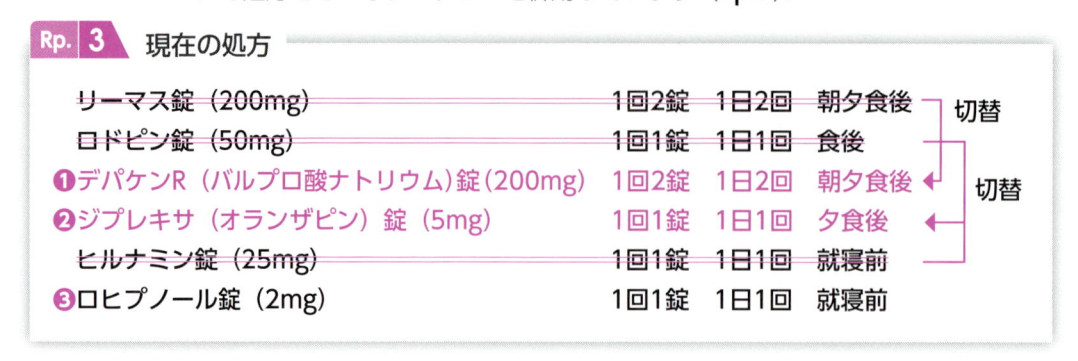

Rp. 3　現在の処方

リーマス錠（200mg）	1回2錠	1日2回	朝夕食後	┓切替
ロドピン錠（50mg）	1回1錠	1日1回	食後	┛
❶デパケンR（バルプロ酸ナトリウム）錠（200mg）	1回2錠	1日2回	朝夕食後	┓切替
❷ジプレキサ（オランザピン）錠（5mg）	1回1錠	1日1回	夕食後	┃
ヒルナミン錠（25mg）	1回1錠	1日1回	就寝前	┛
❸ロヒプノール錠（2mg）	1回1錠	1日1回	就寝前	

4　薬物療法を適切に行うために

Ph オランザピンは副作用による脱落率がプラセボより有意に高いとされていますよね．そのためにあらかじめ，体重増加や眠気などについては患者さんに丁寧に説明をしています．また，オランザピンやクエチアピンは糖尿病には禁忌ですが，そのほかの代謝系副作用についても定期的なチェックが必要ですね．非定型抗精神病薬に関しては，体重増加を気にする患者さんも多い一方，薬の効果を実感できている患者さんでは，多少の体重増加を我慢して内服し続ける人もいます．とはいえ，中長期的には，体重増加は生活習慣病のリスクを高めますから，体重増加や他の代謝系副作用にも注意や指導を心がけています．

Dr 体重増加には，非定型抗精神病の影響の他に，食生活や運動習慣も大きく関わっています．統合失調症のみならず，双極性障害でもその慢性経過や再発のため，認知機能の低下がおこり，仕事ができなくなるなど，自立した社会生活が送れなくなるケースは実は少なくありません．仕事をやめ，社会参加もせず，家に引きこもって「喰っちゃ寝生活」をしていたら，例えリスク薬剤を中止しても体重増加は解消しないでしょう．体重や血糖値などをモニターしつつ，無理をしないレベルで，やはり少しでも社会参加度を上げていく方向を目指すべきだと思います．

Ph 定型抗精神病薬に比べ非定型抗精神病薬は，錐体外路症状の出現は少ないとされていますが，それ以外の副作用の確認は必要です．例えば，アリピプラゾールでは，不眠，神経過敏，アカシジア，血清プロラクチン濃度変動による月経異常などには注意が必要です．

Dr 現在，双極性障害の薬物療法において非定型抗精神病薬は一定の役割を果たしていることは確かです．副作用が比較的少ないとされる非定型抗精神病薬でも，患者さん目線の，きめ細かく丁寧な薬品情報の提供は，アドヒアランス（患者自身の理解にもとづく能動的な治療参加態度）の確立に非常に大切です．

Ph 近年，双極性障害における気分エピソードの再発・再燃抑制にラモトリギンが使われるようになりましたね（2011年7月適応追加）．

Dr ええ．双極性障害（躁うつ病）では，経過の大部分をうつ状態が占め，躁の出現は期間的には短いです（ただし社会的インパクトは大きい）．双極性障害では，抗うつ薬を単剤投与すると躁状態の再発（うつ状態が一転して躁状態に変わる．これを「躁転」と呼ぶ）リスクがあるため，気分安定薬を主剤に維持療法を行いますが，ラモトリギンは双極性障害のうつ状態への有効性も期待されています．

Ph ラモトリギンの副作用として，もっとも注意が必要なのは皮膚症状ですね．

Dr そのとおりです．発疹や発赤，口内のただれ，目の充血など皮膚や粘膜に異常があらわれた場合は，中止の上，皮膚科医と連携をとることも必要です．まれですが，スティーブンス・ジョンソン症候群という重篤な皮膚障害へ進展することがあるからです．

Ph 薬剤師は患者および家族に対し，可能性がある発疹や皮膚症状について説明し，症状出現時にはすぐに連絡してほしいとお伝えしています．また看護スタッフにも処方時には情報提供し，観察をお願いしています．特に8週間以内は注意深い確認が必要です．また，ラモトリギンの用量については，バルプロ酸やカルバマゼピン等の併用の有無で，細かい基準があり投与量のチェックが大切です．特に入院時などの持参薬については，実際の服薬状況を十分に確認する必要があります．ラモトリギンの他の副作用としては，頭痛，傾眠，浮動性めまいなどの報告があります．

Dr 精神科の患者さんに対する薬剤情報提供で苦労する点はありますか？

Ph 精神科では，本人が病気と認め理解することが不十分な患者さんが少なくありません．躁状態で早急な薬物療法が必要なのに，過鎮静を嫌い，のみたくないといわれる方も多く，副作用に関する説明にも苦慮します．ちょっとした刺激に対しても極端に反応し，症状の悪化を招く恐れもあるので，優しくしっかりとした口調でお話します．アドヒアランスが不良とならないように，薬剤の作用や副作用，服薬継続の必要性を根気よく繰り返し説明します．躁状態が心地よいと言われ困ることもありますが，「気分安定薬は気分の波を和らげ振れ幅を小さくすることでより生活が落ち着きます」などとわかりやすく説明しています．なにより，本人の気持ちに耳を傾けながら，共感の姿勢を大切に，細やかなサポートを心掛けています（参照 エビデンス1）．

Dr 期待される効果や副作用に関する情報提供に加え，生活習慣や社会参加についても，薬剤師ならではの，ちょっとした情報収集やアドバイスがあると思います．例えば，お薬手帳や受診ノートを，服薬チェックや体重，食事管理のツールとして活用し，気づいた点を指導する手もあります．精神科では社会不適応，つまり学校や社会から一時的にせよドロップアウトしている患者さんも少なくありません．そこで，服薬や生活習慣をネタにちょっとした窓口コミュニケーションを図るのです．例えば「○○さん，今日はおひとりで通院ですか．感心ですね」とか，

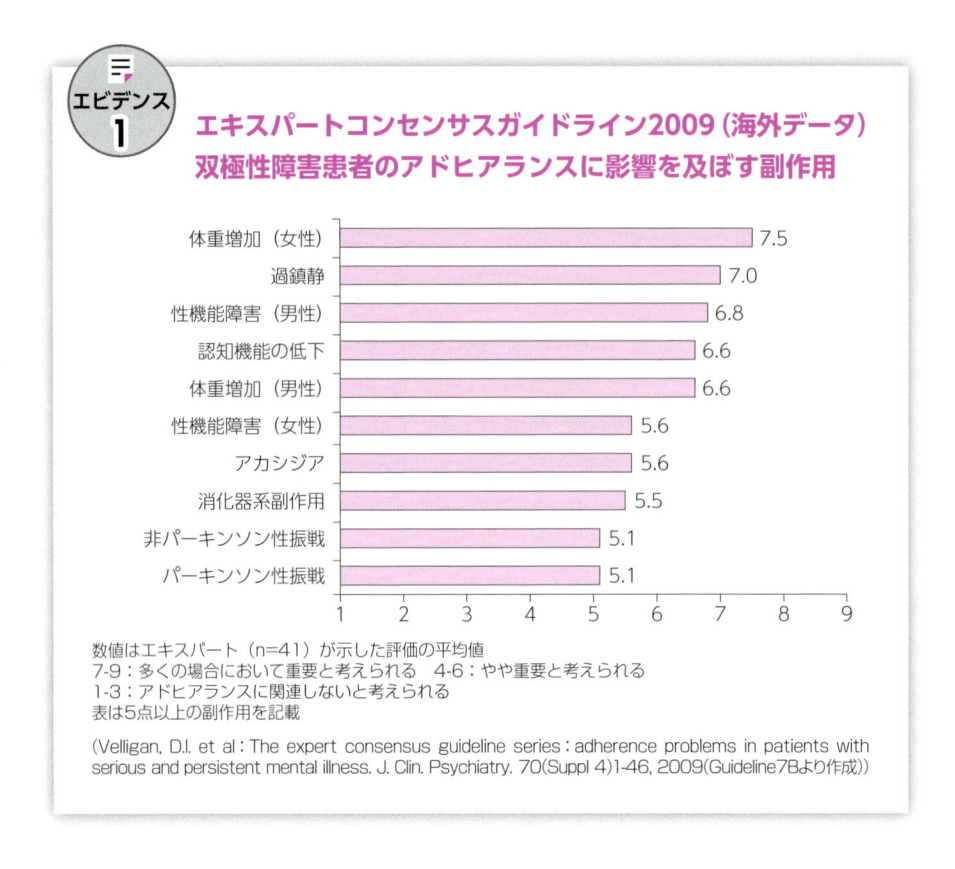

エビデンス 1　エキスパートコンセンサスガイドライン2009（海外データ）
双極性障害患者のアドヒアランスに影響を及ぼす副作用

副作用	評価
体重増加（女性）	7.5
過鎮静	7.0
性機能障害（男性）	6.8
認知機能の低下	6.6
体重増加（男性）	6.6
性機能障害（女性）	5.6
アカシジア	5.6
消化器系副作用	5.5
非パーキンソン性振戦	5.1
パーキンソン性振戦	5.1

数値はエキスパート（n=41）が示した評価の平均値
7-9：多くの場合において重要と考えられる　4-6：やや重要と考えられる
1-3：アドヒアランスに関連しないと考えられる
表は5点以上の副作用を記載

(Velligan, D.I. et al：The expert consensus guideline series：adherence problems in patients with serious and persistent mental illness. J. Clin. Psychiatry. 70(Suppl 4)1-46, 2009(Guideline 7Bより作成))

「この調子で，おひとりでできることが増えていくといいですね」などの声掛けは，患者さんの社会参加への動機づけにもなります．「ひとりで服薬管理出来るようになったのですね」とか，「体重増えていませんね．食事療法，がんばっていますね」とかの声掛けも同じく有意義だと思います．

Ph 明日からすぐやりたいと思います．

Dr 患者さんの中には，外来通院が唯一の家族以外との社会的接点という人もいます．その場合，医師以外にも会話を交わす人の存在は貴重と言えるかもしれません．それに，医師には直接言えない治療上の悩み（不満？）を診察室の外で他職種に漏らす，ということは意外によくあることでしょう．このような，いわば患者の生の声を拾い上げることは，副作用マネジメントや治療薬物モニタリング（TDM）上，とても大事なヒントが隠されていることもあると思います．

Ph 私たち薬剤師のちょっとした患者さんとのコミュニケーションが，実は内服の安定や患者さんの社会復帰への大切なゲートウェイになり得るということがよくわかりました．本日はどうもありがとうございました．

参考文献
1) 加藤忠史：双極性障害—躁うつ病への対処と治療．（筑摩書房），2009．
2) 寺尾　岳，和田明彦：双極性障害の診断・治療と気分安定薬の作用機序．新興医学出版社，2010．
3) 加藤忠史：双極性障害 第2版—病態の理解から治療戦略まで．医学書院，2011．

〔新開隆弘（医師）／園田美樹（薬剤師）〕

3 双極性障害

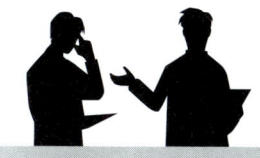

症例 17 | 1年の間に躁うつを5回も繰り返す急速交代型の患者

状況設定
難治化した双極性障害患者について，医師と薬剤師がこれまでの臨床経過を振りかえりながら，今後の治療方針を議論している場面．

現病歴 23歳女性

3名同胞第2子長女，幼少期より気分にムラがあり，好不調の波が激しい病前性格（循環気質）．厳格な両親と，仲の悪い兄，幼少時より仲の良い父方祖母と同居している．

22歳時の4月に新卒で営業職に就業し，会社や父の期待を受けて活発に業務を行っていたが（図1の病相①），同月末には気分が落ち込むようになり，産業医の指導のもと5月より休職，心療内科を受診して治療を受けた（図1の病相②）．6月末には職場復帰し，何事もなく業務を行うことができたが，次第に遅刻・欠勤が増え9月上旬よりうつ病相が現れ再休職となった（図1の病相③）．

11月初旬には再復職し，落ち込む気分を紛らわすために，友人や同僚の彼氏と週末旅行するなどしていた．唯一の話し相手であった祖母が急死したにもかかわらず気分は高揚したままだったが（図1の病相④），12月中旬から同棲をはじめた彼氏と挙式準備に取り掛かるようになり，本年2月中旬頃より再びうつ病相を認めるようになった（図1の病相⑤）．長期にわたり気分が安定化しないことから転医を希望し，当院を受診した．

初診時に施行した血液検査では，TSHが上昇し（炭酸リチウムの血中濃度は0.35mEq/L），微細な振戦も認めた．患者は憔悴しきった表情で，普段の気分易変性の辛さを訴えながら，「まるでジェットコースターに乗っているような人生です」と語った．

家族や親族に精神疾病の既往はないが，父親は糖尿病で闘病中である．

1 患者の症状と治療薬を検証する

Ph この患者さんはこれまで，気分障害のエピソードが5つあるようです．現在のエピソードが大うつ病エピソードで，過去に躁病エピソードを認めていることから双極Ⅰ型障害として考えますが，これは急速交代型（Rapid Cycling；RC）と考えてもよいでしょうか？

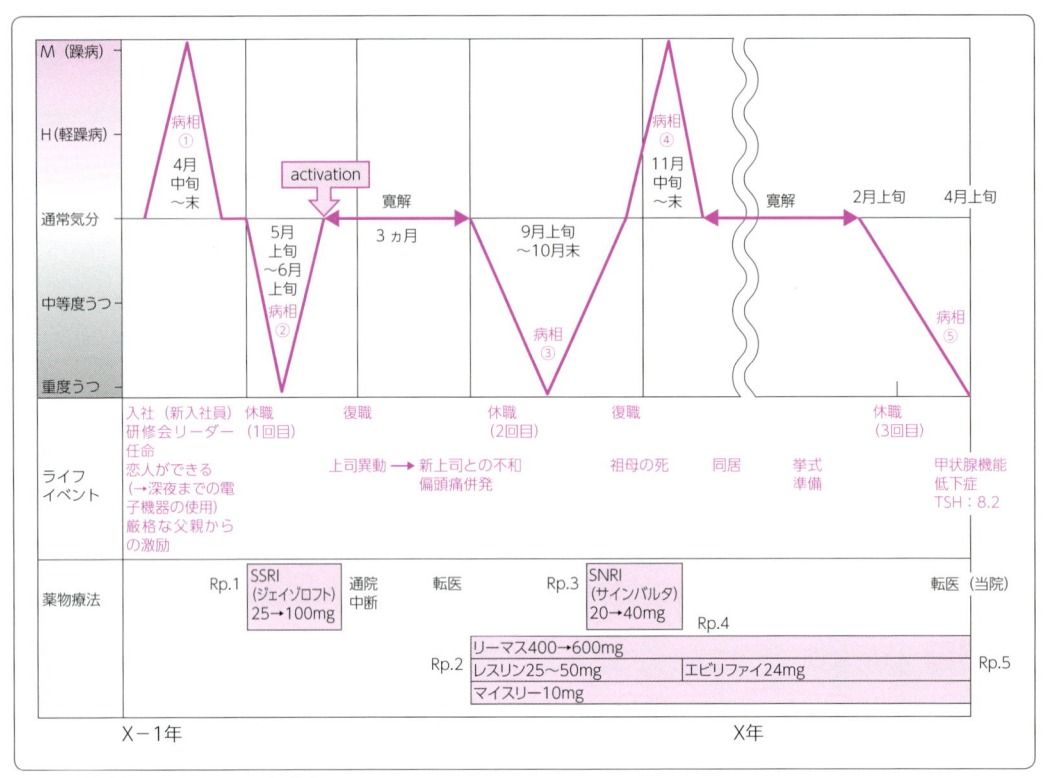

図1 患者のこれまでの経過

|Dr| この患者さんは，躁病エピソードにて発症し，大うつ病エピソードに転相した後，寛解期（約3ヵ月間）を経て，2回目の大うつ病エピソードの発生から躁病エピソードに転相しています．その後，寛解期を経て，3回目の大うつ病エピソードに至っています．

　DSM-Ⅳ-TRによれば急速交代型は「後方視的に1年以内に4回以上の各病相（大うつ病，躁病，混合性または軽躁病エピソードの基準を満たす気分障害エピソード）を呈し，エピソードは少なくとも2ヵ月間の部分または完全寛解，または対極性のエピソードへの転換によって区切られている双極Ⅰ/Ⅱ型障害」とされていますが，この患者さんも1年間で5回の気分障害のエピソードを反復していて，まさしく，ジェットコースターに乗っているような臨床経過が，急速交代型の特徴といえるでしょうね．この患者さんの診断は「双極Ⅰ型障害，最も新しいエピソードがうつ病，非定型の特徴を伴うもの，急速交代型」となります．

|Ph| 急速交代型の患者さんにあまり出会わないので少し知識を確認させて下さい．

|Dr| わかりました．双極性障害の6人に1人が急速交代型だという報告もあるくらいなので，今後対応する機会も多々あるでしょう（参照 エビデンス1）．

|Ph| 病相の転換が短期間に起こること以外に，急速交代型の特徴はありますか？

|Dr| 急速交代型についての具体的で実証的な生物学的研究は極めて乏しく，定義自体が各研究者によって様々なのですが，患者の大半は女性で，若年者，循環・発揚

性気質者や甲状腺機能低下症合併患者では急速交代化のリスクが高く，患者の自殺企図が有意に高いことが特徴とされています．

また，本症のメカニズムとして，発症初期に病相の重要な引き金となったライフイベントやストレス，喪失体験などが誘因として臨床経過の中で条件づけられ，それらの関与は小さくなることから，次第に些少なストレスでも気分障害エピソードが自律的に誘発されるようになり，どんどん病相の間隔が短くなるのではないかという行動感作モデル（**キンドリング仮説**）が提唱されています（参照 エビデンス2）．

エビデンス1　急速交代型の双極性障害は意外と多い

APAによればRCの発生頻度は，気分障害全体の10〜20％，双極性障害全体では10〜15％を占めるとされる[1]．

また，Kupkaらによれば無作為に抽出された双極性障害6人に1名がRCであり，双極性障害の男女比は同じだが，RC全体は70〜90％を女性が占める．特に年8回以上の病相を呈する場合に限り女性の方が有意に高い[2]．

1) American Psychiatric Association：Diagnostic and Statistical Manual of Mental Disorders, Fourth Edition. American Psychatric Association, Washington DC, 2000.
2) Kupka RW, Luckenbaugh DA, Post RM et al：Rapid and non-rapid cycling bipolar disorder：a meta-analysis of clinical studies. J Clin Psychiatry. 64；1483-1494, 2003.

エビデンス2　うつ病再発を繰り返すと再発しやすくなり（キンドリング現象），再発にライフイベントが寄与する意味は減少する

うつ病再発を繰り返すと「心因的要素で容易に反応」し，「BPD様の情動不安定状態」を呈し得る発症初期に重要な引き金となったストレスやライフイベント喪失体験等が誘因として経過の中で条件づけられ，減弱していく「行動感作モデル」が提唱されている．

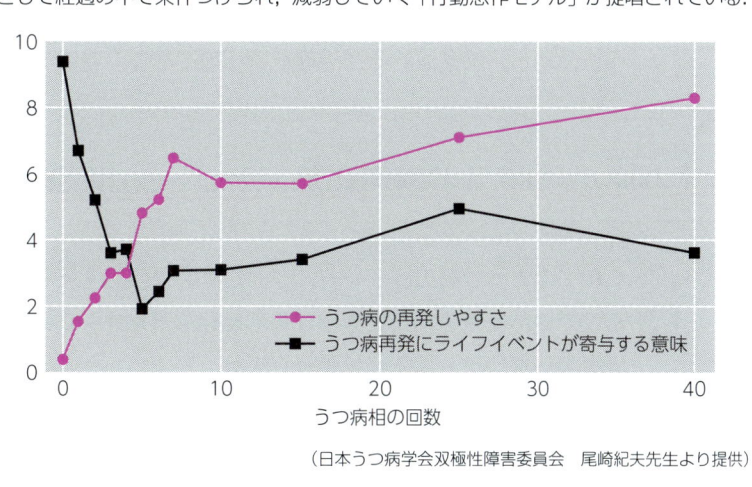

（日本うつ病学会双極性障害委員会　尾崎紀夫先生より提供）

Ph なるほど．では先生はこの患者さんでは，何が各エピソード（病相）の引き金になっていると考えていますか？

Dr そうですね．患者はストレスに脆弱な若い女性であること，遺伝体質としては，循環気質（病前性格）を持っていることから，外部に極めて同調しやすい危険性を持っていたように思います．病相①にあたる躁病エピソード発病時期の入社時は，意気揚々とした期待と不安が入り混じったさまざまな役割が本人の行動変化をもたらしていたと考えます．1) 新入社員および研修会リーダー任命による体験したことのない責任性のある社会人としての役割，2) 普段，滅多に誉めることのない厳格な父親から期待される娘としての役割，3) 同僚の恋人ができたことによる1人の女性としての役割，少なくとも3つの生物学的な関連因子と3つの「新しい対人関係上の役割の変化」により正常なサーカディアンリズムが狂い始めたことが，躁病エピソードの引き金になったものと考えられます．

Ph どれもポジティブな出来事のように思われますね．

Dr これらは，一見するとポジティブな変化ばかりですが，もともと双極性障害の患者さんは，自分の活動性を自由に調節して使えるわけではなく，余裕がないまま，止むに止まれず精力的な活動性を発揮しながら，最終的には生活上の変化への適応が困難になり，業務上や対人関係上の問題を起こしてしまうのです．

Ph なるほど．では，病相②はどうですか？ここから薬物療法が開始されていますが，これについてはどう考えますか？

Dr 病相②では，病相①の躁病エピソードが原因で慢性的な睡眠不足，適度な休息や規則正しい食事や運動など他の重要な生活習慣を無視した不健康なライフスタイル，概日リズムの崩壊に，極度な疲労も加わり，大うつ病に転相したと考えます．1回目の躁病エピソードが見逃されたことで，今回にあたる1回目の大うつ病エピソードにのみ注目してしまい，ドパミン賦活系作用があるSSRI（セルトラリン塩酸塩）が高用量で投薬された結果（**Rp.1**），「理由もないのに変に気分が高揚するが，調子自体は凄く良い」と自覚できた一方，「服用すると熟睡できず，かえって落ち着きがなくなり，イライラする」というアクチベーション症候群を引き起こし，服薬はおろか治療継続が怖くなり，治療中断となっています．

Rp. 1

❶ジェイゾロフト（セルトラリン塩酸塩）錠（50mg）　　　1回2錠　1日1回　夕食後

Ph 病相③の大うつ病エピソードについてはいかがお考えですか？

Dr ここでは，復職の焦りと家族からの勧めなどから，休職後1ヵ月程度で早々と職場復帰してしまったことが問題です．

新しい主治医は患者から同4月の躁病エピソードの既往を把握して，「双極I型障害」に診断を変更したそうです．その時の処方は**Rp.2**のようでした．

Rp. 2

ジェイゾロフト錠（50mg）	1回2錠	1日1回
❶リーマス（炭酸リチウム）錠（200mg）	1回1錠	1日2回 朝夕食後
❷マイスリー（ゾルピデム酒石酸塩）錠（10mg）	1回1錠	1日1回 就寝前
❸レスリン錠（トラゾドン塩酸塩）（25mg）	1回1錠	1日1回 就寝前

Ph 考えてみると，この時期の薬物療法に問題があったと思います．嘔気や頭痛が発症したため，炭酸リチウムは増量できないでいたところに，「来春に結婚＝妻になる」という役割の変化も加わった結果，バルプロ酸の催奇形性を重視した患者さんの強い意向も働き，**Rp.3**では薬物療法の選択の範囲も狭くなってしまいましたね．

Rp. 3

❶リーマス錠（200mg）	1回1錠	1日3回 毎食後	←増量
❷サインバルタ（デュロキセチン）カプセル（20mg）	1回2Cap	1日1回 朝食後	←追加
❸マイスリー錠（10mg）	1回1錠	1日1回 就寝前	
❹レスリン錠（25 mg）	1回2錠	1日1回 就寝前	←増量

Dr 大変，難しい問題ですね．少なくともバルプロ酸よりは，炭酸リチウムの方が催奇形性は低いですが，妊娠受胎前と妊娠第1三半期（0～14週未満）を無投薬で経過観察するのは，事実上困難である以上，婚前までは避妊をしていただき，受胎前の安定期に十分な薬物治療継続のリスク－ベネフィットについて話し合っておくことが重要です．

Ph 炭酸リチウムによる嘔気と頭痛があったようですが，それでも炭酸リチウムを継続すべきだったのでしょうか？

Dr 臨床経験上，炭酸リチウムの投与により「頭が揺れる，チクチクと刺すような」頭部の違和感を訴えられる場合が多く，600mg以上で出現することが多いですね．時に悪心・嘔吐を伴う場合は，片頭痛の悪化と誤認してしまいます．しかし，ほとんどのケースでは，炭酸リチウムの減量で軽減・消失しますので，催奇形性を考慮して炭酸リチウムを継続しても良いと思います．

Ph しかし，本来でしたら，このタイミングで非定型抗精神病薬を投与した方が有効だったのではないでしょうか？

Dr そうですね．少量のクエチアピンやオランザピンの投薬は，検討するべきであったと考えます．しかし，前医の情報診療提供書によると，食欲や体重増加によるリスクに対して，拒否的になられたと記載してありました．

Ph なるほど．中々，実際の臨床というのはエビデンスどおりにはいかないのですね．それで非定型薬の代わりにSNRIであるデュロキセチン（サインバルタ）が投薬されたわけですが，セルトラリン塩酸塩同様に約2週間後に急に元気になり，早々

と2回目の復職を至りました．

Dr SNRIの投薬以降，急速な抑うつ気分の消失と入れ替えに，習慣的に週末旅行に行くなど躁状態がみられることから，気分が不安定化していますね．おそらく，閾値下の軽躁病エピソードが出現していた可能性は否定できないでしょう．

Ph それから，病相④にあたる2回目の躁病エピソードに至ったわけですね．この2回目の躁病エピソードに対して処方されたアリピプラゾールが著効したようですが（**Rp.4**）．

Rp. 4

❶リーマス錠（200mg）	1回1錠	1日3回	毎食後	
サインバルタカプセル（20mg）	1回2Cap	1日1回	朝食後	
❷エビリファイ（アリピプラゾール）錠（12mg）	1回1錠	1日1回	夕食後	
❸マイスリー錠（10mg）	1回1錠	1日1回	就寝前	切替
レスリン錠（25mg）	1回2錠	1日1回	就寝前	

Dr そうですね，アリピプラゾールは炭酸リチウムより奏効性が早く，副作用も少なく，催奇形性も低いことも，前医が選択された理由でしょうね．

Ph ここまで，先生の話を伺っていると，これまでの各エピソードの引き金には，必ず先行するライフイベントや新旧の役割の変化があるように思います．病相⑤にあたる3回目の大うつ病エピソードもそうなのでしょうか？

Dr はい，それに生物学的には，性周期（黄体期）から更年期における生物学的な気分変動による影響も無視できません．併発の多い月経前不快気分障害の有無も確認する必要があります．

　Rp.4の処方は最終的には，反復する大うつ病エピソードを防止する薬剤が不足していたと思います．急性期の大うつ病エピソードにも推奨されている炭酸リチウムは，頭痛などの有害事象により十分量まで増量できていません．もし，急速交代型におけるキンドリング仮説を想定するのであれば，先行する心理社会的因子の内容や有無に関係なく，3回目の大うつ病エピソードの出現は時間の問題であったという見方もできます．

2　治療薬を整理する

Ph これまで3回の大うつ病エピソードを反復していますが，現在のエピソードに対して，どのような薬物療法を行いますか？

Dr まずは初期より服薬アドヒアランスを意識した薬物心理教育をしっかり行うことと，各薬剤の副作用に注意しつつ十分量までしっかり増量し，気分安定薬では血中濃度を高濃度に維持していくことが何よりも優先されます．

　我々治療する側がその努力を怠り，安易に，苦しまぎれに，「医学的にactivating

効果はあっても再発予防も含めたstabilizing 効果はない」抗うつ薬を併用することで急速交代や混合状態を招いたり，躁病エピソードの急性期以降，一部の高力価抗精神病薬が過鎮静によりうつ転を招く危険性を知っておく必要があります．

目前の病相コントロールだけではなく，急速交代型という経過を念頭に長期的な気分の振幅を少なくすることを目標に，炭酸リチウムやバルプロ酸，ラモトリギンなど気分安定作用のある薬剤により病相を安定化させることを主眼に置くべきでしょう（**表1**）．

Ph 病相が頻発している症例にはバルプロ酸が有効な印象がありますが，どうでしょうか？

Dr 前医による2回目の大うつ病エピソードへの炭酸リチウムの選択は悪くないですね．先行研究では「循環気質」「病相の間の寛解期の存在」などが，炭酸リチウム治療の良好な反応を予測する因子となることが報告されています．

ご指摘のように病相回数が多い患者にはバルプロ酸が有効な症例を経験しておりますが，近年では，炭酸リチウムとバルプロ酸の比較では，RCに対する効果に差がないことが明らかになっている報告も多くあります（参照 エビデンス3）．

Ph つまり，バルプロ酸の投薬も重要ですが，炭酸リチウムを使いこなせて，初めて正当な薬効が評価できるということなんですね．では，引き続き炭酸リチウムとアリピプラゾールを中心とした処方でよろしいですか？

表1 急速交代型双極性感情障害で推奨される治療

	まず，RCに対する治療的エビデンスは残念ながら極めて限られており，メタ解析など，薬剤の直接比較も非常に少ないのが現状である．これはRCの定義自体が，抗うつ薬等による医原性の可能性も多く，現行診断基準の限界により，各研究者によっても捉え方は一致しておらず，今後も変遷の余地があるものとして認識されている．薬物療法に対する反応は個人によっても異なるが，一部の単剤あるいは2剤併用による薬物療法に著効する場合がある．
ステップ1	抗うつ薬を中止　ベンゾジアゼピン系薬剤を漸減中止 L-ドーパ・ドパミン作動薬・エストロゲンなどの中止も検討
ステップ2	アルコール・物質関連障害の有無，甲状腺機能の評価，誘発因子となる短期・長期心理社会的ストレスの把握　黄体期の気分変動の有無（月経前不快気分障害の併発），季節型（例：冬季の大うつ病相，夏季の躁病相）の評価　気分安定薬におけるアドヒアランスの問題（血中濃度測定）
ステップ3	リチウムかバルプロ酸による薬物療法を最適化（前者では0.8〜1.2mM） リチウムとバルプロ酸併用による薬物療法を最適化 適齢期の女性では催奇形性の評価，授乳時の人口栄養を説明・検討
ステップ4	上記による臨床効果が寛解に至らない場合の付加療法あるいは，薬物不耐性の問題がある場合に以下に変更（*はわが国適応外） ラミクタール（225mg/日まで：うつ病相が優位の場合） エビリファイ（15〜30mg/日：躁病相が優位の場合） ジプレキサ（通常投与量） クエチアピン（300〜600mg/日：うつ病相が優位の場合）* リスパダール（6mg/日まで）* チラーヂンS（150〜400μg/日：特に甲状腺機能低下を伴う場合）* クロザリル（通常投与量） トピナ（300mg/日まで：特に過食症を伴う場合）* イーケプラ（2000mg/日まで）* ニモジピン（180mg/日：本邦未発売）*

(Taylor D, Carol P, Kapur S：The Maudsley Prescribing Guidelines in Psychiatry, 11th ed.Wiley-Blackwell, New Jersey, 2012を引用改変)

> **エビデンス3** 急速交代型へのリチウムとバルプロ酸の投与では効果に差がない
>
> 双極性障害患者254例中60例を対象にリチウム，バルプロ酸，プラセボを投与した二重盲検比較試験を行った結果，気分障害再発率は，リチウム投与群で56％，バルプロ酸投与群で50％と両薬剤での再発率に有意差はなかった．
>
> (Calabrese JR, Shelton MD, Rapport DJ et al：20-month, double-blind, maintenance trial of lithium versus divalproex in rapid-cycling bipolar disorder. Am J Psychiatry. 162, 2152-2161, 2005)

> **エビデンス4** 急速交代型にラモトリギンは有効である
>
> ラモトリギンのプラセボ対照RCTでは，一次指標として事前に設定した「付加的薬物療法開始までの期間」では差がなかったが，脱落率が少なく，ラモトリギン群（41％）では，プラセボ群（26％）に比して，再発しなかった患者が有意に多かったことから，RCにはラモトリギンが有効な可能性が報告されている．
>
> (Calabrese JR, Suppes T, Bowden CL et al：A double-blind, placebo-controlled, prophylaxis study of lamotrigine in rapid-cycling bipolar disorder. Lamictal 614 Study Group, J Clin Psychiatry. 61, 841-850, 2000)

Dr アリピプラゾールは抗躁効果が高いので継続していきましょう．

Ph 現在のアリピプラゾールは高用量で少し鎮静に働くので，減量してはどうでしょうか？

Dr そうですね．再発防止も考慮した維持量としては，12mgでも十分だと思います．

Ph アリピプラゾールを減量し，炭酸リチウムがそのままとなると気分の安定化を図れないように思います．先の話にありましたラモトリギン（ラミクタール）を追加されてはどうでしょう？他の薬剤よりも忍容性が高く，うつ病相に有効だという論文も読んだことがあります．

Dr それはよい提案ですね．ラモトリギンは急速交代型や症状の再燃に有効であるエビデンスも多数あります（参照 エビデンス4）．適切な抗躁薬により，ある程度の再発防止は可能ですが，双極性障害では臨床経過の多くを占める大うつ病エピソードが難治になりやすいです．この患者さんのように大うつ病エピソードの反復が多い急速交代型では，大うつ病エピソードの再燃を防止することでそれに連続する軽躁・躁病エピソードも防止できる"下から支える気分安定薬"であるラモトリギンとの付加療法が有効かと思います．

　それでは薬疹に注意しながら，ラモトリギンを緩徐に増量していきましょう（**Rp.5**）．

Rp. 5					
❶ラミクタール錠（ラモトリギン）（25mg）	1回1錠	1日1回	夕食後	追加	
❷エビリファイ錠（12mg）	1回1錠	1日1回	夕食後		切替
❸レスリン錠（75mg）	1回3錠	1日1回	夕食後	再開	
❹リーマス錠（200mg）	朝1錠夕2錠	1日2回	朝夕食後		
❺マイスリー錠（10mg）	1回1錠	1日1回	就寝前		
❻チラーヂンS（レボチロキシンナトリウム）（25μg）	1回1錠	1日1回	朝食後	追加	

　　　炭酸リチウムは甲状腺機能を低下させますが，急速交代型のリスク因子である甲状腺機能低下症を予防するため，ラモトリギンが十分量まで漸増できるまで炭酸リチウムを600mg維持量継続とし，その後は，離脱症状に注意しながら，炭酸リチウムを漸減中止しましょう．初診時は炭酸リチウムによる振戦も認めましたので，中止はやむを得ないと考えます．

Ph　炭酸リチウムからラモトリギンにスイッチングしている間に軽躁・躁病エピソードに転相した場合は，どう対応しましょうか？

Dr　その場合はアリピプラゾールを増量する方法が理想です．炭酸リチウム中止後は，甲状腺機能をモニタリングしながら，その機能が正常化するまで，レボチロキシンナトリウムを漸増すべきでしょう．前医では，甲状腺機能もチェックしていると思いますが，中期以上の炭酸リチウム投与によって，潜在的に甲状腺機能低下症が炙り出された可能性も否定できません．

3　患者への心理教育

Ph　薬物療法を奏効させるうえで心理教育などの非薬物療法が重要かと思いますが，先生は心理教育で注意している点などありますか？

Dr　初期の医学モデルに基づいた心理教育は，当然必要です．双極性障害の患者が適切な気分制御が行えるかどうかは，毎日の睡眠や食事，活動などの社会生活のリズムに依存するという仮説（**社会的同調因子理論**）があります（**図2**）．双極性障害の発症を防ぐには，「超規則的な生活習慣を続けていく」「それを乱す対人関係の問題について随時，報告し，主治医と共に作戦を立てる」「引き金となるライフイベントやストレス因子を監視しながら，先回りして，未然に防ぐ」「各々，初回のエピソードの症状をリスト化したうえで，危険な徴候として認識し，常に自己監視していく」「長期にわたる薬物療法を続けていく」ことを明確に患者さんや家族に心理教育していく必要があります．

Ph　なるほど．それでは，社会生活リズムの安定化が薬物療法の成功につながることを意識して，患者さんや家族に心理教育をしながら服薬指導を行いたいと思います．

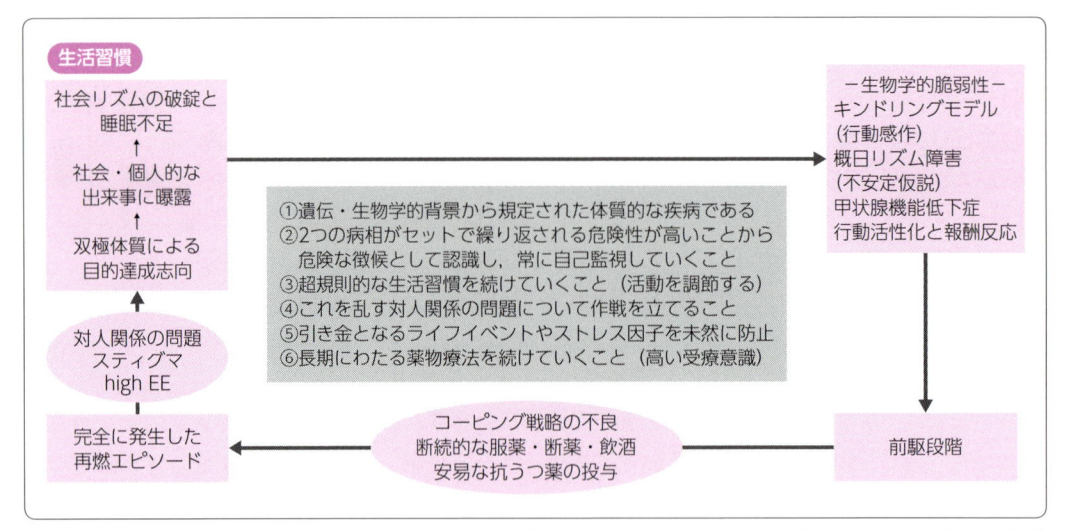

図2 双極性障害の（ストレス脆弱性）心理モデル

生活習慣
- 社会リズムの破綻と睡眠不足
- ↑
- 社会・個人的な出来事に曝露
- ↑
- 双極体質による目的達成志向

対人関係の問題
スティグマ
high EE

完全に発生した再燃エピソード

コーピング戦略の不良
断続的な服薬・断薬・飲酒
安易な抗うつ薬の投与

①遺伝・生物学的背景から規定された体質的な疾病である
②2つの病相がセットで繰り返される危険性が高いことから危険な徴候として認識し、常に自己監視していくこと
③超規則的な生活習慣を続けていくこと（活動を調節する）
④これを乱す対人関係の問題について作戦を立てること
⑤引き金となるライフイベントやストレス因子を未然に防止
⑥長期にわたる薬物療法を続けていくこと（高い受療意識）

−生物学的脆弱性−
キンドリングモデル
（行動感作）
概日リズム障害
（不安定仮説）
甲状腺機能低下症
行動活性化と報酬反応

前駆段階

（Lamほか，1999年を基に作成）

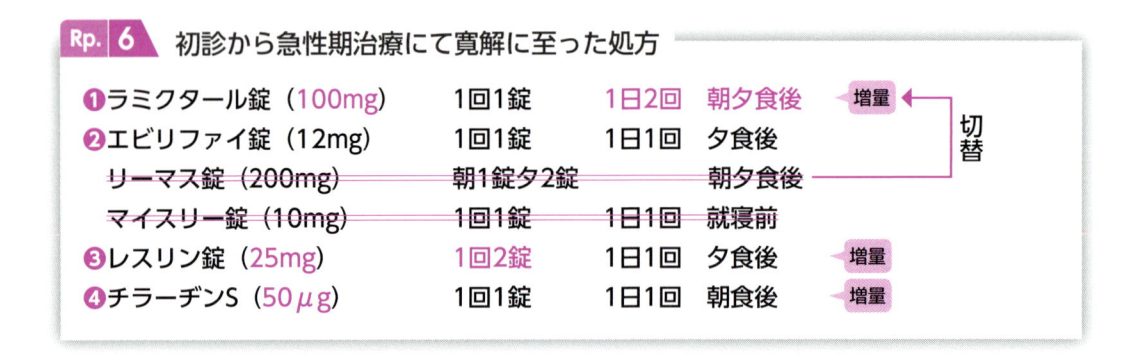

Rp. 6　初診から急性期治療にて寛解に至った処方

❶ラミクタール錠（100mg）	1回1錠	1日2回	朝夕食後	←増量 ┐切替
❷エビリファイ錠（12mg）	1回1錠	1日1回	夕食後	┘
~~リーマス錠（200mg）~~	~~朝1錠夕2錠~~		~~朝夕食後~~	
~~マイスリー錠（10mg）~~	~~1回1錠~~	~~1日1回~~	~~就寝前~~	
❸レスリン錠（25mg）	1回2錠	1日1回	夕食後	←増量
❹チラーヂンS（50μg）	1回1錠	1日1回	朝食後	←増量

参照論文・文献

1) Frank E et al：Adjunctive psychotherapy for bipolar disorder：Effects of changing treatment modality. Journal of Abnormal Psychology. 108（4）579-587，1999.
2) 水島宏子：双極性障害に対する対人関係・社会リズム療法 第1部/教育講演 Bipolar Disorder 10 Bipolar Disorder研究会編，アルタ出版，2012年.

〔岡　敬（医師）／中川将人（薬剤師）〕

4 不安障害

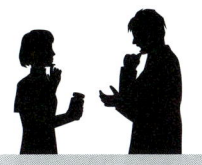

症例 18 | パニック障害でパニック発作が改善せず、入院となった患者

状況設定
パニック発作で初回入院となった患者の治療方針を立てるために、精神科医と薬剤師が会話している場面.

現病歴 21歳女性
　精神科Aクリニック通院中であるが、パニック発作の頻度は増減を繰り返していた. 本日, 母親との口論をきっかけに著しいパニック発作を起こし、母親とともに精神科病院に救急車で受診. 診察中も過呼吸が続き、本人も入院を希望し、B病院に任意入院となった.

1 診断について

Dr この患者は、これまでAクリニックで自律神経失調症の診断のもと治療を受けていますね. しかし、現病歴からはパニック障害と考えられるでしょう.

Ph パニック障害とは、どのように診断されるのでしょうか？

Dr 国際的に使用されている診断基準であるDSM-IV（2013年5月にDSM-Vが出版されました）によれば、頻回に起こるパニック発作により生活機能が障害されている状態を指します. パニック発作は、動悸、息苦しさをはじめとする諸症状が、まさに「発作」のように突然始まり、急激に強くなるものを言います. 他の症状には、めまい、吐き気、発汗、ふるえ、ふらつき、寒気などがあります. 強烈な諸症状のあまり、死んでしまうのではないかと感じることもあります.

　パニック発作自体はいろいろな精神障害で起こりえますが、パニック障害におけるパニック発作とは、状況に関係なく起こるものに限定されます. すなわち、例えば、虫など苦手なものを見たときや、閉所など不得意とする状況で起こるパニック発作は、パニック障害のパニック発作とは呼ばないわけです. ちなみに、これらは特定の恐怖症に伴うパニック発作と呼ばれます. この患者さんの場合、これまで特定のきっかけなくパニック発作が繰り返されていることから、パニック障害と診断できます.

Ph なるほど．しかし，今回は母親との口論がきっかけにパニック発作が起こっています．これはどのように解釈すればよいでしょうか？

Dr DSM-IVに照らし合わせて厳密に言えば，今回の発作はきっかけがあることから，パニック障害によるパニック発作とは言えません．しかし，患者は些細なことでパニック発作が誘発される状態にあり，これも広い意味でのパニック障害の一環と考えてよいでしょう．DSM-IVが絶対ではありませんし，実際の臨床現場ではDSM-IVで特定の恐怖症に分類される状態も，頻回なパニック発作が主症状である場合は，パニック障害と診断されることが多いように思います．

Ph それにしても，どうして自律神経失調症という診断で治療が行われてきたのでしょうか？

Dr 前医では，パニック発作は不安に伴う自律神経症状と認識されていたようですね．パニック発作は恐ろしい体験であるため，発作出現以降，「また発作が起こったらどうしよう」と考えることにより二次的な不安が出現することが多いのです．これを予期不安と言います．前医では，この二次的な予期不安とパニック発作を一括りに不安と解釈されていたため，このような診断名がついたのだと推察されます．

　また，パニック障害は広場恐怖を併発することも多くあります．広場恐怖とは，パニック発作が起きたときに，助けを求められない，または逃げ出せないような状況や場所を恐れ，避けることです．代表的な状況・場所は，電車，バス，高速道路，人混み，美容院，歯科，会議などです．名前に広場とついていますが，広場恐怖は文字通りの「広場」に限定されません．

Ph この患者さんは，広場恐怖を併発されているのでしょうか？また，気分障害や他の疾患の併発，自殺念慮等はないのでしょうか？

Dr パニック発作が出現して以来，電車等の公共交通機関を避けるようになっており，広場恐怖を併発しています．このため，大学への通学もままならず，生活に大きな支障をきたしています．パニック発作が起きた直後は気分が落ち込むようですが，数時間の持続であるため，大うつ病性障害は除外できるでしょう．また，一刻も早く治し普通の生活に戻りたいと願っており，自殺念慮は否定しています．

Ph この方のご両親・ご家族との関係はどうなのでしょう？今後の治療に影響があると思うのですが．

Dr 本人は母親のことを過干渉と嫌っているのですが，その一方で依存的な面もあります．特に定期的に通学できなくなってから，母親と口論が絶えないようです．父親はあまり家庭のことに関与せず，兄とは不仲でほとんど交流はありません．家族は本人の現状を「甘え」と考えているようです．一度入院中に家族を呼び，パニック障害についてきちんと説明し，病気に対する理解を得た方がよさそうですね．

2 これまでの治療について振り返る

Ph これまでどのような治療が外来で行われてきたのでしょうか？

Dr Aクリニックでは主にベンゾジアゼピン系薬剤が投与されてきたようです．クロチアゼパム（リーゼ），ロフラゼプ酸エチル（メイラックス），ロラゼパム（ワイパックス），これらが順に数週間ずつ処方された後，半年ほど前からアルプラゾラム（ソラナックス）となり，現在まで継続されています．

Ph パニック障害をベンゾジアゼピン系薬剤のみで治療することは可能なのでしょうか？発作を予防するのには有効ですが，継続的な治療には向かないように思います．また，いろいろな種類のベンゾジアゼピン系薬剤がありますが，パニック障害に対する効果に差はあるのでしょうか？

Dr ベンゾジアゼピン系薬剤は，少なくとも短期的にはパニック障害の諸症状に有効であることは示されています（参照 エビデンス1）．しかし，ベンゾジアゼピン系薬剤は依存性や耐性などの問題があるため，基本的にはSSRIで治療することが推奨されており，ベンゾジアゼピン系薬剤での単独治療は推奨されていません

エビデンス1　パニック障害におけるベンゾジアゼピン薬剤の有効性，薬剤間での差

　Wilkinsonらによる19の二重盲検無作為化比較試験のメタアナリシスの結果，アルプラゾラムを中心とするベンゾジアゼピン薬剤（他にクロナゼパム，ジアゼパム）はプラセボに比べ有意に効果があった[1]．

　一方，Moylanらによる8の盲検化された無作為化比較試験メタアナリシスの結果では，アルプラゾラムは他のベンゾジアゼピン（ロラゼパム，クロナゼパム，ジアゼパム）に比べて効果に有意な差がなかった（下図）[2]．

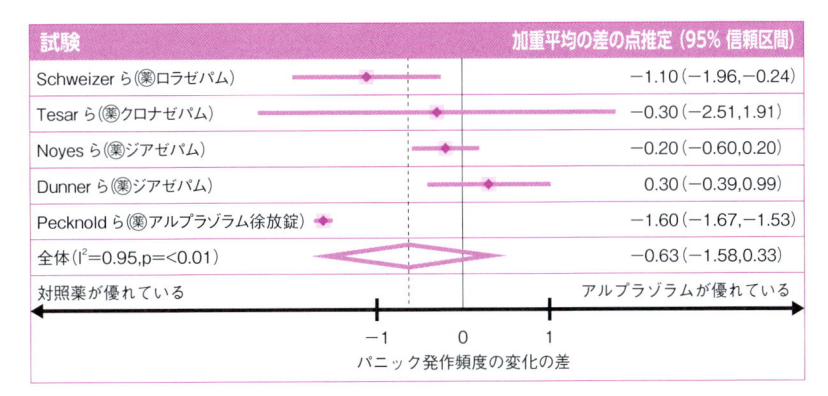

試験	加重平均の差の点推定（95% 信頼区間）
Schweizer ら（薬 ロラゼパム）	−1.10（−1.96,−0.24）
Tesar ら（薬 クロナゼパム）	−0.30（−2.51, 1.91）
Noyes ら（薬 ジアゼパム）	−0.20（−0.60, 0.20）
Dunner ら（薬 ジアゼパム）	0.30（−0.39, 0.99）
Pecknold ら（薬 アルプラゾラム徐放錠）	−1.60（−1.67,−1.53）
全体（$I^2=0.95, p=<0.01$）	−0.63（−1.58, 0.33）

対照薬が優れている　←　パニック発作頻度の変化の差　→　アルプラゾラムが優れている

1) Wilkinson G, Balestrieri M, Ruggeri M, Bellantuono C：Meta-analysis of double-blind placebo-controlled trials of antidepressants and benzodiazepines for patients with panic disorders. Psychol Med. 21(4)991-8, 1991.
2) Moylan S, Staples J, Ward SA et al：The efficacy and safety of alprazolam versus other benzodiazepines in the treatment of panic disorder. J Clin Psychopharma col. 31(5)647-52, 2011.

（参照）エビデンス2）．併用する場合も短期間にとどめることが推奨されています．また，ベンゾジアゼピン系薬剤間に効果において差がないことが示されています（参照）エビデンス1）．

Ph そうすると，主に作用持続時間によってベンゾジアセピン系薬剤を使い分けることになりますね．日本においてパニック障害が適応症のSSRIは，現在のところパロキセチン（パキシル），セルトラリン（ジェイゾロフト）のみですが，どのSSRIでも効果は同じなのでしょうか？

Dr 基本的にSSRI間に大きな差はないと考えてよさそうです（参照）エビデンス3）．

Ph この患者さんは，途中パロキセチンを10mg/日を投与されていますが，反応がないという理由で1週後に中止になっています．パロキセチンの用量と期間は適切だったのでしょうか？パロキセチンの効果発現には2週間ぐらいかかるので，1週間での効果判定は早いように思います．

Dr そうですね．厚労省研究班のガイドラインには，パロキセチンであれば「10mg/

エビデンス 2　パニック障害における各ガイドラインの推奨する薬物療法の第一選択

ガイドライン	第一選択
APA practice guideline 2009	SSRI推奨
NICE clinical guideline 2011	SSRIを推奨，ベンゾジアゼピン系薬剤は使用しないことを推奨
厚生労働省研究班 パニック障害の治療ガイドライン2008年	SSRIとベンゾジアゼピン系薬剤の併用で治療することを推奨．ただし，SSRIの効果発現後は，ベンゾジアゼピン系薬剤は徐々に減量し中止することを推奨（頓服使用は可）

＊APA：アメリカ精神医学会，NICE：イギリス国立医療技術評価機構

エビデンス 3　パニック障害における新規抗うつ薬の効果

　　Andrisanoらが行った2012年の新規抗うつ薬についてのメタアナリシスでは，50の試験，5,236名の患者が解析の対象となった．その結果，パニック発作に関してはcitalopram，セルトラリン，パロキセチン，fluoxetine，venlafaxineの順に，不安に関してはパロキセチン，fluoxetine，フルボキサミン，venlafaxine，ミルタザピンの順にプラセボより有意に効果が大きかった．ただし，エスシタロプラム，ミルナシプラン，デュロキセチン，bupropionについては，行われた試験数が3以下であったため，このメタアナリシスの解析には含まれなかった．

（Andrisano C, Chiesa A, Serretti A：Newer antidepressants and panic disorder: a meta-analysis. Int Clin Psychopharmacol. 28(1)33-45, 2013）

日から開始して，1週間に10mg/日ずつ増量し，副作用が耐えられる限度内で効果が最大となるよう至適用量を決める．通常は20～30mg/日で十分である．効果発現まで少なくとも2～4週間，十分な効果発現には8～12週間を要する」，セルトラリンであれば「25mg/日から開始して，1週間に25mg/日ずつ増量し，100mg/日まで増量可．通常50～100mg/日で有効」と記載されています．このことから，パロキセチン10mg/日，1週間というのは，用量も期間も不十分であり，適切といえないことがわかると思います．

Ph SSRIは，適切な用量で適切な期間きちんと使用することが大切なのですね．それでは，SSRIはどのくらい服用を継続すべきなのでしょうか？

Dr 効果がみられたら，6ヵ月から1年間は服用を続ける必要があります．その後，ゆっくりと減量し，中止をトライします．その過程でまた症状が出現するようでしたら，用量を戻してまた様子をみます．

Ph パニック障害は長期的なケアが必要ということですね．指示通りに薬をのむこと，つまり患者の服薬アドヒアランスが重要なポイントとなりますね．

3 入院中の治療方針を検討する

Dr それでは，この患者の入院中の治療方針に移りましょう．薬物療法も重要ですが，同時に心理教育や精神療法も重要です．

Ph どのような心理教育や精神療法がよいでしょうか？

Dr まずは，パニック障害であるという診断を伝え，病気の内容を説明します．パニック発作で死んでしまうことはないことを保証し，治療により改善することを説明します．予期不安が軽減されるよう，これらは適宜繰り返し説明する必要があります．また，認知行動療法はパニック障害に優れた効果があることが示されています．

Ph 薬物療法としては，SSRIの開始ですね．以前使用されていたパロキセチンでしょうか？

Dr もし以前処方されたときに副作用がなかったのであれば，もう一度パロキセチンをトライしてみましょう．

Ph 以前パロキセチンを服用した時は，消化器症状等の副作用は出なかったようです．しかし，本人は，"パロキセチンは効かなかった"という印象を持っているようですので，充分な説明が必要です．用量・期間とも十分でなかったことを私の方から説明します．外来で処方されていたアルプラゾラムは，パロキセチンの効果が出てくるまで，同じ量の継続処方でいいでしょうか？

Dr 外来で処方されていたアルプラゾラム1.2mg/日は，パロキセチンの効果が発現するまではそのままにし，その後ゆっくり減らしていきましょう．もちろん経過によりますが，入院中でまめな観察が可能ですので，外来より少し早目のペースで減らせるかもしれません．**Rp.1**が具体的な処方計画になります．

> **Rp. 1** 入院中の処方計画：定時処方
>
> これまでの外来処方：ソラナックス（アルプラゾラム）1.2mg/日
> ❶1週目：パキシル（パロキセチン）10mg/日，ソラナックス1.2mg/日
> ❷2週目：パキシル20mg/日，ソラナックス1.2mg/日
> ❸3週目：パキシル20mg/日，ソラナックス1.2mg/日
> ❹4週目：パキシル20〜30mg/日，ソラナックス0.8mg/日
> ❺5週目：パキシル20〜30mg/日，ソラナックス0.4mg/日
> ❻6週目：パキシル20〜30mg/日

Ph 先生の処方計画では，パロキセチンはゆっくり増量されているので問題はないと思いますが，念のため不穏，焦燥感，アクチベーション症候群（賦活症候群）にも注意が必要ですね．また，この点について看護師等，他の医療スタッフに対する情報提供も必要ですね．アルプラゾラムの減量については様子を見ながら，血中半減期が長く離脱症状の起きにくいクロナゼパムなどに置き換えて減らすことも検討していいかもしれませんね．

頓服薬はどうすればよいでしょうか？外来では頓服薬としてもアルプラゾラム0.4mg/日が処方されており，多い日は1日3，4回服用していたようです．

Dr 平均してどのくらい頓服薬を服用していたのか，どのような場面や時間帯に頓服薬を服用することが多かったのかをチェックする必要がありますね．

Ph この患者さんがアルプラゾラムに対して依存がないかも含め，詳しく聞いてみたいと思います．これらの情報は，今後の治療方針にどのような影響を与えるのでしょうか？

Dr 頓服処方の内容の決定に大きく影響するだけでなく，頓服薬の服用状況を詳細に聞くことにより行動療法的アプローチが可能になります．例えば，外出する用事があるときに服用頻度が多かったのであれば，入院中はパロキセチンの効果が十分に現れるまで外出を避けるよう勧めることができます．

> **Rp. 2** 入院中の処方計画：頓服処方（発作が起きそう／起きた場合）
>
> ❶ソラナックス 1回0.4mg（1日3回まで）

4 入院中の服薬指導について

Ph 服薬指導で気をつけておくべきことはありますか？

Dr これは主に医師の役割ですが，薬剤師からもまず入院中の薬物療法の治療方針について説明があることが望ましいでしょう．このためには，医師と薬剤師がしっかりと連携し，目標と計画を共有していることが前提ですので，治療方針につい

表1 パニック障害における服薬指導

- パニック障害の原因の一つに脳内のセロトニン神経系の機能不全が想定されており，SSRIは脳内のセロトニン量を増やすことで治療効果をもたらす．
- SSRIは，多くの研究でパニック障害における効果が証明されている．
- SSRIの効果発現には2週間程度かかるため，焦らずに効果が出るのを待つ．
- SSRIは基本的に副作用が少ないが，嘔気，眠気，発汗等が出現しうる．ただし，出現した場合でも，最初の数週間で慣れる可能性が高い．
- SSRIは少量から開始し，治療効果をみながら，適切な用量まで増やしていく．
- SSRIは，症状が改善後も6ヵ月から1年間は再発防止目的に続ける．
- ベンゾジアゼピン系薬剤は，必要な場合併用するが，SSRIの効果がみられたら，少しずつ減らしていく．

て不明瞭な点があれば遠慮せず質問してください．服薬指導について，具体的には**表1**のように説明します．

Ph 規則的かつ長期的な服薬が必要であること，自己判断による服薬中断は思わぬ副作用を招くおそれがあること等を説明しておく必要がありますね．頓服薬に関して，服薬指導上の注意点はありますか？

Dr 頓服薬があることだけでも安心につながりますので，頓服薬が処方されている事実を明確に伝えます．ただ，パニック発作が起きそうなときは，頓服薬を服用する前にできるだけ医師，薬剤師，看護師等に相談するよう指導してください．相談することや傾聴されることにより不安が軽減し，頓服薬の使用頻度が減ることが期待されます．

Ph 頓服薬には，精神療法的側面もあるのですね．

Dr その通りです．これらも服薬指導に盛り込んでいただけると，治療がより一層確実なものになるでしょう．

Ph この患者さんは成人しているとはいえ，まだ21歳です．入院中は問題ないですが，退院後はご家族の援助が必要だと思います．薬物療法に対する家族の考え方が，今後の服薬継続に影響してくると思います．家族が薬を飲むことに否定的である場合，パキシルの急激な服薬中断により離脱症候群が出現することも考えられます．したがって，家族に対する服薬指導も必要だと思いますがいかがでしょうか？

Dr ご家族は病気に理解が乏しいようですので，服薬に対しても理解が得られない可能性は大きいですね．パニック障害の説明を行う際に，薬剤師の先生からも家族に対して服薬指導をして頂くことが望ましいので，ぜひお願いします．

〔竹内啓善（医師）／天正雅美（薬剤師）〕

4 不安障害

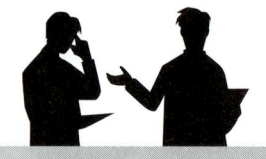

症例 19 不安により抗不安薬の頓服に頼り過ぎるため，過量服薬となり入院となった患者

状況設定
当院で外来通院を継続していたが，その後入院に至った患者の治療において，入院後，4週間が経過した日に精神科医と薬剤師で入院に至るまでと，入院後の患者の経過を振り返る場面．精神科医は病歴をまとめ，薬剤師も通院時からの状況を把握している．

現病歴 27歳男性

　3人同胞の第3子次男．元来，内気な性格であった．学童期からクラス内での発表などが苦手であった．浪人生活を始めてから，他人の目が気になり緊張するようになっていた．大学時代は活動範囲や交友関係も狭かった．会社に就職してから，業務中の様々な場面で不安が強くなり，その状況を避けようと欠勤するようになったため，上司に勧められて当院を受診し，社交不安障害と診断された．家族・親族に精神疾患の既往はない．

1 社交不安障害とはどのような疾患なのか？

Dr この患者さんの初診時の主訴は，会社内での会議で発言をする際などに緊張が強くなり，それらの状況が日々続くことに苦痛が大きいというものでした．社交不安障害（social anxiety disorder；SAD）は，社会的状況において，周囲の人から観察されたり，否定的な評価を受けることへの強い恐怖が特徴です．また，その不安が過剰であると本人も自覚していて，恐怖を惹起する場面を回避するか強い苦痛を感じながら耐え忍んでいます．また，社会生活上の支障があることもDSM-IV-TRの診断基準に含まれていますね．

Ph 先生，私も会議などの場で話をするときは，不安や動悸などの緊張感を感じる時があります．ですが，それは話をしているうちに次第に治まってくる事がほとんどです．しかし，この患者さんの場合は，元来の性格傾向と社会生活を送るようになってから，連日の強い緊張感（というよりは恐怖感なのでしょうか？）により出勤が困難になる程度の苦痛を感じているところがSADという診断となった理由なのですね．「人目が気になる」という症状もあったようですが，これは一見，

統合失調症の特徴にある注察妄想のようにも感じましたが統合失調症の診断は除外されるのですか？

Dr 現時点までは統合失調症にみられるような被害・迫害妄想や，自分の考えが周囲に知れ渡っているなどの自我障害症状はないですし，元々の性格と病歴からSADと診断しました．

Ph なるほど．統合失調症と思わせるような部分があったとしても，その患者の性格や病歴をきちんと考慮して総合的に判断する事が重要なのですね．

2 社交不安障害の薬物療法はどのような点に考慮すればよいか？

現病歴の続き

会社を欠勤することは不本意であるとの自覚があり，業務中の不安感・緊張を和らげることを目的に治療することに意欲を示したため，主治医が薬物療法を提案し，それに納得していた．初診時の処方は**Rp.1**の通りであった．

Rp.1

❶ソラナックス（アルプラゾラム）錠（0.4mg）　1回1錠　1日3回　毎食後

Ph 先生，SADのような神経症圏の患者さんには，適応症のある選択的セロトニン再取り込み阻害薬（SSRI）を初めから使うのではなく，少しの期間は症状の様子を観察する意味で，ベンゾジアゼピン（BZD）系抗不安薬などから治療を開始するのが良いのですか？

Dr SADは，人前でスピーチをする，他人と一緒に食事をするなどの特定の行為に限定して恐怖が生じる非全般性SADと，多くの対人・社会的状況を恐怖する全般性SADに分けられます．非全般性であれば，その特定の状況を欠席することで症状は出ないとも考えられ薬物治療も不要でしょう．出席が不可避なのであれば，その前のみに抗不安薬を頓服する方法でもいいです．

このケースでは，初めは職場内での発表などに恐怖の対象が限られていると思われましたが，詳しく尋ねると，これまで学校やその他の公共の場で，目上の大人や同年齢の男女にも緊張して接していたことがわかり，全般性SADと判断しました．こうなると頓服より常用を選んだ方がよいですが，患者さんが翌日からの出勤を希望したため，効果が早く安全性の高いBZD系抗不安薬を処方することにしました．

アルプラゾラムを選んだのは，作用が速やかで，BZD系薬の中では鎮静作用が弱い分類であるからです．SSRIは効果が出るまで2週間くらい要しますが，長期間の治療を見込めば初めからBZDとの併用として，次第にSSRI単剤にしていくようにします．

Dr そういえば併用する場合，代謝的に問題となるSSRIがありましたね？

Ph そうですね．代表的なものとして，フルボキサミンはCYP1A2と2C19を強力に，CYP3A4を中等度阻害します．また，パロキセチンやセルトラリンはCYP2D6を強力に阻害することが知られています．これらの酵素で代謝される薬物は，SSRIとの併用により血中濃度上昇等が起こり，作用が強く出る危険性が考えられます．今回のアルプラゾラムの添付文書を見ると，フルボキサミンとは併用注意レベル（減量を検討）の記載がありました．しかし一方で，同じSSRIでもエスシタロプラムはCYP酵素阻害作用が弱いことが知られています．SSRIを併用する場合は，やはり相互作用にも注意して選択する必要がありそうですね．もちろん適応症もきちんと考慮しなければなりませんが….

3 病気の経過を整理する

経過 1

初診の翌日から出勤をしているが，職場上司に診察結果を伝えたことでしばらくは会議での発表などは行わず，デスクワーク中心に仕事をするように配慮された．1日3回の服薬をしたところ，それまでと比較して緊張が軽減したと感じるようになった．薬剤量は同量で継続して出勤は続けられた．初診後4週間ほど経過し，上司から以前のように会議に出席するように指示された．このことで不安が生じたため，3回目の外来受診時に，常用の他に会議の直前にのむ薬を希望した．頓服用法を併用することを話し合ってRp.2の処方を行った．

Rp. 2

❶ ソラナックス錠（0.4mg）　1回1錠　1日3回　毎食後
❷ ソラナックス錠（0.4mg）　1回1錠　　　　　不安時服用　←追加

　会議では自分の発表はなかったため特に緊張することはなかった．慣れたと上司から判断され，段々に会議での発表や資料を使ってのプレゼンテーションを行っていくよう命じられ，帰宅して夜中まで資料を作成した．だが翌日の発表のことを考えると不安が募り，その際も頓服するようになった．プレゼンや会議の際には1時間前に1回，30分前に1回と頓服回数を自分の判断で増やしていった．午前と午後に会議があるとその度に1ないし2回の頓服を行っていたため，常用の分を含めると1日に同錠剤を6～8錠服用する日が週日ではほとんどになっていた．更に緊張を抑えようと考えて常用薬の増量を診察時に希望したが，過量服用傾向があると判断し入院治療を勧めて，初診日から約14週間後に入院となった．

Ph 実は外来での投薬時に患者さんから，「この薬は1日何錠までのんで良いのか？」という相談を受けていました．その時は，1日最大量が2.4mgまでであることを伝え，主治医からの1日の服用回数は守るように指導は行っていたのです．し

かし実際の服用方法が遵守されていなかったことがわかり，外来での服薬指導をもう少し踏み込んで行うべきであったと反省しました．眠気やふらつきなどの一般的な服用初期に見られる副作用だけではなく，例えば，服用方法が守られないと依存が形成されるということも話すべきでした．特に，この方は1時間前に1錠，30分前に1錠，というように，いわゆる「乱用化」した服用をしていたと考えられます．このように何かで恐怖を断ち切りたいという心理状態は，薬物依存の形成を生じやすくさせるという可能性もあるのでしょうか？

Dr BZD系抗不安薬は不安症状の短期的な治療に有効です．服用の継続によって鎮静効果には耐性が生じるが抗不安効果には生じにくいです．しかし4週以上の服用になると精神依存が形成されやすく「薬なしではやっていけない気持ち」が持続するようになり，また，薬を摂取した状態で通常の生理機能が働くように身体が馴らされる身体依存も生じます．したがって長期服用後の急な中止によって，不安・不眠・苛々・ふるえ・動悸・けいれんなどの離脱症状を生じえます．高用量，強力な短時間作用型の薬では特に依存は生じやすいです．そして，鎮静による事故や，短期記憶の障害などの認知機能低下に至る可能性があることも長期服用を避けるべき主な理由です．

　この患者さんでも3ヵ月以上，高力価のアルプラゾラムを服用してきて入院前には最大服用量の2.4mg/日を超えていました．緊張が強まるときに頓服を多用するなど十分に依存の状態にあったと考えられますね．

Ph 患者さんは予想される恐怖心の回避のために，いてもたってもいられずに服用を不規則に繰り返してしまう．このような乱用的な服薬は，入院して積極的な治療を必要とする程度の依存が形成されたと判断されるポイントになるのですか？

Dr そうですね，このまま服用を継続することにより惹起される有害事象を避けるために薬を減量や中止することが望まれ，その際の離脱症状が生じた場合の心身の管理ができる入院治療を勧めました．服薬状況を整理すると，毎食後にアルプラゾラム（0.4mg）1錠ずつ，そして夜10時過ぎ頃にも同薬1錠をのんでいました．職場では，午前10時の会議の前1時間以内に2回頓服をして，午後3時の会議前1時間以内にやはり2回の頓服を行っていました．これで一日服用量は3.2mgとなっていたんですね．入院1週目の処方を**Rp.3**のようにしました．

Rp. 3

❶ソラナックス錠（0.4mg）	1回1錠	1日3回	毎食後
❷ソラナックス錠（0.4mg）	1回1錠	1日1回	就寝前
❸パキシル（パロキセチン）錠（10mg）	1回1錠	1日1回	就寝前
❹ソラナックス錠（0.4mg）	1回1錠	午前9時30分服用	
❺ソラナックス錠（0.4mg）	1回1錠	午後2時30分服用	

（❸❹❺：追加）

Ph このように処方整理をしたおかげで，過量服用となっていた状態からアルプラゾ

ラムの1日最大投与量である2.4mgを維持することができるようになりました．また，入院治療開始と同時にSSRIのパロキセチンを処方することにしたのですね．SSRIの臨床効果が十分に発揮されるまでには概ね2～4週間が必要といわれています．その間にこの患者さんの問題であった薬物依存傾向を改善させ，十分な服薬指導を導入することによって薬に対する使用方法の遵守，つまりコンプライアンスやアドヒアランスの向上も期待できると思われます．薬の適正使用への意識も改善されることで副作用も回避され，より安全な薬物治療にもつながりますね．ところで多くの抗うつ薬がある中で，パロキセチンを選択した理由はなぜなのですか？

Dr 今後，長期の薬物治療を考えたときにBZDに代わる治療薬として社交不安障害の適応を持つパロキセチンが適当と思われました．他にもフルボキサミンなども選択できますが，やはり他剤との相互作用の問題が懸念されますし，パロキセチンは服用回数が1日1回なので退院後ののみ忘れの心配も少ないでしょう．

　また，前に話したようにBZDでは抗不安効果に対する耐性はほとんどないので，効果があればそれ以上増薬する必要はありません．朝や昼の定時服薬の後に，各々2回の頓服をするのは実質的な効果はなく，そこが精神依存症状だったのでしょう．そこで午前と午後に各々2回ずつ殆ど間髪いれずに行っていた頓服を各々1回ずつに減らし，かつ定時に服用するようにしました．病棟内ではストレス要因も特にないため，頓服に相当する午前と午後の1回ずつの服薬も不要のように思われますが，ここで注意が必要なのは急激な減量による離脱症状の発現です．一般的にBZD系抗不安薬は1週間に全体量の25%ずつ減らす方法が勧められますので，3.2mgから2.4mgに減薬したのは妥当であったと考えました．入院2週目の処方を**Rp.4**のようにしました．

Rp. 4

❶ソラナックス錠（0.4mg）　　1回1錠　1日3回　毎食後
❷ソラナックス錠（0.4mg）　　1回1錠　1日1回　就寝前
❸パキシル錠（10mg）　　　　1回1錠　1日1回　就寝前
　~~ソラナックス錠（0.4mg）~~　~~1回1錠~~　~~午前9時30分服用~~
　~~ソラナックス錠（0.4mg）~~　~~1回1錠~~　~~午後2時30分服用~~
❹セルシン（ジアゼパム）錠（5mg）　1回1錠　1日1回　朝食後　追加

Ph アルプラゾラム0.4mgの処方以外に，今度はセルシン（ジアゼパム）5mgが追加処方となっていますがどうしてでしょうか？　同じBZD系を重ねる意味がよく理解できません．あ！わかりました．アルプラゾラムは血漿中半減期が短く短時間作用型に分類される薬ですが，一方のジアゼパムは半減期が長く長時間作用型に分類されます．睡眠薬による離脱症状を防ぐ目的で長時間型のクアゼパムで置換していくのと同じようなことであるわけですね？

Dr	その通り．頓服に相当した9時30分と14時30分の服薬は中止して，今回も25％分の減量を行った．ここで留意したのは，今回約11週間ぶりに服薬の間隔が長い処方になった点です．短時間作用型のアルプラゾラム服薬の間隔が延びたことで離脱症状が惹起されるリスクは1週目より高くなると判断して，長時間作用型のセルシンをアルプラゾラム0.8mgの力価に相当する5mg朝に服用することで離脱を防ぐようにしました．服薬間の不安に対してはアルプラゾラム0.4mgの頓服も認めて，のんで30分ほどで効き目が出ること，2時間後が最も効いた状態になりますが，その後も4〜5時間は効果が持続することを説明し，短時間で頓服を重ねる必要のないことを指導しました．結果的に離脱症状もなく，また頓服をすることなく経過しました．入院3週目の処方を**Rp.5**のようにしました．

Rp. 5

❶ ソラナックス錠（0.4mg）　1回1錠　1日2回　朝夕食後　　← 減量
　 ソラナックス錠（0.4mg）　1回1錠　1日1回　就寝前
❷ セルシン錠（5mg）　　　　1回1錠　1日2回　昼食後と就寝前　← 増量
❸ パキシル錠（20mg）　　　　1回1錠　1日1回　就寝前

Ph	短時間型のアルプラゾラムに，離脱症状の回避を目的とした長時間作用型のジアゼパムをアルプラゾラムとの等価換算を行って，5mgを1日2回服用としたのですね．これにより，アルプラゾラム換算で最大量の2.4mgを維持しています．イメージ的には，朝のアルプラゾラムで，まずは午前中の不安を速やかに取り除く．そしてジアゼパムの役割は，終日の血中濃度を安定させて，離脱症状の発現を防止するという感じでしょうか．今後の予定としては，全体量の見直し，すなわち全体量の減量を行っていくのでしょうか？
Dr	その通り．アルプラゾラムは今回も25％減量していますが，ジアゼパムは5mg増量しているのでジアゼパム換算量としては前回と同じです．次はBZD全体量の減量を始めつつ，全てジアゼパムに置換して離脱症状のリスクをなくする予定です．現在は**Rp.6**の処方としています．

Rp. 6

　 ソラナックス錠（0.4mg）　1回1錠　1日2回　朝夕食後
❶ セルシン錠（5mg）　　　　1回1錠　1日2回　朝夕食後
❷ セルシン錠（2mg）　　　　1回1錠　1日1回　昼食後　← 増量
❸ パキシル錠（20mg）　　　　1回1錠　1日1回　就寝前

Dr	次週からは，ジアゼパムは1〜2mg/週ずつ減量して最終的に中止していきます．パロキセチンは最大で40mg/日の服用量とします．それで効果が少なければ，非定型抗精神病薬のオランザピン・クエチアピン・アリピプラゾールなどの単剤

エビデンス 1 アルプラゾラムをジアゼパムへ置換する

	朝	昼	夕	就寝前	ジアゼパム換算量/日
置換開始時量	alp 1mg	alp 1mg	alp 1mg	alp 1mg	80mg
ステージ1（1週間；以降も同じ）	alp 1mg	alp 1mg	alp 1mg	alp 0.5mg dia 10mg	80mg
ステージ2	alp 1mg	alp 0.5mg dia 10mg	alp 1mg	alp 0.5mg dia 10mg	80mg
ステージ3	alp 0.5mg dia 10mg	alp 0.5mg dia 10mg	alp 10mg	alp 0.5mg dia 10mg	80mg
ステージ4	alp 0.5mg dia 10mg	alp 0.5mg dia 10mg	alp 0.5mg dia 10mg	alp 0.5mg dia 10mg	80mg
ステージ5	do	do	do	do	80mg
ステージ6（1～2週間；以降も同じ）	do	alp 0.25mg dia 10mg	do	alp 中止 dia 20mg	75mg
ステージ7	alp 0.25mg dia 10mg	do	do	do	70mg
ステージ8	do	do	alp 0.25mg dia 10mg	do	65mg
ステージ9	do	alp 中止 dia 10mg	do	do	60mg
ステージ10	Stop alp dia 10mg	dia 10mg	do	do	55mg
ステージ11	dia 10mg	do	alp 中止 dia 10mg	do	50mg
ステージ12	do	dia 5mg	dia 10mg	do	45mg
ステージ13	dia 5mg	do	do	do	40mg
ステージ14	do	do	dia 5mg	do	35mg
ステージ15	do	do	do	dia 15mg	30mg
ステージ16	do	do	do	dia 12.5mg	27.5mg
ステージ17	do	do	do	dia 10mg	25mg
ステージ18	do	dia 2.5mg	do	do	22.5mg
ステージ19	do	dia 中止	do	do	20mg
ステージ20	dia 4mg	---	do	do	19mg
ステージ21	do	---	dia 4mg	do	18mg
ステージ22	do	---	dia 3mg	do	17mg
ステージ23	dia 3mg	---	do	do	16mg
ステージ24	do	---	dia 2mg	do	15mg
ステージ25	dia 2mg	---	do	do	14mg
ステージ26	do	---	dia 中止	do	12mg
ステージ27	Stop dia	---	---	do	10mg
ステージ28	---	---	---	dia 9mg	9mg
ステージ29	---	---	---	dia 8mg	8mg
ステージ30	---	---	---	dia 7mg	7mg

	朝	昼	夕	就寝前	ジアゼパム換算量/日
ステージ31	---	---	---	dia 6mg	6mg
ステージ32	---	---	---	dia 5mg	5mg
ステージ33	---	---	---	dia 4mg	4mg
ステージ34	---	---	---	dia 3mg	3mg
ステージ35	---	---	---	dia 2mg	2mg
ステージ36	---	---	---	dia 1mg	1mg
ステージ37	---	---	---	Stop dia	0mg

(alp：アルプラゾラム，dia：ジアゼパム)(アルプラゾラム4mgはジアゼパム約80mgに等価換算される)

(Heather Ashton DM, FRCP：BENZODIAZEPINES：HOW THEY WORK AND HOW TO WITHDRAW (aka The Ashton Manual).；Revised August 2002)

使用も検討していきたいです．なお，アルプラゾラムをジアゼパムで置換していく詳しい方法があります（参照 エビデンス1）．わが国とはジアゼパム換算量が異なる点はありますが，離脱症状防止のための置換・減量について参考になるでしょう．

Ph 今回のケースに対する先生の治療戦略が良く理解できました．BZD系薬は比較的安全な向精神薬として位置づけられていますが，用法・用量が守られないと容易に薬物依存を形成する危険がある薬物であると再認識しました．私たち薬剤師もこれからは，特に服薬状況を把握する事が難しい外来においては，患者個々の服薬状況を丁寧に聴取していこうと思います．また，SADへの適応を持つ薬物は，現在は一部のSSRIに限られていますが，症例によっては抗精神病薬が必要なケースもあることを覚えておきたいと思います．しかし，処方の際には薬の「適応症」について十分な注意をお願いいたします．

〔田名部茂（医師）／黒沢雅弘（薬剤師）〕

4 不安障害

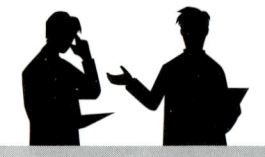

症例 20 全般性不安障害で入院となったが，多剤併用によりBZD受容体作動薬が漫然と長期投与されていた患者

状況設定

内科クリニックよりベンゾジアゼピンが多剤に投薬されていた患者が，薬剤調整目的で当院に入院となった．精神科医は患者入院時の聴取を済ませ病歴をまとめており，薬剤師は持参薬を確認後，患者に用法・用量などの確認を済ませ，お薬手帳を参考に薬歴をまとめて治療方針を協議している場面．

現病歴　36歳女性．未婚

　幼少期に父親を悪性腫瘍で亡くしたため，母親と2人で暮らしてきた．14年前，大学卒業と同時に現在の会社に事務職として入社．もともと心配性な性格であり，入社当時から「仕事でミスをしないか」と常に不安にさらされていた．一方，上司からはミスのない着実な仕事を評価され，10年前に昇進した．ところが，部下の仕事がきちんと仕事をこなすか不安になり自分で抱え込んでしまうため，残業時間も増え睡眠時間が少なくなった．5年前頃から過剰な緊張の高まりや不眠が出現し仕事でもミスが目立ち，さらに動機や息切れなど身体症状が出現したため，近くの内科医を受診した．

　理学的所見，一般採血や心電図などの検査を施行したが，身体疾患は否定的であった．内科医から心身症（疑）と診断され，エチゾラムとブロチゾラムが投薬された．

　半年程前から，特に不安が高くなり，エチゾラムの効きが悪くなったため，内科医はいろいろな種類のマイナートランキライザーを試した．このような繰り返しの結果，多剤大量のマイナートランキライザーが投薬されるようになった．しかし，患者は仕事上の過剰な不安が断続的に続いており，職場での集中力は低下し，イライラするようであり，理解ある職場の上司は業務を軽減した．精神科の受診に抵抗感が強かった患者だったが，上司と内科医の粘り強い説得により，精査・薬剤調整目的にて当院を紹介初診することとなった．

　初診時，母親と二人で受診した患者は，緊張・不安の高い様子で何度も母親に「大丈夫かな」と依存的な態度を取った．一般身体疾患や不安を誘発するような物質の影響は認められなかった．また，患者の不安症状が特に悪化した半年ほど前に，母親が悪性腫瘍に罹患し，手術を受けていたことが明らかになった．

　多剤大量のマイナートランキライザーが投薬されており，入院しながら単剤化および減量を行うと共に，あらためて器質的精査を行うことを説明した．患者と母親は入院に同意した．

不安障害

1 全搬性不安障害についての情報を共有する

症例 20

Ph 先生，本日入院された患者さんはどのように治療を進めていく予定ですか？

Dr そうだね．診断は全搬性不安障害と考えます（**表1**）．まずは，全般性不安障害について，簡単に説明しますね．全般性不安障害は，生涯有病率が4〜7％と比較的よくみられる疾患です．男性と比較して女性に多いとされ，年代では45〜59歳に最も生じやすいとされています．併存疾患については，うつ病が29〜62％と最も多く，社交不安障害は34％，アルコール乱用は38％に至っています．このような併存疾患が認められる場合は，全般性不安障害しか認められない患者と比較して，治療反応性はよくありません．今回の患者さんは，併存疾患は認められませんでしたし，期待が持てるかもしれませんね．

Ph 治療についてはどのように行われるのでしょうか？

Dr 期間限定で症状に焦点を当てた認知行動療法（cognitive behavioural therapy；CBT）がとても効果的だと考えられています．薬物療法をCBTが上回っている報告もあるほどで，イギリスのNICEガイドライン（National Institute for Health and Clinical Excellence (NICE) guidelines）では，最初の治療選択は認知行動療法とされています．認知行動療法は，標準的には，訓練された心理士によって，1時間のセッションが6〜12回にわたって継続されます．まだ実証されていませんが，海外ではインターネットを介する治療が試みられており，今後，日本でも行われるようになるかもしれませんね．

表1 全般性不安障害の診断基準

A. （仕事や学業などの）多数の出来事または活動についての過剰な不安と心配（予期憂慮）が，少なくとも6ヵ月間，起こる日のほうが起こらない日より多い．
B. その人は，その心配を制御することが難しいと感じている．
C. 不安と心配は，以下の6つの症状のうち3つ（またはそれ以上）を伴っている（過去6ヵ月間，少なくとも数個の症状が，ある日のほうがない日より多い）．
　注：子供の場合は，1項目だけが必要
　（1）落ち着きのなさ，または緊張感または過敏
　（2）疲労しやすいこと
　（3）集中困難，または心が空白となること
　（4）いらだたしさ
　（5）筋肉の緊張
　（6）睡眠障害（入眠または睡眠の維持の困難，または落ち着かず熟眠感のない睡眠）
D. 不安と心配の対象がⅠ軸障害の特徴に限られていない．例えば，不安または心配が（パニック障害におけるように）パニック発作が起こること，（強迫性障害におけるように）汚染されること，（分離不安障害におけるように家庭または身近な家族から離れること，（神経性無食欲症におけるように）体重が増えること，（身体化障害におけるように）複数の身体的愁訴があること，（心気症におけるように）重篤な疾患があること，に関するものではなく，またその不安と心配は外傷後ストレス障害の期間中にのみ起こるものではない．
E. 不安，心配，または身体症状が，臨床上著しい苦痛，または社会的，職業的，または他の重要な領域における機能の障害を引き起こしている．
F. 障害は，物質（例：乱用薬物，投薬）または一般身体疾患（例：甲状腺機能亢進症）の直線的な生理学的作用によるものではなく，気分障害，精神病障害，または広汎性発達障害の期間中にのみ起こるものでもない．

物質依存のある患者は，依存の治療そのものが優先されますが，今回の患者さんは，明らかな物質使用障害は認められなかったものの，マイナートランキライザーが多剤大量に使用される治療過程をみると，薬物に対する依存が大きかったように感じます．ところで，全般性不安障害に対する薬物療法のエビデンスはどうなっていますか？

Ph 全般性不安障害に対する薬物療法としてはうつ病が併存しているかに関わらず抗うつ薬が効果的なようです（参照 エビデンス1）．多くのガイドラインでは忍容性のよいSSRIが第一選択薬となっています．国内で利用できるSSRIの中ではパロキセチン，セルトラリン，エスシタロプラムが有効であったとのエビデンスがあります．また，デュロキセチンなどのSNRIもプラセボとの比較試験で良好な成績をおさめています（参照 エビデンス2）．ですので，まずはこれらの薬剤から選択するのがよいかもしれません．

また，一部のガイドラインではプレガバリンの推奨レベルが高いものもあります．プレガバリンについては最近エビデンスが集約されつつあります（参照 エビデンス3）．ベンゾジアゼピン（BZD）系薬剤は短期間での使用に限っては推奨されますが，やはり漫然と投与されるべきではないでしょう．それから，一部の非定型抗精神病薬が単剤療法やSSRIへの上乗せで有効であったというエビデンスも存在します（参照 エビデンス4）．これらのエビデンスの多くはプラセボとの

エビデンス1 全般性不安障害には抗うつ薬が有効である

全般性不安障害の症候である不安やうつへの薬物療法の有効性を評価するため，全般性不安障害患者にフルオキセチンを6週間投与するオープン試験を行った．結果，フルオキセチンは不安やうつを低下させ，不安はうつより大きく低下したが，不安が抑制された後は両者の低下には相関がなく，薬物療法におる不安の抑制は，うつの抑制とは独立していることが示唆された．

(Olatunji BO, Feldman G, Smits JA et al：Examination of the decline in symptoms of anxiety and depression in generalized anxiety disorder：impact of anxiety sensitivity on response to pharmacotherapy. Depress Anxiety. 25, 167-71, 2008)

エビデンス2 全般性不安障害にはSNRIが有効である

デュロキセチンの全般性不安障害に対する効果を検討した無作為化二重盲検試験．7カ国の多施設共同で行われ，合計513人の患者をデュロキセチン投与群（60mg，120mg）とプラセボ投与群患者に分け投与開始9週後のHAM-A減少効果を比較した結果，デュロキセチン投与群ではプラセボ投与群に比べて有意にHAM-A合計点数を減少させた．

(Koponen H et al：Efficacy of Duloxetine for the Treatment of Generalized Anxiety Disorder：Inmplications for Primary Care Physicians. Prim Care Companion J Clin Psychiatry. 9(2)100-7, 2007)

比較試験です．薬物間で直接比較したエビデンスは現時点では限定的ですので，有効性に関しての優劣ははっきりしていない状況となっています．

Dr なるほど．よくわかりました．これらの情報を踏まえて薬剤を選択することにしましょう．

エビデンス3 全般性不安障害にプレガバリンは有効である

Pandeらが行った，全般性不安障害患者276名をプレガバリン（150mg/日または600mg/日），ロラゼパム（6mg/日）またはプラセボ投与群に割り付けた無作為化二重盲検試験の結果，4週間後プレガバリンはプラセボと比較してハミルトン不安評価尺度の点数を大きく減少させた．

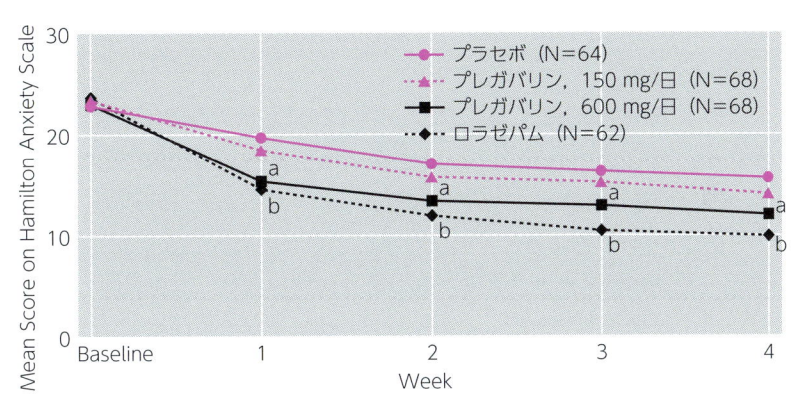

(Pande AC, Crockatt JG, Feltner DE et al：Pregabalin in generalized anxiety disorder：a placebo-controlled trial. Am J Psychiatry. 160, 533-40, 2003)

この他に全般性不安障害へのプレガバリンの効果についてのエビデンスは下記のようなものがある．
・Feltner DE, Crockatt JG, Dubovsky SJ et al：A randomized, double-blind, placebo-controlled, fixed-dose, multicenter study of pregabalin in patients with generalized anxiety disorder. J Clin Psychopharmacol. 23, 240-9, 2003.
・Rickels K, Pollack MH, Feltner DE et al：Pregabalin for treatment of generalized anxiety disorder：a 4-week, multicenter, double-blind, placebo-controlled trial of pregabalin and alprazolam. Arch Gen Psychiatry. 62, 1022-30, 2005.
・Kasper S, Herman B, Nivoli G et al：Efficacy of pregabalin and venlafaxine-XR in generalized anxiety disorder：results of a double-blind, placebo-controlled 8-week trial. Int Clin Psychopharmacol. 24, 87-96, 2009.

エビデンス4 全般性不安障害に対して，非定型薬の単剤およびSSRIの併用が有効である

抗不安薬および抗うつ薬投与中の全般性不安障害患者に対するリスペリドンの併用効果を検討したプラセボ比較二重盲検試験において，リスペリドン併用群（0.5〜1.5mg/日）はプラセボ群に比べHAM-A合計点数を減少させた．

(Brawman-Mintzer et al：Adjunctive risperidone in generalized anxiety disorder：A double-blind, placebo-controlled study. J ClinePsychiatry. 66, 1321-25, 2005)

総説：Gao et al：Atypical antipsychotics in primary generalized anxiety disorder or comorbid with mood disorders. Expert Rev Neurother. 9, 1147-58, 2009)

2 患者の処方に対する思いを把握する

Rp. 1 入院時内服薬

				DZP換算
❶デパス（エチゾラム）錠（1mg）	1回1錠	1日3回	毎食後	10mg
❷レキソタン（ブロマゼパム）錠（2mg）	1回1錠	1日2回	朝夕食後	8mg
❸デパス錠（1mg）	1回1錠		不安時	10mg
❹レンドルミンD（ブロチゾラム）錠（0.25mg）	1回1錠	1日1回	就寝前	5mg
❺マイスリー（ゾルピデム）錠（5mg）	1回2錠	1日1回	就寝前	5mg
❻ガスター（ファモチジン）錠（10mg）	1回1錠	1日2回	朝夕食後	
❼プリンペラン（メトクロプラミド）錠（5mg）	1回1錠	1日3回	毎食前	
				合計38mg

Ph 持参薬を確認しましたが，やはりBZD系薬剤の使用量が多いですね（**Rp.1**）．頓服の使用も1日に2，3回ほぼ毎日あるようです．ジアゼパム（DZP）換算で38mg程度になっています．

Dr 38mgですか…．やはり多いですね．しかし急激な減量は，離脱症状が発現する可能性もあるため，ゆっくりと減量していきましょう．減量に対する不安が急に高まることもありますから，頓服を考えましょう．マイナートランキライザーの頓服では減量につながりませんので，適応外処方を説明したうえで，リスペリドン液0.5mLなど少量の非定型抗精神病薬を準備することにしましょう．身体に関する愁訴に対して，対症的な薬物療法が行われていますね．内科医と相談しながら，必要性がないなら減量・中止しましょう．

　それにしても，この患者さんはこのような多剤大量のマイナートランキライザーについてどのように思っているのでしょうか．先生が面談した時には何か言っていましたか？

Ph 「薬をのむと安心する」と言っています．不安が辛いのでとても減らせないと．

Dr そうですか．元来，不安の高い人だったのでしょうが，ずっと頼ってきた母親が悪性腫瘍に罹患したことをきっかけに「母が死んで一人で生きていかなければならないかもしれない」と，潜在的に感じていた不安に直面したのかもしれませんね．薬物療法の心理的意味を考えれば，母親の代わりにマイナートランキライザーに依存したのかもしれません．

　あくまでも心理的仮説に過ぎませんが，薬剤師として，患者の心理社会的背景を把握したうえで，患者の思いに配慮し，薬剤指導を行っていくと良いと思います．元々，就労できていた人ですし，不安が軽減すれば，社会機能を取り戻せると思います．母親だけが患者さんのサポートをしているようですが，母親自身も悪性腫瘍に罹患していますし，主治医としては，他の親戚など協力者を見つけていけたらと考えています．

3 長時間作用型に移行できるか？

Dr 薬剤調整ですが，先生からは何か意見はありますか．

Ph そうですね．まずは頓用のエチゾラムの回数を制限したいです．先程先生が言うようにBZD系薬剤の使用を，離脱症状に注意しながら，徐々に減量していくのがよいかと思います．入院中にBZD系薬剤をなくして復職の準備ができるぐらいまでもっていけたらと思います．不眠があれば依存形成の少ない別の薬剤を使用したいところです．全般性不安障害の治療薬はBZD系薬剤を減薬する過程もしくは減薬後に導入していく形になるかと思います．BZD系薬剤の減薬はどういった方法で行いますか？

Dr う〜ん．BZD系薬剤を減量する方法はいくつかあると思いますが，具体的にはどのような整理が望ましいでしょうか？

Ph BZD系薬剤の減量は教科書的にはジアゼパムなどの長時間作用型薬剤に等価換算で置換してゆっくりと減量していくこととなっています．一般的に1〜2週間ごとに1日量の1/4ずつのペースで4〜8週間かけて減量するのが目安と言われています．薬理学的にはBZD系薬剤はGABA$_A$受容体を作用点としているのでバルプロ酸などでも置換することは可能だと思います．その他にはトラゾドンやプレガバリンで置換する方法があります（参照 エビデンス5）．

Dr せっかく入院治療を行うのですから，私は長時間型であってもマイナートランキライザーに置換することは賛成できません．例えば，先生が提案した他の薬剤に

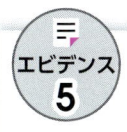

エビデンス 5 BZD系薬剤の中止にはトラゾドンやバルプロ酸への置換が有効である．

最低1年以上毎日BZD系薬剤19±17mgを服用している63例を対象に，BZD依存を中止できるよう，BZD系薬剤からトラゾドン（36列）とバルプロ酸（43列），プラセボ（14列）に置換する二重盲検比較試験を行った．

BZD系薬剤を1週間ごとに25%を5週間かけて漸減・置換し，5週後と12週後に評価した結果，トラゾドンとバルプロ酸に重大な離脱症状は見られず，5週後ではバルプロ酸の79%，トラゾドンの64%，プラセボの31%でBZD系薬剤の中止が可能となった．

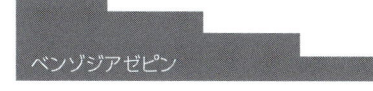

（Rickels K, Schweizer E, Garcia España F et al : Trazodone and valproate in patients discontinuing long-term benzodiazepine therapy : effects on withdrawal symptoms and taper outcome. Psychopharmacology.(Berl)141, 1-5, 1999）

置換する場合，精神科医としては抗うつ薬として使い慣れているトラゾドン（レスリン）への置換がやりやすいです．マイナートランキライザーと置換しながら，先生が知っている方法であると用量はどの程度でしょうか？海外の報告でしょうから，日本人を想定した用量設定が必要になるでしょうね．この程度の薬剤を置換する場合，臨床経験からすると100〜150mgの増量が必要になると思いますが，いかがでしょうか？眠気やふらつきの副作用がありますので，そのあたりは患者さんの症状を評価しながら使用してはどうかと考えます．

Ph そうですね．確か文献上では75〜400mg/日，平均で250mg程度の用量だったと記憶しています．日本人と外国人との体格の違いを考慮すると100〜200mg程度が一つの目安になるかもしれません．文献の方法ではトラゾドンを上乗せした後，BZD系薬剤を漸減しています．漸減前から上乗せする場合，一時的に薬剤量が多くなりますので負担になるようでしたら徐々に置換していく漸減漸増法をとってもよいかもしれません．トラゾドン置換ではBZD系薬剤の減量による離脱症状を完全にカバーできないので注意深く症状を観察していきます．

4 SSRIや抗精神病薬への移行も考慮する

経過1 入院時カンファレンスの結果，トラゾドン置換によるBZD系薬剤の減量を開始することとなった．その後，精神科医師，薬剤師は離脱症状の有無を定期的に確認している．不安症状の悪化や離脱症状は今のところ認められていない（**Rp.2**）．

Rp.2 内服薬

❶ デパス錠（1mg）	1回1錠	1日1回	夕食後	減量
❷ レキソタン錠（2mg）	1回1錠	1日2回	朝夕食後	
~~デパス錠（1mg）~~	~~1回1錠~~		~~不安時~~	
❸ レンドルミンD錠（0.25mg）	1回1錠	1日1回	就寝前	
❹ マイスリー錠（5mg）	1回1錠	1日1回	就寝前	減量
❺ ガスター錠（10mg）	1回1錠	1日2回	朝夕食後	
❻ プリンペラン錠（5mg）	1回1錠	1日3回	毎食前	
❼ レスリン（トラゾドン）錠（50mg）	1回1錠	1日1回	就寝前	追加
❽ リスパダール（リスペリドン）内用液	1回0.5mL		不穏時	追加

Dr トラゾドン置換でBZD系薬剤の減薬は順調に進んでいるようですね．効果発現まで少し時間がかかるから，そろそろSSRIを開始しましょうか．どの薬がいいでしょうか？

Ph SSRI同士の比較試験によると各薬物間で効果に差はないようなのですが，比較的忍容性に優れている点ではエスシタロプラム（レクサプロ）あたりが候補にな

りえるかもしれません．有効用量も10〜20mgなので導入もスムーズにできると考えます．

Dr　そうですね．心電図の結果も問題なかったようですし．患者さんに適応外処方であることを説明して，エスシタロプラムをスタートしましょう．患者さんは，マイナートランキライザーの減量に伴って不安が高まりつつある状況です．患者さんの不安に配慮しながら薬理作用，副作用などについて薬剤指導をしてほしいのですが，薬剤師として何か工夫はありますか？

Ph　薬に頼っている状況では減薬することに抵抗を感じる方が多いような印象を受けます．まずはBZD系薬剤の多剤大量投与を続けることのデメリットと減薬することのメリットについて理解していただく必要があると思います．この点についてはBZD系薬剤の減薬を開始する際にお伝えしてあります．

　それと，新規に薬剤を追加する際には特に副作用について気にされるでしょうから，不安を煽らないようにどのような副作用がいつ起こりうるかについて説明したうえで副作用を予防・軽減するための対処法についてお伝えしようと思います．副作用は全ての方に起るものではなく，副作用の現れ方や程度には個人差があることも説明する必要があります．

　また，入院中ですので何かあった場合でも医療スタッフがすぐに対応できる環境にあることや複数のスタッフが定期的に症状をチェックして情報を共有していることなど少しでも安心感を与えるような言葉を投げかけるようにしたいと思います．

Dr　なるほど．患者さんに優しい薬剤指導ですね．よくわかりました．

経過 2

BZD系薬剤の減量は，頓服薬を上手に使用しながら，離脱症状の出現もなく順調に進んでいる．内科へのコンサルテーションを行い，ファモチジンの必要性は認められなかったため，患者に説明し，段階的に減量・中止した（**Rp.3**）．エスシタロプラム開始後，薬剤師は定期的に患者に服薬指導を行う．

Rp.3　内服薬

❶レキソタン錠（2mg）	1回1錠	1日1回	朝食後	減量
❷レンドルミンD錠（0.25mg）	1回1錠	1日1回	就寝前	
~~デパス錠（1mg）~~	~~1回1錠~~	~~1日1回~~	~~夕食後~~	
~~マイスリー錠（5mg）~~	~~1回1錠~~	~~1日1回~~	~~就寝前~~	
~~ガスター錠（10mg）~~	~~1回1錠~~	~~1日2回~~	~~朝夕食後~~	
❸プリンペラン錠（5mg）	1回1錠	1日3回	毎食前	
❹レスリン錠（50mg）	1回3錠	1日1回	就寝前	
❺リスパダール内用液	1回0.5mL		不穏時	
❻レクサプロ（エスシタロプラム）錠（10mg）	1回1錠	1日1回	就寝前	追加

Ph エスシタロプラムを開始してから嘔気がひどいようです．服用開始から2週間程度は副作用が現れますが一過性のものだとお伝えしたのですが，辛そうな表情でした．忍容性はあまりよくないかもしれません．一般的な効果発現時期としては4〜6週後程度といわれていますが，この方の場合4週間の継続は可能でしょうか？

Dr そうですね…．ちょっと失念してしまったのですが，嘔吐の作用機序について教えていただけませんか？確か中枢性でしたよね．

Ph 中枢性のものと末梢性の作用があったかと思います．薬理作用からSSRIによる嘔気は主にセロトニン作用によるものと考えられます．SSRIの投与により増加したセロトニンが，消化管粘膜や延髄の化学受容器に存在する5-HT$_3$受容体を介して嘔吐中枢を刺激するため，嘔気を誘発すると考えられています．

Dr そうでした．時々，SSRIの副作用の嘔気に対し，胃粘膜保護剤や制酸剤が使用されることを散見しますが，由々しき問題です．もちろん，メトクロプラミドが望ましいですね．ファモチジンは入院前より使用していたようですが，エスシタロプラムの嘔気に対して投薬されていると考えれば必要ないですね．ただし，メトクロプラミドを投与しているにもかかわらず嘔気・嘔吐も認められ，食事もすんでいないようです．やはり継続は困難でしょうね．

Ph 多くのガイドラインでは，1次治療が無効であった場合は他のSSRIやSNRIへのスイッチングを推奨しています．比較的忍容性のよいエスシタロプラムで副作用が強かったようですが，スイッチングは可能でしょうか？　クラススイッチする場合，デュロキセチンでは60〜120mgの用量が必要です．

Dr 個人差があるから何とも言いがたいですが，厳しいような気がしますね．他の薬剤は何かありますか？

Ph 全般性不安障害の治療薬としての国内での適応はありませんが，他の候補としてはプレガバリンやクエチアピンが有効なようです（参照 エビデンス6）．最近では急性期だけでなく維持期においても有効であるという報告もあります．クエチアピンの単剤でのエビデンスは徐放剤（XR錠）に限定されていますが，いかがいたしましょうか？

エビデンス6　全般性不安障害へ徐放性クエチアピン，プレガバリンは有効である

クエチアピン徐放剤単剤1日1回投与の有効性を評価するため，全般性不安障害患者873例をクエチアピン徐放剤50mg投与群（221例），150mg投与群（218例），パロキセチン20mg投与群（217例），プラセボ投与群（217例）に割り付けた無作為化二重盲検比較試験を行い，一次エンドポイントをハミルトン不安評価尺度（HAM-A）の合計点数の変化で評価した[1]．

結果，4日目のHAM-A合計点数は，プラセボ群−2.90，パロキセチン群−2.69に対し，50mg群で−4.43（p=0.001），150mg群で−3.86（p=0.05）となり，8週後の鎮静率（HAM-A合計得点7）は，プラセボ群27.2％に対し，150mg群で42.6％（p=0.01），パロキセチン群38.8％（p=0.05）となった（下図）．

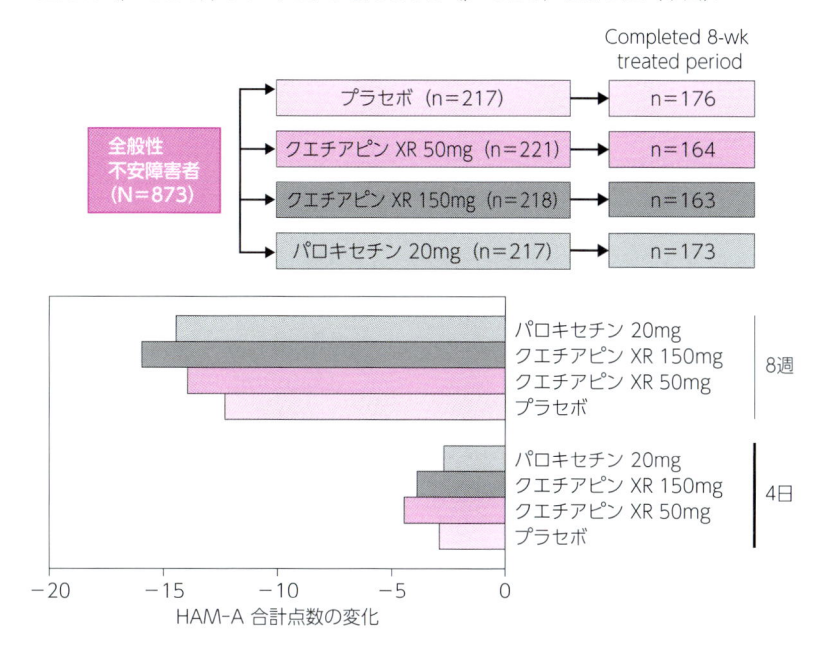

```
                                              Completed 8-wk
                                              treated period
              ┌→ プラセボ (n=217)           → n=176
全般性        ├→ クエチアピン XR 50mg (n=221) → n=164
不安障害者    ├→ クエチアピン XR 150mg (n=218)→ n=163
(N=873)       └→ パロキセチン 20mg (n=217)   → n=173
```

（棒グラフ：HAM-A 合計点数の変化）
- 8週：パロキセチン 20mg／クエチアピン XR 150mg／クエチアピン XR 50mg／プラセボ
- 4日：パロキセチン 20mg／クエチアピン XR 150mg／クエチアピン XR 50mg／プラセボ

横軸：−20 〜 0　HAM-A 合計点数の変化

　同じくクエチアピン徐放剤の効果を評価するため，854例の患者をクエチアピン徐放剤150mg/日投与群219例，300mg/日投与群（207例），エスシタロプラム10mg/日投与群（213例），プラセボ投与群（215例）に割り付けた無作為化二重盲検比較試験を行い，こちらもHAM-Aの合計点数で評価した[2]．

　結果，4日目のHAM-A合計点数は，プラセボ群−10.7，エスシタロプラム群−12.3（p=0.05）に対し，150mg群で−13.9（p=0.001），300mg群で−12.3（p=0.05）となり，8週後の鎮静率（HAM-A合計得点7）では重大な改善効果がみられた．

　クエチアピン徐放剤単独での維持療法の有効性を検討した多施設共同試験では，全般性不安障害患者（HAM-A合計点数20以上）をクエチアピン徐放剤投与群（216例）に無作為に振り分け，不安症状が発生するまでの期間（最大52週）を追跡した結果，クエチアピン徐放剤投与群はプラセボ群に比べ不安症状の再発のリスクを著しく減少させた[3]．

1) Bandelow B, Chouinard G, Bobes J et al：Extended-release quetiapine fumarate (quetiapine XR)：a once-daily monotherapy effective in generalizedanxiety disorder. Data from a randomized, double-blind, placebo- and active-controlled study. Int J Neuropsychopharmacol. 13, 305-20, 2010.
2) Merideth C, Cutler AJ, She F, Eriksson H：Efficacy and tolerability of extended release quetiapine fumarate monotherapy in the acute treatment ofgeneralized anxiety disorder：a randomized, placebo controlled and active-controlled study. Int Clin Psychopharmacol. 27, 40-54, 2012.
3) Katzman et al：Extended release quetiapine fumarate(quetiapine XR)monotherapy as maintenance treatment for generalized anxiety disorder：a long-term, randomized, placebo-controlled trial. Int, Clin Psychopharmacology. 26, 11-24, 2011.

経済的な問題を考えた場合，エビデンスは限られますがクエチアピンも選択肢に入るでしょうか．確か糖尿病の既往はなかったように思います．

Dr なるほど．糖尿病もありませんし，セロクエルを開始しましょう（**Rp.4**）．眠気や体重増加の副作用も長期的には配慮しなければなりません．引き続き，患者さんへの薬剤指導をお願いします．

Ph わかりました．食事についての生活指導も併せて行っていきます．

Rp.4 退院時内服薬

レキソタン錠（2mg）	1回1錠	1日1回	朝食後
レンドルミンD錠（0.25mg）	1回1錠	1日1回	就寝前
プリンペラン錠（5mg）	1回1錠	1日3回	毎食前
❶レスリン錠（50mg）	1回3錠	1日1回	就寝前
❷リスパダール内用液	1回0.5mL		不穏時
レクサプロ錠（10mg）	1回1錠	1日1回	就寝前
❸セロクエル（クエチアピン）錠（25mg）	1回2錠	1日3回	朝夕食後, 就寝前

切替

本症例のその後

その後，薬剤調整を終えた患者は退院した．主治医の働きかけで，母方の叔母が患者と母親のサポートを快く引き受けてくれ，安心したようだった．退院後は，主治医の外来で経過観察を行った．認知行動療法を提案したが，復職準備のため時間の調整がつかなかった．その後の患者は，2ヵ月後に復職し，元気にしているようである．

〔木村宏之（医師）／伊藤教道（薬剤師）〕

5 睡眠障害

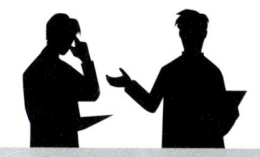

症例 21 中年患者でベンゾジアゼピン系睡眠薬への依存傾向が強く，多剤併用している患者

状況設定

慢性不眠で睡眠薬の多剤併用処方に至っている患者．近医メンタルクリニックに通院していたが当院で治療開始となり，睡眠薬の減薬整理を行うことになった．入院時に，精神科医はこれまでの病歴をまとめ，薬剤師もインテークに同席し，患者の経過を振り返っている．

現病歴 60歳女性

　飲食店を経営する夫，娘夫婦，その孫との5人暮らし．内気で神経質な性格．家族は自営業のために忙しく，日中は家を空けることが多い．以前はホームヘルパーとして働いていたが，腰痛の発症を機に，53歳で仕事を辞めてからは趣味もなく，自宅で無為に過ごしている．その後不眠になり，近医メンタルクリニックで睡眠薬を処方されるようになった．

　最初は眠れたという実感があったが，徐々に効果が薄れて，睡眠薬の増量と追加が繰り返されていった．当初は，ベンゾジアゼピン系睡眠薬が処方されていたが，不眠の訴えが続くために，バルビツール酸系睡眠薬が処方され，さらにベゲタミンA配合錠が処方されるようになった．自宅では，時に失禁やふらつきが認められていたにもかかわらず，眠れないことを強く訴えていた．クリニックでは，「薬をなくしてしまった」と言って，追加処方を受けたり，知人から睡眠薬をもらったりしていた．自室のタンスに薬をため込んでいるところを家族に発見されている．一方で，昼寝している様子が観察され，日中は昼間からビールをコップ3杯程度飲むような生活となっていた．心配した家族に，半ば無理に連れられ，しぶしぶ当院を初診した（**Rp.1**）．

　既往歴としては特記すべき事なし．喫煙はしないが，飲酒は1日ビール1缶（350mL）程度と申告されている．家族の精神科受診歴はない．

> **Rp. 1** 初診時の処方
>
> ❶ ハルシオン（トリアゾラム）錠（0.125mg）　　　1回2錠　1日1回　就寝前
> ❷ デパス（エチゾラム）錠（0.5mg）　　　　　　　1回2錠　1日1回　就寝前
> ❸ ドラール（クアゼパム）錠（15mg）　　　　　　1回1錠　1日1回　就寝前
> ❹ ベゲタミンA（クロルプロマジン／プロメタジン／フェノバルビタール）配合錠
> 　　　　　　　　　　　　　　　　　　　　　　　1回1錠　1日1回　就寝前
> ❺ イソミタール（アモバルビタール）原末0.15 g
> 　ブロバリン（ブロムワレリル尿素）原末0.30 g　1回1包　1日1回　就寝前

1　診断は重症睡眠障害？それとも睡眠薬の依存症？

Dr 器質精査が先決ですが，経過から考えれば，この患者さんは典型的なベンゾジアゼピン（BZD）依存と言えそうですね．

Ph 先生，この患者さんの典型的とはどういう根拠からですか？

Dr ええ，依存とは，依存性薬物の乱用の繰り返しの結果（**図1**）として引き起こされた慢性的な病態で，その薬物の使用を止めようと思っても，摂取したいという渇望に抗えず，自己コントロールができない状態にあるといわれています．薬物

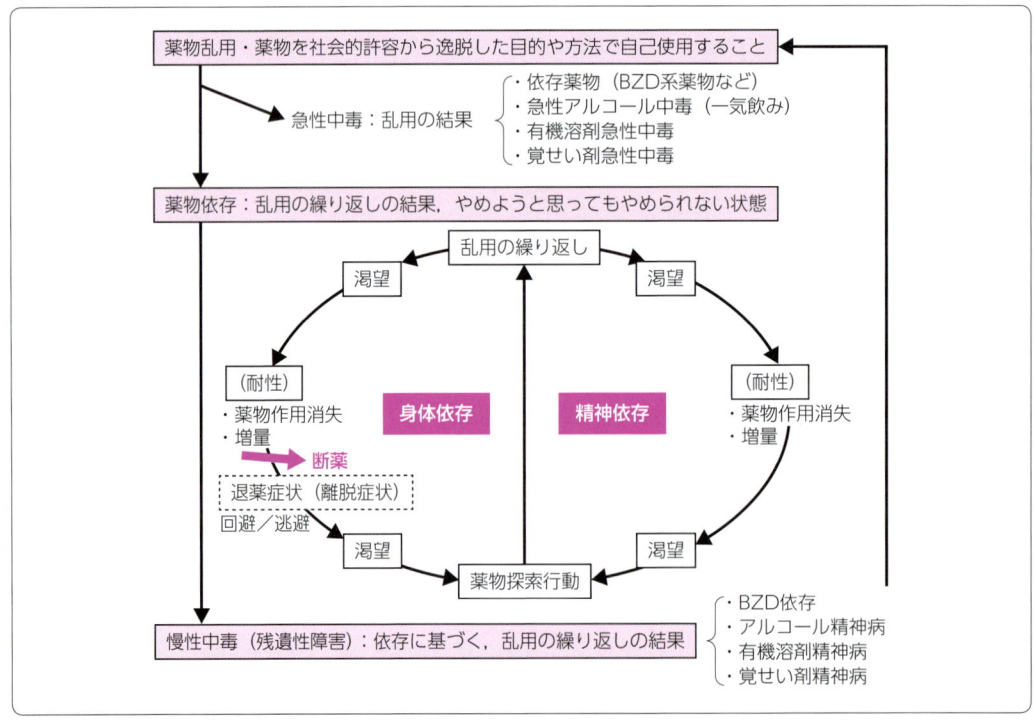

図1　薬物乱用・薬物依存・薬物中毒の関係とその悪循環精神

（和田　清：薬物依存．精神医学レビュー．34，2000より引用改変）

の効果が切れてくると，手の震え，不眠，イライラなど離脱症状（**表1**）の苦痛を避けるために，何としてでも薬物を入手しようとする行動を起こします．これは「薬物探索行動」と言われています．この患者さんの場合でも，当初の投与量がどんどん増えてしまい，耐性を形成していること，様々な理由を付けては余分に処方薬を受けていた状況は，まさに薬物探索行動にあたると思います．

Ph 確かに先日入院された重症睡眠障害の患者さんもBZD系薬物を多く使用していましたが，この患者さんと違い他院に隠れて受診して処方薬を受け取ったり，虚偽の申告をしたりして，余分に処方薬を得ようとすることはなかったように思います．薬剤師は，医師がどういう症状から診断しているかを知りたいです．

Dr BZD系薬物の依存は，医療機関での処方が依存性薬物との最初の接触であり，問題を過小評価していることが多いように思います．そのため，患者の主訴だけに基づいて診断することは難しく，耐性の形成や薬物を何らかの理由で中断した際の離脱症状の経験，なりふり構わず薬物を入手する行動といったことがポイントです．しかし，診察室で平静を装われてしまうと，簡単には見抜けません．BZD系薬物の長期使用，用量増加の傾向，高力価で血中半減期が短い薬物の使用，アルコール依存を示唆する症状，薬物へのこだわりの強さ，強い不安や不眠，といった特徴が認められる場合には，BZD依存を念頭に置き，家族も交えて生活状態などを確認して，総合的に判断します．

Ph BZD依存の診断を受けた人の約40％が自分では依存に気づいておらず，11％は依存ではないと信じていたと言われています．BZD依存を考える場合，「常用量依存」はよく話題に登り，臨床ではしばしば問題になっているかと思います．BZD依存ではICD-10などの国際的診断基準がありますが，その他，心理検査や評価尺度などはあるのでしょうか？

Dr ええ，依存の診断には，ICD-10やDSM-Ⅳの診断基準を用います．常用量のBZD系薬物を長期使用した結果として身体依存が形成され，離脱症状のために止められない常用量依存は，確かに潜在的には多いと思いますが，はっきりした定義は存在しません．この場合，疾患の症状と離脱症状との区別は困難で，さらに投与量が増えてしまう場合もあるでしょう．BZD依存に関する質問紙や，嗜癖の重症度に関する評価尺度は存在しますが，一般臨床では汎用されていません．ただ，そのような評価尺度にも触れておくと有用ですね．

表1 BZD依存における離脱症状

軽微な症状（50％に出現）	・不安の増大 ・イライラ，焦燥 ・動悸 ・振戦	・不眠 ・嘔気 ・頭痛，筋肉のこわばり ・気分不快
重篤な症状（20％に出現）	・けいれん発作 ・異常な動きの知覚（壁や床，天井が迫ってくるなど） ・離人感，現実感喪失 ・感覚刺激に対する知覚閾値低下	・記憶障害，見当識障害 ・筋肉のぴくつき ・精神病状態（妄想，幻覚，幻聴）

（冨田真幸：Nippon Rinsho. 8, 1517, 2010より引用改変）

2 多剤大量の睡眠薬を内服しているにもかかわらず不眠が続くのは何故か？

経過1

減薬には強い抵抗感を示し，眠れないことを強く訴えた．家族は直ぐにでも薬を止めさせて欲しいと訴え，聞き入れない本人と口論が始まる始末である．薬物依存症の状態であること，急な減薬は離脱症状をもたらす可能性が高いので，時間をかけて薬を整理する旨を家族と本人に説明した．処方は当院のみで行うことを約束し，家族の協力も取り付けて，当院通院が始まった．しかし，予約外受診をしては，「薬をなくしたから処方して欲しい」と訴え，また，家族により，他院でも処方を受けていることが発覚した．

Ph これだけの睡眠薬を内服しているにもかかわらず，不眠を強く訴えています．睡眠障害に至った原因について確認する必要があると思います．その原因や併存する病気を精査したり，治療したりしなければならなかったと思うのですが．

Dr その通り！睡眠薬が処方されるようになったきっかけは不眠ですが，不眠の原因を確認することが重要です（表2）．安易にBZD系薬物の処方が先行してしまうことは厳に慎まなければなりません．例えば，睡眠時無呼吸症候群が背景にあるのであれば，BZD系薬物は逆効果です．

Ph 不眠治療のための多剤併用を改善するには「長期服用することの弊害」を患者さんに理解して貰うことが大切かと思います．BZD系薬物の長期使用により認知機能が障害され，中止後も認知機能障害が残遺することが知られていますし（参照エビデンス1），最近では認知症発症のリスクにもなる可能性が示唆されています（参照エビデンス2）．しかし，弊害を伝えることで薬物療法への疑問が生じ，医療不信につながり，「さらに不眠になるのでは」という不安が増すという心配はあると思います．このような場合，どのように患者さんに指導した方が良いでしょうか？

Dr そうですね．既に依存の状態にある患者さんでは，要求されるまま，ろくに診察

表2 不眠の原因（5つのP）

①身体疾患に伴う不眠 (Physical)	疼痛性疾患，発熱性疾患，痛みを伴う状態，炎症性疾患，腫瘍，血管性疾患，心疾患，内分泌・代謝性疾患，消化器疾患，呼吸器疾患，頻尿，睡眠時無呼吸症候群，ムズムズ脚症候群，周期性四肢運動障害，長期透析，出産，月経など
②生理学的不眠 (Physiologic)	時差ボケ，交替勤務，概日リズム睡眠障害，短期の入院，不適切な睡眠衛生など
③心理学的不眠 (Psychologic)	精神的ストレス，重篤な疾患の告知，死別反応，喪失体験，恐怖体験など
④精神医学的不眠 (Psychiatric)	うつ病，不安障害，統合失調症，アルコール症，認知症，脳血管障害，パーキンソン病，脳腫瘍，脳炎，髄膜炎
⑤薬理学的不眠 (Pharmacologic)	アルコール，カフェイン，向精神薬，降圧薬，インターフェロン，抗がん剤，抗パーキンソン病薬，甲状腺薬，喘息治療薬，経口避妊薬，副腎皮質ホルモン，抗結核薬など

（Erman MK：Hosp Pract 23(suppl 2)11, 1989；内藤 宏. 治療. 94(増)662, 2012より引用改変）

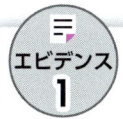

エビデンス1 BZD系薬物の長期使用は認知機能を障害する

　Barkerらによる13の研究のメタ解析の結果において，BZD系薬物を長期使用している患者では認知機能の低下を示す症状が認められている．また，続く15の研究をメタ解析した結果，BZD系薬物の投与を中止した後では大半の機能は回復するが，認知機能障害は回復されず，回復するには，6ヵ月以上の休薬期間を要することが判明した．

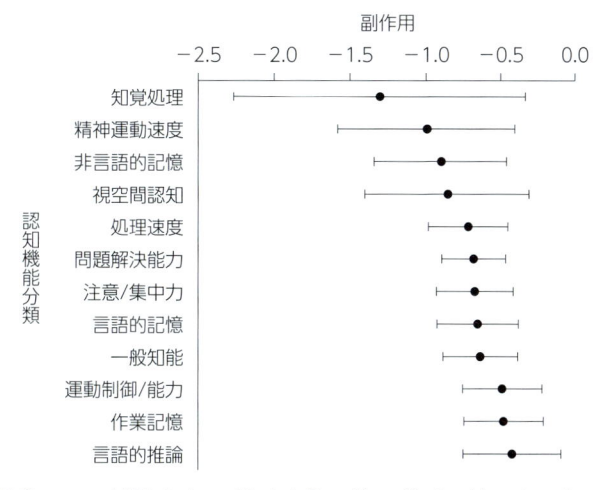

副作用

認知機能分類:
- 知覚処理
- 精神運動速度
- 非言語的記憶
- 視空間認知
- 処理速度
- 問題解決能力
- 注意/集中力
- 言語的記憶
- 一般知能
- 運動制御/能力
- 作業記憶
- 言語的推論

(Barker MJ, Greenwood KM, Jackson M et al：Cognitive effects of long-term benzodiazepine use：a meta-analysis. CNS Drugs. 18(1)37-48, 2004)

エビデンス2 BZD系薬物の長期使用は認知症発症のリスク因子となる可能性がある

　Billiotiらの研究において，少なくとも3年以上認知症の罹患がなく，BZD系薬物を投与されていない1,063名の男女を対象に15年間，認知症の発症について調査したところ，BZD系薬物投与群では非投与群に対してハザード比が1.6（95%信頼区間：1.08〜2.38）であり，リスク上昇が認められている．

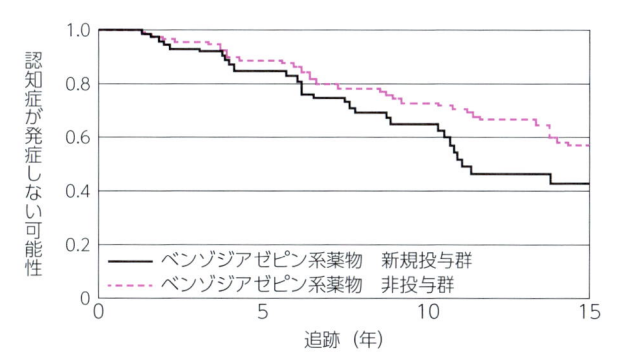

認知症が発症しない可能性 / 追跡（年）
- ベンゾジアゼピン系薬物　新規投与群
- ベンゾジアゼピン系薬物　非投与群

(Billioti de Gage S et al：Benzodiazepine use and risk of dementia：prospective population based study. BMJ. 345：e6231, 2012)

もせずに，厄介払いするかのように処方する姿勢は逆効果ですし，長期間にわたり大量の薬物を簡単に処方することは間違いです．いつでも簡単に処方してもらえるという認識を持たせることは避けなければなりません．

　かといって，処方する／しない，増やす／増やさない，という単調な論理に陥るのではなく，患者さんに薬物依存という疾患についての正しい知識を伝えることで良好な治療関係の構築を心がけ，薬物療法以外の解決策を提案していくことが重要ですね．また，BZD系薬物の多量使用は，脱抑制や衝動制御不良を惹き起こし，自殺企図へ発展する可能性もあります．

Ph 睡眠薬の服薬指導以外にどんな生活指導を行えば良いですか？

Dr 不眠に対して寝酒することは，眠りが浅く，中途覚醒をもたらし，睡眠の質を落とします．また，眠ろうとして早く床についても逆効果です．睡眠に対する生活習慣の注意点（睡眠衛生）（表3）を確認すると良いでしょう．

Ph なるほど．睡眠薬はあくまで対症療法ですから，不眠の原因となる要因を取り除き，睡眠衛生指導を行うことはとても大切ですね．服薬指導の時に合わせて行いたいと思います．

Dr 睡眠習慣のモニタリング，起床時間の設定，午睡の制限，日中の運動促進，禁酒指導，といった提案は，限られた時間内でも取り上げたいところです．

Ph 特にこの患者さんの場合，アルコールは交叉耐性を生じ，BZD系薬物に対する依存の進行が速まる可能性があるので，禁酒は不可欠ですね．

表3　睡眠衛生―睡眠障害への対処12ヵ条

1. **睡眠時間は人それぞれ，日中の眠気で困らなければ十分**
　　睡眠の長い人，短い人，季節でも変化，8時間にこだわらない．歳をとると必要な睡眠時間は短くなる．
2. **刺激物を避け，眠る前には自分なりのリラックス法**
　　就床前4時間のカフェイン摂取，就床前1時間の喫煙は避ける．軽い読書，音楽，ぬるめの入浴，香り，筋弛緩トレーニング．
3. **眠たくなってから床に就く，就床時刻にこだわりすぎない**
　　眠ろうとする意気込みが頭をさえさせ寝つきを悪くする．
4. **同じ時刻に毎日起床**
　　早寝早起きでなく，早起きが早寝に通じる．日曜に遅くまで床で過ごすと，月曜の朝がつらくなる．
5. **光の利用でよい睡眠**
　　目が覚めたら日光を取り入れ，体内時計をスイッチオン．夜は明るすぎない照明．
6. **規則正しい3度の食事，規則的な運動習慣**
　　朝食は心と体の目覚めに重要，夜食はごく軽く．運動習慣は熟睡を促進．
7. **昼寝をするなら，15時前の20〜30分**
　　長い昼寝はかえってぼんやりのもと．夕方以降の昼寝は夜の睡眠に悪影響．
8. **眠りが浅いときは，むしろ積極的に遅寝・早起き**
　　寝床で長く過ごしすぎると熟睡感が減る．
9. **睡眠中の激しいイビキ・呼吸停止や足のぴくつき・むずむず感は要注意**
　　背景に睡眠の病気，専門治療が必要．
10. **十分眠っても日中の眠気が強い時は専門医に**
　　長時間眠っても日中の眠気で仕事・学業に支障がある場合は専門医に相談．車の運転に注意．
11. **睡眠薬代わりの寝酒は不眠のもと**
　　睡眠薬代わりの寝酒は，深い睡眠を減らし，夜中に目覚める原因となる
12. **睡眠薬は医師の指示で正しく使えば安全**
　　一定時刻に服用し就床．アルコールとの併用をしない．

（厚生労働省　精神・神経疾患研究委託費「睡眠障害の診断・治療ガイドライン作成とその実証的研究班」平成13年度研究報告書より転載）

Dr 薬物療法のみで問題を解決しようとしないことが重要です．また，依存という問題からイメージされる陰性感情により表面的な対応に終始せず，しっかりと本人の話を聞き，状態の確認と評価を繰り返していくことが必要です．背景にある問題に耳を傾けることも治療関係の構築には有用でしょう．そのうえで，薬の減量や中止に伴う不安や苦痛を理解した対応を心がけ，適切な生活スタイルについても話し合い，誠実に関わっていく，そうした姿勢が大切です．

3 病気の経過を整理し，治療方針を策定する

経過 2 処方管理の困難や，減薬に伴う離脱症状の可能性も考慮し，入院による薬物の整理を提案した．表情は硬く，頬は痩け，家族の話では半年で5 kg以上は痩せたとのこと．終始うつむき加減で問いかけには答えず拒否的態度であったが，粘り強く入院治療の必要性について説明すると「お願いします」と弱よわしい口調でお辞儀をして，入院となった．他院から処方されている**Rp.1**と合わせると，結局，**Rp.2**の様な処方であった．

Rp.2

❶ ハルシオン錠（0.125mg）	1回2錠	1日1回	就寝前
❷ デパス錠（0.5mg）	1回2錠	1日1回	就寝前
❸ ドラール錠（15mg）	1回1錠	1日1回	就寝前
❹ ベゲタミンA配合錠	1回1錠	1日1回	就寝前
❺ マイスリー（ゾルピデム）錠（10mg）	1回1錠	1日1回	就寝前 （他院処方）
❻ ロヒプノール（フルニトラゼパム）錠（1mg）	1回2錠	1日1回	就寝前 （他院処方）
❼ イソミタール原末0.15g 　ブロバリン原末0.30g	1回1包	1日1回	就寝前

❶〜❹ および ❼：Rp.1

Dr これまでの経過をまとめて問題点を挙げてみましょう．第一に器質精査の必要性，第二に多剤大量処方と離脱症状発現の可能性，第三に睡眠薬の効果と副作用に関する知識と睡眠衛生に関する知識の不足，第四に家族の理解と協力体制を構築する必要性，第五にアルコールの問題もあるので，自助グループへの参加検討などが挙げられると思います．

Ph 内服量は，ジアゼパム換算量にして約66mgと非常に多いです．BZDの受容体占拠率から考えれば，副作用が増えても，さらなる効果は望めないですね．他の向精神薬，例えば抗精神病薬などの使用も考慮して，減薬・減量して，副作用の評価も行いながら介入できればと思います．

Dr 不眠の背景にある症状，例えば，うつ病の存在が示唆されるのならば，抗うつ薬による治療の方がよいですし，眠った感じが得られない場合は，徐波睡眠を誘導

する薬物を使います．BZD系薬物は，睡眠時間を長くしても，この徐波睡眠は増やしません．眠れない＝睡眠薬という単純な構図とせず，不眠の背景や特徴を把握した，合理的な薬物選択が必要です．

Ph 不眠症状，離脱症状，精神症状についても注意して評価してみます．

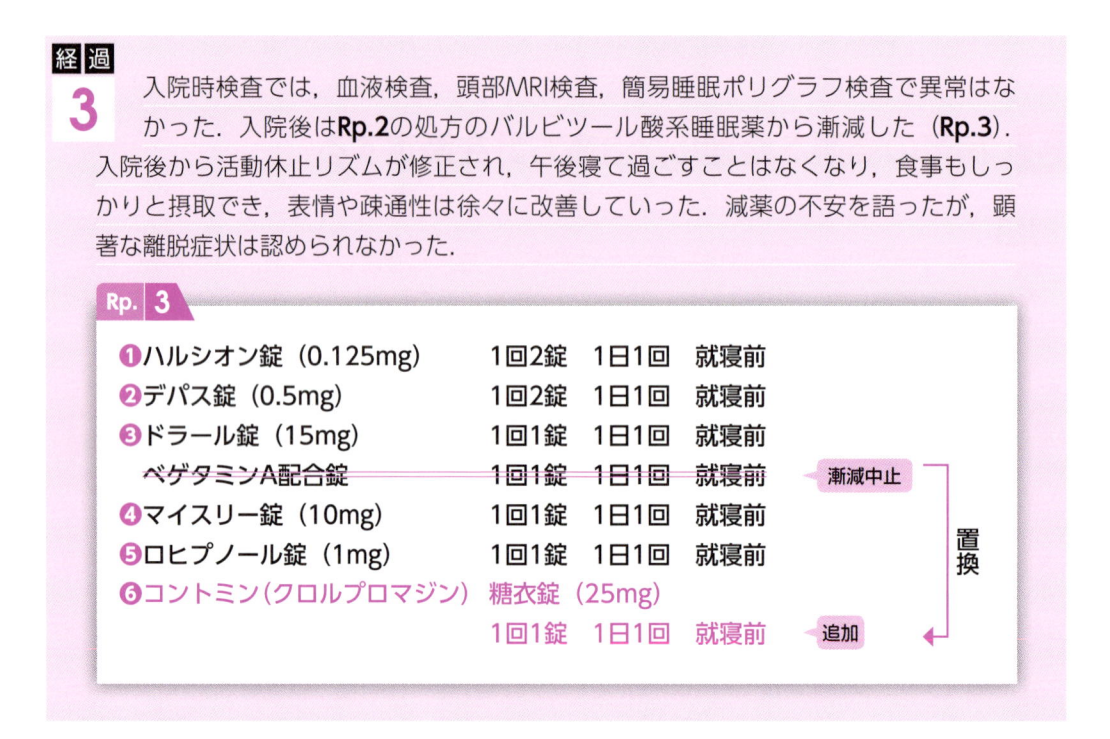

経過 3
入院時検査では，血液検査，頭部MRI検査，簡易睡眠ポリグラフ検査で異常はなかった．入院後はRp.2の処方のバルビツール酸系睡眠薬から漸減した（**Rp.3**）．入院後から活動休止リズムが修正され，午後寝て過ごすことはなくなり，食事もしっかりと摂取でき，表情や疎通性は徐々に改善していった．減薬の不安を語ったが，顕著な離脱症状は認められなかった．

Rp. 3

❶ハルシオン錠（0.125mg）	1回2錠	1日1回	就寝前
❷デパス錠（0.5mg）	1回2錠	1日1回	就寝前
❸ドラール錠（15mg）	1回1錠	1日1回	就寝前
~~ベゲタミンA配合錠~~	~~1回1錠~~	~~1日1回~~	~~就寝前~~　漸減中止
❹マイスリー錠（10mg）	1回1錠	1日1回	就寝前
❺ロヒプノール錠（1mg）	1回1錠	1日1回	就寝前
❻コントミン（クロルプロマジン）糖衣錠（25mg）			
	1回1錠	1日1回	就寝前　追加

（置換）

Dr まずは，バルビツール酸系睡眠薬から減薬したいと思います．ベゲタミンA配合錠は粉末化して，フェノバルビタールを漸減したいと思います．

Ph バルビツール酸系薬物は，BZD系薬物と比較し，依存性が高く，大量服用した際の致死性が高いことが問題です．BZD系薬物の減量については，離脱症状に注意しながら，無理のない減量スケジュールがよいと思います．一般的には，1週間あたりジアゼパム換算量で0.5～5mgくらいの減量としたり，1日量の4分の1以下としたり，最初は多めに減量し，徐々に減量幅を小さくする方法があります．短時間作用型の場合，減量して反跳性不眠が生じる場合があるので，長時間作用型に置換して，それから減量する方法もあります（**図2**）．

また，深睡眠を増やすには，新規抗精神病薬を使用したり，一部の抗うつ薬が有効である事が知られています．共通するのは，ヒスタミンH_1受容体とセロトニン$5\text{-}HT_{2A}$受容体の拮抗作用です（**表4**）．具体的には，第二世代（非定型）抗精神病薬のオランザピン（ジプレキサ），リスペリドン（リスパダール），クエチアピン（セロクエル）あたり，あるいは，トラゾドン（レスリン，デジレル）やミアンセリン（テトラミド），ミルタザピン（レメロン，リフレックス）あたりを追加しながら，BZD系薬物を減薬・減量してはいかがでしょうか？年齢から

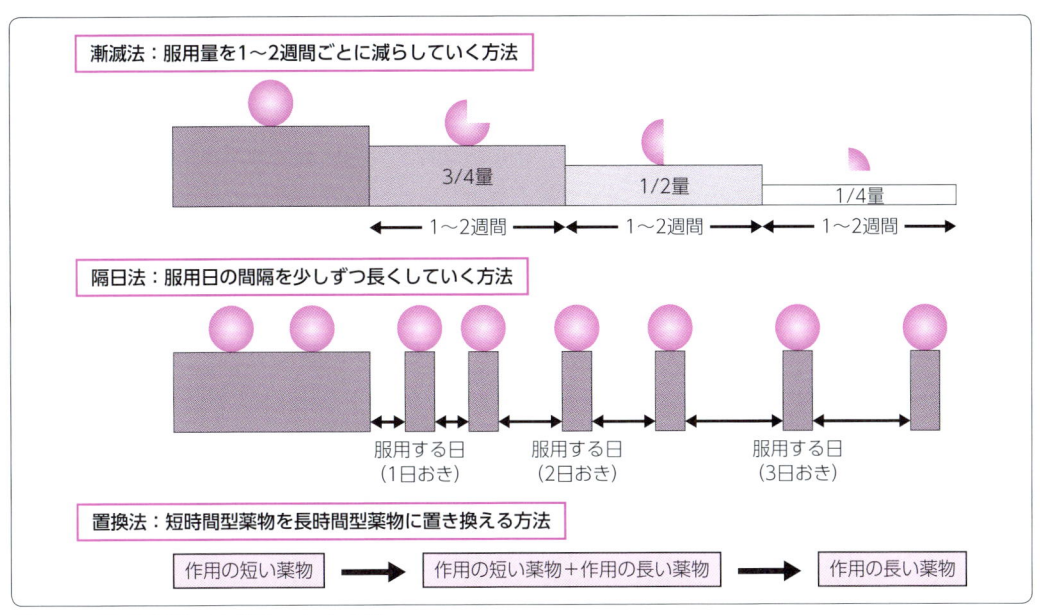

図2 BZD系薬物の減量・中止方法
・睡眠薬を使い始める時には止める時のことも考える
・年齢等を加味して睡眠に関する目標を再確認
・生活習慣の改善

表4 抗うつ薬と抗精神病薬の睡眠に及ぼす影響

薬剤	レム睡眠	徐波睡眠	睡眠持続性
三環系抗うつ薬			
アミトリプチリン	↓	↑	↑
イミプラミン	↓	↑	0／↑
クロミプラミン	↓	↑	↑／0
選択的セロトニン再取り込み阻害薬			
フルボキサミン	↓	0	↓
パロキセチン	↓	0／↓	↓
セルトラリン	↓	0	0
その他			
トラゾドン	↓	0／↑	↑
ミルタザピン	0	↑	↑
抗精神病薬			
ハロペリドール	0	0	↑
リスペリドン	0	↑	↑
オランザピン	0	↑	↑
クエチアピン	0	↑	↑

・いずれもセロトニン5-HT$_{2A}$受容体とヒスタミンH$_1$受容体拮抗作用が睡眠誘発的
・第二世代(非定型)抗精神病薬の併用も有効

(精神神経薬理学大辞典(西村書店)およびSharpley AL et al：Biol Psychiatry 37, 85-98, 1995より引用改変)

考えて，持ち越し効果を考えれば，半減期は短めの薬物の方が適切かも知れません．BZD系睡眠薬を残すなら，依存を形成しにくい，長時間作用型のクアゼパム(ドラール)のみが望ましいと思います．

Dr そうですね，エチゾラム，フルニトラゼパムを漸減してみて，トラゾドンを追加・

増量が良いかもしれませんね．25mgから追加し，100mgくらいまでは増量してみましょう（**Rp.4**）．

Ph トラゾドンを使う場合には，アドレナリンα₁受容体拮抗作用による起立性低血圧，過鎮静などに注意が必要です．新規抗精神病薬の場合には，過鎮静に加えて，錐体外路症状や内分泌代謝系などの副作用にも注意が必要になります．

Rp. 4

❶ハルシオン錠（0.125mg）	1回2錠	1日1回	就寝前	
デパス錠（0.5mg）	1回2錠	1日1回	就寝前	漸減中止
❷ドラール錠（15mg）	1回1錠	1日1回	就寝前	
❸マイスリー錠（10mg）	1回1錠	1日1回	就寝前	
ロヒプノール錠（1mg）	1回1錠	1日1回	就寝前	漸減中止
❹コントミン糖衣錠（25mg）	1回1錠	1日1回	就寝前	
❺レスリン（トラゾドン）錠（25mg）	1回4錠	1日1回	就寝前	追加

5 減薬が上手くいかなかったら？

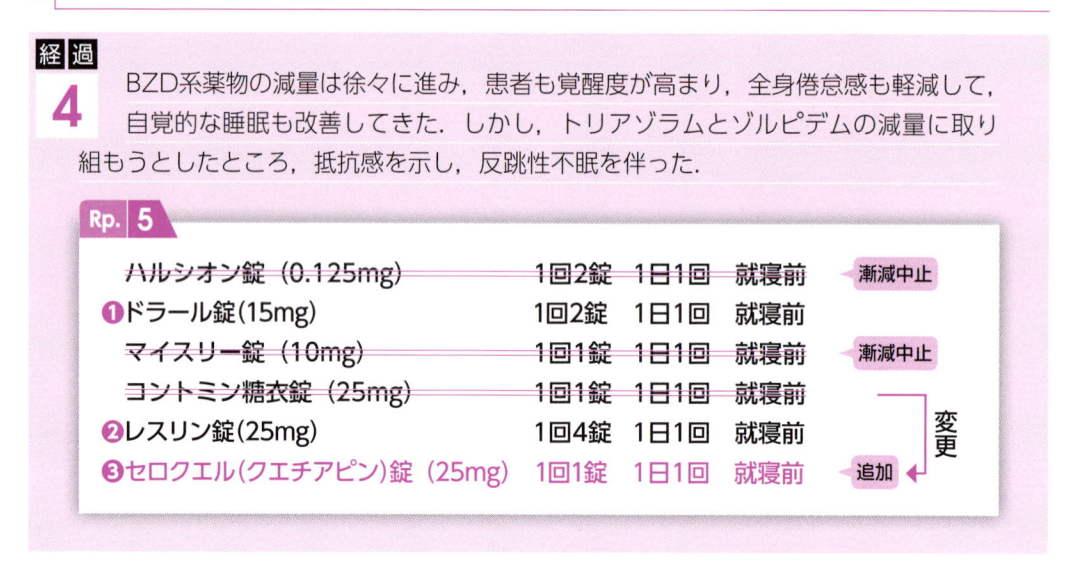

経過 4 BZD系薬物の減量は徐々に進み，患者も覚醒度が高まり，全身倦怠感も軽減して，自覚的な睡眠も改善してきた．しかし，トリアゾラムとゾルピデムの減量に取り組もうとしたところ，抵抗感を示し，反跳性不眠を伴った．

Rp. 5

ハルシオン錠（0.125mg）	1回2錠	1日1回	就寝前	漸減中止
❶ドラール錠(15mg)	1回2錠	1日1回	就寝前	
マイスリー錠（10mg）	1回1錠	1日1回	就寝前	漸減中止
コントミン糖衣錠（25mg）	1回1錠	1日1回	就寝前	
❷レスリン錠(25mg)	1回4錠	1日1回	就寝前	変更
❸セロクエル（クエチアピン）錠（25mg）	1回1錠	1日1回	就寝前	追加

Dr 短時間作用型の睡眠薬は，やはり減量が難しいですね．

Ph そうですね．不安感も強くなっているようですし，トリアゾラムとゾルピデムを半減期の長い薬物に置き換えるのはどうでしょうか．漸減法と置換法を組み合わせて，さらに減量する用量幅を小さくすると良いと思います．減量幅を4分の1量に限らず，さらに少量を時間かけて漸減すれば反跳現象を防げるように思います．特に，半減期の長いクアゼパムであれば，薬の種類も増えないですし，好ましいように思います．トリアゾラム0.25mgとゾルピデム10mgをクアゼパム

で等価換算すると30mgですから，2週間30mgで反跳性不眠の程度を観察してはどうでしょう．その後，20mgに減量して，2週間したら15mgにしてみてはいかがでしょうか？

Dr では，クアゼパム錠を最大投与量の30mgに増量して，トリアゾラムとゾルピデムの漸減を凌ぎたいと思います．トリアゾラムとゾルピデムは粉砕化して，それぞれ0.05mgと2mgぐらいのかなり少ない用量で漸減を試みます．

Ph ベンゾジアゼピンBZD$_1$（ω_1）受容体選択性睡眠薬が，筋弛緩作用の少なさから汎用されますが，ω_1受容体を構成するα_1サブユニットは，依存との関連性が示唆されており，ω_1受容体選択性を有しても広義にはBZD系薬物と考えて，依存のリスクは考慮しておくべきですね．半減期が短いゾルピデム乱用・依存の症例報告は多数あるようです．また，抗精神病薬の使用については定期的に錐体外路症状や内分泌代謝系などの副作用の発現のモニタリングが必要です．減薬に関して不満をもっているので，錠数は変えずにジアゼパム換算を減らし，患者さんのアドヒアランスに影響を与えないようにすると良いですね．入院後は患者さんだけでなく，ご家族も含めた服薬指導とともに，生活指導も行い，患者さん自身のエンパワメントを引き出す心理教育も行っていきたいと思います．

Dr ベゲタミンA配合錠は，その名残があるクロルプロマジン（コントミン錠）をクエチアピン（セロクエル錠）に変えて，就寝前に25mgから始め，その後クアゼパムの減量に合せて100mgまで増量してみましょう（**Rp.5**）．クエチアピンは徐波睡眠を増やすだけでなく，その鎮静効果から，入眠や不安感にも効果が期待できると思います．心理教育や服薬指導，生活指導は，是非入院中に行いたいですね．最近は，睡眠障害に関する認知行動療法の成果も報告されているので，認知行動療法的アプローチも習得してもらえたらと思います．

Ph 患者さんと接していると，睡眠に対する「不安」や「思い込み」こそが，不眠を悪化させる大きな原因と感じています．安全で副作用がなく，薬物とほぼ同等の効果がある認知行動療法により，睡眠に対する理解を深め，こだわりを正しく治して慢性睡眠障害を改善する方法を知っておくことは，薬物の適正な使用にも繋がりますね．この機会に認知行動療法的アプローチを習得したいと思います．

Dr 認知行動療法は，いくつかの治療的要素が含まれる治療パッケージで，睡眠状態をモニタリングする睡眠日誌，睡眠衛生指導，睡眠スケジュール法として睡眠制限法・刺激制限法が知られています．さらに，認知療法やリラクセーショントレーニングが付加的に行われます（**表5**）．この患者の場合，入院中は睡眠スケジュールが是正されますが，自宅に帰ると生活リズムが乱れる可能性があるので，今のうちから練習して習得してもらえると良いと思います．まずは，睡眠日誌をつける所から実施していきましょう．

表5 認知行動療法によるアプローチの仕方

1. 睡眠日誌 (Sleep Diary)	睡眠状態をアセスメントするためのツールとして，睡眠日誌を使用する．睡眠状態のセルフモニタリングを通して，不眠を維持している習慣的な行動の気づきと変容を目的とする． 具体的には，入床時刻，入眠潜時，中途覚醒回数，中途覚醒時間，起床時刻等を記録してもらい，総睡眠時間や床上時間，睡眠効率を算出することで，そのデータを利用して睡眠スケジュールを立て，次週の就床時間や起床時間を決定する．	
2. 睡眠衛生指導 (Sleep Hygine Education)	睡眠に関する誤った知識を正し，適切な睡眠が得られるように日常生活や睡眠の習慣について指導する． 具体的には，睡眠に大きく影響する環境要因（運動，食事やアルコール，入浴の時間やタイミング，寝室環境など）の検討を通して，個々の患者にとって適切な環境作りを計画する．	
3. 睡眠制限法 (Sleep Restriction)	必要以上に身体を休めようとして，長時間床の中で過ごすことが多くなるため，浅眠感や中途覚醒の原因となる場合がある．この方法では，就床から起床までの床上時間を制限し，床上時間と身体が要求する睡眠時間とのギャップを少なくするとともに，軽度の断眠効果を利用することで不眠を改善することを目的とする． 具体的には，①1週間の平均睡眠時間を計算し，それに基づいて床上時間を決める，②次の1週間に床上時間の85%以上眠れたら睡眠時間を15分増やし，80%以下であれば15分減らす，という方法を用いて睡眠効率の上昇を目指す．	
4. 刺激制限法 (Stimulus Control)	種々の原因で眠れない人は，床に就くという行動でかえって目がさえてしまうという状態，すなわち条件不眠に陥っている．この方法では，こうした条件付けられた悪循環を断つために，睡眠を妨げる条件反射を引き起こすような刺激をすべて取り去ることを目的とする． 具体的には，①眠たくなったときだけ寝床に入る，②寝床は眠るためだけに利用する，③入床から15分経過しても眠れないときは寝床から出る，④眠れない場合は夜通し③を繰り返す，⑤毎朝同じ時間に起床する，⑥昼寝をしない，という6つの方法を用いて適応的行動を促す．	
5. リラクセーション (Relaxation)	覚醒と拮抗する（同時に生じない）リラックスした状態を作り出すことで質の高い睡眠を促すことを目的とする． 具体的には，各種リラクセーション法（漸進的筋弛緩法，自律訓練法や呼吸法など）を日中練習し，入眠前に寝床でも行うように推奨する．	

(内山 真：睡眠障害の対応と治療ガイドライン（第2版）:137-141, 2012および
中島 俊：内科. 111(2)297-299, 2013より引用改変)

本症例のその後

退院後，通院間隔は短めに設定し，**Rp.6**にて外来通院中だが，疎通性や認知機能は大きく改善した．自助グループについては，実際には参加に至らなかった．薬は家族管理とし，アルコールも買い置きしないように対応してもらっている．日中の過ごし方が問題であったので，自営の一部や孫の世話など，家庭での役割を持たせることで，生活リズムも維持できている．

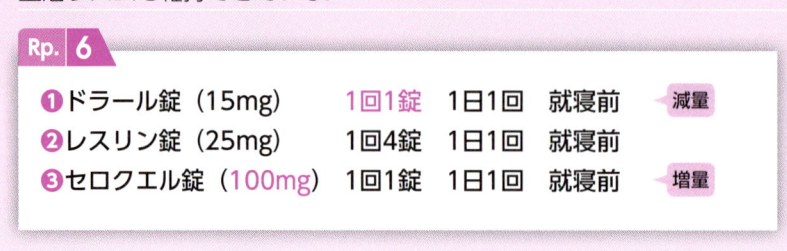

Rp. 6

❶ ドラール錠（15mg）　　1回1錠　1日1回　就寝前　←減量
❷ レスリン錠（25mg）　　1回4錠　1日1回　就寝前
❸ セロクエル錠（100mg）　1回1錠　1日1回　就寝前　←増量

〔岩本邦弘（医師）／野田幸裕・肥田裕丈（薬剤師）〕

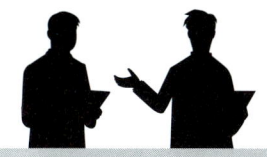

5 睡眠障害

症例 22 高齢かつ治療に前向きであるが，多剤併用による副作用の発現がみられる患者

状況設定

睡眠障害の患者について，薬剤師が看護師からの療養情報を基に医師への処方提案を行う場面．三者連携の治療を進め，患者本人が自然に受け入れられる満足した睡眠の構築を目標としている．ジアゼパム換算を使用した抗不安薬・睡眠薬の経過を追っている．

現病歴 70歳代前半男性．精神科の遺伝負因なし

　同胞3人第1子長男，1名挙子．現在，妻と二人暮らし．数年前より，意欲・食欲の低下，不眠を主訴として，自宅近くの内科医院を受診したところ，「認知症の疑い」とのことで治療開始となった．しかし，今年になると上記症状に加え，情動不安定となり，漠然とした不安感や焦燥感，不眠を訴えるようになり，また，自殺目的に処方されていた薬を過量服用したため，救急病院受診．その後，当院に転送入院となった．

　受診時，「もうダメだ．必要のない人間だから死にたい」と自殺念慮が強く，食欲低下と体重減少，高度の不安，焦燥感が認められた．午後9時には入床するものの「寝つきが悪い」と言い，午前3時30分には覚醒し「ぐっすり眠れない」と訴える．

　常に気分や身体の不全感を訴え，服薬を忘れると「そのせいで眠れない」と自責的となる．病識や現実見当識はあるものの十分ではない．

　一方，眠りたい一心からか治療には前向きで薬物治療の必要性は認めているが，治療の内容についての理解は低く依存的な傾向が見られた．家族である妻は「完治しなくても良い状態で帰宅できればいい」と，協力的であった．

　抑うつ気分と集中力，注意力の低下，自己評価や自信の低下，罪責的な傾向，自殺念慮，睡眠障害，食欲低下が認められ，その他の原因となる疾患の存在が見当たらないことよりうつ病と診断された（**Rp.1**）．

Rp. 1　入院時

❶ サアミオン（ニセルゴリン）錠（5mg）　　　1回1錠　1日3回　毎食後
❷ 抑肝散　　　　　　　　　　　　　　　　　　1回2.5g　1日3回　毎食前
❸ デパス（エチゾラム）錠（0.5mg）　　　　　 1回1錠　1日3回　毎食後
❹ ハルシオン（トリアゾラム）錠（0.25mg）　　1回1錠　1日1回　就寝前
❺ マイスリー（ゾルピデム）錠（5mg）　　　　 1回2錠　1日1回　就寝前
❻ ルジオミール（マプロチリン）錠（25mg）　　1回1錠　1日1回　就寝前
❼ サイレース（フルニトラゼパム）錠（2mg）　 1回1錠　1日1回　就寝前

ジアゼパム換算：25mg

1　この患者の睡眠障害パターンは？

Ph　睡眠について一般的には眠りの性質としてREM睡眠やNon-REM睡眠をよく聞きます．メラトニン分泌の変化が睡眠に関与している，睡眠は免疫力の向上やストレス消除の役割を果たしているなどもよく聞きます．この患者さんは「高齢者の睡眠障害」で，睡眠障害と一括りにしても色々な病態があると思うのですが，いかがでしょうか？

Dr　DSM-Ⅳ-TRによれば，睡眠障害は①いわゆる不眠，②「ナルコレプシー」が有名な睡眠過剰，③「睡眠時無呼吸症候群」が代表的な呼吸関連睡眠障害，④概日リズム睡眠障害のおおよそ4つに分類されると思います（**表1**）．
　さらに，その他として，むずむず足症候群や悪夢障害，睡眠驚愕障害，睡眠時遊行症（夢遊病）なども睡眠障害であると考えられています．

Ph　この患者さんがどんな睡眠障害かなかなか判断がつきませんが，先生は睡眠障害の診断として米国精神医学会の分類（DSM-Ⅳ-TR）や国際疾病分類（ICD-10）

表1　睡眠障害の分類

①不眠	要素として，「入眠障害」「中途覚醒・再入眠困難」「早朝覚醒」「熟眠障害」がある．それらの原因としては器質性と非器質性に分けられる．器質性では先天的なものと認知症などの神経変性疾患や脳血管障害などが，非器質性のものとしては精神症状や身体症状，治療薬の副作用などによるものがある．
②睡眠過剰	夜，十分な睡眠をとっていても，日中に耐え難い眠気に襲われ，眠り込んでしまうもの．時間や場所，状況に関係なく起こる強い眠気（発作）を起こす睡眠障害．
③呼吸関連睡眠障害	睡眠時に一時的に呼吸停止または低呼吸になるもの．10秒以上続く無呼吸が，一晩に30回以上，もしくは睡眠1時間に平均5回以上起こるものと定義されている．睡眠が何度も中断され，連続した質のよい眠りが得られないもので，主に，いびきをかくこと，昼間の眠気や熟睡感の不足，起床時の頭痛などがみられる．また，生活習慣病との関連が要因とされることもあり，症状によっては生命の危険に及ぶこともある．
④概日リズム睡眠障害	その人が環境から要求される睡眠・覚醒スケジュールと，その人の睡眠-覚醒のリズムが合っていないことによるものとされる．過剰な眠気または不眠があり，持続的または反復性に睡眠が分断される傾向にある． また，睡眠時間帯が遅く後ろにずれる「睡眠相後退型」，不適切な時間に起こる眠気と覚醒の「時差型」，夜勤などの交替勤務と関連し不眠や眠気が起こる「交代勤務型」などに分類される．

エビデンス 1　1日の平均睡眠時間は，男女とも「6時間以上7時間未満」が最も多い

1日の平均睡眠時間（20歳以上）

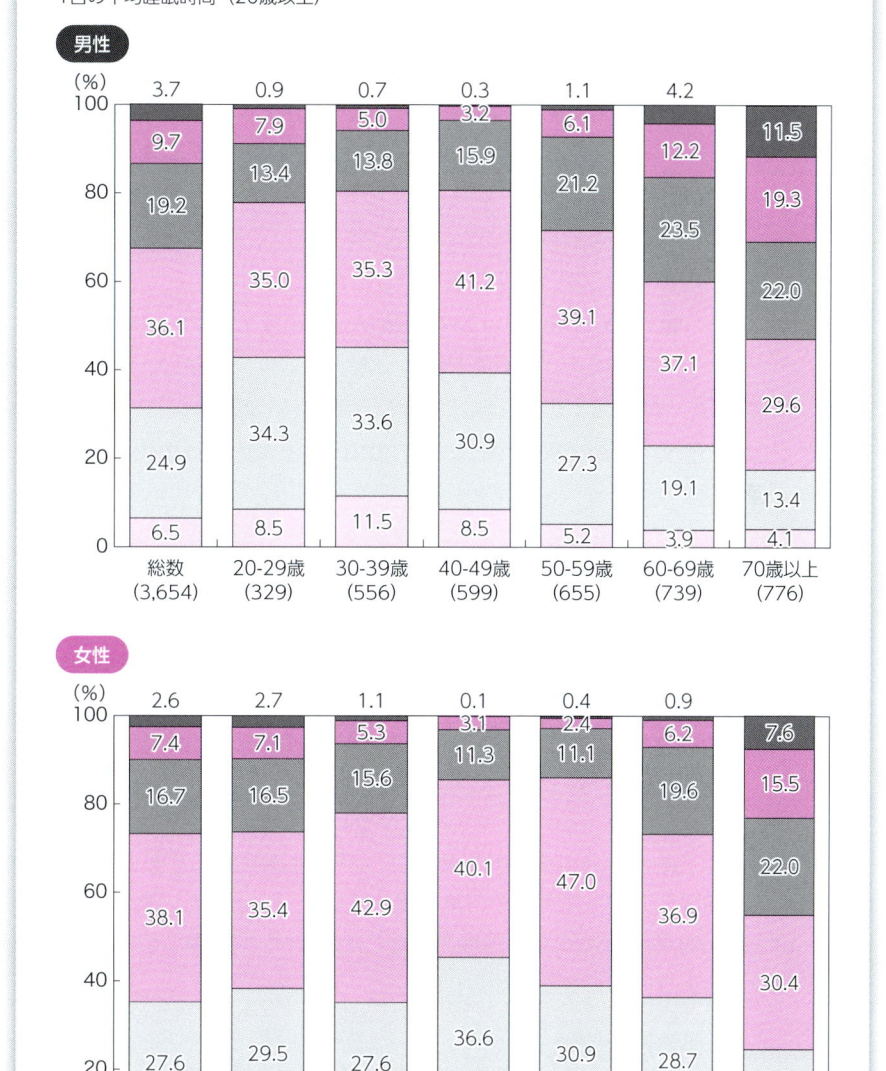

男性

区分	9時間以上	8時間以上9時間未満	7時間以上8時間未満	6時間以上7時間未満	5時間以上6時間未満	5時間未満
総数（3,654）	3.7	9.7	19.2	36.1	24.9	6.5
20-29歳（329）	0.9	7.9	13.4	35.0	34.3	8.5
30-39歳（556）	0.7	5.0	13.8	35.3	33.6	11.5
40-49歳（599）	0.3	3.2	15.9	41.2	30.9	8.5
50-59歳（655）	1.1	6.1	21.2	39.1	27.3	5.2
60-69歳（739）	4.2	12.2	23.5	37.1	19.1	3.9
70歳以上（776）	11.5	19.3	22.0	29.6	13.4	4.1

女性

区分	9時間以上	8時間以上9時間未満	7時間以上8時間未満	6時間以上7時間未満	5時間以上6時間未満	5時間未満
総数（4,357）	2.6	7.4	16.7	38.1	27.6	7.6
20-29歳（407）	2.7	7.1	16.5	35.4	29.5	8.8
30-39歳（623）	1.1	5.3	15.6	42.9	27.6	7.5
40-49歳（674）	0.1	3.1	11.3	40.1	36.6	8.8
50-59歳（700）	0.4	2.4	11.1	47.0	30.9	8.1
60-69歳（869）	0.9	6.2	19.6	36.9	28.7	7.7
70歳以上（1,084）	7.6	15.5	22.0	30.4	18.5	6.1

（厚生労働省ホームページ　詳細版：睡眠・休養に関する状況より引用）

などその他，基準とされているものはありますか？

Dr そうですね．基準といいますか，もともと睡眠障害は，単純に考えれば質と量の問題と言えると思います．個人（個体）差や生活スタイル，季節，睡眠時間帯，また，年齢により変化して，高齢になるに従い短くなり，70歳以降では6時間程度で十分とも言われています（参照 エビデンス1）．そして，春から夏にかけては，睡眠時間は短く，秋から冬では長くなるということもあります．それより，人それぞれに要求された睡眠の質と量を考え判断するようにしています．

　この患者さんの場合，「寝つきが悪い」「ぐっすり眠れない」といった入眠困難と熟眠障害を訴えています．

　年齢を考慮した場合，睡眠時間は決して少ないというわけではありませんが，睡眠の質については問題があると言えます．

　表1（p.242）の4つの分類からしますと，②〜④の定義には当てはまらず，①のいわゆる「不眠症」がもっとも当てはまるものと考えられます．特にその中の，非器質性のうつ病といった精神症状や服用しているお薬，特にベンゾジアゼピン系薬剤の影響があるのではないかと考えられます．

2 高齢者への睡眠薬投与で注意すべき点は？

経過 1

　入院後も健忘や夜間せん妄がみられることから改訂長谷川式簡易知能評価スケール（HDS-R）を実施した．その結果，30点中29点であったことより認知症を否定し，睡眠薬を含む，内服薬の副作用による前向性健忘やせん妄ではないかと考えた．本人によると，「現実なのか夢なのか区別がつかないこともしばしばある」と話された．一方，日中は横になっていることが多く，2時間の昼寝が慣習となっていた．

　以上のことを踏まえ処方設計を開始し，反跳性不眠が起こる可能性を考慮し睡眠薬を中・長時間型に置き換え，その後漸減していくこととした（**Rp.2**）．看護師へは不眠を訴え，薬を希望してくる可能性があることを伝え，投薬はできるだけせず，受容的に対応するように申し合わせをした．

Rp.2 処方設計開始

❶サアミオン錠（5mg）	1回1錠	1日3回	毎食後
❷抑肝散	1回2.5g	1日3回	毎食前
❸デパス錠（0.5mg）	1回1錠	1日3回	毎食後
~~ハルシオン（トリアゾラム）錠（0.25mg）~~	~~1回1錠~~	~~1日3回~~	切替
~~マイスリー（ゾルピデム）錠（5mg）~~	~~1回2錠~~	~~1日1回~~	
❹ベンザリン（ニトラゼパム）錠（10mg）	1回1錠	1日1回	就寝前
❺ルジオミール錠（25mg）			就寝前
❻サイレース錠（2mg）	1回1錠	1日1回	就寝前
		ジアゼパム換算：25mg（変化なし）	

> **Ph** この患者さんのように，高齢者では加齢に伴って身体の生理機能が衰えて代謝機能の低下があると思われます．薬の作用時間が長くなり，持続的な効果の出現と副作用が懸念されるところです．医薬品安全管理から考えますと高齢者は身体疾患の治療も含め多剤併用が多く，その結果，重複投与や薬物相互作用が起こりやすく，また，加齢による生理機能の低下に伴い，そうなると，さらに副作用，相互作用が発現しやすくなります．先生はどのように考えていますか？

> **Dr** おっしゃる通りです．難しいのは高齢者における薬物の感受性というものはさまざまな要因によって変化するということです．高齢者は生活習慣病をベースに多くの薬を服用しているケースが少なくありません．その薬の相互作用も当然ですし，代謝機能の低下による薬の体内貯留時間の延長，それによる，効果の増強，逆に慣れによる効果の減弱，さまざまです．そして高齢者においては副作用をより注意しなければいけません．いずれにせよ，薬の効きすぎや，副作用など日頃の観察が重要となりますね．そこで問題点として挙げなければならないのが，認知機能の低下や嚥下障害，せん妄などの精神症状ではないでしょうか．

経過 2

服薬指導時，患者より「何で薬が変わったのか？」と質問があったため，「現在起こっている症状は薬の副作用による可能性があり，ご自身も普段から薬の服用のことでかなりお悩みのことと思います．私たちは精神科の薬の専門家です．この入院期間を通してより良い服薬が実現できるよう処方の整理を一緒に考えていきましょう」と話した（**Rp.3**）．

その後，患者には持ち越し効果による眠気，ふらつき，倦怠感などがみられ，熟眠困難による悪夢等の出現もあった．「家族が夢に出てきて会話を交わす」「でも誰もいない」「気づいたら息子がいなくなっている」などの発言も見られた．日中の眠気も変わりなく残っている．

Rp.3

❶サアミオン錠（5mg）	1回1錠	1日3回	毎食後	
❷抑肝散	1回2.5g	1日3回	毎食前	
❸デパス錠（0.5mg）	1回1錠	1日3回	毎食後	
❹ベンザリン錠（5mg）	1回1錠	1日1回	就寝前	減量
❺ドラール（クアゼパム）錠（15mg）	1回1錠	1日1回	就寝前	追加
❻ルジオミール錠（25mg）	1回1錠	1日1回	就寝前	
❼サイレース錠（2mg）	1回1錠	1日1回	就寝前	

ジアゼパム換算：25mg（変化なし）

> **Ph** この患者さんは精神障害を有する高齢者ですから，大変注意を要する事例となります．『睡眠薬の適正な使用と休薬のための診療ガイドライン（2013/10/22）

改訂』では,「加齢に伴い,脂溶性薬剤の分布容量の増大,薬物代謝能の低下,排泄能の低下による消失半減期の延長と体内蓄積が生じやすいほか,ベンゾジアゼピン系睡眠薬に対する感受性も亢進する.したがって,高齢者では若年者に比較して睡眠薬のリスクが相対的に高く,リスク・ベネフィット比が低下することを考慮した薬剤選択,用量設定をすべきである」とされています.連続投与によって血中濃度が増加する可能性があるため,リスクの少ない睡眠薬の選択が求められ,最短時間型,短時間型,さらに転倒のリスクも考慮すれば筋弛緩作用の少ない非ベンゾジアゼピン系睡眠薬が候補になると考えられます.

Dr 成人に投与する用量の薬を高齢者に投与すると,さまざまな成人とは違う臨床症状が発現します.それが,診断治療を遅らせることとなり,さらに,無意味な薬物療法が行われる可能性があるとされています.

経過3

患者から,入眠障害と中途覚醒の訴えがあった.「夜なかなか眠れず11時くらいになってしまう.2~3時間すると目が覚めてしまい,その後うとうとした状態を繰り返して朝を迎える」と,また「やるきがでない.すぐに疲れる」も訴えた.

そこで,アドヒアランスの向上も加味し,減量と同時期の服薬指導において「睡眠障害への対処12か条」(p.234の**表3**)を使用し,心理教育を開始,薬をその都度理解し,納得したうえで服用してもらえるよう心掛けた(**Rp.4~7**).

Rp.4

❶サアミオン錠(5mg)	1回1錠	1日3回	毎食後
❷抑肝散	1回2.5g	1日3回	毎食前
❸デパス錠(0.5mg)	1回1錠	1日3回	毎食後
~~ベンザリン錠(5mg)~~	~~1回1錠~~	~~1日1回~~	~~就寝前~~
❹ドラール錠(15mg)	1回1錠	1日1回	就寝前
❺ルジオミール錠(25mg)	1回1錠	1日1回	就寝前
❻サイレース錠(2mg)	1回1錠	1日1回	就寝前

ジアゼパム換算:20mg(漸減)

Rp.5 Rp.4の7日後

❶サアミオン錠(5mg)	1回1錠	1日3回	毎食後	
❷抑肝散	1回2.5g	1日3回	毎食前	
❸デパス錠(0.5mg)	1回1錠	1日3回	毎食後	
❹ドラール錠(15mg)	1回2錠	1日1回	就寝前	増量
❺ルジオミール錠(25mg)	1回1錠	1日1回	就寝前	
❻サイレース錠(1mg)	1回1錠	1日1回	就寝前	減量

ジアゼパム換算:20mg(変化なし)

Rp. 6	Rp.5の7日後			
❶サアミオン錠（5mg）	1回1錠	1日3回	毎食後	
❷抑肝散	1回2.5g	1日3回	毎食前	
❸デパス錠（0.5mg）	1回1錠	1日3回	毎食後	
❹ドラール錠（15mg）	1回2錠	1日1回	就寝前	
❺ルジオミール錠（25mg）	1回1錠	1日1回	就寝前	
❻サイレース錠（1mg）	1回0.5錠	1日1回	就寝前	←減量

ジアゼパム換算：17.5mg（漸減）

Rp. 7	Rp.6の7日後			
❶サアミオン錠（5mg）	1回1錠	1日3回	毎食後
❷抑肝散	1回2.5g	1日3回	毎食前
❸ワイパックス（ロラゼパム）錠（0.5mg）	1回1錠	1日3回	毎食後
❹ドラール錠（15mg）	1日1錠	1日1回	就寝前	←減量
❺ルジオミール錠（25mg）	1回1錠	1日1回	就寝前
❻デパス錠（1mg）	1回1錠	1日1回	就寝前	←減量
~~サイレース錠（1mg）~~	~~1回0.5錠~~	~~1日1回~~	~~就寝前~~

切替

ジアゼパム換算：14.6mg（漸減）

Ph 一般的な話にはなってしまいますが，当院で家族心理教育を行ってみて，ご家族の考えには社会復帰，社会参加，親亡きあと，などがあって患者本人の自立を願ってやまないところが数多く見受けられます．睡眠薬の常用量依存や持ち越し効果，これに伴う認知機能低下が社会復帰，社会参加を妨げているという話もありますが，先生は睡眠薬についてどのようなことを感じていらっしゃいますか？

Dr 認知機能の低下は何も睡眠薬だけの問題ではありませんが，睡眠薬の副作用に限っての話をしますと，持ち越し効果としての眠気，ふらつき，めまい，倦怠感，頭重感や，作用時間の短い睡眠薬やアルコールとの併用で起こりやすい健忘作用があります．これは睡眠薬服用後，ある一定期間または夜間に中途覚醒（**表2**）したときのことを記憶していないという前向性健忘（記憶障害）といったものです．
　その他にも，筋弛緩，脱力による転倒が起こりやすくなり，高齢者は骨折に注意が必要となります．また，突然の服薬中断による反跳性不眠や，離脱症状として不安・焦燥，振戦，せん妄等を起こすことがあります．特徴的なものとしては奇異反応というものがあり，高次機能の抑制から，不安・緊張，焦燥感攻撃性などが見られます．そして，呼吸抑制は高齢者でとくに起こりやすい副作用です．これらの副作用により，適切な薬剤を適切に服薬しないと，社会生活への支障が

表2 睡眠障害の4要素

①入眠障害	寝つきが悪い．なかなか寝つけない
②中途覚醒・再入眠困難	寝ついた後，翌朝までに何度も目が覚める．起きた後，なかなか眠れない．
③早期覚醒	通常の起床時間より2時間以上前に覚醒する．
④熟眠障害	睡眠時間にしては十分に休んでいるのに，熟眠した感覚が得られない．

出て社会復帰，社会参加が妨げられるということは十分にあります．

しかし，睡眠薬の投与が全て「悪」ということではありません．本来，「眠る」ことは，体力，精神の回復といった生命活動を維持するための必要な本能的欲求であるわけです．心配し投与をしないということがあってはなりません．睡眠薬の処方，投与の目的は，適切な回復のための「眠り」を得ることであり，眠ることを目的としてはいけないと常に考えています．

Ph 一方で，睡眠薬の不眠症に対する有用性を考えますと，患者は眠れない辛さで悩み，ストレスを抱えています．こうした患者に睡眠薬を適正に使用することで健全な精神的・身体的な活動へと回復するのは既知のことで，服薬指導等で確認することも多くあります．つまり，就寝・起床の生活リズムの構築により朝，太陽を浴びて一日が始まり，日中の有意義な活動を保持するために不眠症における睡眠薬の使用は欠かせないものと考えています．そして，不眠症の種類に合わせて適切な睡眠薬を選択することが重要ですね．

しかしながらその反面，注意が必要な点も多い薬と理解しました．例えば，高齢者では睡眠位相前進（夜早く寝ることで早朝に目が覚めること）を不眠として服薬している場合も少なくないと感じています．わが国ではベンゾジアゼピン（BZD）系医薬品の使用量が他国に比べ多く，BZD使用大国として知られています．近年では多剤併用，乱用防止も含め，厚生労働省も抗不安薬，睡眠薬の2種類以上の使用に対して抑制策を講じるようになってきています．

当院での統合失調症の患者の抗不安薬・睡眠薬の摂取率を示しますと76.3%で決して低い数字ではないと思うのです．ちなみにそのうち，BZD系睡眠薬は60.8%，非BZD系睡眠薬は18.4%，BZD系抗不安薬27.6%，非BZD系抗不安薬28.3%となっています．これについてはどのようにお考えでしょうか？

Dr 当院は，歴史ある病院ですので，長期間入院している患者さんが多くなっています．第二世代抗精神病薬が発売される前からの方が多く，その薬剤の効果より多剤療法となってしまっているのではないかと思います．第三世代抗精神病薬が発売され，抗不安薬，睡眠薬も含めた処方の仕方がアナウンスされたことで，徐々に，処方の単純化，抗不安薬，睡眠薬の比率も減っていくものと考えています．

経過 4

自宅への外出・外泊をするようになり,「ゆっくりできた」などと発言があった. 一方, 食欲がないと訴えるようになったため食欲の改善も視野に入れ処方設計を行った (**Rp.8〜10**).

Rp. 8

❶アビリット（スルピリド）錠（50mg）	1回0.5錠	1日3回	毎食後	←追加
❷サアミオン錠（5mg）	1回1錠	1日3回	毎食後	
❸抑肝散加陳皮半夏	1回2.5g	1日3回	毎食前	←切替
~~抑肝散~~	~~1回2.5g~~	~~1日3回~~	~~毎食前~~	
❹ワイパックス錠（0.5mg）	1回1錠	1日3回	毎食後	
❺ドラール錠（15mg）	1回1錠	1日1回	就寝前	
❻ルジオミール錠（25mg）	1回1錠	1日1回	就寝前	
❼デパス錠（1mg）	1回1錠	1日1回	就寝前	

ジアゼパム換算：14.6mg（変化なし）

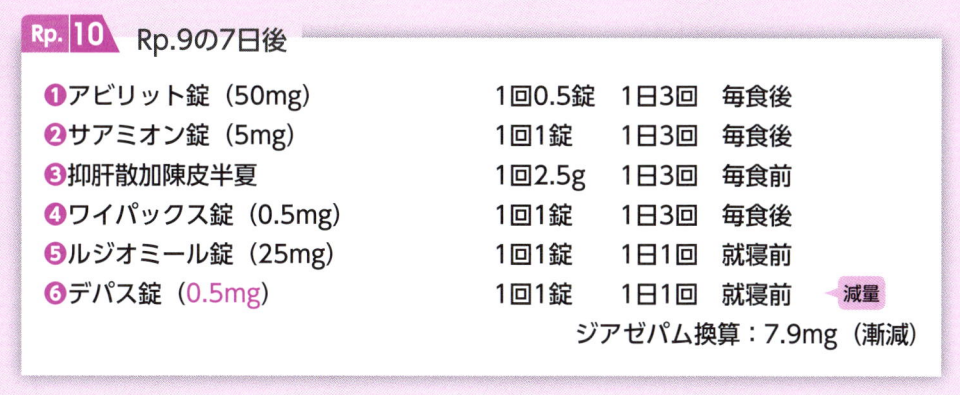

Rp. 9 Rp.8の7日後

❶アビリット錠（50mg）	1回0.5錠	1日3回	毎食後
❷サアミオン錠（5mg）	1回1錠	1日3回	毎食後
❸抑肝散加陳皮半夏	1回2.5g	1日3回	毎食前
❹ワイパックス錠（0.5mg）	1回1錠	1日3回	毎食後
~~ドラール錠（15mg）~~	~~1回1錠~~	~~1日1回~~	~~就寝前~~
❺ルジオミール錠（25mg）	1回1錠	1日1回	就寝前
❻デパス錠（1mg）	1回1錠	1日1回	就寝前

ジアゼパム換算：9.6mg（漸減）

Rp. 10 Rp.9の7日後

❶アビリット錠（50mg）	1回0.5錠	1日3回	毎食後	
❷サアミオン錠（5mg）	1回1錠	1日3回	毎食後	
❸抑肝散加陳皮半夏	1回2.5g	1日3回	毎食前	
❹ワイパックス錠（0.5mg）	1回1錠	1日3回	毎食後	
❺ルジオミール錠（25mg）	1回1錠	1日1回	就寝前	
❻デパス錠（0.5mg）	1回1錠	1日1回	就寝前	←減量

ジアゼパム換算：7.9mg（漸減）

症例 22 睡眠障害

Ph 服薬指導を行うと，9時に就寝して3時に起床する患者は「早く目が覚めてしまう．そのあと寝られない」と訴えてくるケースが少なくありません．9時から朝の6時まで寝なくてはいけないことにとらわれ，義務を果たせていないでいるように聞こえます．服薬指導では「十分眠れていますね」と回答します．「活動するようになれば疲労から深くも眠れるようにもなります．心配しないで治療していきましょう」と指導します．

　また，今回のような高齢者のケースでの不眠は4時間半程度しか眠れていないと訴えることも少なくありません．日中の活動性も乏しく，横になったり座ったり昼寝したりしている機会の多い方へは「4時間半寝ていれば大丈夫です．退院して活動するようになれば疲労から6時間は眠れるようになりますよ」と指導することも多いのです．

　先日，先生と処方設計を行って睡眠薬を削除し，生活訓練施設へ退院された方にはこのように説明するうちに安心感からか自然と6時間は眠れるようになりました．睡眠障害の見極めは重要であると思うのですが，このような指導は，いかがでしょうか．日々かかわったことでの安心感もあるとは思うのですが，先生はどのような考えを持たれていますか？

Dr 以前から疑問に思っていたことですが，果たして夜9時に寝ると決めることがいいのでしょうか．社会生活をしていると，「今日は面白そうな映画があるから夜更かししようか」とか，「今日は具合が悪いから早く寝よう」といったことがあります．病院生活は，確かに静養の場ですから，身体科病院では，体の回復のための睡眠というのも大事だと思います．しかし，精神科の場合，身体科病院よりも，より社会生活に近い位置にあります．そのことより病院側が夜9時に布団に入らなければならないといった考えを変えていく必要があると思います．まあ，野放図に，全てを許してしまうと睡眠リズムの崩壊となりますから，限度はありますけど．大みそかは，"紅白を見たい"とか"除夜の鐘を聞きたい"とかもあると思いますしね．

　大事なことは，患者さんに対し，睡眠が必要な理由を学習してもらい，睡眠時間をとることが目的とならないようにすることが必要ということです．その点から考えますと，お話のあったことは理に沿っていると思います．

Ph 考察してみます．

　睡眠薬で寝る睡眠と自然な睡眠は「睡眠の質」が全く違うとの解説もよく耳にします．先生はどのような考えを持たれていますか？

Dr そうですね．もともと薬剤というものはそのほとんどが体の中にない物質ですから，できるだけ服用しないことがいいというのが私の持論です．かといって日常生活に支障が出るようでは，またこれもいけません．そのため，できるだけ少量でいければいいのですが，それでは患者さんは納得しない．服用しても以前のような満足した自然な睡眠とは感触が違うものだから，処方変更を求めてくる．人は体調変化に対しホメオスターシスによってバランスを取ろうとします．睡眠に

ついても同じです．それを，薬で一律にある深さの睡眠を取らせようとするわけですから，自然の睡眠とは質が違うということはおわかりになると思います．

Ph 今回の事例でわかったことの一つに，睡眠障害の改善には生活リズムの構築が大切だということがありました．それには患者を取り巻く医療者の関わりや心理教育，日光に当たる取り組みなどさまざまなアイテムを用いて自然の睡眠に戻していくことであると思うのですがいかがでしょうか？

Dr そうですね．私の過去の経験から睡眠障害の治療に単純な睡眠薬投与をしていると，加齢等，さまざまな理由により行き詰ってしまいます．おっしゃる通り，適切な生活リズムを構築することが重要であるといえます．そのためには日中の運動であるとか，光療法や，その他の社会心理療法的アプローチも必要であると思います．そして，薬物療法も，さっきも言いましたが人それぞれが持っているホメオスターシスを補う程度の薬を使うことが理想といえます．

経過 5

脳循環代謝改善を中心とした治療からうつ病を中心とした治療をした．日中のロラゼパム減量に対して不安も見せたが，同時に変更した抗うつ薬のエスシタロプラムの抗不安効果もあり，徐々に落ち着きを取り戻した．食欲も改善し睡眠状態が安定していることから，さらに活動性の向上，動作緩慢・筋固縮等を考慮し，ドパミン作動ニューロンの活性を高め，NMDA（N-メチル-D-グルタミン酸）受容体拮抗作用による神経細胞保護などの特性をもつアマンタジン[2]を提案した．抗コリン作用に注意を払いつつ現処方にて維持されている．外泊も増え自殺念慮はなくなっている（**Rp.11**）．

高齢者に対する副作用の少ない治療が実現した症例となった．

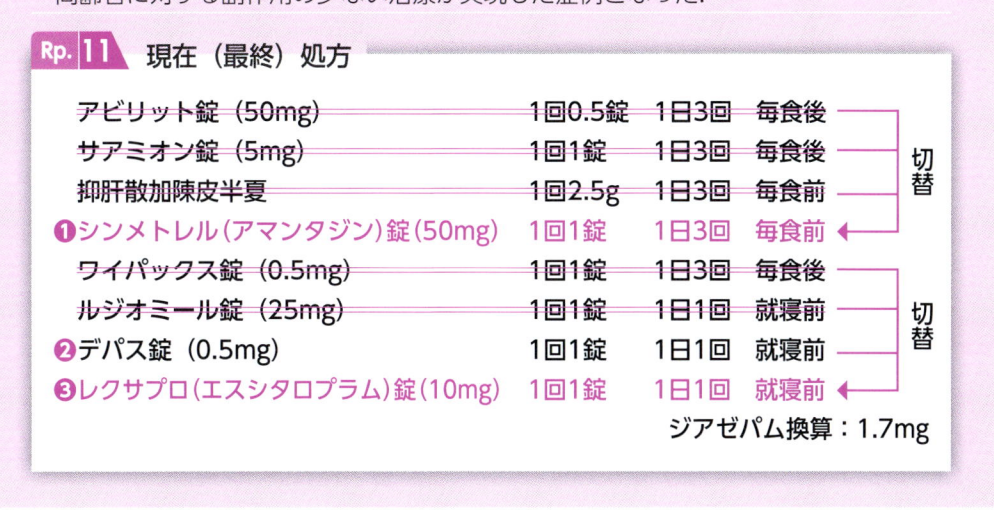

Rp.11 現在（最終）処方

アビリット錠（50mg）	1回0.5錠	1日3回	毎食後
サアミオン錠（5mg）	1回1錠	1日3回	毎食後
抑肝散加陳皮半夏	1回2.5g	1日3回	毎食前
❶シンメトレル（アマンタジン）錠（50mg）	1回1錠	1日3回	毎食前
ワイパックス錠（0.5mg）	1回1錠	1日3回	毎食後
ルジオミール錠（25mg）	1回1錠	1日1回	就寝前
❷デパス錠（0.5mg）	1回1錠	1日1回	就寝前
❸レクサプロ（エスシタロプラム）錠（10mg）	1回1錠	1日1回	就寝前

ジアゼパム換算：1.7mg

文献

1) 高橋一司：ドパミン放出促進薬―概要，薬理作用，用法・用量，有用性．副作用とその対策―．日本臨床．67（4）379～385, 2009．
2) 青柳 丞ほか：血管性痴呆症に対する塩酸アマンタジンの有用性―既報告との比較検討―．神経内科．65（1）77-81, 2006．

〔巽　新吾（医師）／福島泰輔（薬剤師）〕

5 睡眠障害

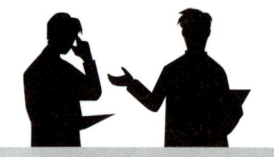

症例 23 閉塞性睡眠時無呼吸症候群やレストレスレッグス症候群など身体疾患が隠れている不眠症患者

状況設定

患者Aと患者Bが，他院でうつ病と不眠症と診断され，抗うつ薬と睡眠薬を処方されていた．患者Aと患者Bともに薬の効果が感じられず当院精神神経科にセカンドオピニオンで受診した．患者の経過について睡眠障害を専門とする精神科医と薬剤師で振り返る場面．

現病歴 43歳男性．身長172cm，体重91kg，BMI 30.8

　22歳就職してから体重が急増．30歳結婚当初より激しいいびきあり，いびきがうるさいため妻とは別室で寝ている．35歳頃から日中の倦怠感・意欲低下，中途覚醒・熟眠感喪失が出現．精神科クリニック受診し，うつ病の診断で投薬を受けたが，症状は改善せず，徐々に薬剤が増量された（**Rp.1**）．徐々に日中の眠気・居眠りと肥満が増悪，42歳のとき居眠り運転事故を起こした．

　日中の倦怠感・意欲低下があるが，休日には息子のサッカーチームの役員として多忙．新聞はよく読み，テレビのスポーツ番組は欠かさない．食欲良好．入眠障害はないが，熟眠感はなく中途覚醒頻回．日中会議中などに居眠りしてしまう．

　家族歴：糖尿病（妹，叔母），高血圧（母）．生活習慣：飲酒；毎日瓶ビール1本〜2本，喫煙；20歳頃から20本／日．既往歴：38歳高血圧，40歳高コレステロール血症と耐糖能異常指摘．

Rp.1 精神科クリニックよりの処方

① リフレックス（ミルタザピン）錠（15mg）　1回2錠　1日1回　就寝前
② サイレース（フルニトラゼパム）錠（2mg）　1回2錠　1日1回　就寝前
③ ユーロジン（エスタゾラム）錠（2mg）　1回1錠　1日1回　就寝前
④ アクトス（ピオグリタゾン）錠（15mg）　1回1錠　1日1回　朝食後
⑤ リピトール（アトルバスタチン）錠（10mg）　1回2錠　1日1回　夕食後
⑥ アジルバ（アジルサルタン）錠（40mg）　1回1錠　1日1回　朝食後

1 診断は「うつ病」「不眠症」として正しいか？

Dr 患者さんには明らかな抑うつ気分や，制止は見られずうつ病とは考えられませんね．まずは身体疾患，特に閉塞性睡眠時無呼吸症候群（obstructive sleep apnea syndrome；OSAS）の検索が必要です．

Ph 前医で抗うつ薬とベンゾジアゼピン系睡眠薬が処方されているので，うつ病と中途覚醒のある不眠症かと思っていました．

Dr 倦怠感・意欲低下があると精神科を受診される方が増えてきましたが，このような症状は多くの身体疾患で見られます．十分な身体疾患の検索をせずに抗うつ薬を処方する精神科医も問題です．肥満，激しいいびき，不眠，居眠り，高血圧や耐糖能異常などOSASが強く疑われます．在宅で行う簡易睡眠ポリグラフィ検査を実施したところ，無呼吸低呼吸指数（apnea hypopnea index；AHI）は今回87/h（5以上20未満を軽度，20以上40未満で中等度，40以上が重度と判定）と重症OSASでした．抗うつ薬や睡眠薬は漸減中止とし，経鼻持続陽圧呼吸療法（nasal continuous positive airway pressure；nCPAP）を導入したところ，倦怠感，熟眠障害，日中の居眠りは消失，血圧，血糖値のコントロールも改善してきました．

2 SASの治療法と他の疾患との関係

Ph SASにはどのようなものがあるのですか？

Dr SASは，呼吸運動は続いているのに上気道が閉塞してしまう閉塞性睡眠時無呼吸症候群（OSAS）と呼吸運動そのものが停止する中枢性睡眠時無呼吸症候群（central sleep apnea syndrome；CSAS）とに大別されます．圧倒的に多いのはOSASで，成人男性の2〜3%がAHI 30以上の治療が必要なOSASであることがわかっています．

Ph アセタゾラミドにはSASの適応がありますが，薬物療法の効果はあるのですか？

Dr 残念ながらOSASに効果がある薬剤はなく，nCPAP，口腔内装置（oral appliance；OA）による気道閉塞防止を毎晩行う必要があります．扁桃腫大など気道形態に問題がある場合には手術も適応となります．OSASは，肥満による上気道軟部組織への脂肪沈着，巨舌，扁桃腫大，小顎症など元々上気道が狭い方で，睡眠中の気道周囲の筋弛緩により閉塞が引き起こされます．白人や黒人では重度肥満者のOSASがほとんどですが，我々東アジア人は気道周囲の骨格が華奢であるため，BMI 25〜28程度の軽度肥満で重症OSASが引き起こされたり，やせ形の人でも重症OSASであることがありますので，注意が必要です．

Ph OSASの患者さんは他の疾患にもかかっていそうですね．

Dr OSASは高血圧，糖尿病，脂質異常症，メタボリックシンドロームなどの生活

習慣病を誘発・悪化させることが判明しており，AHI30以上のOSASを放置すると14年間に約18％が冠動脈疾患で死亡することが報告されています．眠気のため交通事故や転落事故，産業事故の当事者になることも多く，18年間で約40％が何らかの原因で死亡することも報告されています．nCPAP治療を行うことで死亡率は一般人口と違いがなくなることが報告されており，軽視することなくきちんと治療することが重要です（(参照)エビデンス1）．

Ph OSASの治療には，医療保険は適応となっていますか？

Dr はい．nCPAP，OAは医療保険適応となっています．

Ph 前医で抗うつ薬やベンゾジアゼピン系睡眠薬を使用していますが，OSASに対する悪影響はないのですか？

Dr 抗うつ薬が無呼吸を悪化させることはありませんが，ミルタザピンは肥満を誘発・悪化させることが多く，結果としてOSASを悪化させます．ベンゾジアゼピン系薬剤は，上気道周囲の筋弛緩を引き起こし，無呼吸を悪化させます．nCPAPをきちんと使用できている場合に限るべきです．

Ph 薬剤師は医師の指示通り薬を服用するように指導しますが，かえって原疾患を悪

エビデンス1　OSASは循環器疾患を引き起こすがnCPAPで改善する

OSAS患者は10年間の経過観察中にOSASを放置した際，健常成人男性に比べ，非致命的な心血管イベントだけでなく心筋梗塞や心不全など重篤な循環器系疾患による死亡率が高かった．また，重度のOSASは心血管イベントを劇的に増加させる．しかし，nCPAPを使用することにより心血管イベントによる死亡率が低下する．

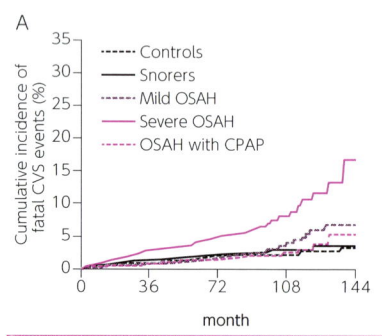

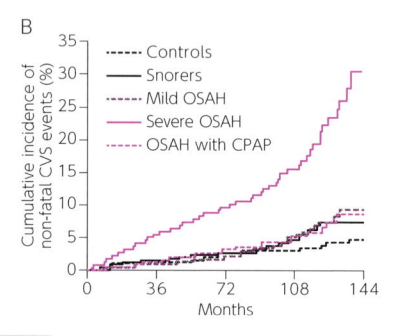

Numbers at risk \ month	0	36	72	108
Controls	264	262	259	258
Snorers	377	372	361	232
Mild OSAH	403	401	392	264
Severe OSAH	235	229	221	167
OSAH with CPAP	372	364	361	229

(Marin JM, Carrizo SJ, Vicente E, Agusti AG : Long-term cardiovascular outcomes in men with obstructive sleep apnoea-hypopnoea with or without treatment with continuous positive airway pressure: an observational study. Lancet. Mar 19-25;365(9464)1046-53,2005)

化させる可能性のある薬剤や，誤診の可能性も念頭に置く必要があるということですね．

Rp. 2

~~リフレックス錠（15mg）~~　1回2錠　1日1回　就寝前
~~サイレース錠（2mg）~~　1回2錠　1日1回　就寝前
~~ユーロジン錠（2mg）~~　1回1錠　1日1回　就寝前
❶アクトス錠（15mg）　1回1錠　1日1回　朝食後
❷リピトール錠（10mg）　1回1錠　1日1回　夕食後　← 減量
❸アジルバ錠（20mg）　1回1錠　1日1回　朝食後　← 減量

Ph nCPAPの導入により症状が改善してきていますね．ミルタザピン，フルニトラゼパム，エスタゾラムを漸減中止，アトルバスタチン，バルサルタンを減量できていますね（**Rp.2**）．今後，体重の減量，食生活含めた生活改善をして時間をかければもっと薬が減らせそうですね．

Dr はい．時間がかかるかもしれないけど，きちんとnCPAPを継続してくれれば薬を全部飲まなくても良くなるかもしれないね．

Ph もう一人の患者Bさんについてもお伺いしても良いですか？

Dr もちろんです．

現病歴 50歳男性．身長179cm，体重75kg．

　高校生の頃から不眠（入眠障害，中途覚醒）があった．30歳頃から，内科医院より睡眠薬を処方されるようになったが，増量しても改善しなかった．48歳頃から抗うつ薬が追加処方されたが，改善しない（**Rp.3**）．最近，夜中に起き出してトイレでないところに放尿して翌日思い出せないということがあり，心配になって当院を受診した．

　日中の倦怠感が強く，ときに居眠りすることがあるが，精神科的には特記すべき症状なし．23時に眠前薬を服用して入床．眠気があるのに寝付けない．布団の中でじっとしていると，下腿や大腿の深いところで火照るような，不快な感覚があり，下肢を動かさずにいられない．下肢を動かすとこの不快な感覚は軽くなるが，じっとしているとまた強まってくる．この感覚は小さい頃からあったように思う．眠れないせいで落ち着かないのだと思っていた．2時過ぎまで布団を出たり入ったり，2時過ぎくらいにようやく寝付けるが，その後もたびたび覚醒してしまう．朝起床するときは下肢の不快な感覚はなくなっている．20時を過ぎて飛行機やクラシックのコンサートなどじっと座っていると同じ不快な感覚が出てくる．夜臥床しているときに足首から先がピクンピクンと一晩中動いていると家族に言われたことがある．最近は月に何回か，夜中に起き出して歩き回っているようだが，覚えていない．トイレでないところに放尿したり，つまづいて転倒することがある．

　家族歴，既往歴特記すべきことなし．

　生活習慣：飲酒；毎日缶ビール1本〜3本，喫煙；30歳頃〜20本／日（50歳で禁煙）．

| Rp. 3 | 内科より |

❶ デプロメール（フルボキサミンマレイン酸塩）錠（50mg）
　　　　　　　　　　　　　　　　　　　　　1回1錠　1日3回　毎食後
❷ セパゾン（クロキサゾラム）錠（1mg）　　 1回1錠　1日3回　毎食後
❸ レンドルミン（ブロチゾラム）錠（0.25mg） 1回1錠　1日1回　就寝前
❹ ネルボン（ニトラゼパム）錠（10mg）　　　1回1錠　1日1回　就寝前
❺ ハルシオン（トリアゾラム）錠（0.25mg）　 1回1錠　1日1回　就寝前

3　診断は「うつ病」「不眠症」として正しいか？

Dr この患者さんにレストレスレッグス症候群（restless legs syndrome；RLS）があるのは間違いありません．

Ph 前医で抗うつ薬とベンゾジアゼピン系睡眠薬が処方されているのでうつ病と中途覚醒のある不眠症かと思っていました．RLSですか？

Dr RLSの診断には問診で症状の有無を確認することが重要です．RLSの不眠は，下肢を動かさずにいられないため，眠いのに眠れない状態です．睡眠薬など眠気を引き起こす薬剤を追加しても効果は得られません．逆に，せん妄やもうろう状態，転倒を引き起こすことが多いのです．また，抗うつ薬はRLSを誘発・悪化させますので，この患者さんではRLSを悪化させつつ，もうろう状態を引き起こす処方が行われていると言えます．

4　RLSの症状，病態，治療法について

Ph RLSの症状，病態について教えてください．

Dr 国際RLS研究グループによる主要症状として以下の4項目が挙げられており，この4つが揃うことが診断基準となっています．1）じっとしていると出現・悪化してくる下肢や上肢を動かしたいという強い衝動，2）1と同時に出現する不快な異常感覚（むずむず，痛い，火照る，だるいなど表現はさまざま），3）1と2の症状は該当する四肢を動かすことで軽減あるいは消失，4）1～3の症状は夕方から夜に出現あるいは最も強い．また，同グループでは補助診断項目として，1）家族歴がある，2）RLS治療薬であるドパミンアゴニストで症状が軽減する，3）周期性四肢運動（periodic limb movement；PLM）とよばれる不随意運動が夕方～夜間に出現する，を挙げています．RLSの有病率は高く，各国における調査では，白人や黒人では成人の約10％が，東アジア人では2～5％がRLSの症状を自覚していると報告されています．このうち治療が必要な中等症～重症のRLS患者は日本では成人の1～2％といわれています．不眠を訴える患者全員に，

これらの症状についてきちんと問診を行ってみるとRLS症状がある患者は非常に多くて驚きます．

Ph そうなのですね．では何が原因なのでしょうか？

Dr RLSには原因不明の特発性RLSと鉄欠乏性貧血や腎不全など基礎疾患や薬剤（エタノール，カフェイン，ニコチンの三大嗜好品，抗精神病薬などのドパミン遮断薬，抗うつ薬，抗ヒスタミン薬）による二次性RLSがあります．RLSの病態生理はまだ十分に解明されていませんが，ドパミン作動性神経の機能障害，鉄代謝の異常，遺伝性素因が関係していると考えられています．RLSでは，筋の伸縮をモニターしている筋紡錘からの感覚入力の異常により下肢（上肢）を動かしたくなる衝動と異常感覚が生じ，これに伴う異常な脊髄反射によりPLMが生じると考えられています．鉄はドパミンの代謝に関わっており，鉄欠乏によりドパミン系のバランスが崩れると考えられています．

Ph 患者さんが昼夜逆転や睡眠中の異常行動を訴えていても，実はRLSだったということを聞いたことがあります．

Dr 異常感覚を訴えない患者さんが多いのです．2～3時まで寝付けないため昼夜逆転を主訴とする患者さん，今回の症例のようにRLSや睡眠薬によるもうろう状態に伴う異常行動を主訴とされる患者さんなどさまざまです．睡眠障害では必ずRLS症状について問診することが重要です．逆に，RLSに関する報道を見て「足がムズムズするのがRLS」「ドパミン作動薬は不眠症の特効薬」と誤解して受診される方も多いので，診断基準の4つの主要症状と3つの補助項目について確認してください．

Ph 治療の際にはカフェイン，ニコチン，アルコールを避けたり，RLSを悪化させる薬に注意すること，入眠前に，入浴，歩行，運動，下肢のマッサージ，ストレッチなどを行うと良いと聞いたことがあります．

Dr 三大嗜好品はRLSを悪化させますので，これらをやめさせるか，夕方以降控えさせるだけで改善することがあります．抗精神病薬，抗うつ薬，抗ヒスタミン薬はRLSを誘発・悪化させるので，これらの薬剤は不眠を訴える患者に投与することは避けるべきです．

Ph だから，フルボキサミンは中止なのですね．

Dr それに，ドパミン代謝に影響を与える鉄欠乏の指標としてフェリチンを測定します．フェリチンの正常値は1桁台後半～100μg/L台前半と幅が広いですが，これが50～70μg/L未満のRLS患者では，鉄剤投与でフェリチン値を上昇させるとRLS症状が軽減することがよくあります（参照 エビデンス2）．

　RLSの第一選択は少量のドパミン作動薬で，用量はパーキンソン病の1/10～1/5です．是非知っておいていただきたいこととして，RLSではドパミン作動薬の至適用量があり，増量するとかえってRLS症状が悪化するオーグメンテイション（augmentation）と言う不思議な現象が起こります．ドパミン作動薬を増量してオーグメンテイションを引き起こしてしまっている症例を時々見かけ

> **エビデンス 2　軽度のRLSでは，非薬物療法で症状が改善する場合がある**
>
> 　薬物療法を実施している患者に非薬物療法は症状の改善に役立つため，併用して実施することが望ましい．二次性RLSの原因となる疾患がある場合には，その疾患の治療することが必要である．特に鉄欠乏が原因となった患者には鉄剤の投与が必要である．
> 　また，持続性RLS患者に週に2回以上症状の発現が認められる場合には継続した薬物療法が必要になる．この文献ではドパミン作動薬が第一選択薬であるが，ガバペンチンも選択肢とされている．それでも効果が認められない場合にはドパミン作動薬への切り替えが推奨されている．
>
> **間欠性レストレスレッグス症候群に対する治療** 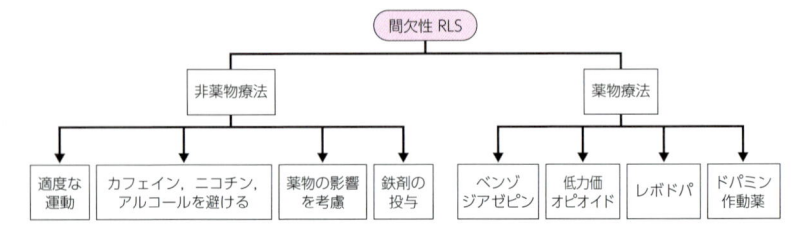
>
> 間欠性RLS
> ├─ 非薬物療法
> │　├─ 適度な運動
> │　├─ カフェイン，ニコチン，アルコールを避ける
> │　├─ 薬物の影響を考慮
> │　└─ 鉄剤の投与
> └─ 薬物療法
> 　　├─ ベンゾジアゼピン
> 　　├─ 低力価オピオイド
> 　　├─ レボドパ
> 　　└─ ドパミン作動薬
>
> **持続性レストレスレッグス症候群に対する治療** 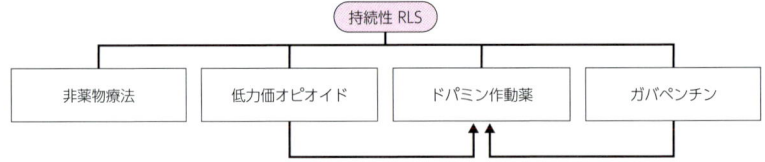
>
> 持続性RLS
> ├─ 非薬物療法
> ├─ 低力価オピオイド
> ├─ ドパミン作動薬
> └─ ガバペンチン
>
> (Silber MH, Ehrenberg BL, Allen RP, Buchfuhrer MJ, Earley CJ, Hening WA, Rye DB; An algorithm for the management of restless legs syndrome. Mayo Clin Proc. 79(7)916-22, 2004)

ます．日本でRLSの保険適応があるドパミン作動薬はプラミペキソールとロチゴチン貼付薬です．前者は腎排泄で，透析患者のRLSでは使いにくい薬剤です．また，第二選択薬はGABA作動薬で，日本でRLSの適応があるのはガバペンチンとエナカルビルです．この薬剤も中等症以上の腎機能障害がある場合は使用できません．教科書にはクロナゼパムと記載があることが多いですが，クロナゼパムの効果は限定的でドパミン作動薬やGABA作動薬には及びません．また，睡眠薬と同様にもうろう状態や転倒を誘発することがあります．

　この患者さんでは，プラミペキソール0.125mgを眠前に開始するとともに，フルボキサミンマレイン酸塩，ベンゾジアゼピン系薬剤を漸減・中止しました．プラミペキソール服用第1夜よりRLS症状の改善が認められ，フルボキサミン減量につれて改善し，消失しました．プラミペキソールをのみ忘れると，RLS症状が出現してしまうため，服用を続けています（**Rp.4**）．

Ph 最近認可されたロチゴチン貼付薬はどのような場合に考慮しますか？
Dr 貼付薬は血中濃度が安定しているので，嘔気などの副作用が出にくいといわれて

いますが，皮膚のかぶれなども報告されているので，患者さんに合わせて使い分けることになります．用量はどうなっていますか？

Ph 治療薬の用量が推奨用量の下限に近いのでロチゴチンパッチを低用量から漸増していくことができると思います．

　原則として2.25mg/日から開始し，症状が改善されるまで，1週間以上の間隔をあけて2.25mg/日ずつ，4.5mg/日から6.75mg/日までの範囲で増量します．

　使用時は肩，上腕部，腹部，側腹部，臀部，大腿部のいずれかの正常な皮膚に貼付し，24時間毎に貼り替えることや本剤の貼付による皮膚刺激を避けるため，貼付箇所は毎回変更します．貼付後，20～30秒間手のひらでしっかり押し付けて，本剤が皮膚面に完全に接着するようにすることなど指導しなくてはいけないことがあります．開始時にはぜひ指導にいきたいので前もって教えて頂きたいと思います．

Rp. 4　Rp.3を以下のように変更

デプロメール錠（50mg）	1回1錠	1日3回	毎食後
セパゾン錠（1mg）	1回1錠	1日3回	毎食後
レンドルミン錠（0.25mg）	1回1錠	1日1回	就寝前
ネルボン錠（10mg）	1回1錠	1日1回	就寝前
ハルシオン錠（0.25mg）	1回1錠	1日1回	就寝前
❶ビ・シフロール（プラミペキソール塩酸塩水和物）錠（0.125mg）	1回2錠	1日1回	就寝2時間前

❶ドパミン作動薬追加

〔田ヶ谷浩邦（医師）／椎　崇（薬剤師）〕

6 リエゾン・自殺関連

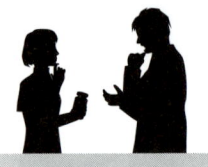

症例 24 処方薬を使って過量服薬に至った双極性障害患者

状況設定

双極性障害患者が，医療施設から処方された致死的リスクが高い薬（アナフラニール，リーマス等）を使って過量服薬による自殺を企図し，通院施設に救急搬送された場面．患者が落ち着いてきたところで，入院直後から医師と薬剤師とで自殺企図患者の処方を討議している．

現病歴 59歳女性

A町にて同胞3名の第3子として生育した．高等学校を卒業後，縫製業に勤務．26歳時に結婚し，1子をもうける．その後B市に転居し，スーパーでパートに従事していた．39年前より，抑うつ気分や意欲の低下を認め，C大学病院精神科を受診し，うつ病の診断にて入院加療が行われた．その後，D病院を経て15年前より当院に通院．抑うつ状態の増悪により3回の入院歴を有する．3度目の入院の際に多弁，多動，易刺激性亢進を認めたため，診断が双極性感情障害に変更された．「気分が落ち込む」「やる気が起きない」「すぐ疲れる」等の抑うつ気分，精神運動抑制，易疲労感が続いている一方で，時に易刺激性が顕著となり，多弁，多動，興奮を呈する時期を認めていた．内因性の気分変動は否定できないが，知的な問題やパーソナリティの偏りも大きく，問題対処や葛藤処理の能力に乏しく，適応困難から抑うつ症状や反応性に情緒の不安定さが出現している印象であった．

本年5月，夫と口論になった後に衝動的に投薬された薬を過量服薬し，意識レベル低下の状態で救急車にて当院に搬送され，入院となった．

Rp. 1　処方内容（入院前）

❶デパケンR（バルプロ酸）錠（200mg）	1回2錠	1日3回	朝昼夕食後
❷リーマス（炭酸リチウム）錠（200mg）	1回1錠	1日3回	朝昼夕食後
❸アナフラニール錠（クロミプラミン）（10mg）	1回1錠	1日3回	朝昼夕食後
❹レキソタン（ブロマゼパム）錠（2mg）	1回1錠	1日3回	朝昼夕食後
❺ロヒプノール（フルニトラゼパム）錠（1mg）	1回1錠	1日1回	就寝前
❻ツムラ柴胡加竜骨牡蛎湯エキス顆粒	1回2.5g	1日3回	朝昼夕食前

【過量服薬した薬剤】デパケンR錠200mg 53錠，リーマス錠200mg 36錠，アナフラニール錠10mg 31錠，ロヒプノール錠1mg 13錠，レキソタン錠2mg 30錠

1 診断の難しさと治療上の注意点

Ph この患者さんは主病名がうつ病から双極性障害に変更されましたが，このような事は精神科領域ではよくあるのですか？

Dr 双極性障害はしばしば抑うつ状態で始まり，経過においても躁状態の期間に比べ抑うつ状態の期間が非常に長いことが多いので，初診の時点では単極性のうつ病と考えて治療をしていたら，突然に躁転してしまうことはよく経験されます．特に明らかに正常気分とは異なるもののエピソードの期間が短く，社会的な支障が目立たない軽躁状態の場合は，本人，周囲も病的な症状とは思わずに見逃すことが多いため，注意が必要です．

Ph 日本うつ病学会治療ガイドライン（平成24年7月作成）においても，『実際の臨床では，大うつ病に発達障害，物質使用障害，不安障害，パーソナリティ障害等を併存している場合がしばしばあり，そのような患者さんは精神科専門医がみるべきで，極めて高いスキルが要求される』と書かれています．さらに，適応障害や気分変調症は，大うつ病との鑑別が特に難しい場合があるとも書かれています．

この患者さんは複数の精神科医がこれまで治療に関わってきていますが，本来の疾患を特定することは難しかったようですね．このような患者さんの場合，薬物治療はどのような方針で組み立てられるのでしょうか．また，治療上注意されていることは何でしょうか？

Dr こうした患者の場合，「気分が沈む」「不安だ」「夜眠れない」との訴えに抗うつ薬，抗不安薬，睡眠薬が処方されることが多いですが，長期的な視点で薬物治療を行っていくことが重要と考えます．

抗うつ薬のアクチベーションの問題，躁転の可能性，抗不安薬や睡眠薬の依存性や脱抑制の問題に加え，気分障害にパーソナリティー障害や知的障害が併存する場合は改善に乏しく，衝動的に処方された薬剤を過量服薬することもしばしばあり，薬剤を処方することに潜む危険性を常に配慮することが必要だと思います．

Ph この患者さんのケースも夫との口論がきっかけとなり，手元にある薬を過量服薬しています．服薬した薬剤の中で特に注意が必要と考えられる薬剤は炭酸リチウム，クロミプラミン，バルプロ酸ですね．

Dr これらの薬剤での過量服薬にはどんな特徴がありますか？

Ph 炭酸リチウムは中枢神経系には入り難い薬剤ですが，いったん入ったら出にくいという特徴があります．したがって，過量服薬による急性中毒では，血中濃度が高くなっても中枢神経系の濃度は高くなりにくいため重症になり難い場合もあるようです．

クロミプラミンの過量服薬では，最初の徴候，症状は通常服用30分～2時間後に高度の抗コリン作用を主症状として出現します．特に心血管系のQT延長の発現はしばしばみられる症状で，トルサード・ド・ポアンツ（torsade de pointes；Tdp）による心停止に注意が必要です．

バルプロ酸の過量服薬では，意識障害（傾眠，昏睡），けいれん，呼吸抑制，

高アンモニア血症，脳水腫を起こした例が報告されています．徐放性製剤の場合，症状が遅れてあらわれることがあります．

2 過量服薬直後の対応

Ph 一般に過量服薬患者が搬送された場合の緊急処置について教えて下さい．

Dr まずバイタル所見，身体所見，意識状態の確認を行います．薬剤師等にも協力を頂き，過量服薬した薬剤の種類・量を把握し，緊急性の度合いを判定します．その際に炭酸リチウム等の致死的リスクが高い薬剤を多量に摂取した場合は血液透析が必要となることがあるので，専門の医療機関への搬送を行います．

また服薬した薬剤の種類や量から判断して危険性が高く，服薬から1時間程度以内であれば胃洗浄を考慮しますが，処置による窒息や誤嚥性肺炎の危険性もあり，意識障害を有する場合は挿管した状態で施行します．また薬剤の吸収を阻害し，排泄を促す目的で活性炭と下剤を投与することがあります．アセトアミノフェンの過量服薬の際など特異的な治療がある場合は，それを行うことにします．

Ph この患者さんの場合，炭酸リチウム7,200mg，クロミプラミン310mg，バルプロ酸徐放錠R10,600mgを服用しています．炭酸リチウムの過量服薬では，輸液によって尿量を維持して，炭酸リチウムの排泄を促すことが推奨されます．その場合の利尿薬として，マンニトールは炭酸リチウムの排泄を促進する作用があるといわれていますが，その他の利尿薬では返って炭酸リチウムの蓄積を促進するといわれているので，投与は避けた方が良いと考えられます．

透析を施行するかどうかの判断基準として，添付文書には「利尿薬（マンニトール）に反応しない場合や腎障害が認められる場合は，血液透析を施行すること．血液透析を施行する場合は，施行後に低下した血清リチウム濃度が再上昇することがあるので，施行後血清リチウム濃度測定を行い再上昇がみられた場合には，再度の血液透析等の適切な処置を行うこと」とあります．

クロミプランに特異的な解毒剤は知られていません．催吐もしくは胃洗浄を行い，活性炭を投与することが推奨されますが，腹膜透析または血液透析はほとんど無効といわれています．症状が重篤な場合には，直ちに入院させ，少なくとも48時間は心モニターを継続し，心電図に異常がみられた場合は，心電図が正常に復した後であっても再発の可能性があるため，少なくとも72時間は，心機能の観察を継続することと注意が喚起されています．

また，バルプロ酸の過量服用への処置としては，意識の低下，嚥下反応の消失がなければ早期の胃洗浄，下剤，活性炭投与を行い，尿排泄を促進し，一般的な支持・対症療法の実施，また必要に応じて直接血液灌流，血液透析を行うなどが推奨されています．

Dr なるほど，そうですね．ではこの患者さんにはどんな対応をすべきでしょうか？

Ph 過量服薬後時間が経過しており，意識障害はあるも血液・心電図検査にて異常を

認めず，尿量も保てていることから，このまま輸液を行いながら経過を見るということでよいでしょうか？

Dr この患者さんは胃洗浄を行ってクロミプラミンやバルプロ酸を洗い流し，マンニトールで炭酸リチウムを排泄するので，血液透析の必要はなさそうですね．

Ph その他に注意すべきことはありますか？

Dr 同時にQT延長や房室ブロック等の心電図異常の確認のため，心電図検査を行い，血中濃度の測定や肝，腎障害の有無，意識障害下での誤嚥性肺炎や横紋筋融解等を確認するため，血液検査や胸部X線検査を行います．その後，循環・呼吸状態に注意し，薬剤の排泄を促し，急変時に対応を迅速に行う為にも静脈ルートを確保し，輸液を行いながら経過を見ることとします．

3 薬剤師の介入

——〈入院2日目〜〉——

Ph 実際にこのような患者さんが搬送された場合，私たち薬剤師はまず，①服薬した薬剤の内容調査・確認，②致死的リスクの高い薬剤（三環系抗うつ薬，バルビツール酸系薬，炭酸リチウム等）の有無，③発現しうる薬剤性有害事象やその対応方法に関する情報提供の項目について，可能な範囲内で情報収集を行います．

この患者さんの場合，炭酸リチウム7,200mg，クロミプラミン310mg，バルプロ酸10,600mgを服用しているため，入院時は主治医や病棟スタッフに，リチウム中毒や循環器疾患，肝機能異常等の発現リスクが高いこと等の情報提供を行いました．

患者の意識回復後，薬剤師はベッドサイドに向かいました．医師・看護師等が事前に家族などから収集したカルテ情報を基に，初回面談では患者さんが過量服薬に至った心情を傾聴することだけを心掛け，お話しを伺いました．

この患者さんのように自殺企図の原因が家族との関係にある場合も決して少なくないと思いますが，どのような原因で過量服薬に至っているのか統計的な報告はあるのでしょうか？

Dr 当院で過量服薬による急性薬物中毒入院例の統計を取ると，健康問題，家庭問題，経済・生活問題等が原因の上位に上がっています．病状もさることながら，家族間の葛藤や生活上の困難から反応性に過量服薬を行う例が多いのです．その時の気持ちを伺うと「死にたかった」と回答する例が6割程度ですが，「辛さをわかって欲しい」「辛さを見せつけたかった」との回答も半数近くに及びました．

また過量服薬の危険性に関して患者さんに伺うと「死ぬと思った」と回答した例は半数以下で，「死なないと思った」との回答も多く見られました．

こうしたことからも初期の救急治療の現場では「過量服薬は周囲へのアピールだ」「死ぬ気もないのに自分から周囲に迷惑をかけて」等と過量服薬に対して陰性感情が芽生え，懲罰的な発言も見られることがありますが，そうした場合，医

療に対しての不信，絶望感が強まり，結果として過量服薬の再企図や医療と関わりがない所での危険行動を増加させてしまうことになります．

　過量服薬は不適切な方法ではありますが，まさに命をかけてまで行ったコミュニケーションの一つであり，まずはそれを受け止めることがその後の治療においてとても大切だと思います．

Ph 薬剤師もコミニュケーションスキルを向上させ，心理的な介入も必要となるのですね．過量服薬量を指示内容に照らし合わせると，①バルプロ酸200mg 8.8日分，②炭酸リチウム200mg 12日分，③クロミプラミン10mg 10.3日分，④フルニトラゼパム1mg 13日分，⑤ブロマゼパム2mg 10日分で，自宅に薬がほとんど残っていないことから，服薬アドヒアランスは決して良好とは言えない状況でした．今後の薬物療法を考えるに，過量服薬による自殺再企図防止を考慮した，例えば家族が管理しやすい1日1～2回投与にする等を検討してみてはいかがでしょうか？

　炭酸リチウムや三環系抗うつ薬を服用している患者さんは，治療難治例が多いかと思いますが，薬歴から使用歴がある薬の最大使用量と使用期間，さらにその薬による効果と副作用について，過去歴を把握することで，今後の薬物療法に使える選択肢を選別できるのではないでしょうか．

Dr この患者さんは主治医が数回交代しており，過去の薬歴やその効果の把握が不十分な所もあったと思います．また薬剤の減量や中止に対して不安が強く，過去の処方の整理が困難でありました．診断に関しても過去に気分の変動も伺われるものの，反応性の要因も大きく，そうした意味でも過量服薬を契機に処方の整理を行う必要があると考えます．

　また今回の例において炭酸リチウムは過量服薬した場合，危険な薬剤ではありますが，双極性障害に対して長期的な観察において自殺の危険性を有意に低下させるといったエビデンスもあり，「過量服薬すると危険な薬剤は中止する」の一辺倒ではなく，家族に薬剤の管理をお願いする等，安全な服薬状況を作り出す工夫も一つの方法と考えます．

Ph 確かに，怖いから処方しないではなく，最適な薬剤を使用するために，薬の管理方法を工夫することも一つですね．

　ところで，自宅にツムラ柴胡加竜骨牡蛎湯エキス顆粒が20日分程残っていますので，今後の処方において，ツムラ柴胡加竜骨牡蛎湯エキス顆粒を継続して処方されるのであれば，自宅の薬の使用を優先して頂ければと思います．

　今後の処方整理に関してですが，これまでの治療経過を振り返ると，クロミプラミンはこれまでにかなり減量されてきていますが，その他の薬剤は種類・用量ともに長年変更はありませんでした．過量服薬を契機に処方の整理を行う方針とのことですので，「クロミプラミンOFF」ならびに「炭酸リチウム⇒ラモトリギン」の方針もご検討いただけないでしょうか？

Dr そうですね．便秘の副作用も出現しており，情動の不安定に薬剤の影響が関与し

ている可能性もあり，ハイリスクな薬剤の漸減中止に取り組んでみることにしましょうか．再企図を懸念して治療域の狭い炭酸リチウムからラモトリギンへの変更について，患者さんを説得してみましょう．さらに，ブロマゼパムに関しても脱抑制等の副作用が衝動行為に関与していることも考えられ，効果の点からも今後減量，中止を検討していきたいと思います．

Ph ラモトリギン服用開始にあたって，この患者さんはバルプロ酸を今後も継続されるようなので，開始1〜2週目はラモトリギン12.5mg/日（もしくは25mg隔日投与）投与となります．その後3〜4週目は25mg/日，5週目以降は1〜2週間毎に25〜50mgずつ漸増し，100〜200mgの維持用量まで投与します．一方，炭酸リチウムの減量については明確な方法は明示されていませんので，患者さんの状態を観察しつつ，スイッチングを進めていかなければならないと思います．

　変薬を嫌う患者さんに対しては，薬剤師からも現在服用中の薬剤の短所（特に身体的な副作用について），例えば便秘が改善する可能性があること等のメリットを伝えていきたいと思います．

　今後，薬の変更に伴う効果や副作用の確認を実施し，随時報告させていただきます．また，薬剤変更に伴う不安感を払拭するために，服薬の必要性等を伝え，アドヒアランス向上に向けた介入を行っていきたいと思います．

　さらに，患者さんが退院後に外来受診される時には，診察前に薬剤師が面談して残薬確認を行い，服薬アドヒアランスに関する情報を主治医にフィードバックさせていただきたいと思います．

Dr よろしくお願いします．

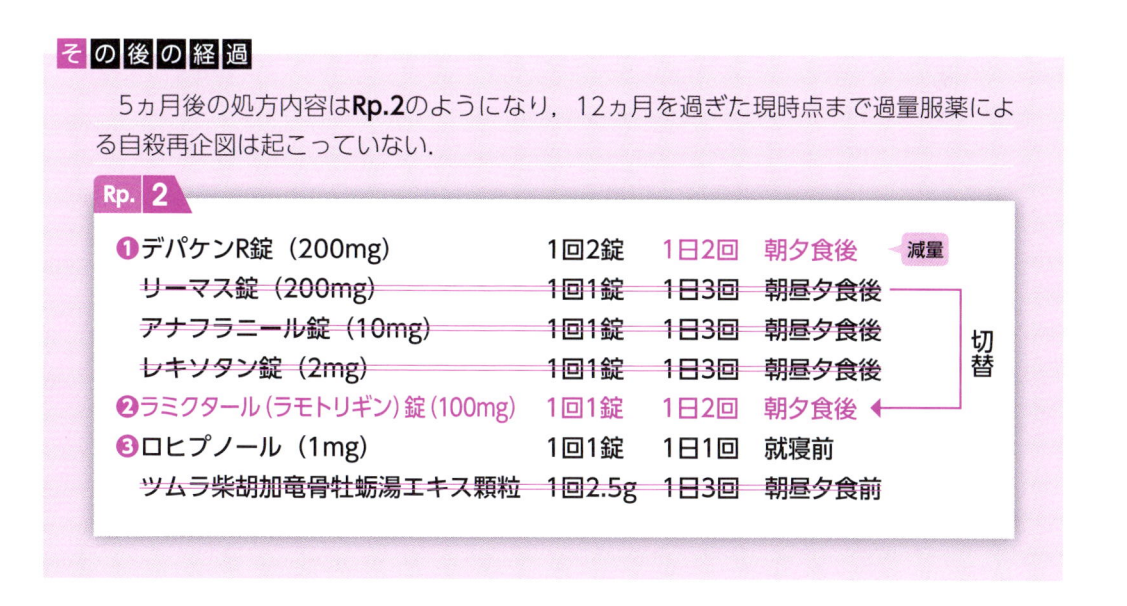

その後の経過

5ヵ月後の処方内容は**Rp.2**のようになり，12ヵ月を過ぎた現時点まで過量服薬による自殺再企図は起こっていない．

Rp. 2

❶デパケンR錠（200mg）	1回2錠	1日2回	朝夕食後	減量
リーマス錠（200mg）	1回1錠	1日3回	朝昼夕食後	切替
アナフラニール錠（10mg）	1回1錠	1日3回	朝昼夕食後	
レキソタン錠（2mg）	1回1錠	1日3回	朝昼夕食後	
❷ラミクタール（ラモトリギン）錠（100mg）	1回1錠	1日2回	朝夕食後	
❸ロヒプノール（1mg）	1回1錠	1日1回	就寝前	
ツムラ柴胡加竜骨牡蛎湯エキス顆粒	1回2.5g	1日3回	朝昼夕食前	

〔塩田義彰（医師）／松田公子（薬剤師）〕

6 リエゾン・自殺関連

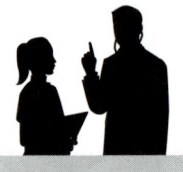

症例 25 入院中に自殺を企図しそうな患者

状況設定

他院で治療されていたうつ状態の患者が自殺企図で救急病院に搬送され，その後精神科病院である当院に転入院となった．精神科医と薬剤師とで，入院後の治療方針，その後の治療経過，自殺の恐れのある患者に対する接し方などについて語り合う設定．

現病歴 38歳女性．主訴・入院理由：抑うつ状態，自殺企図．診断：双極Ⅱ型障害．うつ状態

　一人っ子として出生．元来，陽気で社交的だった．父親は若い頃から気分に波があり，職場や近所でトラブルが絶えなかったため母親は本人が幼い頃に離婚し，本人は母子家庭で育った．父方の叔父と，その叔父の子に自殺者がある．本人は27歳で結婚し，1男児をもうけた．しかし夫には借金や家庭内暴力の問題があり，32歳時に離婚，児を連れて実家に戻った．この頃本人は「気分が沈み，不安が強い」と訴え，実家近くの精神科クリニックに通院を始めた．「うつ病」と診断され，パロキセチン20mgなどを処方された．症状は速やかに軽快し，半年ほどで通院は中断した．

　その後は実家を離れ，パートで働きながら児と2人で暮らしていた．しかし2年前（36歳）頃から再び「気分が沈む」と訴え，A心療内科クリニックを受診した．パロキセチン20mgなどの内服により再び気分は速やかに回復したが，その後本人は複数の男性と次々に関係を持つようになり，1年前（37歳時）には人工妊娠中絶をした．また同じ頃，仕事の方針などで職場の同僚や上司と口論になることが増え，ある時上司が引き留めるのも聞かずに辞職してしまった．それからは次の仕事が決まらず，本年1月頃には再び抑うつ的となって，知人に自殺をほのめかすようになった．A心療内科で内服薬が調整されたが，気分は安定しなかった．本年3月（38歳），処方されていた抗うつ薬や睡眠薬を過量服薬し，手首を自傷してB総合病院に救急搬送された．意識障害のため一旦集中治療室に入院し，翌日には意識が回復した．手首の切創は縫合され，他に身体的問題はなかった．しかしなお強い希死念慮を訴えたためB病院を退院後に当院を紹介されて受診し，同日入院となった．

　入院時本人は，「私は母親として失格だ」「私など居ない方が息子は幸せになれる」などと泣きながら訴え，不安・焦燥が強かった．また，まだ多少の蓄えがあるのに「自分にはもうお金が一円もないので，食事も薬もいらない」「自分は末期癌で，もうすぐ死ぬ」などと貧困妄想，心気妄想を訴え，食事や服薬を拒否した．

1 患者の病歴を振り返り，入院時のアセスメントを行う

Ph 先生，この患者さんはどのように診断されますか？

Dr 詳しくは米国精神医学会の診断マニュアル（DSM-IV）[1]やWHOの診断基準（ICD-10）[2]を参照して欲しいですが，このケースは32歳時にうつ病エピソードで初発し，その後うつ病エピソードを繰り返しています．一方37歳頃，急に複数の男性と関係を持ったり，職場での人間関係にトラブルを生じたりしています．

このエピソードは，この部分だけをみるとパーソナリティの問題のようにも見えますが，それまでの詳しい生活歴や社会適応水準などを考えれば，軽躁病エピソードと考えるべきだと思います．つまりDSM-IVでは「双極Ⅱ型障害」と診断されるケースでしょう．さらに現在は再びうつ状態に転じています．貧困妄想や心気妄想など精神病性の特徴も伴い，重症うつ病エピソードといえますね．

Ph この患者さんのように，「うつ病」と思われていたケースに軽躁病エピソードが隠れていることもあって，双極Ⅱ型障害の診断は難しいですね．

2 前医の処方を元に，入院後の薬物治療を考える

Rp. 1 心療内科クリニックでの最終処方

❶パキシル（パロキセチン）錠（20mg）	1回2錠	1日1回	夕食後
❷アモキサン（アモキサピン）カプセル（25mg）	1回1Cap	1日2回	朝夕食後
❸ベンザリン（ニトラゼパム）錠（5mg）	1回1錠	1日1回	就寝前
❹レンドルミン（ブロチゾラム）錠（2.5mg）	1回1錠	1日1回	就寝前

Ph 前医ではパロキセチンやアモキサピンが処方されていますが（**Rp.1**），これらの抗うつ薬が「躁転」を引き起こすおそれはないでしょうか．一般に双極性障害では，抗うつ薬の使用は推奨されないのではないですか？

Dr 2012年に日本うつ病学会がまとめた治療ガイドライン[3]では，双極性障害の「大うつ病エピソード」には気分安定薬の炭酸リチウムとラモトリギンが推奨されています．ご指摘の通り，「三環系抗うつ薬の使用」と「抗うつ薬による単独の治療」は「推奨されない」とされていますね．というのも，不用意に抗うつ薬を単独で投与すると，躁状態を誘発しかねないからです．このケースでも抗うつ薬がかえって病状を不安定にしてしまったおそれがあるので，ひとまず中止すべきでしょう．

Ph 前医ではどうしてこのような処方になっていたのでしょう？

Dr 一般に双極Ⅱ型障害の軽躁状態は，患者自身が「調子がよい」と自覚し症状を訴えません．外来での短時間の診察では主治医が躁状態に気付きにくいのです．それにこの患者さんは，軽躁状態の間は通院を中断してしまっていたようです．主治医が「単極性うつ病」と見誤ったとしても，やむを得なかったかもしれませんね．

> **エビデンス 1　双極性障害の大うつ病エピソードに対する推奨処方薬**
>
> | 推奨される治療 | その他の推奨されうる治療 | 推奨されない治療 |
> |---|---|---|
> | 炭酸リチウム
ラモトリギン
クエチアピン
オランザピン | リチウムとラモトリギンの併用
電気けいれん療法 | 三環系抗うつ薬の使用
抗うつ薬による単独治療など |
>
> （日本うつ病学会：日本うつ病学会治療ガイドライン．双極性障害．第2回改訂 2012）

Ph　なるほど，そういう事情もあるのですね．ところでこの患者さんの処方はどうされますか？

Dr　患者さんは今も希死念慮を訴えているし，心気妄想や貧困妄想もあって不安・焦燥がかなり強いですね．できるだけ早く不安を取り除いてあげたいのだけれど，妄想のために今も服薬を嫌がっています．さてどうしたものかな…？

Ph　先のガイドラインでは，「双極うつ」にクエチアピンとオランザピンが推奨されていますね（参照 エビデンス1）．妄想と，抑うつ，不安，焦燥など気分症状の両方への効果を期待して，抗うつ薬を非定型抗精神病薬に切り替えてみるのはどうでしょうか？

Dr　なるほど，確かにこのケースはオランザピン口腔内崩壊錠の良い適応かも知れない．オランザピンは日本で双極性障害の躁状態とうつ状態の両方に適応を取得しているし，服薬を嫌がる患者さんでも内服してもらいやすいメリットがあるね．

Ph　うつ状態に適応がある点は，服薬指導上も患者さんの理解が得られやすいですね．

経過 1

　入院後，患者は繰り返し希死念慮を訴え，医師や看護師が説得しても食事や飲水を拒み続けていた．このため一旦保護室に隔離され，点滴による補液が行われた．それでも何とかオランザピン口腔内崩壊錠を内服させることができた．そして入院5日目頃から，徐々に少量の水分や食事を摂取するようになった．ところが入院6日目の朝，事件が起きた．

　病棟の看護スタッフらは入院患者の朝食を配膳し終え，朝食後の与薬を準備していた．その時，1人のスタッフが保護室観察用のモニターに映る患者の異変に気付いた．「大変！！」スタッフらが保護室に駆けつけると，患者は着ていた上着を脱ぎ，紐状にねじって輪を作り，ベッド柵にかけ，首を吊った状態で床に横たわっていた．看護スタッフらは直ちに上着で作った輪を切断してはずし，患者をベッドに戻した．当直医が呼ばれ，診察が行われた．幸い発見が早かったためすぐに意識はもどり，呼吸状態にも問題はなかった．頸部には痛々しく圧迫痕が残っていた．患者は泣きながら「どうして死なせてくれないの？」などと訴えた．

3 入院中の患者の自殺企図について

Ph 今回は1つ間違えば危ないところだったのですね．看護師さんたちが早く気付いてくれて良かった….

Dr 本当に肝を冷やしました．今回の件は母親にもすぐに連絡をしました．母親もかなりショックを受けているようなので，しっかりと事情を説明して安心させてあげなければなりません．

Ph この患者さんは双極Ⅱ型障害というお話しでしたが，双極性障害では単極うつ病と同様に自殺の危険性が高いのですか？

Dr 国内外の調査で，多くの自殺ケースの背景にうつ病，うつ状態の関与があるとされています[4]．こうした調査の多くは，単極うつと双極うつを区別していませんが，DSM-IV-TR[1]によると，生涯に自殺を既遂してしまう割合は，単極うつ病で15％，双極Ⅰ型障害で10〜15％とされていて，どちらも驚くほど自殺の頻度が高いのです．双極Ⅱ型障害に限った詳しい統計はないようですが，同様に注意が必要と考えるべきでしょう．

Ph 双極性障害では，躁状態とうつ状態のどちらが自殺リスクと関連しているのでしょうか？また，その他の精神疾患でも自殺は多いのでしょうか？

Dr 双極性障害の躁状態が直接自殺に結びつくことは少ないと思いますが，「躁」の要素と「うつ」の要素が混在する，いわゆる「躁うつ混合状態」では，衝動性が高まりやすく，純粋なうつ状態以上に自殺に注意が必要かも知れませんね（**表1**）．
　その他に統合失調症，アルコール依存症などの薬物関連障害，パーソナリティ障害など，自殺ケースの大多数には，その背景に精神疾患の関与があるとされています．

Ph 実は私はこの前日に患者さんと面談していたのです．その時は，ようやく少し食事がとれるようになったことなどお話しを聞いて，薬が効いてきたものと思って喜んでいたのですが….まさかその翌日に自殺企図するなんて，全く考えてもみませんでした．本当にショックです．今回のようなケースでは，どのような点に注意していれば自殺の徴候に気付けたのでしょうか？

Dr なるほど，そうだったんですね．確かに，自殺企図の前に切迫した自殺の徴候に気付くことができれば，もう少し積極的な予防対策ができたかも知れません．でも，自殺を企図するすべてのケースが，必ずしも何日も前から自殺を決意し計画しているわけではありません．突然思い立って衝動的に行動してしまうことも多いのです．だから今回のケースも，あなたが前日に面談した時に自殺の徴候をつかめなかったからといって，あまり自分を責めないで下さいね．

Ph はい，ありがとうございます．ところで，一般に精神科患者さんの自殺リスクはどのように評価すればいいのですか？

Dr 私たちは，このケースのような患者さんが入院した時には，必ず自殺のリスクを評価して対応を考えます．自殺リスクの評価方法にはまだ国際的なスタンダード

表1　主要な精神疾患と自殺のリスク

疾患名	リスク要因	疾患名	リスク要因
気分障害	・自殺はうつ病エピソードで起こるが、双極性障害では混合エピソードにも注意する必要がある	統合失調症	・統合失調症では精神病症状の存在、自己の行動についてコメントする幻聴の存在、抑うつ気分の出現、ライフイベントなどが自殺を引き起こすことがある ・回復過程、再燃、精神病後抑うつで、抑うつ気分が出現する場合 ・自殺企図歴を有する患者
うつ病患者における自殺の危険性の増大と関連する特異的な臨床的特徴	・持続的な不眠 ・自己への無関心 ・症状が重度（特に精神病症状を伴ううつ病） ・記憶の障害 ・焦燥 ・パニック発作	統合失調症患者の自殺に特異的な危険因子	・雇用されていない若年男性 ・反復する再燃 ・悪化への恐れ（特に知的能力の高い患者） ・猜疑や妄想などの陽性症状 ・抑うつ症状
うつ病患者の自殺の危険性を増大させる要因	・25歳以下の男性 ・発症が早期であること ・アルコール等の乱用 ・双極性障害のうつ病相 ・躁うつ混合状態 ・精神病症状を伴う躁病	統合失調症患者の自殺が出現しやすい時期	・病気の初期段階 ・再発の初期 ・回復の初期
アルコール依存症	・アルコール依存症は自殺のリスクを上昇させる	パーソナリティ障害	・パーソナリティ障害は一般人口母集団に比べて自殺のリスクが7倍といわれている．境界型パーソナリティ障害では、衝動性が自殺のリスクを高める
アルコール依存症の自殺と関連する特異的な要因	・早期発症のアルコール依存症 ・長期間の飲酒歴 ・重度の依存 ・抑うつ気分 ・身体的な健康状態が悪いこと ・仕事の遂行能力が低いこと ・アルコール依存症の家族歴 ・最近の重要な人間関係の破綻または喪失	パーソナリティ障害での自殺リスクを高める因子	・失業 ・経済的困窮 ・家族不和 ・葛藤 ・喪失体験

（文献3）より引用改変）

表2　自殺の主要な危険因子の評価

- 過去の自殺企図・自傷行為歴
- 喪失体験　身近な者との死別，人間関係の破綻など
- 過去の苦痛な体験　被虐待歴，いじめ，家庭内暴力など
- 職業問題・経済問題・生活問題
- 精神疾患・身体疾患の罹患およびそれらに対する悩み
- ソーシャルサポートの欠如　支援者の不在，喪失など
- 企図手段への容易なアクセス「農薬，硫化水素などを保持している」「薬をため込んでいる」など
- 自殺につながりやすい心理状態　不安焦燥，衝動性，絶望感，攻撃性など
- 自殺の家族歴
- その他（診療や本人・家族・周囲から得られる危険性）

（文献4）より引用）

はありませんが，最近では日本精神神経学会がまとめた「日常臨床における自殺予防の手引き」などを参考にしています[4]．例えば「主要な危険因子の評価」（**表2**）としてリスクファクターがまとめられていますが，この患者さんに当てはめてみると，うつ状態に伴う強い希死念慮に加えて，自殺企図歴，過去の苦痛な体験，失業，経済的な問題，ソーシャルサポートの欠如，自殺の家族歴など，本当に多くのリスクファクターがあることがわかりますね．

Ph　なるほど．リストカットや過量服薬など，比較的危険性が小さいと思われる自殺

Ph 企図やその素振りでも,やはり重要な自殺リスクファクターの1つと考えて注意を払わなければなないのですね.

Dr その通りです.

Ph それにしてもこの患者さんは,入院中も自殺リスクが極めて高いケースと考えて対応していたのにもかかわらず,今回の自殺企図を防ぎ切れなかったとは…. 自殺予防がいかに難しいかを考えさせられました.

Dr そうですね.希死念慮の強いケースでは,「保護室に隔離していれば安全」などと絶対に考えないことです.どんなに注意を払っていても「100％確実な自殺予防対策はない」と肝に銘じ,油断してはいけないということを,今回の事件の教訓としなければいけません.また「自殺企図は精神科病院に入院していても防げないことがある」という点は,ご家族にあらかじめ説明しておく必要がありますね.

Ph このように自殺リスクの高い患者さんと,今後どのように関わったらいいでしょうか.希死念慮の上手な聞き出し方の「コツ」のようなものがありますか？

Dr 関わり方の基本を1つあげるとすれば,「全てのスタッフがチームとして自殺防止の意識を共有し,密接に情報交換を行う」ということですね.早速ですが本日午後,この患者さんの自殺企図について病棟カンファレンスを行うので,あなたもぜひ参加して下さい.

　それから,今後あなたが服薬指導などでこの患者さんと接する機会には,できるだけ立ち話でなく,腰を下ろして「時間はたっぷりありますよ」という態度を示し,患者さんが胸の内を打ち明けやすい雰囲気を心がけてください.

　そして,もし患者さんから自殺をほのめかすような言葉が聞かれたら,真摯に傾聴すると同時に,必ずその情報を医師や病棟スタッフに伝えて下さい.またその場では,「自殺しないように約束を交わすこと」,「希死念慮が強まったらいつでも連絡をするよう求めること」,「次の訪問日を決め,また会う約束をすること」などが自殺防止のために有効だと思います.

Ph はい,わかりました.ところで先生,この患者さんの薬物治療はどうされますか？

Dr 「自殺企図」というトラブルはありましたが,入院時に比べれば少しずつ食事も取れるようになってきているし,妄想の訴えも減ってきています.この患者さんにオランザピンは有効とみて良いと思います.まだ衝動性や不安・焦燥が強いので,10mgまで増量しましょう.それから,最近ようやく嫌がらずに内服してくれるようになったので,炭酸リチウムの併用を開始したいと考えています.あなたはどう思いますか？

Ph 炭酸リチウムは過量服薬すると中毒による致死的な心機能障害や腎障害,精神・神経障害を引き起こしますよね.確かにガイドラインでは推奨されていますが,この患者さんは過量服薬の既往もあるし,ちょっと心配なのですが….

Dr 確かに炭酸リチウムは一旦中毒を生じるとさまざまな組織を非可逆的に損傷しかねないので「危険な薬」という印象もありますね.治療域と中毒域が近く「扱い

にくい」と敬遠する精神科医も少なくないです．それでも炭酸リチウムが国内外の多くのガイドラインで双極性障害に推奨されるのには理由があります．

　双極性障害に使用される「気分安定薬」はいくつかありますが，多くの大規模な臨床研究によって「双極うつ」への有効性が証明され，特に「自殺予防効果」が確認されている薬は炭酸リチウムだけです[5,6]．自殺のリスクが極めて高いケースだからこそ，過量服薬の危険性を考慮しても，なお炭酸リチウムの適応があると思うのです．

Ph よくわかりました．炭酸リチウムは「至適用量が決まるまで1週間ごとに血中濃度を測定すること」とされています．オーダーをお願いしますね．

経過 2
その後内服薬に炭酸リチウムが追加され，血中濃度を測定しつつ漸増された．オランザピン口腔内崩壊錠は10mgまで増量された．一方パロキセチンとアモキサピンは漸減～中止された．ニトラゼパム，ブロチゾラムも睡眠の改善に伴い中止され，処方は**Rp.2**のようになった．

Rp.2　入院処方

❶リーマス（炭酸リチウム）錠（200mg）	1回1錠	1日3回	毎食後	←追加
❷ジプレキサザイディス（オランザピン口腔内崩壊錠）錠（10mg）	1回1錠	1日1回	夕食後	←切替
パキシル錠（20mg）	1回2錠		夕食後	
アモキサンカプセル（25mg）	1回1cap		朝夕食後	
ベンザリン錠（5mg）	1回1錠		就寝前	
レンドルミン錠（2.5mg）	1回1錠		就寝前	

入院2週間ほどで強い焦燥感や希死念慮は訴えなくなり，保護室から一般病室に移った．食欲や睡眠も徐々に改善し，入院1ヵ月を過ぎた頃には病棟で作業療法への参加や他の患者との交流が見られるようになった．

4　退院後を見据え，アドヒアランスや副作用など薬物治療に関する注意点と自殺の再発予防について

Ph 先生，患者さんはずいぶん落ち着かれましたね．そろそろ退院の検討時期でしょうか？

Dr そうですね．自覚的にも気分が安定し，希死念慮や妄想はすっかり消失したようです．病棟でも他の患者さんと打ち解け，笑顔も見られます．作業療法にも積極的に参加し，集中力も回復してきたようですね．実はつい先ほど患者さんご自身から「早く退院したい」と希望があったばかりです．ただ気分障害の症状には波があるので，今後希死念慮が再発しないか，逆に躁転を起こさないか等，まだま

だ懸念は残ります．

Ph 慎重な判断が求められますね．最近患者さんは，小学生のお子さんが帰りを待っていることを随分気にされているようです．

Dr はい，できるだけ早い退院を考えてあげたいところです．そこで現在の処方内容について検討したいのですが，何か気になる点がありますか？

Ph 炭酸リチウムは適切な血中濃度が維持されていて，目立った副作用はないようですね．ただ先日，患者さんご自身が「入院して4kgも太ってしまった」と気にしていました．オランザピンの影響でしょうか？血液検査では中性脂肪値もいくらか高くなってきています．患者さんには「入院環境や食欲の回復が体重増加の主な原因では？」と説明しましたが，一部の向精神薬に体重増加の副作用があることにもふれて，担当医に相談するようお話ししました．服薬アドヒアランスへの影響が心配です．オランザピンの減量や中止，アリピプラゾールへの変更なども考えられるかと思いますが，先生のお考えはいかがですか？

Dr なるほど，私も体重のことは少し気にしていました．しかし順調に回復したように見えても，気分障害が十分安定するには時間がかかるとされています．退院を目前に処方を大きく変更して，病状を不安定にさせてしまうことは避けたいです．

　私は少なくとも半年程度はこの処方を維持し，十分安定した後にまだ体重増加や高脂血症の問題が残っていればオランザピンを中止して炭酸リチウム単剤の維持療法を目指したいと考えています．まずは栄養士さんに食事指導をしてもらいましょう．

　それでも今後ますます体重増加や代謝系副作用が悪化するようならば，早めの処方変更を検討しなければならないけどね．

Ph わかりました．患者さんには先生のお考えを伝えて，患者さん自身の意向をもう一度確認してみます．自己判断で薬を止めてしまわないように，また困ったことや気になることは気軽に相談するように，よく説明しておきます．

Dr お願いします．その他に何か気になることはありますか？

Ph うーん，やはり過量服薬のことが気になりますね．今は落ち着いていても，また症状が再燃する恐れがありますよね．例えば処方薬の管理をお母様にお願いするとか，何か過量服薬を防ぐ対策を考えておく必要はないでしょうか？

Dr なるほど．残念ながら母親は近々実家に戻らねばならない事情があって，長くは滞在して頂けないのです．その代わりに訪問看護を導入して看護師さんに服薬管理や日常生活の見守りをお願いしましょう．早速ご本人に提案してみます．

Ph それで少し安心できますね．ところで，実は1つご相談があります．私たち薬剤師にとって，治療のために調剤した薬を「過量服薬」に用いられるのはとても悲しいことです．先日患者さんにそのことをお話ししたのですが，その時「炭酸リチウムを含む現在の処方薬を過量服薬することの危険性」についてどこまで情報提供すべきか迷ってしまい説明を躊躇しています．その情報を伝えることで，患者さんに「この薬で確実に自殺できる」などとおかしな受け取り方をされないか

不安だったからです．自殺リスクのある患者さんに，薬剤師としてどのように薬の情報提供をしたらよいか，先生のご意見を聞かせて下さい．

Dr それは大切な問題ですね．「ケース・バイ・ケース」という部分もあるでしょう．例えば，明らかに「今すぐに自殺したい」と考えている患者さんに，杓子定規に危険性の高い薬の情報提供を行うメリットはないかも知れません．一方でこの患者さんの様に，病状が安定して十分判断力が回復している患者さんに対しては，危険性も含めた正しい情報提供が必要だと思います．このような患者さんの自殺を長期的に防ぐには，患者さんと私たち医療チームとの信頼関係が不可欠だと思うからです．

　私たちが患者さんのことを「信頼している」と態度で示さなければ，患者さんも私たちのことを信頼してくれないでしょう．患者さんを信じて正しく情報提供したうえで，症状再燃や自殺企図を防ぐために最善を尽くすことが大原則だと思いますよ．

Ph はい，よくわかりました．チームの中での医師と薬剤師の信頼関係も重要ですね．早速次回の服薬指導の時に説明してみます．

Dr よろしくお願いします．

文献

1) American Psychiatric Association：Diagnostic and Statistical Manual of Mental Disorders, 4th Ed revised, Text Revision（DSM-IV-TR），2000．
2) World Health Organization：The ICD-10 Classification of Mental and Behavioral Disorders：Clinical Descriptions and Diagnostic Guidelines. 1992．
4) 日本精神神経学会 精神保健に関する委員会 編著：日常臨床における自殺予防の手引き．精神神経学雑誌．115（3付録），2013．
5) Cipriani A, Prettym H, Hawton K et al：Lithium in the prevention of suicidal behavior and all-cause mortality in patients with mood disorders：a systematic review of randomized trials. American journal of Psychiatry. 162：1805-1819, 2005．
6) Baldessarini R J, Tondo L, Davis P et al：Decreased risk of suicides and attempts during long-term lithium treatment：a meta-analytic review. Bipolar Disorders. 8：625-639, 2006．

〔河合伸念（医師）／桑原秀徳（薬剤師）〕

7 認知症

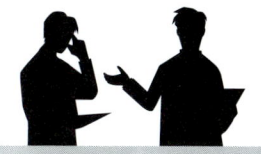

症例 26 物忘れを主訴として，その後アルツハイマー型認知症と診断され，薬物療法を開始された患者

状況設定
本日が2回目の物忘れ外来受診となる患者の診察終了後，診察に同席していた薬剤師は，診断や治療の進め方について疑問に感じた点を確認しようと医師に質問を行った場面．

現病歴 73歳女性

　子供の独立後，夫婦2人暮らしをしていたが，2年前に夫が転倒して大腿骨頭を骨折したことから息子夫婦と同居することになった．その頃から，同じことを何度も尋ねる，同じ品物を繰り返し買ってくるといったエピソードが次第に増加していた．1ヵ月前に風邪をこじらせ，自室で療養していたところ，夜中にごそごそ動くことが多く，誰かが来ていると興奮する，といった症状がしばしば見られるようになったため，かかりつけの内科クリニックを受診した．

　不眠に対してベンゾジアゼピン系抗不安薬（エチゾラム）が就寝前に処方されたが，さらに症状が悪化したため息子の嫁が付き添っての受診となった．

　礼容は保たれ，神経学的な異常も認めなかったが，診察中にしばしばボーっとして会話が成り立たなくなった．頭部CT検査で両側側頭葉内側部を中心にび慢性の萎縮がみられ，心理検査の結果，MMSE（Mini Mental State Examination）で18/30点であった．これらの診察結果と家族の話から「せん妄を伴うアルツハイマー型認知症」と診断した．

　まず，エチゾラムを中止し，昼間の声かけや家族同伴による散歩など昼夜のリズムを再構築するよう家族に指導した．2週間後の受診時には，ボーっとした感じがなくなり，夜間の興奮もほぼ消失した．MMSEは23/30点まで改善したが，近時記憶障害は残存していた．そこで，ドネペジルによる薬物療法が開始されることとなった（**Rp.1**）．

Rp. 1

❶アリセプトD（ドネペジル）錠（3mg）　1回1錠　1日1回　朝食後

1 物忘れを主訴とする認知症の鑑別診断について

Ph 先ほどの物忘れの患者さん，やはりアルツハイマー型認知症だったのですね．「同じことを何度も尋ねる，薬をのみ忘れる」とお嫁さんが言ってましたし….

Dr そうですね，せん妄も重なっていて，かなり大変そうでしたね．

Ph 先生，せん妄は認知症ですか？

Dr いいえ，意識障害の一つのタイプで，幻視，興奮，不安などが目立ち，この方のように，症状が変動し夜間に悪化することが多いですね（表1）．脳に脆弱性のある認知症に合併することも多いですが，手術後など高齢者ではよくみられる症状です．まず，原因をはっきりさせて，せん妄の治療を優先させるのが原則です．

Ph この方の場合，せん妄の原因は昼夜の逆転ですね．

Dr そうですね．さらに，エチゾラムが増悪させたと考えられます．

Ph 抗不安薬以外にも，抗パーキンソン病薬，H_2ブロッカー，抗コリン作用の強い排尿障害の薬，などが薬剤性せん妄の原因として知られていますね（表2）．

Dr 特に，これらの薬剤を複数の医療機関から重複して処方されているような場合に，せん妄が起こりやすいですから，おくすり手帳や家族への問診で似たような作用機序の薬が重複投与されていないかを確認することも重要です．

2 認知症治療薬の種類とそれぞれの作用機序，副作用について

Dr ところで，この患者さんは昼間の活動低下も目立ってきていたので，認知症治療薬としてその強い賦活作用にも期待してドネペジルを選択しましたが，最近使用可能となった薬剤について，その使い分けや作用機序の違いについて教えていただけますか？

Ph はい，わかりました．現在国内では，4種類のアルツハイマー型認知症治療薬が使用可能ですが，ガランタミンとリバスチグミンはドネペジルと同じコリンエステラーゼ阻害薬（ChEI）に，そしてメマンチンはNMDA受容体拮抗薬に分類されます（表3，「認知症治療薬」（p.58）を参照）．

　適応は，ドネペジルは軽度から高度まですべての重症度で使用可能ですが，ガランタミンとリバスチグミンは軽度から中等度，メマンチンは中等度から高度となっています．用法はガランタミンのみ1日2回，他はすべて1日1回の投与です．最大用量に到達するまでの最短期間は，ドネペジルでは5週間，ガランタミンは9週間，リバスチグミンは13週間かかります．一方，メマンチンは週毎の増量が可能で，最も早い4週間で最大用量に到達します（表4）．

　現在のところ，ChEIの3剤について治療効果に明確な差を示すエビデンスはないので，個々の患者さんについて，重症度，忍容性，副作用発現，服薬管理のしやすさ，費用などの観点から選択していただくのがいいと思います．

Dr そうですね．例えば，ドネペジルやガランタミンを服用して胃部不快感や食欲低

表1 せん妄と認知症の鑑別の要点

	せん妄	認知症
発症	急激	緩徐
初発症状	錯覚，幻覚，妄想，興奮	記憶力低下
日内変動	夜間や夕刻に多い	変化に乏しい
持続	数日～数週間	永続的
身体疾患	合併していることが多い	時にあり
薬剤の関与	しばしばあり	なし
環境の関与	関与することが多い	なし

(認知症疾患治療ガイドライン2010より引用)

表2 せん妄を起こしやすい主な薬剤

分類	薬物名
オピオイド	モルヒネ，フェンタニル，ペンタゾシン
非ステロイド性抗炎症薬	インドメタシン，サリチル酸
鎮痙剤	スコポラミン，アトロピン
H_2ブロッカー	ファモチジン，シメチジン
ステロイド薬	プレドニゾロン，ベタメタゾン
抗ヒスタミン薬	ジフェンヒドラミン，クロルフェニラミン
抗うつ薬	イミプラミン，アミトリプチリン
躁病治療薬	炭酸リチウム
抗てんかん薬	バルプロ酸，フェニトイン，フェノバルビタール
睡眠薬	ベンゾジアゼピン系薬剤
抗パーキンソン病薬	ビペリデン，トリヘキシフェニジル，アマンタジン
β遮断薬	プロプラノロール
降圧薬	クロニジン
強心薬	ジゴキシン
昇圧薬	フェニレフリン
利尿薬	フロセミド
抗不整脈薬	ジソピラミド，リドカイン，キニジン，メキシレチン
気管支拡張薬	テオフィリン，アミノフィリン
抗ウイルス薬	アシクロビル
過活動膀胱治療薬	オキシブチニン，ソリフェナシン，イミダフェナシン
抗真菌薬	アムホテリシンB
抗結核薬	イソニアジド，リファンピシン
抗酒薬	ジスルフィラム

下，下痢などの消化器症状が現れた場合は，量を減らすか，これらの副作用が比較的少ないリバスチグミンへの切り替えを検討すべきでしょう．意欲の低下が目立つ場合は賦活作用の強いドネペジルを，いらいらする，落ち着かないなどの精神症状が目立つ場合は，賦活作用の比較的弱いガランタミンを，第一選択にするという考え方もできます．また，服薬を嫌がる患者さんでは口腔内崩壊錠や液剤を，一人暮らしの場合には確認しやすい貼付剤のリバスチグミンをといった選択も可能です．

表3 アルツハイマー型認知症治療薬の特性

一般名	作用機序	剤形	適応	用法	半減期	主代謝経路
ドネペジル	AChE阻害作用	錠剤・口腔内崩壊錠・内服ゼリー・細粒	軽度—高度	1日1回1回1錠	約60～90時間	肝(CYP3A4,2D6)
ガランタミン	nAChRのAPL作用＋AChE阻害作用	錠剤・口腔内崩壊錠・液剤	軽度—中等度	1日2回1回1錠	約5～7時間	肝(CYP3A4,2D6)
リバスチグミン	AChE阻害作用＋BuChE阻害作用	貼付剤	軽度—中等度	1日1回貼付24時間ごと	約3.4時間(AChEとの結合は非可逆性で10時間程度作用が持続する)	腎(エステラーゼ)
メマンチン	NMDA型グルタミン酸受容体阻害作用	錠剤	中等度—高度	1日1回1回1錠	約55～70時間	腎

Ach：アセチルコリン，AChE：アセチルコリンエステラーゼ，APL：アロステリック活性化リガンド，BuChE：ブチリルコリンエステラーゼ，nAChR：ニコチン酸アセチルコリン受容体，NMDA：N-メチル-D-アスパラギン酸

(古関竹直，鍋島俊孝：アルツハイマー病・認知症．病気と薬パーフェクトBook2012, p.785,2012より引用)

表4 アルツハイマー型認知症治療薬の用法・用量

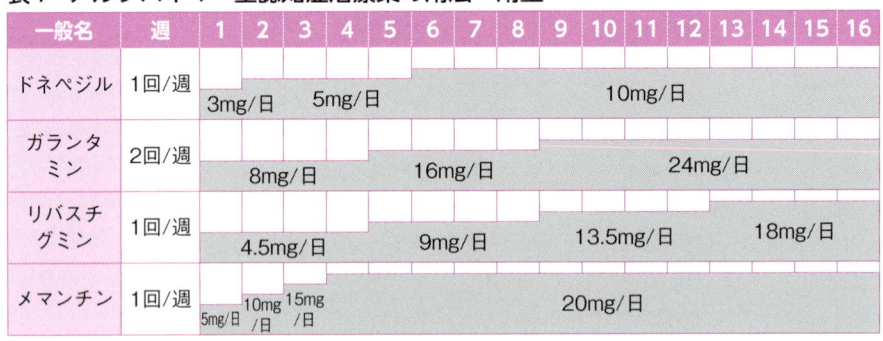

一般名	週	1	2	3	4	5	6	7	8	9	10	11	12	13	14	15	16
ドネペジル	1回/週	3mg/日		5mg/日						10mg/日							
ガランタミン	2回/週		8mg/日				16mg/日				24mg/日						
リバスチグミン	1回/週		4.5mg/日			9mg/日			13.5mg/日			18mg/日						
メマンチン	1回/週	5mg/日	10mg/日	15mg/日	20mg/日												

Ph もう一つのメマンチンは，NMDA受容体に拮抗することで，認知機能改善だけでなく神経保護効果も期待できるといった特徴があります．また，ChEIとは作用機序が異なるので，併用による改善効果の増強も認められています．

Dr ChEIとの副作用の違いについてはどうですか？

Ph はい，ChEIでは末梢組織のアセチルコリン作動性神経の機能も亢進させるため，先ほど先生が指摘されたように，悪心，嘔吐，胃部不快感，食欲低下，腹部膨満感，下痢などの消化器症状がみられることが多いですが，一方メマンチンでは，めまい，頭痛，眠気，便秘が多いといわれています．

Dr そうですね．しかし，この方のように興奮や不眠の強い方には，夕食後や就寝前の投与によって，眠気を症状の改善に活かせる場合もありますね．
　生活リズムが再構築されて昼夜逆転による精神症状はほぼ消失しており，近時記憶障害が目立つ状況ですので，賦活作用を期待してやはり最初はドネペジルでいきましょう．

3 家族への薬の説明と適切な患者対応

Dr 先ほどの診察で，ご家族には病名と今後の経過予測などを詳しく説明してあります．患者さんにも，「物忘れは病気によるものなので，お薬を処方するとは説明してありますが，薬については改めて薬剤師さんから説明があります」と言ってありますので，よろしくお願いしますね．

Ph はい，わかりました．先生，説明する際，何か気をつけることはありますか？

Dr そうですね，病気については十分説明してありますが，この方の場合は，すでにご自身でお薬を管理できなくなっていることが考えられますから，ご家族にお手伝いいただく必要があることを説明しておいてください．そして，介護するご家族にとっては，お薬がいつ頃どんなふうに効いてくるのかといった効果発現時期や，副作用はないのか，あるとすればどんなものでいつ頃現れるのか，またその時はどのように対応したらよいのかなどが気がかりなことだと思います．できればパンフレットなどを使って，もう一度，一つひとつ確認しながら説明していただけると助かります．そうすれば，家に帰ってからも，ご家族がパンフレットで復習できますし，安心でしょうからね．

Ph わかりました，そうします．先生，次回の診察は2週間後でよかったですか？

Dr はい，その予定です．この2週間をどのように過ごされるのか，食事や睡眠の状況，そしてお薬はのめたのか，今から気になりますね．

Ph そうですね，キチンと服用していただけるといいですね．でも，今回のお薬の飲み心地が悪ければ，他の剤形や別のお薬という選択肢があることもお伝えして，SDM（shared dicision making）を実施していきたいと思います．

〔池田　学（医師）／宇野準二（薬剤師）〕

7 認知症

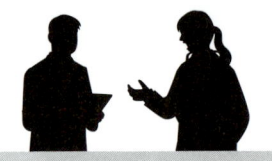

症例 27 幻覚妄想を呈し，レビー小体型認知症が疑われた患者

状況設定
軽度もの忘れが主訴で精神科受診，アルツハイマー型認知症として薬物治療を継続していたが，暴言暴力，幻覚妄想が目立つようになった患者．鎮静目的で薬剤を追加したところ，過鎮静となり入院となった．入院後担当となった精神科医と薬剤師で今までの外来の経過を振り返り，今後の治療を検討する場面．

現病歴 64歳男性

同胞3名中第2子．1年程前よりもの忘れが酷くなったと，認知症の精査目的に妻とともに精神科を受診した．HDS-R15点，MMSE15点で，アルツハイマー型認知症と診断されドネペジル3mg開始，5mgに増量し服用を継続していた．徐々に易怒的になり，「孫が会いにきている」「大勢の子供がおはじきで遊んでいる」などの幻視がみられるようになった．妻への暴力が増え，夜間不眠・徘徊に加え，小刻み歩行，覚醒レベルの日内変動もみられるようになった．また，2回の意識消失発作を呈し，家庭介護が困難となっていた．

1 レビー小体型認知症（DLB）の見分け方

Ph この患者さんは，BPSD（behavioral and psychological symptoms of dementia；行動・心理症状）が増悪していますが，BPSDは家族の対応を困難にしますね（図1）．

Dr BPSDは「認知症患者にみられる知覚，思考内容，気分，行動の障害の症候」と定義され，行動症状と心理症状に分類されます．行動症状は「攻撃的行動，叫声，不穏，徘徊」など，心理症状は「不安，抑鬱，幻覚・妄想」などが代表的です[1]（図2）．この患者さんでは，幻視，暴力，不眠，徘徊などがそれに当たります．BPSDは，介護者あるいは介護の状況や環境などによって増悪したり，改善したりします．また，常に出現する訳ではなく，認知症の経過において出現しやすい時期があるといわれています．

Ph 家族は，「以前はこんな人ではなかった」と対応に難渋し，患者はますます不穏

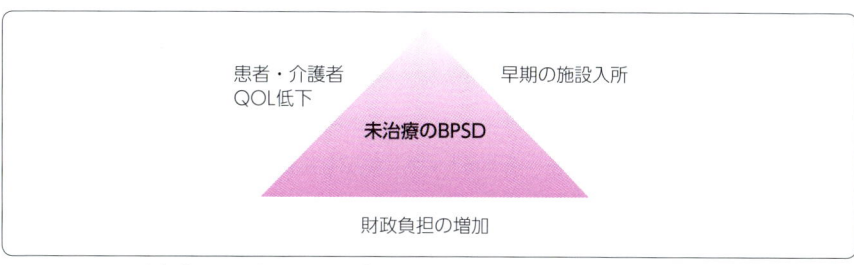

図1　BPSDが患者・介護者に及ぼす影響　　　　　（認知症疾患治療ガイドライン2010より転載）

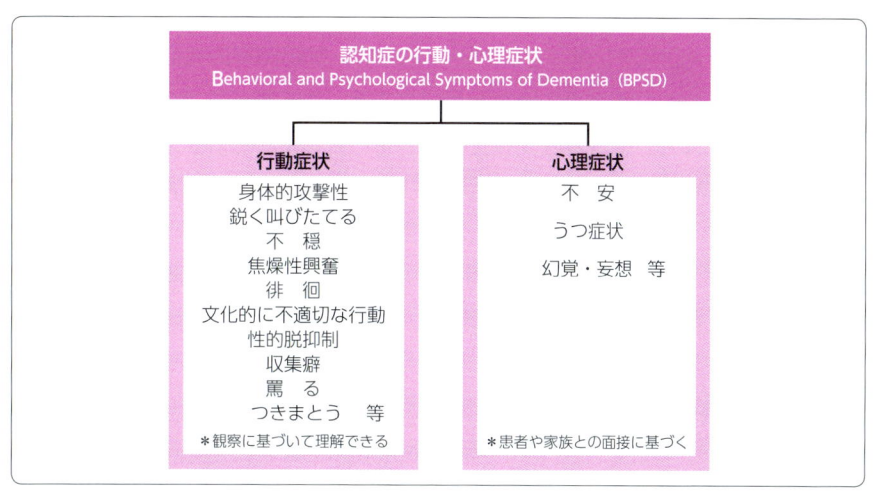

- 患者・介護者QOL低下
- 早期の施設入所
- 財政負担の増加
- 未治療のBPSD

図2　認知症のBPSD　　　　　（認知症疾患治療ガイドライン2010より転載）

認知症の行動・心理症状
Behavioral and Psychological Symptoms of Dementia（BPSD）

行動症状
- 身体的攻撃性
- 鋭く叫びたてる
- 不穏
- 焦燥性興奮
- 徘徊
- 文化的に不適切な行動
- 性的脱抑制
- 収集癖
- 罵る
- つきまとう　等

＊観察に基づいて理解できる

心理症状
- 不安
- うつ症状
- 幻覚・妄想　等

＊患者や家族との面接に基づく

になるという光景をよく目にします．BPSDへの対応は非常に重要ですね．

Dr 最近では，治療や適切な介護によって，BPSDの多くは緩和させることができるようになっています．

Ph BPSDに対応するには，我々薬剤師も病態を把握したうえで，適正な薬物療法を検討する必要があると考えています．今回の症例は，リアルな幻視に加え睡眠障害，歩行障害，覚醒レベルの変動があり，レビー小体型認知症（dementia with lewy Bodies；DLB）と判断していいでしょうか？DLBの鑑別方法を教えて下さい．

Dr DLBの症状・経過は，認知機能障害が現れるかなり以前から，REM睡眠行動障害（寝言，隣で寝ている配偶者を殴るなど）がみられることが多く，認知症発症と前後してパーキンソニズム，幻視，意識レベルの変動などがみられるようになることが特徴です．近年では，匂いがわからなくなるという嗅覚障害が認知症発症に先駆けてみられることもわかってきました（参照 エビデンス1）．この中で幻視はよく知られていますが，目の前にありありとした形で現れ，しばしば妄想性誤認を引き起こします．音や声は伴わないことがほとんどです．

　DLBの病理は，ADの病理と併存していることが非常に多いのですが，高度の

> **エビデンス 1　嗅覚障害の発生は認知症の指標の一つである**
>
> 　パーキンソン病患者の8割は認知症を発症するが，Takedaらが44人の認知症を発症していないパーキンソン病患者を対象に記憶と視知覚を評価する3年間のベースライン調査を行った結果，認知症を発症した10人すべてで高度の嗅覚障害が見られ，高度の嗅覚障害患者は認知症発症リスクが18.7倍であることが判明した．
>
> （Takeda A et al：Severe olfactory dysfunction is a prodromal symptom of dementia associated with Parkinson's disease：a 3-year longitudinal study. Brain. 135(1)161-169, 2012）

　AD病理を伴っていない場合には，記憶障害の程度は比較的軽く，記銘力低下よりも記憶の再生障害が目立ちます．認知機能障害の中では，遂行能力障害，注意障害，構成障害，視空間障害などが多くみられます．

Ph　色々な症状があるようですが，これがあったらDLBをまず考えた方がいいというコメディカルがみてわかる症状はありますか？

Dr　まず一番は，身体が傾いていることでしょう．脳卒中後遺症等による明らかな片麻痺がないにもかかわらず，体幹が左右いずれかに傾いている場合（車椅子などに座っている時によくわかる）には，認知機能障害があればDLBを疑います．

　また，短い観察時間内でも，うとうとしたり吸い込まれるような眠気が反復しているような場合にもDLBに伴う意識レベルの変動を疑います．もちろん，何もない机の上にあたかも何かあるようにつまもうとしている動作がみられる時には，幻視があると考えられます．ある程度進行したDLBでは，これらのいずれかがみられることが多いと思います．

2　レビー小体型認知症（DLB）の薬物療法の副作用と注意点

経過 1
BPSDへの対応としてドネペジル5mgに加え以下の薬剤が処方されたが（**Rp.1**），3日後に過鎮静となり，日中も十分な覚醒が得られない状態となったため，精査加療目的で医療保護入院となった．入院後は，さらに食事や服薬の継続も困難となり，誤嚥性肺炎のリスクが高まったため点滴による全身管理が必要となった．

Rp. 1

❶アリセプト（ドネペジル）錠（5mg）	1回1錠	1日1回	朝食後
❷バレリン（バルプロ酸）錠（200mg）	1回1錠	1日2回	朝夕食後
❸ベンザリン（ニトラゼパム）錠（5mg）	1回1錠	1日1回	就寝前
❹ツムラ抑肝散エキス顆粒	1回2.5g	1日2回	朝夕食後
❺リスパダール内用液（リスペリドン）(1mg/1mL)	1回1mL	1日1回	就寝前

Ph　DLBは，認知機能障害の他に，BPSDや不眠，日中過眠およびREM睡眠行動障害（RBD），パーキンソニズムなど多彩な症状が治療標的となり，患者個々の状態に合わせて薬物療法を考える必要がありますね．しかし，DLBは抗精神病薬をはじめとする中枢神経作用薬に対する過敏性があるといわれています[2]．薬剤投与後には，易怒性・興奮の増悪や過鎮静などが現れないかどうかを十分に観察評価する姿勢が重要ですね．

　今回の患者さんは薬剤によって過鎮静状態になったケースといえます．DLBは，このような事態を避けるために向精神薬は特に少量から注意して使用する必要がありますね（表1）．

Dr　おっしゃる通りです．DLBと診断したら，薬剤過敏性には十分に注意をする必要があります．ドネペジルを始めとする全てのコリンエステラーゼ阻害薬（ChEI）の添付文書には，薬剤性パーキンソニズムの誘発・増悪に関する注意が記載されています．薬剤過敏性のあるDLBの場合，ドネペジル5mgの投与によってパーキンソン歩行が出現したり，歩行困難となってしまうこともありますが，ドネペジルを5mg服用できたことから薬剤過敏性がそれほど高くないと外来での担当精神科医は判断したのかもしれません．適切な量のChEIが投与された場合には，パーキンソニズムの悪化がみられず，注意，遂行機能などにADよりも顕著な改善がみられます．

Ph　DLBのBPSDには，抑肝散が推奨されていますが[3]？

Dr　DLBのBPSD，特に幻視を主体とする幻覚や妄想に対しては抑肝散をまず投与することが多いと思います．抗精神病薬では，この症例のような副作用が出現する可能性が高いからですが，抑肝散を使用する場合には，低カリウム血症に注意することが必要です．

　抑肝散でコントロールが不十分な場合には，細心の注意を払って少量の抗精神病薬を使用します．抗精神病薬の中では，D_2遮断作用の強い薬剤は使用しないことが重要です．DLBの場合，リスペリドンやハロペリドールなどは原則的には使用を避け，クエチアピンやオランザピンの使用を第一に考えます．ただし，糖尿病を合併している場合には，使用禁忌です．

Ph　ベンゾジアゼピン（BZD）系薬剤に関してはどうでしょうか？高齢者では筋緊張低下による転倒やせん妄の発現の危険がありますし，DLBでは歩行障害も出やすいため，夜眠るという点に関してはまずラメルテオンの使用を考えるのが良

表1　高齢の認知症患者への薬物治療の注意点

1. 少量で開始，緩やかに増量，薬剤用量は若年者より少なく
2. 薬効を短期間で評価する
3. 服薬方法を簡易にする
4. 多剤服用を避ける
5. 服薬コンプライアンス（アドヒアランス）を確認する

（文献1）より引用）

いのではないでしょうか？

Dr DLBの場合，良好な睡眠の確保はとても重要です．しかし，長時間型睡眠薬は通常量で使用すると，日中まで眠気をひきずることもあります．また，超短時間型は，服用後の行動異常の出現リスクや睡眠の質の悪化によってかえって睡眠リズムが乱れることがあります．このような点に注意しながら，必要最小量の投与にとどめるようにしましょう．

ラメルテオンは，体内の生理活性物質であるメラトニンの受容体刺激薬です．睡眠のリズムを整える薬剤であり，筋弛緩等の副作用がなくより安心して使用できると言えます．さらに重要な点として，DLBは意識レベルの変動を伴いやすく，日中でも傾眠あるいは嗜眠を伴っている場合があります．この場合は，日中の覚醒レベルを上げることがまず求められます．

Ph 超短時間型のBZD系睡眠薬と非BZD系睡眠薬は，入眠潜時を短縮，総睡眠時間を延長しますが，BZD系睡眠薬は睡眠stage3,4を抑制します．これに対し非BZD系睡眠薬のゾピクロン，エスゾピクロン，ゾルピデムはstage3,4を増加させます[4]ので，使用するなら非BZD系超短時間型睡眠薬ですか？

Dr 副作用としては，どちらも注意が必要です．使用するなら非BZD系睡眠薬から始めることが多いのではないかと思いますが，少量のクエチアピンを眠前に投与すると，目立った副作用がなく，良好な睡眠が得られることもあります．

Ph メマンチンは認知機能悪化を抑制する作用以外に，徘徊や常同行為，興奮・攻撃性の予防・改善作用があるといわれています[5]．メマンチンの使用を考慮するのもいいのではないでしょうか？

Dr DLBの場合には，メマンチンの使用にも気をつける必要があります．メマンチンの副作用の眠気が出やすく，過鎮静や傾眠がみられることがあります．ADと異なり，維持量は2.5〜10mg程度，多くは5mgくらいが良いことが多いように思います．症例による反応の違いが大きいので，少量でも副作用がある場合には使用にこだわらない方がよいかと思います．

Ph それでは，この患者さんではドネペジルによりBPSDが増悪した可能性も考えられるので，ドネペジルを中止しリバスチグミンを使用するのはどうでしょう？

リバスチグミンはブチリルコリンエステラーゼ阻害作用を合わせ持ち，海外では内服薬がパーキンソン病認知症（PDD）への適応を持つ[6]のでDLBへの効果も期待できるのではないでしょうか？また，BPSDが再び出現した場合には，抑肝散の使用を考えるのがいいですね．

3 レビー小体型認知症（DLB）の中核症状の薬物治療

経過 2

過鎮静の改善とともに，リバスチグミン4.5mg/日の貼付を開始し，食事摂取が改善するまで経過をみた．経口摂取が安定するころには，再び興奮や易怒性，不眠などのBPSDが出現したため，抑肝散5gと眠前にクエチアピン12.5mgを投与した．小刻み歩行などのパーキンソニズムはドネペジル中止によりやや改善がみられており経過観察とした．これらの治療により，過鎮静となることなく興奮，易怒性，不眠に一定の改善が得られた（**Rp.2**）．

4週間後，リバスチグミンを9mgに増量したころから幻視や徘徊もほとんどみられなくなり，認知機能障害はHDS-R17点，MMSE18点に改善した．入院前には，退院後は面倒を看られないと，家族が施設入所を希望していたが，BPSDの軽減に伴い考えが変わり自宅退院となった．

Rp. 2

アリセプト錠（5mg）	1回1錠	1日1回	朝食後 |変更
❶リバスタッチ（リバスチグミン）パッチ（4.5mg）	1回1枚	1日1回	朝
ベンザリン錠（5mg）	1回1錠	1日1回	就寝前
バレリン錠（200mg）	1回1錠	1日2回	朝夕食後
❷ツムラ抑肝散エキス顆粒	1回2.5g	1日2回	朝夕食後
❸セロクエル（クエチアピン）錠（25mg）	1回0.5錠	1日1回	就寝前	←追加
リスパダール内用液（1mg/1mL）	1回1mL	1日1回	就寝前

Ph 今回のケースはリバスチグミン，抑肝散，少量のクエチアピン使用で過鎮静を起こすことなくBPSDが軽減され，認知機能の改善もみられたようです．適正な薬物療法の必要性を強く感じました．

Dr 薬剤の副作用がでるかどうかは使用してみないとわからないのが実際のところです．効果が現われて，患者さんの状態がよくなる場合には何の問題もありません．しかし，副作用に対しては迅速に対応し，薬物療法によってかえって状態が悪くなることを避けなければいけません．

Ph 患者本人は，症状を上手く訴えることができないケースが多いので，医師だけではなく，薬剤師や看護師など多職種がそれぞれの観点で観察し，副作用発現をいち早くキャッチする必要がありますね．他に何か薬剤師に望むことはありますか？

Dr 外来の場合は，副作用が発現した際に薬剤調節をするのは介護者です．したがって，予想される副作用を介護者に十分に説明し，もしこのようなことがあったらどの薬を減量するあるいは中止するという指示をしておくことが大切です．その内容を考えるのは医師ですが，介護者に具体的に実物や画像を用いて調節する薬がどれに当たるのかを薬剤師に説明してもらえると助かります．

Ph 現在，国内で発売されている3種のChEIとメマンチンは，DLBの適応がなく適

> **エビデンス 2　DLBのコリンアセチルトランスフェラーゼ活性**
>
> TiraboschiらはアルツハイマーTHE型認知症（AD）182例，レビー小体型認知症（DLB）49例および健常者（NC）16例のコリンアセチルトランスフェラーゼ活性（chAT）を測定した．その結果，中前頭葉においてDLBのchATはAD・NCより著しく減少していた．海馬では，NCより低値であったがADと同程度であった．
>
> (Tiraboschi P, Hansen L. A. Alford M et al : cholinergic dysfunction in diseases with Lewy bodies, Neurology. 54, 407-411, 2000)

応外使用となります．しかし，DLBの認知機能障害やBPSDの改善効果が，ランダム化比較試験（RCT）やオープン試験で実証されつつあります．今回は，リバスチグミンを使用しましたが，ガランタミンもDLBの行動，認知機能や睡眠障害に対する効果が報告されているので[7]使用してもよいのではないでしょうか．また，ドネペジルでは，DLBの臨床試験において，DLBへの効果は用量依存的であり10mgが最も効果的であったという報告も出ています[8]．

しかし，今回のケースはドネペジル5mgでBPSDや歩行障害が増悪していたと考えられます．どのようにChEIを使い分け，どのように用量設定をするか判断が難しいところですね．

Dr DLBでは，大脳皮質のコリンアセチルトランスフェラーゼ活性がADより低く，コリン作動性神経障害がADより強いことが推測されています（参照 エビデンス2）．このため，ドネペジル，ガランタミン，リバスチグミンはいずれも有効であると言えますが，その分副作用も出やすい可能性があります．眠気，パーキンソニズムの悪化，歩行障害や不穏などの発現には特に注意をして，少量から状況をみながらゆっくり増量し，症状が改善した場合にはそれ以上に用量を増やさないことが重要です．

4　今後のケア

Ph 今後，薬剤師として取り組むことは，やはり副作用モニターと考えています．リバスチグミンによる消化器症状（悪心，嘔吐，食欲減退）や貼付部位のかぶれ，クエチアピンによる過鎮静や便秘に注意が必要でしょう．高齢者は皮膚が乾燥していることが多く，皮膚のバリア機能の障害によって貼付部位の皮膚症状が出やすいので，ヘパリン類似物質などの保湿剤を貼付予定部位に前日に塗布するのもよいとされています．また，身体状態によってもBPSDは変動するので，電解質や栄養バランス，内科疾患，規則正しい生活を送っているかなどをモニターするのも重要ですね．

Dr そうですね．その他重要なこととして，DLBでは転倒・骨折事故が多く，生命予後に重大な影響を及ぼすことが知られています．パーキンソニズムや歩行障害

などの悪化には常に注意を怠らないことが重要です．BZD系薬剤は極力使用しないこと，また今後DLBが進行しパーキンソニズムが悪化した場合は，レボドパやドパミン作動薬を少量から使用することを検討する必要があります．

Ph DLBでは，薬剤に過敏な例も多いため，認知，刺激，行動，感情に焦点をあてた非薬物療法の有効性が報告されています．また，家族の患者への対応方法を変えることでBPSDが軽減するという報告も多数あります．家族は，暴力，不穏，徘徊などのBPSDが発現するとすぐ抗精神病薬の頓服を使用したがる傾向があります．特に鎮静効果が高いリスペリドンが好まれることが多いようです．

DLBでは，パーキンソニズムの悪化や易怒性・不穏の増強を招きやすいので，家族への服薬指導や家族の対応方法の教育が重要と考えています．

Dr 認知症の中でもDLBは特に，副作用を出さずに効果を引き出すための細かい薬物調整が必須です．微妙なさじ加減がうまく決まったときには驚くほど改善することも経験されますが，副作用と効果のバランスで，どうしても症状の十分な改善が得られないケースもあります．そのような場合には，リハビリテーションを含めた非薬物療法を積極的に行うなど，総合的なアプローチが望まれます．医師，薬剤師，その他のコメディカルおよび家族が緊密に連絡を取り合いながら治療を進めていくことが，患者のQOLを高めるためにはかかせないと思います．

何か気がついたことがあれば，どんどん情報を提供して下さい．

参考文献

1) 日本神経学会監修，「認知症疾患治療ガイドライン」作成合同委員会編集：認知症疾患治療ガイドライン2010．医学書院，2010．
2) McKeith IG, Dickson DW, Lowe J et al：Diagnosis and management of dementia with Lewy bodies：third report of the DLB Consortium. Neurology. 65：1863-1872, 2005
3) Koh I, Kenji K Hideo M et al：Improvement in delusions and hallucinations in patients with dementia with Lewy bodies upon administration of yokukansan, a traditional Japanese medicine. Psychogeriatrics. 12：235-241, 2012.
4) 日本病院薬剤師会監修，日本病院薬剤師会精神科病院委員会編集：精神科薬物療法の管理．南山堂，2011．
5) 中村　祐，本間　昭，北村伸他：新規NMDA受容体拮抗剤であるメマンチン塩酸塩の中等度から高度アルツハイマー型認知症に対する第Ⅲ相試験;有効性および安全性の検討．老年精医誌．22：464-473, 2011．
6) Emre M, Aarsland D, Albanese A et al：Rivastigmine for dementia associated with Parkinson's disease. N Engl J Med. 351：2509-2518, 2004.
7) Keith E, Donald R, Linda H et al：Efficacy and Safety of Galantamine in Patients with Dementia with Lewy Bodies：A 24-Week Open-Label Study. Dement Geriatr Cogn Disord. 23：401-405, 2007.
8) Etsuro M, Manabu I, Kenji K et al：Donepezil for Dementia with Lewy Bodies：A Randomized Placebo-Controlled Trial. ANN NEUROL. 72：41-52, 2012.

〔秀野武彦（医師）／福尾ゆかり（薬剤師）〕

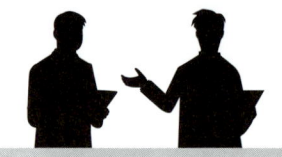

7 認知症

症例 28 当初うつ病（血管性うつ病の疑い）を発症し，その後血管性認知症が顕在化した患者

状況設定

入院後，医師の依頼により薬剤師が患者から薬歴の聴取を行った．薬剤師は，その時に副作用履歴や，病歴も聴取するとともに患者の家族から患者の普段の様子を聴き，現在の状態を観察した．その後，薬剤師は医師に患者および家族から聴取した情報を報告にいった場面．

現病歴 77歳男性

東京にある大学で英文学を専攻し，卒業後は東京で就職し数年間働いた後，実家のある関東近郊のA市に戻り家業の紳士服店を継いだ．20年前（57歳時）に，胃痛があったことから胃がんと思い込み，自宅近くの総合病院を受診した．そこで内視鏡による検査が施行され胃がんは否定されたが，うつ状態で希死念慮もあったため入院し薬物治療の結果，軽快し退院した．当時は仕事が忙しく使用人も使って店は繁盛していた．退院後，数年間は外来通院したものの治癒したと思い込み通院は自己判断で中止した．しかし再発することはなかった．

10年前（67歳時），検診で白血球の軽度低下を指摘されると白血病と思い込んでしまった．そのため，不安から外出できなくなり，入眠困難や見当識障害，物盗られ妄想などが出現し東京都内の病院に入院した．入院直後の全脳MRI検査で，年齢相応の萎縮やlacunar梗塞があることが指摘された．また，高血圧や，入院中の心電図では不整脈が指摘された．この病院の退院時のHDS-R（改訂長谷川式簡易知能評価スケール）は10点であったため，アリセプトが投与開始となった．退院後，外来通院が遠距離であったため，自宅に近い当院を紹介された．当院紹介時の外来処方はRp.1であった．

Rp.1

❶ テトラミド（ミアンセリン）錠（10mg）	1回2錠	1日1回	就寝前
❷ ロヒプノール（フルニトラゼパム）錠（2mg）	1回1錠	1日1回	就寝前
❸ レンドルミンD（ブロチゾラム）錠（0.25mg）	1回1錠	1日1回	就寝前
❹ ワイパックス（ロラゼパム）錠（1mg）	1回1錠	1日2回	朝食後・就寝前
❺ ノルバスク（アムロジピン）錠（5mg）	1回1錠	1日1回	朝食後
❻ アリセプト（ドネペジル）錠（5mg）	1回1錠	1日1回	朝食後

1 この患者の診断は？うつ病と他の精神疾患の鑑別方法は？

Dr この患者さんは，うつ病による心気妄想の可能性が高いですね．

Ph どのような症状からうつ病と考えられますか？

Dr うつ病患者では心気妄想のほかに貧困妄想や罪業妄想などの妄想を訴える患者が多く，この患者さんの場合は57歳時に内視鏡検査で胃がんは明白に否定され，67歳時には白血病と診断されていたわけではありません．

Ph 妄想がありますが，統合失調症の可能性はないのでしょうか？

Dr たしかに，統合失調症（妄想型）も鑑別疾患にいれておくべきですが，患者が語る内容に根拠（了解可能な内容）があれば，統合失調症よりもうつ病の可能性が高いといえます．この症例も実際に胃痛があったことで胃がんを連想しています．ただし面接が短時間であったり，1回だけの面接では診断を確定できないこともあります．確定診断には妄想以外の症状（抑うつ気分や喜びの消失など）も含めた，全般的な判断が必要ですね．幻聴，思考途絶や連合弛緩などの統合失調症にみられる症状がないか，などにも注意する必要があります．また，うつ病には気分の日内変動もあります．

Ph 「思考途絶」「連合弛緩」は，どのような症状でしょうか？気分の日内変動は，朝は調子が悪く昼過ぎに軽快すると考えれば良いですね．

Dr 「思考途絶」とは，流暢に話していたのに，突然，話が止まってしまい，沈黙してしまうことです．沈黙の後に，前とは関連のない内容の話を唐突に再開したりもします．また，「連合弛緩」とは，話にまとまりがなく，関連のない話題に，つぎつぎに飛躍してしまって何を言いたいのかわからない状態です．うつ病の，気分の日内変動は，朝は落ち込んでいて，午後になると気分よく活動できるようなケースが多いのですが，夕方に悪化する症例も時々あるので，朝の落ち込みだけでうつ病の診断はできません．

Ph HDS-Rでは20点以下で認知症の疑い，となりますが，この患者さんは10点ということであり，認知症ではないですか？

Dr 高齢者に限らず，うつ病患者では制止のために集中力や思考力が低下する傾向にあります．そのため，認知症の評価尺度が低得点となってしまって，うつ病なのに認知症と診断される可能性もあります．ですから，実際の臨床で高齢者のうつ病と認知症の鑑別が困難なことも珍しくありません．

Ph それでは，高齢者のうつ病と認知症の鑑別は，どのような点に注意すれば可能なのでしょうか？うつ症状を引き起こしたり，認知機能を低下させる薬剤は薬剤師がチェックできるのですが．

Dr 認知症では短期記憶の障害が目立ちます．一方で，うつ病では記憶障害はないのですが思考の制止があるために，質問に答えられず，HDS-Rの点数が低くなってしまいます．ただし，病状が改善すれば正常域の点数をとることができるようになります．また，うつ病では悲哀の感情を表出する，うつ病は抗うつ薬に反応

する，などの傾向がありますが典型的な症例でなければ判断に迷うこともあります．一方，うつ病と認知症を併発している症例もあります．最近では，うつ病から認知症への移行領域の存在も議論されていますし[1]，Dotsonらは，うつ病の既往が認知症発症のリスクファクターになると報告しています（参照）エビデンス1）．また，薬剤による精神症状の可能性があれば，被疑薬剤の削除も考慮します．

Ph この患者さんはアムロジピンも処方されているので，うつ病の他に高血圧もあると考えられます．高血圧とうつ病が併存する患者さんの疾患で血管性うつ病という病名を耳にしたことがあります．どのような疾患ですか？

Dr 脳血管に器質的な障害があるうつ病についてAlexopouls[2]とKrishnan[3]が「血管性うつ病」という概念にまとめました．今回の患者さんでも，全脳MRIでラクナ梗塞が指摘され，高血圧にアムロジピンが処方されていますが，高血圧は血管性うつ病のリスクファクターですね．この患者さんは高血圧とうつ病なので，血管性うつ病の可能性もありますが，治療としては高血圧の治療とうつ病の治療を並行して進めていきます．ところで，アムロジピンとグレープフルーツジュースの相互作用は，配慮する必要がありますか？

Ph アムロジピンは，従来，カルシウム拮抗薬の中ではグレープフルーツジュースの影響を受けにくいとされていましたが，グレープフルーツジュースによってアムロジピンの血中濃度が増加し降圧作用が増強されたと考えられる報告があり，数年前から併用注意となりました．

Dr では，アムロジピンを継続する場合には，薬剤師からその旨，患者さんに説明してもらえますか？

Ph わかりました．

エビデンス1　うつの発生と認知症の発生は比例する

　Dotsonらは，ボルチモアLongitudinal Studyに参加した1,239例の高齢者を24.7年間追跡し，軽度認知障害とうつ症状のエピソード数との間に用量依存的な関係があるかどうかを調査した．その結果，認知症とアルツハイマー病のリスクと抗うつ症状のエピソード数は，比例的に増加していくことを発見した．すべての抗うつ症状のエピソード数は認知症のリスクを14%増加させ，エピソード1回では認知症のリスクを87〜92%増加，2回以上のエピソード数では実にリスクが2倍近くにもなることがわかった．また，抗うつ症状の再発は軽度認知障害のリスクを増加させない結果となった．

(Dotson VM, Beydoun MA, Zonderman AB : Recurrent depressive symptoms and the incidence of dementia and mild cognitive impairment. Neurology. 75(1)27-34, 2010)

2 血管性認知症の特徴は？

経過1

当院紹介後，外来治療を継続したが不眠を訴え，さらに活動性が低下し食事がとれなくなったため，当院に1回目の入院となった．入院後，午前中は臥床していることが多く朝食を摂取しないことが多かったため，ベンゾジアゼピンによる過鎮静を疑い，フルニトラゼパム，ブロチゾラム，ロラゼパムを減量の後，中止としたところ，午前中の活動が徐々に増加し，朝食も摂取するようになった．抗うつ薬はミルタゼピンに変更したところ，病棟スタッフに大きな声で挨拶するようになり，趣味の旅行の話も活発にするようになり退院となった．退院時のHDS-Rは25点であり，改善していたため退院時にはドネペジルも中止された（**Rp.2**）．

Rp.2 退院時

テトラミド錠（10mg）	1回2錠	1日1回	就寝前
ロヒプノール錠（2mg）	1回1錠	1日1回	就寝前
レンドルミンD錠（0.25mg）	1回1錠	1日1回	就寝前
ワイパックス錠（1mg）	1回1錠	1日2回	朝食後・就寝前
❶レメロン錠（ミルタザピン）（15mg）	1回1錠	1日1回	就寝前
アリセプト錠（5mg）	1回1錠	1日1回	朝食後
❷ノルバスク錠（5mg）	1回1錠	1日1回	朝食後

（変更）

退院後，外来治療を継続していたが，X年3月，起床後，みぞおちの不快感や，舌のもつれを感じたものの朝食は摂取できた．その後，上肢のしびれ，足のもつれがあり，やがて妻の前で発語できなくなり右に倒れた．右手が全く動かなくなり救急車で当院に搬送された．救急車中で発語は回復し右麻痺も軽度になった．しかし，構音障害（ラ行が発音できない）があり，CTでは出血や腫瘍の所見はなくTIA（一過性脳虚血発作）が疑われた．しかしMRI画像上では，大脳白質に高信号域が散見され，MRAではアテローム性動脈硬化性変化が疑われた．さらにSPECTでは前頭葉の脳血流の低下が指摘された．

入院後，2週間程度が経過した頃から，（入院中にもかかわらず）「今日の間食は海外に行ってきた」「飛行機を使って入院した」「この場所は縫製工場」などの辻褄の合わない発言が目立つようになった．しかし，地元の商工会での自分の役割や，町内の自治会長を10年間続けていることなど，事実に基づく話題について話すことも多くあった．家族が面会に来ると，孫の顔をみて急に泣き出すといった情動失禁が認められた．右半分の視野が欠けていることもあり，血管性認知症（VaD）と診断された．この時点のHDS-Rは16点であった．この時の患者は，記銘力は障害されていたが自分の物忘れの状態を自覚しており，それに対して悲観的な訴えをした．すなわち，「記銘力は障害されているが理解力・判断力は障害されていない」といった「まだら認知症」といってよい状態にあった．

Dr この患者さんは，高血圧があるのでアムロジピンが処方されていました．高血圧は血管性認知症のリスクファクターとして有名ですね．血管性認知症の診断基準としては，NINDS-AIREN，ADDTC，DSM-Ⅳ，ICD-10などがありますが，代表的なNINDS-AIREN基準は脳血管障害（CVD）発症から3ヵ月以内の認知症の発症を規定しているのが特徴です（**表1**）．臨床症状の違いとしては，アルツハイマー型認知症（AD）では多幸的ですが，VaDでは，抑うつ的で情動失禁，情動不安定な面が目立ちます．

Ph 疫学的にはアルツハイマー型認知症（AD）が最も多く，次いで血管性認知症（VaD）が多い，といわれているようですが，どのタイプの認知症か，どのように診断を進めていきますか？

Dr 一般的にはADが最も多いとする報告が多いですが，若年期では，むしろADよりもVaDの方が多い傾向もあるとする国内の報告もあります（参照 エビデンス2）．VaDの特徴は，遂行機能の低下が目立つ[4]，人格は保たれているものの，まだら状の認知機能低下[5]がある，などといわれていますが，確定診断には一般的な診

表1　NINDS-AIRENの診断基準

Probable vascular dementia*	1. 認知症：記憶と2つ以上の認知機能障害 2. 脳血管障害：神経学的診察における局所症状（感覚障害や半盲），CT・MRI画像に関連する脳血管障害 3. 上の1と2の関連（脳卒中後，3ヵ月以内に認知症を発症．認知機能の増悪） *Probable vascular dementiaには以下の所見も含まれる． ・小刻み歩行，転倒，泌尿器疾患に由来しない泌尿器症状や頻尿，偽性球麻痺，人格の変化．
Vascular dementia*が疑われない所見	早期からの記憶や言語，行動の障害．脳画像に一致しない失行，失認の悪化．CT・MRI画像において責任病変が認められない．
Possible vascular dementia*	認知症の焦点となる神経症状が存在するものの，画像に脳血管所見を認めない．認知症と脳卒中に時間的一致がない．認知障害の発症が明確でない．認知機能が安定，改善など
Definete vascular dementia*	Probable vascular dementiaの基準を満たす．生検，剖検で脳血管障害が認められる．年齢相応の神経原線維変化や老人斑が認められない．認知症を起こしうる臨床的・病理学的な疾患がない．

(Román GC, Tatemichi TK, Erkinjuntti T et al：Vascular dementia：diagnostic criteria for research studies. Report of the NINDS-AIREN International Workshop. Neurology. 43；250-260, 1993)

エビデンス2　65歳未満では血管性認知症が多い

池嶋らが2006年4月から2007年12月にかけて，65歳未満で発症した認知症患者に関するアンケートを行い，11633の施設から回答を得た．その結果，脳血管性認知症が最多で39.8%，次いでアルツハイマー病の25.4%，頭部外傷後後遺症の7.7%などであった．これは平成9年に報告された他の研究とも類似した結果であった．

(池嶋千秋，朝田　隆：若年性認知症はどのくらいの患者数になるのか？精神科治療学．25(10)1281-1287, 2010)

断基準を参考にする必要があります[6]．また，経過に注目した場合，TIAを繰り返すうちに階段状に知能が低下するという特徴も有ります．ADでは，その進行は一般に緩徐に進行するので，VaDとは対照的です．NINDS-AIRENの診断基準にもあるように，VaDは認知症と脳血管障害が併存するだけでなく，両者の因果関係が必要です．また，実際の臨床では，ADとVaDの併存もありうるし，ADとVaDの鑑別にはHachinskiの虚血スコアが便利です（**表2**）．また，以前から高ホモシステイン血症と認知症との関連を指摘する意見があります．歴史ある疫学研究のFramingham研究ではホモシステイン高値とADとの関連が示唆されていて[7]，脳血管障害と高ホモシステイン血症との関連を指摘した研究もあります[8]が，否定的な論文もあるようです．

Ph ホモシステインと認知症の関連について，Cochrane Databaseでは高ホモシステイン血症に有効とされるビタミン類の効果を否定しているので，現時点で結論を出すことは難しいようです．また，地中海食や飲酒など食事との関連も調べられていますが[6]，結論は出ていないようですね．

この患者さんは，どのような症状から血管性認知症と診断されましたか？

Dr 認知症症状と脳血管障害が時間的に3ヵ月以内であることや，偽性球麻痺（構音障害）や半盲（NINDS-AIRENの診断基準でprobable vascular dementia）があり，さらにMRI画像で脳血管障害が認められるのでVaDの特徴と矛盾しないですね．さらに，血管性認知症では，SPECTの病巣に一致した脳血流の低下と前頭葉での顕著な脳血流の低下が特徴的です．頭頂葉および後部帯状回の血流が低下するADとは対照的となります[5]．このように経過の違い，臨床症状の違いが診断の参考となります．また，一般的には抑うつ的になる場合が多いですね．

表2 Hachinski虚血スコア

特徴	スコア
急激な発症	2
段階的悪化	1
変動する経過	2
夜間の混乱	1
人格の相対的維持	1
抑うつ	1
身体症状の訴え	1
情動失禁	1
高血圧の病歴	1
脳卒中の既往	2
アテローム性動脈硬化症の存在	1
局所神経症状	2
局所神経兆候	2

＊：4点以下でAD，7点以上でVaDの可能性
(Hachinski VC, Iliff LD, Zilhka E, Du Boulay GH, McAllister VL, Marshall J, Russell RW, Symon L：Cerebral blood flow in dementia. Arch Neurol. 32(9)632-637, 1975)

3 血管性認知症の治療薬は？

Ph 今回の症例には，どのような薬物治療が必要でしょうか？

Dr 血管性認知症のリスクファクターには高血圧がある[6]ので，降圧薬は引き続き継続しましょう．また，この患者さんはアテローム性動脈硬化の診断もあって高脂血症にアトルバスタチンが追加され，さらに抗血栓薬のワルファリンも追加となりました．これに関しては併診している内科の処方を続けましょう．

また，今回は認知症の症状を引き起こすような併用薬は処方されていないけれど，症状を悪化させる可能性がある薬が処方されている場合には，できるだけ減量や中止を考慮します．精神科に関連する薬物では，抗コリン作用を有する薬や，ベンゾジアゼピン系薬剤は認知機能を低下させる傾向があるので，特に注意しましょう．

Ph 抗コリン作用についてはRudolphら[9]の抗コリン作用スケールもあるので参考にして薬剤管理をしていこうと思います．今回はドネペジルを開始しましたが，ADだけではなくVaDにもアリセプトを含むコリンエステラーゼ阻害薬が有効なようですね（**Rp.3**）．

Rp.3 今回の入院後

❶ レメロン錠（15mg）	1回1錠	1日1回	就寝前	
❷ ノルバスク錠（5mg）	1回1錠	1日1回	朝食後	
❸ ワーファリン（ワルファリン）錠（1mg）	1回3.5錠	1日1回	就寝前	→追加
❹ リピトール（アトルバスタチン）錠（10mg）	1回1錠	1日1回	朝食後	→追加
❺ アリセプト（ドネペジル）錠（5mg）	1回1錠	1日1回	就寝前	→追加

Dr 実はVaDにコリンエステラーゼ阻害薬が有効であるとする報告は多く（参照 エビデンス3），また，NMDA受容体拮抗薬であるメマンチンの有効性[10]も検討されていますが，ともに国内における健康保険ではVaDへの投与は認可されておりません．精神症状に関しては，うつ症状が目立ってきたらSSRIの使用を考慮する，BPSD（behavioral and psychological symptoms of dementia；認知症患者にみられる認知思考，気分および行動の障害）などに必要な場合には慎重に抗精神病薬を使用する，などの方法もあります．

さらに，海外の研究で血管性認知症にカルシウム拮抗薬のnimodipineやnitrendipineの有効性が報告されています（参照 エビデンス4）．ニセルゴリン（サアミオン）やアマンタジン（シンメトレル）がVaDの意欲低下や抑うつに有効[11]との報告もあるので試みてもよいかもしれない．

Ph 私の調べたところでは，VaDでもコリン神経機能の低下があるために，コリンエステラーゼ阻害薬が有効な可能性があるようです．しかし，併存するADへの

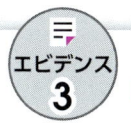

> **エビデンス 3　血管性認知症にはドネペジルが有効である**
>
> 　NINDS-AIREN基準でprobableまたはpossible VaDに該当する616名，平均年齢75歳（女性が40.1%）の患者群にプラセボ，ドネペジル5mgまたは10mg/dayを無作為に割り付け，24週間の経過を観察した．5mgまたは10mg/dayのドネペジル投与群はプラセボ群と比較し，認知機能のおよび全体機能の改善が観察され，忍容性も良好であった[1]．
>
> 　NINDS-AIREN基準によるprobableまたはpossible VaDに該当する603名の患者群（平均73.9歳，55.2%が男性）に5mgまたは10mg/dayのドネペジルを投与した．ドネペジル投与群はプラセボと比較し，いずれの投与群においても有意な認知機能の改善がみられた[2]．
>
> 1) Wilkinson D, Doody R, Helme R et al; Donepezil 308 Study Group: Donepezil in vascular dementia, a randomized, placebo-controlled study. Neurology. 61(4)479-486, 2003.
> 2) Black S, Román GC, Geldmacher DS et al; Donepezil 307 Vascular Dementia Study Group: Efficacy and tolerability of donepezil in vascular dementia: positive results of a 24-week, multicenter, international, randomized, placebo-controlled clinical trial. Stroke. 34(10)2323-2332, 2003.

> **エビデンス 4　血管性認知症にはCa拮抗薬が有効である**
>
> 　259名のVaDの患者を頭部CT画像により皮質下血管性，多発梗塞型に分類し，それぞれにニモジピンまたはプラセボを6ヵ月投与した．ニモジピンで治療された皮質下血管性の患者群に有効であった[1]．
>
> 　2,418名の認知症がなく，60歳以上，座位の収縮期血圧が160-219mmHgで拡張期血圧が95 mmHg以下の患者（平均年齢69.9歳）を被験者とし，ニトレンジピンまたはプラセボを投与した．その結果，ニトレンジピン投与群では血管性認知症を含む認知症の発症が50%抑制された[2]．
>
> 1) Pantoni L, Rossi R, Inzitari D, Bianchi C, Beneke M, Erkinjuntti T, Wallin A : Efficacy and safety of nimodipine in subcortical vascular dementia: a subgroup analysis of the Scandinavian Multi-Infarct Dementia Trial. J Neurol Sci. 175(2)124-134, 2000.
> 2) Forette F, Seux ML, Staessen JA et al : Prevention of dementia in randomised double-blind placebo-controlled Systolic Hypertension in Europe (Syst-Eur) trial. Lancet. 352, 9137, 1347-1351, 1998.

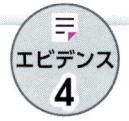

効果も除外できない[6]ため明白な証明が困難であり，現時点ではエビデンスレベルの高い報告はないようです．また，VaDはADと比較すると，降圧薬や抗凝固薬などの身体機能の改善薬が予後に大きく影響するため，服薬アドヒアランスの向上が重要と考えられます．鳥羽ら[12]による認知症患者の服薬調査によると，一般的なアドヒアランス向上策である，一包化包装，お薬カレンダーは無効で，唯一，効果的であったのは「のみ終えるまで確認すること」であったと報告しています．認知症患者の服薬に関しては，他の疾患と同様のスタンスで取り組んでも良好な服薬アドヒアランス（コンプライアンス）は期待できないことが多く，家族や施設の介護士による協力も重要になります．

Dr　最近は口腔内崩壊錠やパッチ剤など，表面的には使用性の高いと思われる薬剤が

増えていますが，実際に薬を管理するのは患者さん以外の介護者であるケースも多いので，彼らが管理しやすく，また患者さんにものみやすい薬が最適ということになります．その場合には錠剤の服薬が困難な患者さんには錠剤を粉砕するなど，多くの剤形や投薬方法を把握している薬剤師さんが頼りなので，これからも積極的にアドバイスをお願いします．

Ph のみにくいからといって，全ての錠剤が粉砕可能，という訳ではありませんので粉砕の可否や，他の剤型など，今後もアドバイスをさせていただきます．この患者さんについても，退院後の生活を想定した最適な薬剤投与計画をたてていきましょう．

参考文献

1) 加藤　敏，小林聡幸：精神科治療学，うつ病―認知症移行領域―うつ病と認知症の症状発現の関連―. 精神科治療学．20（10）983-990, 2005.
2) Alexopoulos GS, Meyers BS, Young RC, Kakuma TS, Silbersweig D, Charlson M：Clinically Defined Vascular Depression. Am J Psychiatry. 154（4）562-565, 1997.
3) Krishnan KR, Hays JC, Blazer DG：MRI-Defined Vascular Depression. Am J Psychiatry 154（4）497-501, 1997.
4) 山縣　文，三村　將：血管性認知症，4）症状と臨床経過．神経内科．72（suppl. 6）329-333, 2010.
5) 北村　伸：代表的な認知症（2）―血管性認知症．診断と治療．99（3）453-458, 2011.
6) 日本神経学会「認知症疾患治療ガイドライン」作成合同委員会編：認知症疾患治療ガイドライン2010, 医学書院，東京，p.183-184, 251-262, 277-278, 282-283, 285-290, 2010.
7) Seshadri S, Beiser A, Selhub J, Jacques PF, Rosenberg IH, D'Agostino RB, Wilson PW, Wolf PA：Plasma homocysteine as a risk factor for dementia and Alzheimer's disease. N Engl J Med. 346（7）476-483, 2002.
8) Perry IJ, Refsum H, Morris RW, Ebrahim SB, Ueland PM, Shaper AG：Prospective study of serum total homocysteine concentration and risk of stroke in middle-aged British men. Lancet. 346（8987）1395-1398, 1995.
9) Rudolph JL, Salow MJ, Angelini MC, McGlinchey RE：The anticholinergic risk scale and anticholinergic adverse effects in older persons. Arch Intern Med. 168（5）508-513, 2008.
10) Orgogozo JM, Rigaud AS, Stöffler A, Möbius HJ, Forette F：Efficacy and safety of memantine in patients with mild to moderate vascular dementia：a randomized. placebo-controlled trial（MMM 300），Stroke. 33（7）1834-1839, 2002.
11) 長田　乾，山崎貴史，高野大樹，前田哲也，佐藤雄一，中瀬泰然：血管性認知症の薬物療法．治療．93（9）1935-1943, 2011.
12) 鳥羽研二：認知症の薬物治療各論，服薬コンプライアンスとアドヒアランス．日本臨床．69（Suppl 10）22-25, 2011.

〔西嶋康一（医師）／吉野達規（薬剤師）〕

29 妊娠関連

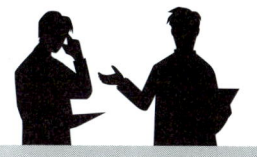

症例 29　統合失調症治療中に妊娠した患者

状況設定
妻が統合失調症である夫婦が妊娠継続を希望しているが，現在服用している薬の胎児への影響や今後の精神科の治療や妊娠継続の不安から問い合わせがあり，精神科医と薬剤師で検討することとなった場面．

現病歴　28歳女性

　高校を卒業後大学に進学したが，2年次のX年5月頃より「周りが自分を変な目で見ている」と感じるようになった．自宅に戻っても盗聴されていると思い，部屋中盗聴器を探し回ることもあった．自分に指示するような声が聞こえるようになり，落ち着きがなくなったため両親に付き添われ近医精神科を初診した．統合失調症と診断され，以後薬物療法を受けるようになった．

　幻覚や妄想は消腿したが，意欲低下や自閉傾向が次第に目立つようになり，度々授業を休むようになった．また精神症状の増悪時に抗精神病薬を増量したが，その後流涎や構音障害，手指の震えが目立つようになり，このため抗パーキンソン薬を併用するようになった．

　X+2年後（20歳），大学を退学することとなったが，通院中の精神科病院のデイケアに通所するようになった．3年ほどデイケアを続けていたが，一緒に参加していたデイケア仲間の男性と恋愛関係となり，1年間ほど交際した後，お互いの両親も賛成し結婚することとなった．

　X+6年6月初旬，それまで順調にあった生理が止まり，産婦人科を受診したところ妊娠（妊娠5週目）が判明した．当時の処方は**Rp.1**の通りであった．

Rp.1

❶リスパダール（リスペリドン）錠（1mg）	1回1錠	1日3回	毎食後	
❷デパス（エチゾラム）錠（0.5mg）	1回1錠	1日3回	毎食後	
❸アキネトン（ビペリデン塩酸塩）錠（1mg）	1回1錠	1日3回	毎食後	
❹ジプレキサ（オランザピン）錠（5mg）	1回2錠	1日1回	夕食後	
❺ハルシオン（トリアゾラム）錠（0.25mg）	1回1錠	1日1回	就寝前	

1 抗精神病薬の催奇形性を考慮して処方薬を決める

Dr 患者さんご夫婦から,まず「安定薬を服用している最中に妊娠したが,胎児に影響はないか？」との質問を受けました.リスペリドンやオランザピンをはじめトリアゾラムも服用するなど多くの種類の薬を服用しています.これらの催奇形性を各々考える必要があります.

Ph はい.私もそう感じましたので,少し調べてみました.国内添付文書の使用上の注意,妊婦・産婦・授乳婦の項の記載としては,ビペリデン塩酸塩に関して「妊婦または妊娠している可能性のある婦人および授乳中の婦人には投与しないことが望ましい」と記載されており,他の4薬剤では「治療上の有益性が危険性を上回ると判断される場合にのみ投与すること」と記載されています.

　これだけでは患者さんご夫婦の納得は得られないと思い,海外の文献等も含めて確認したところ,非定型抗精神病薬に関するコホート研究が報告されていました(参照 エビデンス1).小規模な研究ではありますが,リスペリドン,オランザピンともに服用した妊婦の児に催奇形リスクの増加はみられないと報告されていました.

　両剤とも動物実験でも催奇形性は認められていませんし,妊婦治療例に関する症例報告でも健常児出産例が複数報告されています.ヒトの根拠データは量的に限られていますが,現時点で得られるデータを総合すると,服薬していない一般妊婦が出産した児における先天異常のベースラインリスクと比較して,リスペリドン,オランザピンを妊娠初期に服薬したことにより催奇形の危険度が上昇するとは考えられません.統合失調症のコントロールが悪いと,早産や低出生体重などの母児の問題や産後の育児環境の問題なども懸念されます.ご本人の治療上の必要性を考えると,このまま治療継続することが最善の治療選択と考えますがいかがでしょうか？

Dr なるほど,ではベンゾジアゼピン系薬物はどうでしょうか？

Ph ベンゾジアゼピン系のエチゾラム,トリアゾラムに関して調査をしました.両剤の添付文書では,「他のベンゾジアゼピン化合物の投与を受けた患者の中に奇形

エビデンス 1　非定型薬服用の妊婦の児に催奇形リスクの増加はみられなかった

　リスペリドン使用妊婦49例,オランザピン使用妊婦60例を含めて非定型抗精神病薬を妊娠中に使用していた151例をプロスペクティブに解析した研究では,催奇形の発現頻度に関して年齢・喫煙の有無などをマッチさせたコントロール群と比較して,出産結果に有意差はなかった.

(McKenna K et al：Pregnancy outcome of women using atypical antipsychotic drugs：a prospective comparative study. J Clin Psychiatry. 66(4)444-449, 2005)

児を出産した例が対照群と比較して有意に多いとの疫学調査がある」と記載されています．引用されている論文を確認すると，こうした報告は症例対照（ケース・コントロール）研究が多く，リコールバイアスや交絡因子の関与が結果に影響を及ぼしている可能性が指摘されています．バイアスや交絡因子を排除できるのでより正確と考えられているコホート研究では，ベンゾジアゼピン系薬物と催奇形性の関連は認められなかったことが複数報告されています．こうした報告のメタアナリシスの結果ではベンゾジアゼピン系の薬物は催奇形の危険度を増加させないと結論されています[1]．

エチゾラムは動物実験で大量投与すると催奇形がみられたと添付文書に記載されていますが，日本先天異常学会での報告をみるとエチゾラム服用妊婦の児に催奇形リスクの増加はみられず，今回の使用に関しても服薬していない妊婦におけるベースラインリスクと比較して，催奇形の危険度が上昇するとは考えなくて良いようです（参照）エビデンス2）．

トリアゾラムに関しても公表論文はありませんが，国内の妊娠と薬カウンセリング専門施設が公開している書籍データ[2]によれば，器官形成期の服用例72例の出産結果はいずれも健常児であり，他のベンゾジアゼピン化合物同様に催奇形の危険度を増加させないと評価するのが妥当だと思いますが，いかがでしょうか？

Dr ビペリデンはどうでしょうか？

Ph ビペリデン塩酸塩は1964年から臨床使用されている薬剤ですが，妊婦使用例や子宮内曝露胎児の予後に関する疫学調査が報告されていない薬剤です．しかし，わが国における50年の臨床経験中で胎児リスクを示唆する論文や報告もないようです．国内の妊娠と薬カウンセリング専門施設が公開している書籍データ[3]によれば，器官形成期の服用例48例の出産結果はいずれも健常児であり，限られた情報からの評価になりますが，催奇形の危険度を増加させないと考えて良いと考えました．ただ，妊娠中の投薬は必要性の高いものに限定するのが原則です．精神症状が増悪した際の増量で発現した錐体外路症状ですが，原病については今のところ減量してコントロールは良いようですので，錐体外路症状についても落ち着いていると考えることができるようであれば，中止してみるのも一つの選択肢となるように思います．

エビデンス 2　エチゾラムで服用妊婦の児に催奇形リスクの増加はみられなかった

器官形成期にエチゾラムを服用した妊婦224例に関するコホート研究では，対照群と比較して先天異常の増加は認められなかった（OR=0.77，95%CI：0.24～2.42）と報告されている．

（Yamane R et al：Survey of pregnancy outcomes in women who used etizolam. Congenital Anomalies. 51(4)A7, 2011）

いずれにしても現時点で得られる医学的，薬学的根拠をもとに判断するとすれば，処方されている5薬剤はいずれも器官形成期にあたる妊娠初期の服薬であっても催奇形の危険度は，一般妊婦と比較して増加していないと判断することが妥当ではないでしょうか．今後も治療上の必要性に合わせて使用しうる薬剤と評価して良いと考えました．根拠論文や書籍はコピーをお持ちしました．

Dr わかりました．それでは必要最低量という原則に従い，ビペリデン塩酸塩を削除したいと思います．また錐体外路症状が出現すればビペリデン塩酸塩の再投与を検討します．統合失調症では，今すぐに全ての薬を中断することは，病気の再燃の危険が極めて高く実施は困難だと思います．抗精神病薬の変更は可能ですが，ほかのいくつかの抗精神病薬の情報を教えてください．とくにハロペリドールは国内外で催奇形性に関する評価が異なっていると聞いています．この患者は以前ハロペリドールが有効だった時期があり，今後精神状態が悪化したときには使用することも検討しています．

Ph はい．少し観点は違うのですが私も関心があったので調査範囲を広げて確認してみました．クロルプロマジンやハロペリドールなどの定型抗精神病薬については臨床使用歴も長いため複数のコホート研究があり，子宮内での曝露と児の催奇形の関連は認められなかったことが報告されているので，児への安全性に関する根拠情報の量と質においては妊娠中の代替薬となりえると考える専門家もいるようです．ただ，この患者さんでは錐体外路障害の症状が問題になっていたことを考え合わせて，ご紹介は控えていました．

　ハロペリドールに関しては，わが国の添付文書では妊婦禁忌とされています．これは動物を用いた生殖試験で催奇形性が認められていることが理由と記載されています．また1966年の古い論文で1報だけ，四肢の奇形の症例報告があることも関連しているようです．一方，米国の添付文書では妊婦禁忌とは位置づけられていません．四肢の奇形があった症例報告についても，潜在的な胎児リスク事例として否定できないので，妊娠中の投薬の必要性が明確な患者にのみ処方するよう注意喚起するにとどまっています．このことはヒト生殖発生のベースラインリスクとしての一例報告だった可能性も示唆していると解釈できます．英国の添付文書でも，ハロペリドール使用妊婦の児に奇形がみられたとの報告があり，ハロペリドールの関与を否定はできないので，明らかな適応がある症例に限って処方するように勧告していますが，禁忌とは位置づけていません．むしろ米英の添付文書では，妊娠後期に使用した場合の新生児への錘体外路障害の発現や離脱症状の発現への注意を喚起する記載が先行しています．

　臨床判断の根拠データを探してみましたが，2005年にENTISというヨーロッパの妊娠と薬カウンセリング専門施設の共同研究として，妊婦へのハロペリドール使用例188例を含むブチロフェノン系薬物に関するプロスペクティブコホート調査が報告されていますが，曝露された胎児の催奇形リスクは一般妊婦と同様と報告されています[4]．

治療上の必要性が高い場合は，使用しうる位置づけになっているのがわが国との大きな違いです．

Dr なるほど，よくわかりました．患者さんご夫婦には，それらの内容を率直にお話して理解を得て頂くようにしてみたいと思います．第一世代や第二世代の抗精神病薬，全般に関してはどうでしょうか．第一世代の情報は多くあるように思うのですが，第二世代ではどれほど検討が進んでいるのでしょうか？

Ph 妊娠中の投薬による胎児への催奇形性や発達毒性などの影響に関しては，倫理的側面から無作為割り付け試験等はできないという限界があります．このためどうしても情報不足になりがちです．使用実態下の実臨床でコホート研究あるいは症例対照研究が行われるのが一般ですが，これにも実臨床での使用経験が必要です．

第一世代の定型抗精神病薬については，使用歴も長いため何らかの疫学研究が存在する薬剤が多いようです．また，クロルプロマジンやハロペリドールなどの薬物は，欧米では「つわり」の治療[5]に使用されていた歴史もあり，比較的低用量の妊娠初期の胎児曝露に関しては，胎児異常の問題は発生していないとの報告[6]も見受けられます．

一方，第二世代の非定型抗精神病薬に関しては，臨床導入後10年から20年といったところですので，報告されているコホート研究のサンプルサイズや報告数に限界があるのも事実だと思います．米国では，当局の指導もあり製薬企業の妊婦曝露例レジストリーが進んでいて，今後のデータ集積や解析結果が待たれるところと思いますが，いずれにしても現時点で明確な催奇形性との関与を疑わせるシグナルは検出されていないというのが現状と思います．

Dr 服用する際のリスクとして最も問題となる催奇形性について先生のアドバイスはよくわかりました．ここで改めて薬を服用する際のリスクとベネフィットを整理したいと思います．

次にベネフィットですが，やはり統合失調症の再燃の問題が挙げられます．薬を中断して数ヵ月以内の再燃は決して少なくありません．ましてや周産期は妊娠期間の10ヵ月だけではなく，産後の育児期間も考慮する必要があります．その間，症状が再燃した際にはそれまで以上の薬用量の薬を服用する可能性も高く，それによる胎児や新生児への影響は懸念されます．実は統合失調症における産科合併症の発生には，薬物の影響だけではなく統合失調症自体の悪化による情動不安定による影響もあるといわれています．不安定な精神状態による生活では，過度なストレスや栄養不良，飲酒，喫煙などが胎児の成長に大きな影響を及ぼしています．つまり服薬を継続するということは，これらを予防する上で意義がありベネフィットは十分にあると考えています．

したがって，まずは現在の薬の継続を基本として薬物治療を行っていきたいと思います．もちろん，患者さんご夫婦との話し合いの内容により，希望があれば現状の薬を減量することも考慮したいと思います（**Rp.2**）．

Rp. 2

❶ リスパダール錠（1mg）	1回1錠	1日3回	毎食後
❷ デパス錠（0.5mg）	1回1錠	1日3回	毎食後
~~アキネトン錠（1mg）~~	~~1回1錠~~	~~1日3回~~	~~毎食後~~
❸ ジプレキサ錠（5mg）	1回2錠	1日1回	夕食後
❹ ハルシオン錠（0.25mg）	1回1錠	1日1回	就寝前

2　抗精神病薬がもたらす高血糖・体重増加に対応する評価

経過 1　患者夫婦から処方薬の減量の希望があったため，リスペリドンを1日3回から2回に減量して経過を観察した．しばらく安定した状態が続いていたが，11月初旬（妊娠24週）に産科主治医より予想以上の体重増加と血糖値の上昇を指摘された．これにより巨大児などの産科合併症のリスクがあるため，産科主治医より精神科医に患者の体重コントロールの依頼があった．

Dr　服用している薬物の中で，オランザピンは食欲を亢進させ体重増加を招くことがあり，中には耐糖能異常が見られることがあります．精神状態の安定に有用な薬ですが，いわゆるMARTAに属しない薬にスイッチングすることを考えてみます．ただMARTAだけに注意するのではなく，クロルプロマジンやレボメプロマジンなどのフェノシアジン系抗精神病薬も実は半世紀ほど前からすでに体重増加や耐糖能異常が指摘されているので，投与は慎重にしたいと思います．そこでこのようなリスクの少ない第二世代薬の中からペロスピロン（ルーラン）やブロナンセリン（ロナセン）を選択することはどうでしょうか？

Ph　非定型抗精神病薬，特にオランザピンやクエチアピンに関しては，添付文書でも糖尿病，あるいは既往のある方は禁忌と位置付けられていますし，血糖値の管理が必要な薬剤です．妊娠中の高血糖は巨大児の問題や，先天奇形の問題にも関与するため，血糖値を正常域に保つ重要性が日本糖尿病・妊娠学会のガイドラインでも示されていますので，血糖値上昇に懸念のない薬剤への処方変更をお考えになっていることが良くわかりました．

　ただ，ペロスピロンやブロナンセリンは，わが国で開発された薬剤で諸外国では使用がなく妊婦曝露例と胎児に関する疫学研究は皆無なのが現状です．胎児への薬物の安全性を裏づける根拠データは，丹念に調査したのですが，症例報告程度しかありませんでした．もちろん動物実験や，市販後調査，あるいは妊婦使用例の出産結果において，明らかな催奇形性や胎児毒性が指摘されているものではないのですが．

　そこで，先生に教えていただきたいのですが，今回のような患者さんではコン

トロールがついている薬剤を継続して妊娠をつづけて，血糖については継続的にモニタリングして，必要が生じた場合に産科や内科の先生と連携して血糖管理を並行して行う準備をしておくことは，治療選択肢に入らないでしょうか？

　日本妊娠糖尿病学会では，妊娠糖尿病（gestational diabetes mellitus；GDM）について，「妊娠中にはじめて発見または発症した，糖尿病にいたっていない糖代謝異常である．妊娠時に診断された明らかな糖尿病（overt diabetes in pregnancy）は含めない」と定義しています．全妊娠例の12％程度になり，これに妊娠時に診断された明らかな糖尿病を加えると，妊娠中の耐糖能異常は約15％になると考えているようです．

　非定型の抗精神病薬を服用していても，していなくても耐糖能異常については産科の先生が日常的にモニタリングされていると伺っています．この患者さんは28歳で，ご本人に伺うとジュースやお菓子等の甘いものがお好きなようです．現状ではリスペリドンとオランザピンでコントロールは良好と評価されていると伺いましたので，食事療法や運動療法を含めて生活指導については上手くコミュニケーションできそうに感じています．

　オランザピン服用例で，耐糖能異常から糖尿病性ケトアシドーシスになり重篤化した症例では，高血糖による口渇のためペットボトル飲料を多飲したことも血糖値上昇に拍車をかけたと報告されています．この患者さんで，産科と連携し食事指導と血糖モニタリングを行いながら，コントロールの良い薬剤を継続するというのはいかがなものでしょうか？先生のお考えや，ご経験をお聞かせ頂けますか．

Dr それではまずはオランザピンの継続投与について考えてみましょう．重要なポイントがいくつかあります．第一にご指摘のように妊娠中の耐糖能異常は真の糖尿病とは異なること，第二にオランザピンの特徴に関してですが，オランザピン内服の患者さんの全員が体重増加するわけではないこと，そして発売当初に話題となったオランザピン服用者のペットボトル症候群による死亡パターンは現在ほとんどみられていないということ，第三に統合失調症の薬物治療の原則として，これまでに効果のあった抗精神病薬を優先することが望ましいということです．

　したがって，これらを総合的に考えると医療者側から積極的にオランザピンを排除する必要はなく，これらのいろいろな特徴を患者さんやご家族に提供し情報を確認しあったうえで自己決定されることが望ましいと思います．患者さんやご家族がその過程を経てオランザピンを選択した際には，むしろ体重コントロールのためにお互いに積極的に頑張るという姿勢が期待できると思います．ただし，第二世代薬内服中に，体重増加を伴わない耐糖能異常も報告されているので適切なフォローアップが必要です．

Ph それから，統合失調症患者では，糖尿病性急性合併症の出現頻度が一般の方と比べて高いとの報告を読んだことがあります．

　統合失調症という疾患自体がリスクファクターになっていると同時に，精神病症状の悪化がインスリン抵抗性を高める，生理的あるいは食事的因子になりうる

と考えた方が良いのでしょうか？こうした患者さんへの処方のあり方や，血糖管理の在り方について，先生のお考えを教えて頂けますか．

Dr 古くは英国で1880年代にHenry Maudsleyが「糖尿病は精神病が負因にある家系にしばしば認められる」といっています．その後抗精神病薬が登場する以前の1940年代にも統合失調症患者の耐糖能が低下しているとの指摘が報告されています．その理由として，疾患自体の遺伝的素因によるものか，患者自身の健康管理や生活様式の乱れなどに関連する結果なのかは不明です．いずれにせよ，ご指摘の通り妊娠中の体重や血糖の適切なコントロールのためには，統合失調症という病気を安定した状態に保つことがとても重要になります．

　それでは，薬剤選択の話題に戻りますが，データの乏しいペロスピロンやブロナンセリンではなく，オランザピンを減量する方針で経過をみましょう（**Rp.3**）．

Rp. 3

❶リスパダール錠（1mg）	1回1錠	1日2回	朝夕食後	減量
❷デパス錠（0.5mg）	1回1錠	1日2回	朝夕食後	減量
❸ジプレキサ錠（5mg）	1回1錠	1日1回	夕食後	減量
❹ハルシオン錠（0.25mg）	1回1錠	1日1回	就寝前	

3 妊娠へのベンゾジアゼピン系薬物の影響を考慮する

経過 2
上記にスイッチングした後，しばらく精神的に安定していたが，X+7年1月初旬（妊娠31週）頃より，落ち着きがなく家の中を徘徊し独語するようになった．夫が患者の話に傾聴すると，最近産科外来で「安定薬は出産には良くない」と聞かされ度々薬を抜いていたとのことであった．さらに患者は不安時にはエチゾラムが効くとの理由で1日5〜10回服用していたという．最近の精神科の受診時には明らかな幻聴や被害妄想を認め精神症状の再燃を認めた．

Dr この状態での出産は早産や胎児発育不全の可能性が高く，精神的に安定させるために服薬アドヒアランスを守らせる必要があります．またエチゾラムの過剰服用が出産前まで続くことは新生児に悪影響をもたらすと心配されます．

Ph ベンゾジアゼピン系薬物は妊娠後期の服薬により児に移行して新生児に哺乳困難，嘔吐，活動低下，筋緊張低下，過緊張，嗜眠，傾眠，呼吸抑制・無呼吸，チアノーゼ，易刺激性，神経過敏，振戦，低体温，頻脈等を起こすことが報告されています．また，離脱症状あるいは新生児仮死として報告されることもあるようです．

　エチゾラムは血中半減期が6.3時間程度と体内からの消失が比較的早い薬剤との印象をもつ医師の先生が多いようですが，代謝物のMⅢとMⅣの血中半減期は16時間と8時間と比較的長いことも留意する必要があると思います．

また，1日5～10回というのは常用量上限から常用量を超える用量になりますので，他の抗精神病薬を併用していることも併せて考慮すると，新生児に活動低下，筋緊張低下，嗜眠，傾眠，呼吸抑制等の抑制性の作用があらわれる確率は高いと考えなければいけない状況です．誤った理解に基づく服薬中断により明らかに原病のコントロールが不良な状況と思います．産後の育児能力への問題も生じかねないので，個々の薬剤の新生児への影響については私たち薬剤師からも話してみます．理解を得るためにも，母子の健康のためにも，何とかコントロールの良い状態にもって行って分娩ができるよう，先生からの患者指導をよろしくお願い致します．

Dr わかりました．確かにベンゾジアゼピン系薬物の使用は注意が必要ですね．この患者さんではアドヒアランスが不良となったため精神的に不安定になったので，まずこれまで通りの服用を勧め，それでも軽快しないときに抗精神病薬を増量せざるをえないと考えていますが，抗精神病薬の出産前の使用上の注意についても整理する必要がありますね．

Ph 妊娠後期に抗精神病薬を使用していた妊婦と児に関する調査が報告されています．その報告では抗精神病薬を投与しても出産直後の新生児Apgurスコアはおおむね正常だったとされています（参照 エビデンス3）．

なお，こうしたデータの解釈には，個体差があることや早産がハロペリドール0%，オランザピン21.4%，クエチアピン4.8%，リスペリドン0%にみられたことも考慮しなければいけないと思います．

いずれにしても添付文書で注意喚起されているように，新生児に哺乳障害，傾眠，呼吸障害，振戦，筋緊張低下，易刺激性等の離脱症状や錐体外路症状があら

エビデンス3　抗精神病薬使用妊婦の服用量と新生児合併症例

2007年の報告では，ハロペリドール使用妊婦13例，オランザピン使用妊婦14例，クエチアピン使用妊婦21例，リスペリドン使用妊婦6例について解析している．分娩前の母体の1日服用量の平均は，ハロペリドール2.2mg，オランザピン8.9mg，クエチアピン337mg，リスペリドン3.0mgだったが，Apgurスコアの1分値と5分値はそれぞれ，ハロペリドール7.4/8.9，オランザピン7.6/8.8，クエチアピン7.6/8.9，リスペリドン8.7/9.2と，基本的には正常域であった．ただし，NICUへの入室率は，ハロペリドール0%，オランザピン30.8%，クエチアピン9.5%，リスペリドン0%であり，新生児合併症（心臓血管系・呼吸器系・低緊張）がハロペリドール（2・1・1例），オランザピン（3・4・1例），クエチアピン（2・7・0例），リスペリドン（0・0・0例）に認められた．この報告では，母体血中薬物濃度と臍帯血薬物濃度も測定しているが，薬物の臍帯血／母体血濃度比は，ハロペリドール2.2mg，オランザピン8.9mg，クエチアピン337mg，リスペリドン3.0mgであったことが報告されている．

(Newport DJ et al : Atypical antipsychotic administration during late pregnancy : Placental passage and obstetrical outcomes. Am J Psychiatry. 164(8)1214-1220, 2007)

われる可能性については留意する必要があると思います．

一方，こうした影響はあくまで一過性のものなので，児の長期的な発育や予後に影響を与えるものではないので，医療関係者が準備しておくべき問題点ではありますが，妊婦自身が不安に思うことではないし，まして休薬しなければならない問題でもないと認識されていると思います．

もし，よろしければ私たち薬剤師からもお子さんの長期予後に関係する問題ではなく産後の一次的な経過であり医師，薬剤師，助産師のサポートが可能なことを話して，過剰な心配はいらないことをお話ししてみましょうか．

4 抗精神病薬（向精神薬）の乳汁への移行は？

経過 3
その後，夫の今まで以上の協力により患者の服薬アドヒアランスは向上し，X+7年2月初旬（妊娠36週）頃より精神症状は軽快したが，一方でしばしば出産への不安を訴え不眠が続いていた．X+7年2月下旬（妊娠38週），産科医や精神科医，患者，家族との相談の結果，帝王切開により男児を無事出産した．出生時体重3,120gで明らかな身体奇形は認めなかった．しかし産後まもなく口数が減り困惑状態となり幻聴も出現するようになった．抗精神病薬を増量する必要があり，患者や夫は増量に同意したが，患者は母乳を与えたいとの希望があった．

Dr やはり妊娠後期に中断したオランザピンが患者には効果があったように思います．産後に再投与したいのですが，いずれにせよ国内の添付文書では全ての向精神薬が授乳に禁忌となっています．

母乳を与えるということは，母乳に含まれるさまざまな成分により免疫機能や認知機能の向上が指摘されているだけではなく，母子関係にも良好な影響を与えるといわれています．患者さんご夫婦には，国内だけでなく海外の事情も説明したいのですが，どうでしょうか？

Ph 私も同感です．米国小児科学会も日本小児科学会も，母乳栄養の利点を尊重する勧告や報告書を公表しており，新生児の栄養学的，免疫学的メリットや，母子の情緒形成へのメリットを重要視する考え方が主流で，わが国の添付文書の画一的な記載とは大きな違いがある現状だと思います．

動物あるいはヒトの母乳に，微量の薬物あるいは代謝物が検出されるために授乳を禁じているのはわが国の添付文書特有の問題だと思います．

少し文献を確認してみましたが乳児相対摂取量（RID）で評価するのが最近の標準的考え方で，現在使用中の治療薬については，リスペリドンと代謝物の合計で4.3％，オランザピン4％と比較的少ないと報告[7, 8]されています．なお，エチゾラムについては，わが国のみで使用されている薬剤で母乳移行性や乳児への影響に関する研究報告がないため直接的には評価しづらい現状です．

ハルシオンの主成分トリアゾラムの薬物動態が健康成人男子で評価されています．最高血中濃度に到達するまでに1.2時間で，その後は速やかに低下して血中半減期は平均2.9時間と報告されています．7から8時間程度ぐっすり眠って，翌朝起きて授乳するころには薬物は母体血中にもごく微量しか残っていないので，母乳に移行する薬物についてはもごく微量と推定されます．1例のみですがトリアゾラム服用中の授乳婦の乳児に鎮静は認められなかったことが報告[9]されています．他の睡眠薬であればゾルピデム，他の抗不安薬であればアルプラゾラムなどの薬物については，RIDが報告されていて，ゾルピデムで0.02％未満，アルプラゾラム3％程度と報告[10,11]されていますので，処方の変更を検討する際には参考になるかと思い，念のためにお調べしました．

　情報は不足していますが，例えば昼間は母乳保育にして，夜間は疾患コントロールもふくめて人工栄養にする方法も考えられます．こうすることにより母乳のメリットを活かしつつ，RIDを半分にできますし，母体の疾患コントロールにも良い効果が得られると考えるのはいかがでしょうか．

Dr なるほど，確かに国内でも授乳を勧める動きもあり，今後国内の授乳と向精神薬服用の関係は変わってくる可能性がありますね．患者さんご夫婦に情報提供して今後の薬物治療を決めたいと思います．

1) Koren G：Medication safety in pregnancy and breastfeeding, 573-578, McGraw-Hill. 2007.
2) 林　昌洋ほか：実践，妊娠と薬．p.69-72, じほう, 2010.
3) 林　昌洋ほか：実践，妊娠と薬．p.227-228, じほう, 2010.
4) Diav-Citrin O et al：Safety of haloperidol and penfluridol in pregnancy: a multicenter, prospective, controlled study. J Clin Psychiatry. 66 (3) 317-322, 2005.
5) Einarson A et al：Treatment of nausea and vomiting in pregnancy：an update algonithm. Can Fam Physician. 53 (12) 2109-2111, 2007.
6) van Waes A et al：Safety evaluation of haloperidol in the treatment of hyperemesis gravidarum. J Clin Pharmacol. 9：224-227, 1969.
7) Hill RC et al：Risperidone distribution and excretion into human milk: case report and estimated infant exposure during breast-feeding. J Clin Psychopharmacol. 20 (2) 285-286, 2000.
8) Ambresin G et al：Olanzapine excretion into breast milk: a case report. J Clin Psychopharmacol. 24 (1) 93-95, 2004.
9) Kelly LE et al：Neonatal benzodiazepines exposure during breastfeeding. J Pediatr. 161 (3) 448-451, 2012.
10) Oo CY et al：Pharmacokinetics in lactating women: prediction of alprazolam transfer into milk. Br J Clin Pharmacol. 40 (3) 231-6, 1995.
11) Pons G et al：Zolpidem excretion in breast milk. Eur J Clin Pharmacol. 37 (3) 245-248, 1989.

〔鈴木利人（医師）／林　昌洋（薬剤師）〕

30 妊娠関連

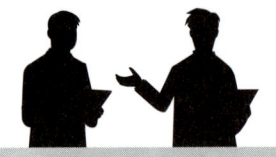

症例 30　うつ病治療中に妊娠し，その後出産し産褥期を迎えた患者

状況設定
抗うつ薬を服用中のうつ病の女性が妊娠し，主治医は以後産褥期までの間，患者から催奇形性や胎児毒性，授乳による新生児への影響に関する問い合わせがあり，薬剤師と相談しながら患者の経過を追うこととなった場面．

現病歴　30歳女性

　中学，高校時代は大過なく過ごしていた．大学に進学後文科系サークルに入り友人も多く活動的な生活を送っていた．大学3年時，友人と些細なことで口論となり以後不仲となった．次第に友人関係に悩むようになり，授業も休みがちとなり，サークルにも参加せず夜も不眠がちとなった．このため心配した友人に付き添われ，大学4年の秋に近医メンタルクリニックを受診した．

　うつ病と診断され，薬物療法（パロキセチン）を受けるようになり，パロキセチンを20mg/日まで徐々に増量した頃より抑うつ症状は改善傾向がみられ，授業にも出席できるようになり何とか規定の単位を取得，就職活動では会社も内定し，X−年4月に，出版関係の会社に就職した．

　数ヵ月ほどは忙しい毎日が続いたが，通院を継続し精神的には安定していたため，同年8月頃よりパロキセチンを減量し12月にパロキセチンを中止したが，X年1月より再び疲労感が増し食欲もなくなり不眠がちとなった．会社の出勤もつらくなり欠勤することもあった．このためパロキセチンを再開し同年4月時点で20mg/日を内服している（**Rp.1**）．一方，それまでのつらい時期を支えてくれた同僚男性と恋愛関係となり，5月に結婚するに至った．

　同年7月初旬無月経となり近医産婦人科医院で妊娠（妊娠5週目）していることが判明した．すぐに服用をやめようと考え，精神科主治医に電話で連絡したが，離脱症候群が出現する可能性が高いことを説明された．

Rp.1

❶パキシル（パロキセチン）錠（20mg）　1回1錠　1日1回　夕食後

1 抗うつ薬の催奇形性を考慮して処方薬を決める

症例 30

Dr 患者さんは妊娠が発覚し多少慌てている様子でした．パロキセチン（パキシル）を止めると言い出したので，同剤がSSRIのなかで最も離脱症候群を起こしやすいので急な中止は避けるように言ったところです．理想的には，パロキセチンを離脱症候群が出現しないように配慮して漸減し最終的に中止したいのですが，患者は昨年パロキセチンの中止後まもなくしてうつ病が再燃しています．薬を中止することが胎児にとって安全であることはわかりますが，妊娠中にうつ病が再燃することに伴う問題も考えなければいけません．妊娠中のうつ病の再燃はそれまで以上の量の抗うつ薬を内服することもあり，産後のうつ病への遷延により育児にも影響を起こしかねません．したがって今回はできればパロキセチンを継続投与することも患者さんやご家族に提案したいと考えています．そこでパロキセチンは最近心奇形のリスクが高いことが報告されていると認識していますが，その経緯について教えてくれますか？

Ph そうですね．先生がおっしゃるようにパロキセチンの添付文書には，重要な基本的注意の項に「本剤を投与された婦人が出産した新生児では先天異常のリスクが増加するとの報告があるので，妊婦又は妊娠している可能性のある婦人では，治療上の有益性が危険性を上回ると判断される場合以外には投与しないこと」との注意喚起が記載されています．また，妊婦・産婦・授乳婦の項には「妊婦又は妊娠している可能性のある婦人には，治療上の有益性が危険性を上回ると判断される場合にのみ本剤の投与を開始すること．また，本剤投与中に妊娠が判明した場合には，投与継続が治療上妥当と判断される場合以外は，投与を中止するか，代替治療を実施すること」との記載があります．

Dr ご指摘の点は，パロキセチンだけではなくSSRI全体にわたる問題点なのですか？国内ではフルボキサミン（デプロメールまたはルボックス）やセルトラリン（ジェイゾロフト），エスシタロプラム（レクサプロ）などが使用されていますが，これらの添付文書はどうなっていますか？

Ph フルボキサミンの添付文書では，「妊婦又は妊娠している可能性のある婦人には，投与しないことが望ましい．また，投与中に妊娠が判明した場合は投与を中止することが望ましい．」との記載があります．これに対して，セルトラリン，エクシタロプラムの添付文書の妊婦・産婦・授乳婦の項では「妊婦又は妊娠している可能性のある婦人には，治療上の有益性が危険性を上回ると判断される場合にのみ投与すること．」との記載があります．日本の添付文書の妊婦への注意喚起の記載を要約すると，フルボキサミンでは「投与中止が望ましい」と一番厳しく，次にパロキセチンは「有益性投与」ではありますが不可欠でないなら「代替治療を検討」と記載されていますが，セルトラリンとエクシタロプラムは一般的な薬剤同様の「有益性投与」の記載となります．

　添付文書には，その注意を記載した根拠となる情報も記載されているのですが，

パロキセチンでは「海外の疫学調査において，妊娠第1三半期に本剤を投与された婦人が出産した新生児では先天異常，特に心血管系異常（心室又は心房中隔欠損等）のリスクが増加した．このうち1つの調査では，一般集団における新生児の心血管系異常の発生率は約1％であるのに対し，パロキセチン曝露時の発生率は約2％と報告されている．」との解説がありますが，他の3剤では「妊娠中の投与に関する安全性は確立していない．」との理由記載のみで明らかではありませんでした．

Dr パロキセチンと心奇形の問題はとても重要な問題です．問題の海外の疫学調査とはどのような論文なのですか？ もう少し詳しく教えてください．

Ph パロキセチンの添付文書に記載されている論文は，パロキセチン投与妊婦の児では，大奇形全般との関連は認められなかったものの，比較的軽い心奇形との関連が認められたというものです（参照 エビデンス1）．

この報告を機に，製薬企業あるいは日米欧の規制当局も添付文書の使用上の注意を改訂したようです．

Dr 要するに2006年から2007年にかけてパロキセチンの問題が注目されるようになったわけですね．しかし，その後この研究結果は追試されているのですか？ さらにデータが集積されていると思いますが，どうですか？

Ph 確かにその後パロキセチンあるいは他のSSRIは先天異常と関連するのかに関して多くの専門家が関心をもち，複数のコホート研究やケース・コントロール研究が実施され報告されました（参照 エビデンス2）．その結果，パロキセチンの心奇形発生に関する問題は否定的な報告もあります．

Dr なるほど．最近は薬剤の有用性に関してメタ解析を用いて検討されることが多く

エビデンス 1　パロキセチンは心奇形との関連がみられた

スウェーデンのMedical Birth Registryを用いた研究では，妊娠初期に抗うつ薬を使用した妊婦6,896例，あるいは個々の抗うつ薬やSSRIを使用した妊婦に関して評価した結果，子宮内で薬物に曝露された児に先天異常の増加は認められなかった．しかし，パロキセチンを使用した妊婦群では心血管系の異常が増加し，特に心室中隔欠損および心房中隔欠損のリスク増加（OR=2.29，95％CI：1.28-4.09）が認められた[1]．

翌年に調査期間を2004年まで延長して再解析した結果が公表されたが，ここでもパロキセチンは曝露された児と先天異常全体に関しては関連はみられなかったが，心奇形（OR=1.63，95％CI：1.05-2.53），特に心室中隔欠損および心房中隔欠損のリスク増加（OR=1.63，95％CI：1.05-2.53）との関連が認められた[2]．

1) Kallen BAJ et al：Antidepressant drugs during pregnancy and infant congenital heart defect. Reprod Toxicol. 21(3)221-222, 2006
2) Kallen BAJ et al：Maternal use of selective serotonin re-uptake inhibitors in early pregnancy and infant congenital malformations. Birth Defects Res A Clin Mol Teratol. 79(4)301-308, 2007

なっています．この問題に関してもメタ解析研究はあるのですか？それではどのような結果なのでしょうか？

Ph 多くの疫学研究が報告されたため，メタ解析の論文や総説論文も複数報告されているようです．2007年にClinical Therapeuticsに掲載されたメタアナリシスでは，対照群を他の抗うつ薬使用妊婦として解析すると心奇形との関連がみられましたが，対照群を催奇形性のない薬物使用妊婦とすると統計学的に有意な関連はみられませんでした（参照 エビデンス3）．

エビデンス 2　パロキセチンは心奇形リスク増加と関連しない

　北米をはじめ8箇所の催奇形性情報サービス拠点が実施したSSRI使用妊婦の児に関する先天性心奇形に関するプロスペクティブなコホート研究では，妊娠第1三半期にパロキセチンを使用した妊婦が出産した1,174例の新生児と，対照群が比較された．パロキセチン曝露群の心奇形発生率は0.7％（9/1,174例）で，対照群と比較して心奇形発生のリスクは増加していなかった（オッズ比＝1.1，95％信頼区間：0.36-2.78）であったと報告された[1]．

　この他，オーストラリアのレコード・リンケージ研究にても，妊娠第1三半期に母親がパロキセチンの処方を受けていた572例の児において，先天性異常全般あるいは11のサブグループの先天性大奇形の発生率は予想よりも大きくなかったことが報告された[2]．

1) Einarson A et al : Evaluation of the risk of congenital cardiovascular defects associated with use of paroxetine during pregnancy. Am J Psychiatry. 165(6)749-752, 2008
2) Colvin L et al : Dispensing patterns and pregnancy outcomes for women dispensed selective serotonin reuptake inhibitors in pregnancy. Birth Defects Res A Clin Mol Teratol. 91(3)142-152, 2011

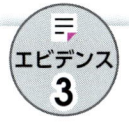

エビデンス 3　パロキセチンの心奇形のメタ解析

　1985年から2006年に報告された対照群をおいたコホート研究のうち，エコー検査の実施状況が明らかでSSRIの使用目的が確認でき，個々の薬剤に関して評価している7つの疫学研究を選び解析が行われている．パロキセチン以外の抗うつ薬使用妊婦を対照群としていた4つの研究に関するサブ解析では，パロキセチンに曝露された児の全ての大奇形に対するオッズ比は1.30（95％信頼区間：0.93-1.80），心奇形に関するオッズ比は1.70（95％信頼区間：1.17-2.46）で心奇形に関してリスクの増加がみられた．一方，催奇形性のない薬物に曝露された妊婦を対照群とした3つの研究に関するサブ解析では，パロキセチンに曝露された児の全ての大奇形に対するオッズ比は1.54（95％信頼区間：0.99-2.41），心奇形に関するオッズ比は3.47（95％信頼区間：0.90-12.21）でいずれの異常に関しても統計学的に有意なものはなかった．7つの研究を統合したメタ解析では，妊娠初期にパロキセチンに曝露された児の心奇形に関するオッズ比は1.72（95％信頼区間：1.22-2.42）で心奇形に関してリスクの増加がみられた．

(Benjamin Bar-Oz et al : Paroxetine and Congenital Malformations : Meta-Analysis and Consideration of Potential Confounding Factors. Clin Ther. 29(5)918-926, 2007)

ただし，この論文で著者らは，パロキセチンは他のSSRIや抗うつ薬と違い不安神経症やパニック障害に高頻度に用いられており，妊婦自身の不安感から高頻度にエコー検査を受ける傾向が明らかでディテクションバイアスとなっており，その為に高率に異常が検出されている可能性が指摘されています．

Dr メタ解析でもパロキセチンと心奇形のリスクとの関連は否定できず慎重投与を考慮すべきではあるが，結論には至っていない印象ですね．コホート研究とともに注目されている研究方法としてケース・コントロール研究があると思いますが，そちらの研究報告ではどうでしょうか？

Ph パロキセチンと心奇形の問題を評価する別の判断材料として，ケース・コントロール研究についても調査してみました．1997〜2002年に米国で行われた大規模症例対照研究では，パロキセチンを含む4種のSSRIで心奇形との関連はみられませんでしたが，無脳症，頭蓋骨癒合症，臍帯ヘルニアとの関連がみられたと報告されています（参照 エビデンス4）．

一方，スローン疫学センターの大規模なケース・コントロール研究の著者らは，我々の研究からはSSRI全般と，頭蓋骨癒合症，臍帯ヘルニア，心臓先天異常の有意なリスクの増加はみられなかったと結論しています（参照 エビデンス5）．また，個々のSSRIの使用と，いくつかの特定の先天異常のリスクの増加を与える可能性が示唆されるデータが得られたが，個々の先天異常との関連はまれなものであり，絶対リスクは小さいことを認識すべきであるとも述べています．

結局，ケース・コントロール研究では，先にお話ししたコホート研究で指摘されたような心室中隔欠損や心房中隔欠損に関連するリスクは見出されていません．

Dr パロキセチン以外のSSRIに関する大規模研究はありますか？

Ph セルトラリン，エスシタロプラムのラセミ体であるシタロプラムに関しては，比

エビデンス4　SSRI全般の妊娠初期使用と先天性奇形，その他の大奇形との関連報告

1997〜2002年の期間に米国で生まれた大奇形を有する9,622例のケース群と4,092例のコントロール群に関する大規模症例対照研究では，SSRI全般に関して妊娠初期の使用と先天性心奇形，あるいは他の大奇形の間に有意な関連は認められなかったと報告されている．fluoxetine，パロキセチン，セルトラリン，エスシタロプラムに関して，18種の先天奇形，4種の心奇形，14種の心奇形以外の奇形，先に関連のみられた3種の先天奇形という4種のカテゴリーの関連が評価されたが，4種のSSRIに関して18種の先天奇形，4種の心奇形，14種の心奇形以外の奇形との関連は認められなかったとある．無脳症，頭蓋骨癒合症および臍帯ヘルニアの3種の奇形に関するオッズ比は，パロキセチン4.2（CI：2.1-8.5），エスシタロプラム4.0（CI：1.3-11.9），セルトラリン2.0（CI：1.0-3.9），fluoxetine1.9（CI：1.0-4.0）とパロキセチンまたはエスシタロプラムに関して有意な関連がみられた．

(Alwan S et al：Use of selective serotonin-reuptake inhibitors in pregnancy and the risk of birth defects. N Eng J Med. 356(26)2684-2692, 2007)

較的規模の大きいコホート研究があり，先天異常との関連は否定的ですが，いくつかの研究では個々のリスクとの関連が指摘されている報告もあります．フルボキサミンに関しては規模の大きいコホート研究は存在しませんが，他のSSRIとともに解析された論文があり，小規模なデータではありますが先天異常との関連は指摘されていません．

Dr よくわかりました．SSRIの催奇形性に関して想像以上に多くの研究がなされていることに驚きました．一方で，精神科医は今でも三環系や四環系抗うつ薬をSSRIやSNRIに治療抵抗性の患者さんに使用することがあります．このうち三環系抗うつ薬に関する催奇形性についてはどうでしょうか？

Ph イミプラミン（トフラニール）の添付文書，妊婦・産婦・授乳婦の項には「妊婦または妊娠している可能性のある婦人には投与しないことが望ましい」との記載があり，動物実験で催奇形性がみられたこと，新生児に離脱症状がみられたことがその理由として記載されています．

また，クロミプラミン（アナフラニール）の添付文書，妊婦・産婦・授乳婦の項にも「妊婦又は妊娠している可能性のある婦人には投与しないことが望ましい」との記載があり，新生児に離脱症状がみられること，海外のレトロスペクティブな疫学調査で，胎児の心血管系の先天異常（心室中隔欠損または心房中隔欠損）のリスクが高かったことがその理由として記載されています．

アミトリプチリン（トリプタノール）の添付文書，妊婦・産婦・授乳婦の項には「妊婦又は妊娠している可能性のある婦人には，治療上の有益性が危険性を上回ると判断される場合にのみ投与すること」との記載があり，三環系抗うつ薬には動物実験で催奇形作用が報告されているものがあるとの理由が記載されています．

いずれにせよ，アミトリプチリン，イミプラミンなどの三環系抗うつ薬は，臨

> **エビデンス 5** SSRI全般と頭蓋骨癒合症，臍帯ヘルニア，心臓先天異常に関連はみられない
>
> 頭蓋骨癒合症の児の母親115例，または臍帯ヘルニアの児の母親127例，あるいは17種の他の先天奇形を有する児の母親8,795例に関して，SSRI治療との関連は認められなかったと報告されている．この研究では，妊娠初期のパロキセチン治療と神経管欠損の乳児の母親320例（オッズ比＝3.3，95％信頼区間1.1〜10.4），内反足の乳児の母親413例（オッズ比＝5.8，95％信頼区間2.6〜12.8），右心流出路閉塞の乳児の母親363例（オッズ比＝3.3，95％信頼区間1.3〜8.8）の間に関連が見出されたと記載されている．この他，セルトラリンと臍帯ヘルニア（オッズ比＝5.7，95％信頼区間1.6〜20.7），セルトラリンと中隔欠損（オッズ比＝2.0，95％信頼区間1.2〜4.0）に関して統計学的に有意な関連がみられたが，SSRI以外の抗うつ薬と先天異常の関連はみられなかったと報告している．
>
> (Louik C et al：First trimester use of selective serotonin-reuptake inhibitors and the risk of birth defects. N Engl J Med. 356(26)2675-2683, 2007)

床での使用歴も長くヨーロッパの催奇形性情報サービスによるコホート研究では，催奇形性，自然流産，胎児死亡などと関連しなかったことが報告[1]されています．

また，クロミプラミン（アナフラニール）に関しては，ケース・コントロール研究で心奇形のリスクとの関連が指摘されていますが，コホート研究では催奇形性との関連は否定的とされています[2,3]．

このため豪州の添付文書では，上記の三環系抗うつ薬について催奇形性はないが新生児の離脱症状に注意が必要としてPregnancy Category「C」に分類されています[4]．

Dr ありがとうございます．よくわかりました．薬を使わないに越したことはないですが，妊娠中のうつ病は決して軽んじることはできません．これらを総合的に考えると，今回はまず少量のパロキセチンの投与を継続し経過を観察することが良いと考えられます（**Rp.2**）．またパロキセチンで効果が得られないときには，三環系抗うつ薬の使用も考えることとします．

Rp.2

❶パキシル錠（10mg）　1回1錠　1日1回　夕食後　◀減量

経過 1

パロキセチン10mgで継続投与し，妊娠20週目を経過した．妊娠の経過は順調で胎児エコー検査でも胎児の奇形も認めず，発育にも異常を認めなかった．一方，この時期夫がインターネット上から「SSRIによる新生児肺高血圧症のリスク」に関する情報を見て，奇形の心配はなくなったものの，新生児の高血圧に関して不安に思い，主治医に問い合わせがあった．

Dr 先日，新生児肺高血圧症（PPHN；persistent pulmonary hypertention of the newborn）に関して問い合わせがありました．この病気は報告当初は大変注目されましたが，その後両者の関連性について異論の報告もあり，まだ結論には至っていないと考えていますが，どうでしょうか？

Ph パロキセチンの添付文書，妊婦・産婦・授乳婦の項には，「海外の疫学調査[5,6]において，妊娠中に本剤を含む選択的セロトニン再取り込み阻害剤を投与された婦人が出産した新生児において新生児遷延性肺高血圧症のリスクが増加したとの報告がある．このうち1つの調査では，妊娠34週以降に生まれた新生児における新生児遷延性肺高血圧症発生のリスク比は，妊娠早期の投与では2.4（95％信頼区間1.2-4.3），妊娠早期および後期の投与では3.6（95％信頼区間1.2-8.3）であった．」ことが紹介されています．

PPHNは，出生後の肺血管抵抗の低下が障害され，肺高血圧が持続するために胎児循環であるはずの動脈管や卵円孔から右左の短絡が生じて低酸素血症をきたす病態であり，死亡率は10〜20％と重篤な状態であり，慎重な配慮が必要と考

えられています．

　一般の妊婦における頻度は1,000例に対して0.43〜6.8と報告されています．

　北米の調査機関から，PPHNを発症した337例のケース群と836例のコントロール群を比較したケース・コントロール研究が報告されています．ケース群では，妊娠20週以降にSSRIに曝露された新生児が3.7%（14/377）存在し，コントロール群の新生児では0.7%（6/836）であったことから，オッズ比6.1（95%CI：2.2-16.8）と報告されています．

　ケース・コントロール研究ですので，因果関係を特定できる研究デザインではないという点と，SSRIを服用した母親がケース群14例・コントロール群6例と少ないことからも他の研究が待たれるところですし，医学的にPPHNと関連しうると考えられている胎便吸引症候群や肺炎などの影響が調整されていないことも，この論文を解釈する際に重要と考えられているようです．

Dr この問題は，精神科医が妊娠中期以降SSRIをどこまで積極的に使用することができるかを考えるうえで注目される領域だと思います．SSRIはこれまで催奇形性という観点で注目されていましたが，実はPPHNの問題だけではなく，近年は流産や子癇前症，胎児発育不全，さらに新生児の行動異常との関連性も指摘されています．

　これをもって全ての妊産婦にSSRIを投与すべきではないというわけではありませんが，軽症例では精神療法，とくに認知行動療法（CBT）を積極的に薦める研究者もいます[7]．このため熟練した医療者によりCBTを適切に実施している病院や施設では，重症例を除きCBTで対応することも重要だと思います．もちろん抗うつ薬を含め一切の治療を行わないことは，患者さんの自殺の危険だけではなく産科合併症や胎児発育不全を増加させるというデータがあるので無謀な選択です．

　大切なことは，第一にうつ病を悪化させないこと，これには患者さんのこれまでの再発回数や重症度，抗うつ薬や精神療法の有効性などの特徴を考慮してcase-by-caseで対応することが重要です．第二に，以上の情報をできるだけ広く患者さんや家族に提供する姿勢を医療者側が持つことだと思います．今回も患者さんおよび夫にこれらの要約をわかりやすく伝えたいと思います．うつ病や不安障害の患者では，不安が強いためにこちらが説明する負のリスクを過剰に受け取ったり，インターネットなどでエビデンスに基づかない情報をこちらが提供する情報以上に高く評価することもあるので，十分に時間をとってアドバイスしたいと思います．

2 妊娠中後期から産褥期における抗うつ薬の影響を検討する

経過 2

患者は妊娠週数が増すごとに次第に精神症状は安定化し，日常の家事も無難にこなし夫や義母の援助のもと妊娠経過は順調であった．X＋1年3月中旬，妊娠38週で2,980gの男児を無事出産した．出産を機にパロキセチンの内服を自らの希望で中止，母乳栄養を行なうこととなった．出産の数日後に一時的に不安感や苛々感が出現したが，1週間ほどで消失した．

自宅に戻り，親子3人の生活が始まったが，X＋1年5月頃より「夫が育児を手伝おうとせず，仕事から帰宅しても『食事ができていない』などと自分に不満ばかり言う．こういう生活は我慢できない」と実家の母親に泣きながら訴えるようになった．一方，精神科は数週間に一度の外来通院で薬物治療をせずカウンセリングを行っていた．同様の訴えは外来受診でも聞かれるようになり，主治医は抗うつ薬の内服の必要性を感じはじめ，薬剤師と再び内服と授乳の可否について検討することとなった．

Dr どうも最近情緒不安定で，出産前とは明らかに精神状態は異なっています．不安焦燥感が強く，夫にも家ではかなりきつく接しているようです．夜間も子育てで十分には睡眠をとれず食欲も減っているようです．産後直後の軽うつ状態は，いわゆるマタニティーブルーズであり，薬物療法はせず一過性で経過しています．しかし現在の状態は産後うつ病と診断できる状態で，抗うつ薬や抗不安薬を中心とした薬物治療が必要と考えられます．

先日，そのことを話したのですが，授乳をもう少し続けたいとの希望もあり，結局投与を開始するには至りませんでした．そこで夫や義母に対し，患者への受容的，共感的な接し方や助産師への協力の要請，日常の育児の軽減などを提案しました．

わが国における薬物療法と授乳の問題について，多くの向精神薬が添付文書上「授乳中の服薬禁止」となっています．これに従えば抗うつ薬を投与した時点で，人工乳に切り替えざるを得ません．諸外国でも同様の問題が起きているのでしょうか？

Ph 確かにパロキセチンの添付文書，妊婦・産婦・授乳婦の項には「授乳中の婦人への投与は避けることが望ましいが，やむを得ず投与する場合は授乳を避けさせること．［母乳中に移行することが報告されている．］」と記載されています．一方，米国小児科学会をはじめ日本小児科学会も，母乳保育のメリットを活かすことを重要視しておりステートメントあるいは報告書をまとめています．ごく微量の薬物が母乳から検出されることをもって授乳を避けると結論するのではなく，移行する微量の薬物が，薬理学的に，毒性学的に，薬物動態学的に，臨床的に，乳児に悪影響を及ぼす可能性があるかないかを評価して，実在するリスク－ベネフィットを勘案して可能な限り母乳保育を推奨する考え方です．

授乳婦がパロキセチンによる治療を受けている際の母乳中薬物濃度を検討した

論文が複数ありますが，いずれの報告においても移行量は微量であり，パロキセチン治療中の授乳は可能と評価されています．成人のパロキセチン服用量（mg/kg）と経母乳的な乳児のパロキセチン摂取量（mg/kg）を百分率で比較する乳児相対薬物摂取量RIDという目安が使われますが，パロキセチンのRIDは1.4%と報告されています．10%未満であれば，授乳を前向きに検討可能と位置付けている専門家の意見もあります[8～10]．

Dr　よくわかりました．大切なことは，それらのことを患者さんやご家族にわかりやすく伝え，結果彼らの自己決定権を尊重することだと思います．うつ状態にある患者さんは，「リスクーベネフィット」の説明をする際に過度にリスクを評価する傾向があり，こちらも慎重に説明する姿勢が大事だと思います．いろいろとご助言ありがとうございました．

1) McElhatton PR et al : The outcome of pregnancy in 689 women exposed to therapeutic doses of antidepressants. A collaborative study of the European Network of Teratology Information Services (ENTIS). Reprod Toxicol. 10 (4) 285-294, 1996.
2) Kallen BAJ et al : Antidepressant drugs during pregnancy and infant congenital heart defect . Reprod Toxicol. 21 (3) 221-222, 2006.
3) Ericson A et al : Delivery outcome after the use of antidepressants in early pregnancy. Eur J Clin Pharmacol. 55 (7) 503-508, 1999.
4) http : //www.tga.gov.au/hp/medicines-pregnancy.htm#.UtPaKhOCiTM
5) Chambers CD et al : Selective serotonin-reuptake inhibitors and risk of persistent pulmonary hypertension of the newborn. N Engl J Med. 354 (6) 579-587, 2006.
6) Källén B et al : Maternal use of selective serotonin re-uptake inhibitors and persistent pulmonary hypertension of the newborn. Pharmacoepidemiol Drug Saf. 17 (8) 801-806, 2008.
7) Domar AD et al : The risk of selective serotonin reuptake inhibitor use in infertile women: a review of the impact on fertility, pregnancy, neonatal health and beyond. Hum Rep. 28 (1) 160-171, 2013.
8) Berle JO et al : Breastfeeding during maternal antidepressant treatment with serotonin reuptake inhibitors : infant exposure, clinical symptoms, and cytochrome P450 genotypes. J Clin Psychiatry. 65 (9) 1228-34, 2004.
9) Weissman AM et al : Pooled analysis of antidepressant levels in lactating mothers, breast milk, and nursing infants. Am J Psychiatry. 161 (6) 1066-1078, 2004.
10)Lanza di Scalea T et al : Antidepressant medication use during breastfeeding. Clin Obstet Gynecol. 52 (3) 483-497, 2009.

〔鈴木利人（医師）／林　昌洋（薬剤師）〕

あとがきにかえて

　2012年2月9日，一通のメールが届きました．そのメールは杏林大学精神医学教室（当時は慶應大学）の渡邉衡一郎先生から頂戴したものでした．メールには「順天堂越谷病院の鈴木利人教授のお声掛けで，薬剤師向けの精神科の教科書を作ろうということになりました」と書かれてありました．折しもこの時期は，平成24年度診療報酬改定において「病棟薬剤業務実施加算」が認められ，精神科領域も条件付きですが，病棟薬剤業務を拡大していく下地が整った時でした．虎の門病院薬剤部長の林昌洋先生も編者として名を連ねていらしたので大変心強く，自分も精神科薬剤師の立場でご協力させて頂くこととなりました．

　第一回の編集会議では，鈴木先生から「当直の夜に寝転んで読める気軽な本にしましょう」とお話しいただいたと記憶しています．しかし，鈴木利人先生と大塚桂子先生（順天堂越谷病院薬剤部長）が作成したクロストークの見本原稿は，大変ハイレベルなものでした．見本に追随して編集会議を重ねる毎に，編集委員の先生方からは次々と要望が出され，依頼時には「気軽にお引き受け下さい」とお願いした執筆の先生方には，後に加筆・修正等大変なご苦労をお掛けすることとなりました．

　2年間の歳月を経て，多くの精神科医の先生方ならびに精神科薬剤師の方々の忍耐とご協力により，精神科における近未来の多職種連携の在り方を示唆する書籍が完成するに至りました．これまで精神科薬剤師は「知識は十分に備えているが，個々の患者の処方提案に関しては，ちょっと控えめな方が多い」と言われてきました．しかし，「平成24年度診療報酬改定の結果検証に関わる特別調査（平成25年度調査）」では，「医師の9割が精神科薬剤師の病棟業務が日常的に必要な業務だと考えている」という結果が出，平成26年度診療報酬改定において，精神科病床における病棟薬剤業務実施加算の条件が緩和されることとなりました．実質マイナス改定の中で驚異と評されましたが，この結果の背景には薬剤師不足の中で精神科薬剤師の並々ならぬ努力があったと思われます．

　こうした変化の中で，さらに薬剤師の専門職としての技量を発揮するためには，「ちょっと控えめ」からの早期の脱却を目指さなければなりません．本書を期に，精神科医と薬剤師とが活発にコミュニケーションを行い，双方性な薬物療法が実践され，適正な薬物療法が実現できれば望外の喜びです．

　最後に，本書が薬物療法において，患者の立場に立った処方提案の後押しになることを祈って，あとがきに代えさせて頂きます．

2014年3月

松田公子

一般索引

欧文

AHI（apnea hypopnea index） ……… 253
BPRS（brief psychiatry rating scale） ……… **8**
BPSD（behavioral and psychological symptoms of dementia） ……… **31**, 34, 280, 294
CSAS（central sleep apnea syndrome） ……… 253
CYP2D6 ……… 212
CYP3A4 ……… 212
ドパミンD_2受容体 ……… 73, **101**
DLB（dementia with lewy bodies） ……… **29**, 280
Dダイマー ……… 139
EMDR（ye Movement Desensitization and Reprocessing） ……… 27
FTLD（frontotemporal lobar degeneration） ……… **29**
GABA ……… 21, **47**, 51
GAF（global assesment of function） ……… 120
Hachinski虚血スコア ……… 293
HDS-R ……… **33**
HPA仮説 ……… 41
m-ECT（modified electroconvulsive therapy） ……… 119, 137, 139
　——, 維持療法 ……… 143
　——, 適応 ……… 137
MMSE（Mini-Mental State Examination） ……… **33**
nCPAP（nasal continuous positive airway pressure） ……… 253
NINDS-AIREN基準 ……… 292
NMDA受容体 ……… 251, 278
Non-REM睡眠 ……… **50**, 242
OCD（Obsessive Compulsive Disorder） ……… **20**
OSAS（obstructive sleep apnea syndrome） ……… 253
PANSS（Positive and Negative Symptom Scale） ……… **8**
PE（Prolonged Exposure） ……… 27
PPHN（persistent pulmonary hypertension of the newborn） ……… 314
PTSD（Posttraumatic stress disorder） ……… **21**, 25
QIDS-J（Quick Inventory of Depressive Symptomatology） ……… 126
QT延長 ……… **46**, 162
REM睡眠 ……… **50**, 242
REM睡眠行動障害 ……… 280
RLS（restless legs syndrome） ……… 256
SAD（Social Anxiety Disorder） ……… **20**, 210
SDM（shared decision making） ……… 126, 134, 279
STAR*D ……… 159
STEP-BD研究 ……… 177
ω_1受容体 ……… 239
ω_2受容体 ……… 52

あ

アクチベーション症候群 ……… **46**, 48, 196, 208
アセチルコリン ……… 43, 58
アドヒアランス ……… 6, 9, 64, 108, 111, 160, 168, 172, 190, 198, 214, 239, 265, 295, 304
アドレナリンα_1受容体 ……… 43
アドレナリンα_2受容体 ……… 44
アルツハイマー型認知症 ……… **28**, 276, 280, 292
アンヘドニア ……… 12
胃洗浄 ……… 262
陰性・陽性症状評価尺度 ……… **8**
陰性症状 ……… **5**
インフォームド・コンセント ……… 77
うつ症状 ……… 55
うつ転 ……… 175
うつ病 ……… **125**, **131**, **136**, **145**, **151**, **159**, 289, 308
　——, 再燃 ……… 143, 148
　——, 自殺 ……… 138
　——, 診察 ……… 132
　——, 多剤併用療法 ……… 159, 162
うつ病エピソード ……… 184
嘔気 ……… 150, 226
オーグメンテイション ……… 257
汚染 ……… **24**

か

概日リズム ……… 50, **53**, 242
外傷後ストレス障害 ……… **21**, 25
隔日法 ……… 237
カタレプシー ……… **5**
過鎮静 ……… 283
仮面うつ病 ……… 13
過量服薬 ……… **260**
　——, 透析 ……… 262
簡易精神症状評価尺度 ……… **8**
寛解 ……… 9
感情鈍麻 ……… **5**
観念奔逸 ……… 13
奇異反応 ……… **51**
希死念慮 ……… 271
喫煙 ……… 121
気分循環性障害 ……… **14**
気分障害 ……… **11**, **184**, 194
気分変調症 ……… 184
気分変調性障害 ……… **14**
嗅覚障害 ……… 280
休薬トライアル ……… **54**
強迫観念 ……… **20**
強迫行為 ……… **20**
強迫性障害 ……… **20**, 24
恐怖症 ……… **20**, 24
切替え ……… ➡スイッチング
筋弛緩作用 ……… **51**
キンドリング仮説 ……… 194
グルタミン酸 ……… 58
クロザリル患者モニタリングサービス ……… 120
クロルプロマジン換算 ……… **99**, 120
軽躁病エピソード ……… 267
経鼻持続陽圧呼吸療法 ……… 253
激越うつ病 ……… 13
血管性うつ病 ……… 290
血管性認知症 ……… 292
幻覚 ……… **4**, **31**, 183
幻視 ……… **4**
幻聴 ……… **4**
高アンモニア血症 ……… 169, 188
抗うつ薬, 躁転 ……… 267
　——, 使い分け（症状） ……… 146
構音障害 ……… 293
高血圧, うつ病 ……… 290
抗コリン作用 ……… 294
甲状腺機能低下症 ……… 201
行動・心理症状 ……… **31**, 34, 280, 294

高プロラクチン血症 ………… **39**, 70
高ホモシステイン血症 ………… 293
高齢者 ………… 244
呼吸関連睡眠障害 ………… 242
言葉のサラダ ………… **5**
コリンアセチルトランスフェラーゼ
　………… 286
コリンエステラーゼ ………… 58
コリンリバウンド ………… 122
コルチゾール ………… 12
コンプライアンス
　………… 9, 64, 107, 143, 214, 295
昏迷 ………… **5**, 185

■ さ ■
催奇形性 ………… 51
剤形選択 ………… 108
作為体験 ………… **5**
産後うつ病 ………… 184
産褥精神病 ………… 183
刺激制限法 ………… 240
思考吹入 ………… **5**
思考奪取 ………… **5**
思考伝播 ………… **5**
思考途絶 ………… **5**, 289
自殺（念慮/企図）
　………… 152, 156, **260**, 263, **266**, 269
脂質異常症 ………… 79
視床下部-下垂体-副腎仮説 ………… **42**
持続エクスポージャー法 ………… 27
シナプス ………… 43
社会的同調因子理論 ………… 202
社会不安障害 ………… **20**, 24
社交不安障害 ………… 210
周期性四肢運動 ………… 256
修正型電気けいれん療法 ➡ m-ECT
熟眠障害 ………… 248
シュナイダーの一級症状 ………… **8**
症状否認 ………… 91
焦燥感 ………… 146
自律神経失調症 ………… 204
心奇形 ………… 310
神経栄養因子 ………… 12
新生児肺高血圧症 ………… 314
侵入的観念 ………… 24
心理教育 ………… 93, 115, 179, 201, 207
錐体外路症状
　………… 37, **39**, 80, 101, 189, 300
スイッチング ………… 103, 265, 302
　──, アリピプラゾール ………… 103
　──, 多剤大量療法 ………… 100

──, 定型→非定型 ………… **100**, 108
睡眠維持障害型 ………… **53**
睡眠衛生 ………… 234, 240
睡眠過剰 ………… 242
睡眠時間 ………… 243
睡眠時無呼吸症候群 ………… 242
睡眠障害 ………… 148, **229**, **241**, 252
　──, 診断 ………… 253, 256
　──, 服薬指導 ………… 234, 250
睡眠制限法 ………… 240
睡眠日誌 ………… 240
睡眠の質 ………… 250
睡眠薬, 高齢者 ………… 244
スティーブンス・ジョンソン症候群
　………… 169, 191
生活リズム ………… 251
性機能障害 ………… 147
脆弱性・ストレスモデル ………… 3
精神依存 ………… 213
精神病性うつ病 ………… **151**, **154**
精神保健福祉士 ………… 104, 124
セロトニン ………… 12, 41, 43, 128, 226
セロトニン5-HT受容体 ………… 44, **48**, 236
セロトニン系 ………… 21
セロトニン症候群 ………… **46**, 156
漸減法 ………… 237
前向性健忘 ………… 247
全般性不安障害 ………… **19**, **23**, 219
せん妄 ………… **32**, 35, 276
早期覚醒 ………… 248
双極Ⅱ型障害 ………… 267
双極性うつ病 ………… 177
双極性障害 ………… 11, 14, **166**, **174**, **183**, 193
　──, 急速交代型 ………… 177, 188, 193
　──, 診断 ………… 167, 176, 261
　──, 治療 ………… 17
躁状態 ………… 55, 166
　──, 急性増悪期 ………… 189
躁転 ………… 167, 175, 191
躁病 ………… 13
躁病エピソード ………… 176, 184, 194
疎通性 ………… 6

■ た ■
大うつ病エピソード ………… 194, 200
大うつ病性障害 ………… 11, 14, 138, 145, 184
　──, 治療 ………… 16
体感幻覚 ………… 4
体重増加 ………… 83, 190
対称 ………… **24**
対人恐怖 ………… **20**

耐糖能異常 ………… 303
耐容性不良 ………… 120
単極性うつ病 ………… 267
単剤率 ………… 112
置換法 ………… 237
遅発性ジスキネジア ………… 189
中核症状 ………… **30**, 34, 285
中枢性睡眠時無呼吸症候群 ………… 253
中途覚醒 ………… 248
ディエスカレーション ………… 88
ディメンジョン評価 ………… 189
デシジョン・エイド ………… 127
鉄欠乏性貧血 ………… 257
電気けいれん療法 ………… 9
転倒 ………… 256
統合失調感情障害 ………… 186
統合失調症 ………… **2**, **6**, **62**, **69**
　──, 陰性症状 ………… 96
　──, 急性期 ………… 85
　──, 急速交代型 ………… **15**
　──, 幻覚妄想 ………… 85
　──, 抗不安薬/睡眠薬 ………… 248
　──, 興奮状態 ………… 86
　──, 再燃 ………… **3**, 301
　──, 診断 ………… **7**
　──, 多剤大量療法 ………… 66, 94, 107
　──, 治療抵抗性 ………… **118**
　──, 典型例 ………… 62
　──, 妊娠 ………… 297
　──, 認知症 ………… 289
　──, 病識のない患者 ………… **63**, 89
　──, 不安障害 ………… 211
　──, 陽性症状 ………… **63**, 96
透析 ………… 262
糖尿病性ケトアシドーシス ………… 303
ドパミン ………… 37, 41, 257
ドパミンD_2受容体 ………… 37, 38, 73, 101
トラウマ ………… 25

■ な ■
ナルコレプシー ………… 242
日本語版自己記入式・
　簡易抑うつ症状尺度 ………… 126
乳汁 ………… 39, 70
乳汁漏出 ………… 71, 74
入眠困難型 ………… **52**
入眠障害 ………… 248
妊娠 ………… **297**, **308**
妊娠糖尿病 ………… 303
認知機能障害 ………… **5**, 58
認知行動療法 ………… 15, 26, 219, 239

認知症 ……… 28, 233, 275, 280, 288
――, 診断 ……………… 289, 292
脳血管型認知症 ………………… 29
脳波 …………………………… 124
ノルアドレナリン …………… 12, 41

■は■
徘徊 ……………………………… 32
廃用性筋萎縮 ………………… 107
パーキンソニズム …………… 280
パーシャルアゴニスト ……… 101
長谷川式簡易知能評価スケール改訂版
 ………………………………… 33
パニック障害 ……… 19, 23, 203
反跳現象 ………………………… 51
反跳性不眠 ……………… 236, 244
半盲 …………………………… 293
ヒスタミンH₁受容体 ………… 236
ピック病 ………………………… 32
非定型うつ病 ………………… 184
非定型精神病 ………………… 186
病識欠如 ………………………… 6
病的疑念 ……………………… 24
広場恐怖 ………………… 23, 204
不安 ……………………… 32, 204

不安障害 ………… 19, 203, 210, 218
――, 服薬指導 ……………… 208
フェリチン …………………… 257
賦活症候群 ➡ アクチベーション症候群
ブチリルコリンエステラーゼ … 284
不眠 …………………………… 242
ブロイラーの基本症状 ………… 8
プロラクチン ……………… 39, 70
粉砕 …………………………… 296
閉塞性睡眠時無呼吸症候群 … 253
ベンゾジアゼピン依存 ……… 231
母乳 …………………………… 306
ホメオスターシス …………… 250

■ま■
前頭側頭葉変性症 ……………… 29
無呼吸低呼吸指数 …………… 253
ムスカリン受容体 ……………… 43
メラトニン …………… 50, 242, 284
メランコリー …………………… 13
妄想 ……………… 4, 31, 152, 183, 289
妄想性うつ病 …………………… 13
もうろう状態 ………………… 256
持ち越し効果 …………………… 51
モノアミン ……………………… 43

モノアミン仮説 ……………… 12, 41
物忘れ ………………………… 275

■や■
薬剤性高プロラクチン血症 …… 75
薬剤性パーキンソニズム …… 283
薬剤探索行動 ………………… 231
薬物依存 ………………… 213, 230
薬物乱用 ……………………… 230
陽性症状 ………………………… 5
予期不安 ……………………… 204

■ら■
ラピッド・サイクラー
 ――➡ 双極性障害, 急速交代型
リエゾン ………………… 260, 266
離脱症候群 ……………… 308, 309
離脱症状 … 163, 181, 215, 222, 231, 300
――, 新生児 ………………… 314
リバウンド ……………………… 51
リハビリテーション …………… 35
リラクセーション …………… 240
レストレスレッグス症候群 … 256
レビー小体型認知症 …… 29, 280
連合弛緩 ……………………… 289

薬剤索引

■欧文■
LAI（Long Acting Injection）… 107
MARTA（multi-acting-receptor-
 targeted-antipsychotics）
 ……………………………… 80, 302
NaSSA（noradrenergic and
 specific serotonergic
 antidepressant）…… 16, 44, 127
NMDA受容体拮抗薬 … 58, 276, 294
RLAI …………………………… 91, 109
SNRI ………………… 44, 175, 197
――, 副作用 …………………… 44
SSRI … 16, 43, 48, 127, 146, 175, 196,
 211, 220
――, アクチベーション症候群 … 48
――, 嘔気 …………………… 226
――, 外傷後ストレス障害 …… 27
――, 強迫性障害 ……………… 27
――, 恐怖症 …………………… 26
――, 催奇形 ……………… 309, 312
――, 社会不安障害 …………… 26
――, 消化器症状 ………… 44, 146

――, 全般性不安障害 ………… 221
――, 相互作用 ………………… 212
――, パニック障害 ……… 25, 206
――, 服薬指導 ………………… 149
TCA（tricyclic antidepressants）
 ……………………… 16, 41, 162, 175
――, 催奇形 ………………… 314

■あ■
アザピロン系抗不安薬 ………… 26
アセタゾラミド, 睡眠時無呼吸症候群
 ……………………………… 253
アセトアミノフェン, 過量服薬 … 262
アマンタジン ………………… 251
――, 血管性認知症 ………… 294
――, 高プロラクチン血症 …… 76
アミトリプチリン, 催奇形 …… 313
アムロジピン ………………… 290
アモキサピン ………………… 267
アリピプラゾール
 ……………… 38, 101, 103, 160, 198
――, アカシジア ………… 170, 171

――, 錐体外路症状 …………… 82
――, プロラクチン値 ……… 73, 82
アルプラゾラム
 ……………… 205, 208, 211, 214, 307
アルプラゾラム→ジアゼパム … 216
維持療法 ……………………… 188
イミプラミン, 催奇形 ……… 313
エスシタロプラム … 155, 212, 220, 224
――, QT延長 ………… 46, 163, 180
――, 嘔気 …………………… 226
――, 催奇形 …………… 309, 313
エスゾピクロン ………………… 52
エチゾラム ……… 161, 181, 223, 304
――, 催奇形（妊娠）………… 298
エナカルビル,
 レストレスレッグス症候群 … 258
オランザピン
 ……………… 38, 82, 169, 178, 179, 303
――, 催奇形（妊娠）………… 298
――, 錐体外路症状 …………… 80
――, 双極性障害 …………… 268

―，体重増加
　　　……………… 83, 89, 190, 273, 302
　―，鎮静効果 ……………………… 87
　―，糖尿病 ……………………… 302
　―，プロラクチン値 ……………… 73
　―，レビー小体型認知症 ……… 283
オランザピン→炭酸リチウム …… 273
オランザピン→リスペリドン ……… 90

■か■

ガバペンチン,
　レストレスレッグス症候群 …… 258
カベルゴリン, 高プロラクチン血症
　…………………………………… 76
ガランタミン ………… **34**, **58**, 276, 286
カルシウム拮抗薬, 血管性認知症 ‥ 294
カルバペネム系抗生物質 ……… 169
カルバマゼピン ………… 55, 169, 186
　―，副作用 ……………………… **57**
気分安定薬 ……………… **55**, 169, 186
　―，相互作用 …………………… **56**
　―，副作用 ……………………… **57**
　―，用量 ………………………… **57**
筋弛緩薬 ………………………… 139
クアゼパム ……………………… 237
クエチアピン …………… 38, 179, 226
　―，QT延長 ……………………… 163
　―，錐体外路症状 ………………… 81
　―，糖尿病 ……………………… 302
　―，レビー小体型認知症 ……… 283
クロザピン …………………… 38, **118**
　―，適応基準 …………………… 120
　―，発熱 ………………………… 122
　―，流涎 ………………………… 123
クロチアゼパム ………………… 205
クロナゼパム,
　レストレスレッグス症候群 …… 258
クロミプラミン ………… 27, 262, 264
　―，QT延長 …………………… 262
　―，過量服薬 ………………… 262
　―，催奇形 …………………… 313
クロルプロマジン ……………… 87, 97
　―，催奇形（妊娠） …………… 300
抗うつ薬 …………………… **41**, 177
　―，催奇形 …………………… 309
　―，産褥期 …………………… 315
　―，睡眠 ……………………… 237
　―，性機能障害 ………… 147, **163**
　―，双極性障害 ………………… 55
　―，相互作用 ………………… **45**
　―，単剤化 …………………… 165

　―，中止 ……………………… 179
　―，使い分け（副作用）
　　………………………… **45**, 128, 147
　―，難治例 …………………… 131
　―，パニック障害 ……………… 25
　―，変薬・増強 ……………… 134
抗うつ薬→非定型抗精神病薬 … 268, 272
抗精神病薬 ………………………… **37**
　―，減薬 ……………………… 122, 187
　―，高プロラクチン血症 ……… 39
　―，催奇形（妊娠） …………… 298
　―，錐体外路症状 ……………… 39
　―，睡眠 ……………………… 237
　―，増強療法 ………………… 159
　―，代謝系副作用 ……………… 40
　―，乳汁 ……………………… 306
　―，副作用 ………………… **39**, 302
　―，用量 ………………………… **39**
抗てんかん薬 ……………… 55, 141
抗不安薬 …………………………… **47**
　―，依存 ………………………… 48
　―，耐性 ………………………… 48
　―，多剤併用療法 …………… 220
コリンエステラーゼ阻害薬
　………………………… **58**, 276, 294
　―，パーキンソニズム ………… 283

■さ■

サクシニルコリン ……………… 142
サリドマイド, 奇形性 ………………… 51
三環系抗うつ薬 ………………➡TCA
ジアゼパム ……………………… 214
　―，スイッチング ……………… 216
シタロプラム, 催奇形 …………… 312
芍薬甘草湯, 高プロラクチン血症 … 76
睡眠薬 …………………………… **50**, 247
　―，多剤併用療法 …………… 232
　―，認知機能障害 …………… 247
　―，半減期 ……………………… 52
　―，持ち越し効果 …………… 247
　―，やめ方（中止） …………… 54
スルピリド ………………………… 45
セチプチリン ……………………… 45
セルシン ………………………… 214
セルトラリン
　…… 127, 128, 164, 196, 206, 212, 220
　―，催奇形 …………………… 309, 313
　―，消化器症状 ……………… 146, 149
　―，性機能障害 ……………… 147
セルトラリン→ミルタザピン …… 149

セロトニン・ノルアドレナリン
　再取り込み阻害薬 …………➡SNRI
選択的セロトニン再取り込み阻害薬
　…………………………………➡SSRI
増強療法 ………………………… 113
ゾピクロン ………………………… 52
ゾルピデム ………………… 52, 161, 307

■た■

第一世代抗精神病薬
　………………………➡定型抗精神病薬
第二世代抗精神病薬
　……………………➡非定型抗精神病薬
炭酸リチウム …… 12, **55**, 167, 168, 179,
　　186, 197, 262
　―，QT延長 …………………… 180
　―，嘔気/頭痛 ………………… 197
　―，過量服薬 ………………… 262, 271
　―，血中濃度 ………………… 187
　―，自殺予防 ………………… 272
　―，電気けいれん療法 ……… 160
　―，妊娠 ……………………… 187
　―，副作用 ……………………… **57**
炭酸リチウム→ラモトリギン
　………………………………… 201, 264
タンドスピロン …………………… 26
チオペンタールナトリウム …… 140
定型LAI …………………… 107, **110**
定型抗精神病薬 ………………… **37**
　―，錐体外路症状 ……………… 80
テオフィリン …………………… 142
デポ剤 …………………………… 99, 106
デュロキセチン ………………… 197, 220
ドネペジル …… **34**, **58**, 276, 283, 286, 294
ドパミン作動薬 ………………… 257
トラゾドン ………………… 45, 53, 224
　―，過鎮静 …………………… 238
　―，スイッチング …………… 224
トラゾドン→アリピプラゾール … 198
トリアゾラム …………………… 307
　―，催奇形（妊娠） …………… 298

■な■

ニセルゴリン, 血管性認知症 …… 294
認知症治療薬 …………… **58**, 276, 278
　―，副作用 ……………………… 59
ノルアドレナリン作動性・
　特異的セロトニン作動性抗うつ薬
　………………………………➡NaSSA

は

- ハイリスク薬
  （致死的リスクの高い薬剤）……… 263
- パリペリドン ……………………………… 68
- バルビツール酸系睡眠薬
  ……………………………… **51**, 229, 236
- バルプロ酸ナトリウム
  ……………… 55, 68, 169, 186, 199
  - ──，過量服薬 ………………………… 262
  - ──，肝障害 …………………………… 188
  - ──，脱毛 ……………………………… 171
  - ──，妊娠 ………………………… 188, 197
  - ──，副作用 ……………………… **57**, 262
- パロキセチン
  ……………… 206, 212, 214, 220, 267
  - ──，催奇形 …………………………… 309
  - ──，心奇形 …………………………… 311
- ハロペリドール ………………… 87, 97, 169
  - ──，催奇形（妊娠）………………… 300
  - ──，錐体外路症状 …………………… 80
- ハロペリドール→リスペリドン
  …………………………………… 72, 108
- 非定型LAI ……………………………… **110**
  - ──，単独療法 …………………… 114, 116
- 非定型抗精神病薬 …… **38**, 190, 222, 236
  - ──，錐体外路症状 …………………… 80
- ビペリデン，催奇形（妊娠） ………… 299
- 非ベンゾジアゼピン系睡眠薬 ………… **52**
  - ──，レビー小体型認知症 ………… 284
- 非ベンゾジアゼピン系薬剤 …………… 246
- フェノチアジン系抗精神病薬 ………… 302
- フェノバルビタール ……………………… 51
- ブチロフェノン系薬物 ………………… 300
- プラミペキソール，
  レストレスレッグス症候群 ……… 258
- フルオキセチン ………………………… 178
- フルフェナジン ………………… 107, 110
- フルボキサミン ………………………… 212
  - ──，催奇形 …………………… 309, 313
  - ──，レストレスレッグス症候群
    ……………………………………… 257
- プレガバリン …………………… 220, 226
- ブロチゾラム …………………………… 163
- ブロナンセリン ………………… 101, 302
  - ──，錐体外路症状 …………………… 81
- プロポフォール ………………………… 140
- ブロマゼパム …………………… 181, 265
- ブロモクリプチン，
  高プロラクチン血症 ………………… 76
- ペロスピロン …………………… 101, 302
- ベンゾジアゼピン系抗不安薬
  …………………… 47, 211, 213, 275
- ベンゾジアゼピン系睡眠薬 ………… 229
  - ──，睡眠時無呼吸症候群 ………… 254
  - ──，レビー小体型認知症 ………… 284
- ベンゾジアゼピン系薬剤
  …………… 47, 133, 141, 161, 163, 181, 244
  - ──，過鎮静 …………………………… 291
  - ──，減量・中止 ……………………… 237
  - ──，スイッチング …………………… 223
  - ──，認知機能障害 …………… 232, 294
  - ──，パニック障害 …………………… 205
- ベンゾジアゼピン系薬剤
  →トラゾドン/バルプロ酸 ……… 223
- ベンゾジアゼピン系薬物，
  催奇形（妊娠） ……………… 298, **304**
- ベンゾジアゼピン受容体 ……………… 52
- ベンゾジアゼピン類似化合物 … **48**, **51**
- ベンゾジアゼピン系抗不安薬 ………… 25
  - ──，恐怖症 …………………………… 26
  - ──，全般性不安障害 ………………… 26
- 補剤 ……………………………………… 113

ま

- 麻酔薬 …………………………………… 140
- マンニトール …………………………… 262
- ミアンセリン ……………………… 45, 53
- ミルタザピン …… 45, 53, 127, 128, 132, 146, 155, 291
  - ──，眠気 ……………………… 130, 133
  - ──，肥満 …………………………… 254
- メトクロプラミド ……………………… 226
- メマンチン ……………… **34**, 276, 294
  - ──，眠気 …………………………… 284
- メラトニン受容体作動薬 ……………… 52
- モサプリド ………………………… 44, 147

や

- 抑肝散 …………………………………… 283
- 四環系抗うつ薬 ……………………… **41**, **43**

ら

- ラメルテオン …………………… 52, 284
  - ──，レビー小体型認知症 ………… 283
- ラモトリギン … 55, 169, 186, 191, 200
  - ──，急速交代型 …………………… 201
  - ──，スティーブンス・
    ジョンソン症候群 ………………… 191
  - ──，副作用 ………………………… **57**
- リスペリドン
  ……………… 38, 72, 89, 101, 108, 152
  - ──，催奇形（妊娠） ……………… 298
  - ──，錐体外路症状 …………………… 82
  - ──，眠気 …………………………… 92
  - ──，プロラクチン値 ………… 73, 153
- リスペリドン→アリピプラゾール … 78
- リスペリドン持効性注射剤
  …………………………… 91, 109, 115
- リバスチグミン ………… **34**, **58**, 276, 285
  - ──，かぶれ ………………………… 286
  - ──，消化器症状 …………………… 286
  - ──，パーキンソン病認知症 ……… 284
- レボメプロマジン→リスペリドン
  ……………………………………… 108
- ロチゴチン ……………………………… 258
- ロフラゼプ酸エチル
  …………… 127, 130, 163, 181, 205
- ロラゼパム ……………… 140, 163, 205

精神科医×薬剤師クロストークから読み解く
精神科薬物療法
―多職種連携から生まれる新しいコミュニケーションの提案― ©2014

定価（本体 3,700 円＋税）

2014年4月10日　1版1刷

編　者　鈴　木　利　人
　　　　渡　邊　衡　一　郎
　　　　松　田　公　子
　　　　林　　昌　洋

発行者　株式会社　南　山　堂
　　　　代表者　鈴　木　肇

〒113-0034　東京都文京区湯島4丁目1-11
TEL 編集(03)5689-7850・営業(03)5689-7855
振替口座　00110-5-6338

ISBN 978-4-525-77091-4　　　　　Printed in Japan

本書を無断で複写複製することは，著作者および出版社の権利の侵害となります．
JCOPY ＜(社)出版者著作権管理機構 委託出版物＞
本書の無断複写は著作権法上での例外を除き禁じられています．複写される場合は，そのつど事前に，(社)出版者著作権管理機構（電話 03-3513-6969，FAX 03-3513-6979，e-mail: info@jcopy.or.jp）の許諾を得てください．

スキャン，デジタルデータ化などの複製行為を無断で行うことは，著作権法上での限られた例外（私的使用のための複製など）を除き禁じられています．業務目的での複製行為は使用範囲が内部的であっても違法となり，また私的使用のためであっても代行業者等の第三者に依頼して複製行為を行うことは違法となります．